ULLSTEIN

## Das Buch

Zu keinem Thema werden – meist hinter vorgehaltener Hand – so viele Ammenmärchen und Irrtümer verbreitet wie zum Thema »Sex und Liebe«. Alle Welt glaubt, dass sich bei der Partnerwahl Gegensätze anziehen, dass Männer Frauen mit großen Brüsten bevorzugen, dass Muskeln auf Frauen eine enorme Anziehungskraft ausüben. Jede Frau hat einen G-Punkt und jeder Mann beim Orgasmus einen Samenerguss. Männer denken immer an das eine und Frauen wollen weniger Sex als Männer. Alles wahr?
ALLES FALSCH! Unterhaltsame und überraschende Faktoren und Irrtümer zum Thema Nr. 1.

## Der Autor

Dr. Jürgen Brater, geboren 1948, studierte Medizin und Zahnmedizin und praktizierte bis 1996 als niedergelassener Arzt. Seitdem leitet er Seminare in der Aus- und Weiterbildung medizinischer Fachkräfte. Er ist Autor sowohl von Fachbüchern als auch von populären medizinischen Büchern und lebt in Aalen.

Jürgen Brater

# Lexikon der Sex-Irrtümer

500 intime Richtigstellungen
von Aufklärung bis Zungenkuss

Ullstein

Besuchen Sie uns im Internet:
www.ullstein-taschenbuch.de

Umwelthinweis:
Dieses Buch wurde auf chlor- und säurefreiem Papier gedruckt.

Ungekürzte Ausgabe im Ullstein Taschenbuch
1. Auflage März 2005

Umschlaggestaltung: Thomas Jarzina, Köln
Titelabbildung: zefa visual media
Druck und Bindearbeiten: Ebner & Spiegel, Ulm
Printed in Germany
ISBN 3-548-36721-6

# Inhalt

## Kurz zu diesem Buch

»Die Zeiten, in denen Sex als Tabu galt und man über geschlechtliche Dinge allenfalls hinter vorgehaltener Hand redete, sind Gott sei Dank vorbei.«

Diesen Satz las ich vor kurzem in der Mitgliederzeitschrift einer Krankenkasse, und spontan ging mir durch den Kopf, dass es sich bei dieser plakativen Aussage wohl um einen der größten sexuellen Irrtümer überhaupt handelt. Sicher, im Vergleich zu den Zeiten unserer Eltern und Großeltern hat sich eine gewaltige Wandlung vollzogen: In Illustrierten und Nachrichtenmagazinen findet man eine Vielzahl von Artikeln, die sich mit der menschlichen Sexualität befassen, und die diversen Fernseh-Talkshows könnten ohne ihre zum Teil geradezu voyeuristische Darstellung sexueller Themen überhaupt nicht existieren.

Doch Hand aufs Herz: Wie sieht denn die alltägliche Wirklichkeit aus? Kann ein Mädchen oder eine Frau freimütig bekennen, es gehe ihr nicht gut, weil sie gerade ihre Menstruation habe? Darf man sich in einer Partyrunde tatsächlich lautstark über Themen wie Impotenz, Selbstbefriedigung oder gar Analverkehr verbreiten? Darf man einen der Gesprächsteilnehmer offen nach seinen diesbezüglichen Präferenzen fragen? Frank und frei und nicht »hinter vorgehaltener Hand«? Nein, das darf man nicht! Das gilt – wie zu Zeiten unserer Eltern und Großeltern – nach wie vor als unangebracht, ja, sagen wir getrost als skandalös.

Allenfalls im Schulunterricht werden sexuelle Themen umfassend behandelt, doch dabei beschränkt man sich auf die rein körperlichen Vorgänge, redet über die männlichen und weiblichen Geschlechtsorgane und darüber, welche Rolle sie bei der Erzeugung neuen Lebens spielen, und vielleicht auch, wie sich diese Erzeugung neuen Lebens verhindern lässt. Doch die Randbereiche der menschlichen Sexualität werden dabei ebenso ausgeklammert wie die vielfältigen Spielarten sexuellen Verhaltens. Da muss man sich nicht wundern, dass auch heute noch Mütter ihren Töchtern erklären, sie dürften sich während ihrer Monatsblutung nicht die Haare waschen und in dieser Zeit auf keinen Fall Sex haben, dass vielfach noch immer die Meinung herrscht, Homosexuelle seien abartig und Selbstbefriedigung mache krank.

Wenn Sexualität in all ihren Spielarten kein Tabuthema mehr ist, wie ist es dann zu erklären, dass junge Mädchen der Meinung sind, eine ungewollte Schwangerschaft durch Trinken von viel Milch oder durch stundenlanges Kopfstehen nach dem Geschlechtsverkehr verhindern zu können; dass Frauen glauben, bei der Menstruation Giftstoffe auszuscheiden oder beim Sex nur zwei, drei Tage empfängnisverhütende Maßnahmen anwenden zu müssen, weil sie in der übrigen Zeit ohnehin unfruchtbar wären? Es ist und bleibt eine Tatsache: Auf kaum einem anderen Gebiet kursieren so viele falsche und zum Teil geradezu skurrile Fehlannahmen wie im Bereich der Sexualität, einem Bereich, der zu uns Menschen gehört wie Atmung, Ernährung und Verdauung.

Diese Irrtümer auf unterhaltsame Art richtig zu stellen, ist das Anliegen des vorliegenden Buches. Dabei habe ich mich bemüht, sämtliche Aspekte der menschlichen Sexualität zu berücksichtigen, auch wenn diese nicht immer erfreulich und manchmal zweifellos auch reichlich unappetitlich sind. Weitgehend beziehe ich mich dabei auf die aktuelle sexualwissenschaftliche Forschung und ihre zum Teil verblüffenden Erkenntnisse. Allerdings bestreite ich nicht, dass es über bestimmte Fragen unterschiedliche Auffassungen gibt, und bin mir im Übrigen vollkommen darüber im Klaren, dass es sich bei einem solchen Werk immer nur um eine momentane Bestandsaufnahme handeln, dass die Auffassung über dieses oder jenes Thema sich von einem Tag auf den anderen aufgrund neuer Forschungsergebnisse grundlegend ändern kann.

Sämtliche dargestellten Fakten und Theorien habe ich sorgfältig recherchiert, wobei mir sowohl medizinische Standardwerke als auch populärwissenschaftliche Aufklärungsbücher und nicht zuletzt die ungeheure Vielfalt des Internet eine große Hilfe waren.

Wenn das Buch nur ein wenig dazu beiträgt, in das verwirrende Gebiet der menschlichen – und am Rande auch der tierischen – Sexualität etwas mehr Klarheit zu bringen, Fehlmeinungen zu korrigieren und zum Nachdenken über scheinbar unausrottbare Vorurteile anzuregen, hat es seinen Sinn erfüllt. Wenn es den Leser darüber hinaus durch die Schilderung einiger kurioser Fakten und Vorkommnisse erheitert und vielleicht gar zum Schmunzeln bringt, umso besser.

Aalen, im Frühjahr 2003
**Jürgen Brater**

**Auch die schwächste Frau ist noch stark genug, um mehrere Männer auf den Arm zu nehmen.**

Trude Hesterberg

# A

## Abtreibung

### Eine Abtreibung ist bis zur zwölften Woche legal

*Geregelt ist der Schwangerschaftsabbruch im Paragraph 218 des Strafgesetzbuches – das ist allgemein bekannt. Und zumindest diejenigen Frauen, die ungewollt schwanger geworden sind und eine Abtreibung erwägen, wissen auch, dass dabei die Zwölf-Wochen-Frist eine entscheidende Rolle spielt. Bis zu diesem Zeitpunkt, glauben die Betroffenen, sei ein Schwangerschaftsabbruch legal. Doch das ist allenfalls die halbe Wahrheit.*

Denn legal, das heißt rechtmäßig, ist eine Abtreibung nur dann, wenn ganz bestimmte Gründe vorliegen: wenn eine akute Gefahr für Leib oder Leben der Mutter besteht, wenn das ungeborene Kind erkennbar schwer geschädigt ist, wenn die Schwangerschaft auf einer Vergewaltigung beruht oder wenn die betroffene Frau durch die Geburt des Kindes in eine äußerst schwere finanzielle oder familiäre Notlage geraten würde.

In den beiden letztgenannten Fällen darf die Schwangerschaft bis zur zwölften Woche abgebrochen werden, im Fall der zu erwartenden kindlichen Missbildung bis zur 22. und bei akuter Gefahr für die Mutter auch noch danach. Dagegen ist ein Schwangerschaftsabbruch allein auf Verlangen der Frau grundsätzlich strafbar und wird mit Gefängnis bis zu drei Jahren oder – sofern die Frau die Abtreibung in ihrer Not selbst vornimmt – mit Gefängnis bis zu einem Jahr oder Geldstrafe geahndet.

Und jetzt kommt die Zwölf-Wochen-Regelung ins Spiel: In dieser Zeitspanne kann die Frau sich bei einer anerkannten Stelle – zum Beispiel bei »Pro Familia« – beraten lassen, muss dann mindestens drei Tage über den Inhalt des Beratungsgesprächs nachdenken und das Für und Wider eines Schwangerschaftsabbruchs abwägen. Erst danach kann sie selbst entscheiden, ob sie abtreiben lassen will oder nicht. Lässt sie den Eingriff vornehmen, so ist dieser aber nach wie vor rechtswidrig, bleibt jedoch – und das ist für die Schwangere letztlich entscheidend – straffrei.

## Nach einer Abtreibung ist das Sexualleben einer Frau nie mehr so, wie es war

*Dass ein Schwangerschaftsabbruch für eine Frau ein einschneidendes und in jedem Fall äußerst belastendes Ereignis darstellt, wird niemand bestreiten. Es ist daher mehr als verständlich, dass sie einen solchen Eingriff nicht einfach ad acta legen und zur Normalität übergehen kann. Da sollte man doch eigentlich annehmen, dass auch ihr sexuelles Empfinden und ihr Liebesleben einen dauerhaften Schaden davontragen, dass sie sich nie wieder völlig unverkrampft und lustvoll mit einem Mann einlassen kann.*
*Doch das ist ein Trugschluss.*

Im Rahmen einer Schweizer Studie wurden 103 Frauen, die eine Abtreibung hinter sich hatten, zu ihrem Sexualverhalten und zu Problemen beim Geschlechtsverkehr befragt. Dabei zeigte sich, dass derartige Probleme schon erstaunlich bald nach dem Eingriff wieder verschwanden. Klagten anfänglich noch 18 Prozent der Frauen über mangelndes sexuelles Interesse, 17 Prozent über Orgasmusschwierigkeiten und fast ein Drittel über anderweitige körperliche oder seelische Nachwirkungen, so schienen nach einem halben Jahr fast alle das Ereignis gut verkraftet zu haben, und nur noch ganz wenige berichteten von sexuellen Schwierigkeiten.

Immerhin hatte die Abtreibung den Effekt, dass die betroffenen Frauen die Empfängnisverhütung jetzt ernster nahmen: Vor dem Schwangerschaftsabbruch hatten nur zwei Drittel aktiv verhütet, danach waren es fast 85 Prozent.

## Nur Menschen treiben ab

*Da die Fortpflanzung das übergeordnete Prinzip allen Lebens und ein Schwangerschaftsabbruch ein keinesfalls ungefährlicher Eingriff ist, gingen Evolutionsbiologen lange von der Annahme aus, dass grundsätzlich alle Tiere bestrebt seien, möglichst viele Nachkommen in die Welt zu setzen, und dass es bewusste Abtreibungen nur beim Menschen gebe.*
*Doch diese Annahme ist falsch.*

Denn auch Tiere entledigen sich ihres Nachwuchses, wenn bestimmte Gründe dafür sprechen. So opfern manche Weibchen einen Teil ihrer Jungen, wenn sie nicht genügend Muttermilch für alle haben, aber auch wenn zu wenig Futter da ist oder eine Stress auslösende Überpopulation droht. Dabei sind sie in der Wahl ihrer Mittel keinesfalls zimperlich: Einige fressen ihre Eier auf, andere sogar ihre bereits geborenen Babys. Bei Hausschweinen lösen hormonelle Vorgänge einen Schwangerschaftsabbruch aus, wenn die Zahl der Ferkel zu klein ist. Das scheint auf den ersten Blick widersinnig, ist aber biologisch durchaus vernünftig: Auf diese Weise kann eine Muttersau gleich wieder trächtig werden und dann vielleicht einen größeren Wurf zur Welt bringen.

Bei Mäusen gibt es den nach einer kanadischen Biologin benannten »Bruce-Effekt«, der durch Duftstoffe im männlichen Urin ausgelöst wird: Hat ein Mäuseweibchen Geschlechtsverkehr und paart sich innerhalb des darauf folgenden Tages mit einem anderen Männchen, so nisten sich die befruchteten Eizellen nicht in ihrer Gebärmutter ein, und sie wird nicht schwanger. Wird daher eine Familiengruppe von einem fremden Männchen erobert, so bewirkt der Bruce-Effekt, dass die meisten Weibchen die Trächtigkeit abbrechen und sich sofort vom neuen Herrscher decken lassen.

Eine besonders grässliche Form des Schwangerschaftsabbruchs findet man beim Alpensalamander: In jedem Eileiter des Weibchens bilden sich ursprünglich 30 Eier, doch daraus entwickelt sich jeweils nur ein einziges Junges, das die anderen Embryos gnadenlos auffrisst und sich anschließend auf ihre Kosten ernährt. So werden nach zwei bis vier Jahren (!) nur ganze zwei Salamander geboren, die dafür aber in der Regel sehr kräftig sind und bis zu zwölf Jahre alt werden können.

## Affen

### Menschlicher Sex ist völlig anders als Sex unter Affen

*Dass der Mensch vom Affen abstammt, ist mittlerweile allgemein anerkannt und wird selbst von jenen akzeptiert, die sich vielleicht noblere Vorfahren gewünscht hätten. Tatsächlich haben Menschen und Affen ja auch vieles gemeinsam: Sie können aufrecht gehen, haben große, nach vorne gerichtete Augen, benützen ihre Hände als Greifwerkzeuge und besitzen eine überdurchschnittliche Intelligenz. Aber in puncto Sex unterscheiden sie sich doch erheblich voneinander; schließlich haben die Menschen ja nicht wie die Affen in aller Öffentlichkeit Geschlechtsverkehr. Oder gibt es da tatsächlich Gemeinsamkeiten?*

Und ob es die gibt! Immerhin haben wir mit den Schimpansen fast 98 Prozent der Gene gemeinsam, und nach Ansicht von Zoologen haben Menschenaffen zu uns sogar eine engere verwandtschaftliche Beziehung als zu anderen Affenarten. Ihre Männchen besitzen ein frei herabhängendes Glied, das sich – schon bei den Jungen – als Folge sexueller Erregung vergrößert und aufrichtet. Und dieses Glied benützen sie durchaus nicht nur zur Fortpflanzung, sondern, genau wie wir Menschen, viel öfter ausschließlich zum Lustgewinn. Affenweibchen tragen ihr Gesäuge vor der Brust und machen einen Monatszyklus durch. Menschaffen küssen sich, kraulen sich gegenseitig das Fell – was man durchaus mit dem menschlichen Streicheln vergleichen kann –, schmusen miteinander und geben beim Koitus verzückte Stöhnlaute von sich. Gleichgeschlechtliche Aktivitäten kommen – sowohl unter den Männchen als auch unter den Weibchen – ebenso vor wie verschiedene Stellungen bei der Paarung, und diese kann man bei ihnen im Gegensatz zu den meisten anderen Tieren nicht nur während einer sehr kurzen Zeitspanne, sondern wie beim Menschen das ganze Jahr über beobachten.

## AIDS

### An AIDS stirbt man

*Fast jedes Kind weiß mittlerweile, dass AIDS eine überaus gefährliche Infektionskrankheit ist, die bevorzugt beim Geschlechtsverkehr übertragen wird und weltweit zum Tod unzähliger Menschen führt. Warum das jedoch so ist, ist nur wenigen bekannt.*

*Vor allem wissen viele Menschen nicht, dass AIDS selbst im Grunde nicht tödlich ist.*

»AIDS« ist die Abkürzung des englischen Begriffs »Acquired Immune Deficiency Syndrome«, was man mit »Erworbene Abwehrschwäche« übersetzen kann. Erreger der erstmals im Jahr 1981 beschriebenen Krankheit sind so genannte HI-Viren, die sich von Afrika über Amerika nach Europa ausgebreitet haben. Diese Viren zerstören nach und nach das körperliche Immunsystem. Damit ist der Organismus einer Vielzahl krankhafter Einflüsse schutzlos ausgeliefert, mit denen er normalerweise ohne weiteres fertig würde. Selbst Erreger, die in einem gesunden Körper keinerlei

Schäden anrichten, können einem AIDS-Kranken außerordentlich gefährlich werden.
Durch Bakterien, Viren und Pilze ausgelöste, so genannte »opportunistische Infektionen« – an erster Stelle bestimmte Formen der Lungenentzündung und in Afrika auch die Tuberkulose – sind daher die häufigsten Todesursachen im Zusammenhang mit AIDS. Daneben spielen bösartige Tumoren eine wichtige Rolle: So kommt eine besonders gefährliche Unterart des nach einem österreichischen Hautarzt benannten und sonst sehr seltenen »Kaposi-Sarkoms« ausschließlich bei Menschen vor, deren Immunsystem durch AIDS geschwächt ist. Auch bei bestimmten Formen des Lymphdrüsenkrebses sind es die AIDS-Viren, die den Geschwulstzellen ihre zerstörerische Tätigkeit erst ermöglichen.

## AIDS in Afrika kann uns egal sein

*Dass AIDS in zahlreichen afrikanischen und anderen Entwicklungsländern eine weit größere Rolle spielt als bei uns, ist hinreichend bekannt. Immerhin starben im Jahr 2000 allein in den Ländern südlich der Sahara mehr als zwei Millionen Menschen an den Folgen der verheerenden Seuche. Doch so bedauerlich das auch ist – Afrika ist weit, so denken viele, und damit auch die von dort ausgehende Bedrohung.*
*Doch da täuschen sie sich.*
Denn der Ferntourismus boomt und damit auch der Kontakt zur jeweiligen Bevölkerung. Und dieser Kontakt besteht durchaus nicht nur in Kopfnicken, Händeschütteln oder flüchtigen Umarmungen. Immerhin gaben bei einer groß angelegten Untersuchung des »Studienkreises für Touristik« 8,5 Prozent der Befragten an, im Urlaub schon einmal Sex mit Partnern gehabt zu haben, die sie im jeweiligen Ferienland kennen gelernt hatten. Und das in etwa der Hälfte der Fälle ohne jegliche Schutzmaßnahmen, das heißt ohne Kondome. Nach Ansicht der Wissenschaftler birgt aber selbst bei einer »Kondom-Quote« von 60 Prozent jeder dritte Sexualkontakt in Afrika, aber auch in vielen asiatischen Ländern das Risiko einer Krankheitsübertragung. Nach neueren Studien wird mehr als jede zehnte AIDS-Neuinfektion aus Entwicklungsländern eingeschleppt und trägt so maßgeblich dazu bei, dass sich AIDS auch bei uns immer weiter ausbreitet.

### Jugendliche haben Angst vor AIDS

*Als bei uns die ersten AIDS-Erkrankungen auftraten, waren die meisten jungen Menschen, die heutzutage miteinander Sex haben, entweder noch gar nicht geboren oder kleine Kinder. Sie wuchsen also mit der Bedrohung durch diese gefährliche Infektionskrankheit auf und erlebten von klein auf die entsprechenden Aufklärungs- und Schutz-Kampagnen mit. Also sollte man doch erwarten, dass ihr Wissen um die Gefährlichkeit von AIDS Einfluss auf ihre sexuellen Aktivitäten hat, dass sie Maßnahmen zur Vermeidung einer möglichen Ansteckung treffen.*

*Doch leider sieht die Wirklichkeit ganz anders aus.*

In einer Studie des Kondomherstellers Durex mit dem Titel »Focus Jugend« gaben 32 Prozent der weltweit interviewten Jugendlichen an, die Angst vor AIDS hätte keinerlei Einfluss auf ihr Sexualverhalten. Nur 10 Prozent erklärten, aufgrund der Bedrohung die Anzahl der Sexualpartner zu verringern, und 22 Prozent behaupteten, sie würden sich den Partner »sorgfältiger aussuchen«. Da diese beiden Methoden aber keinesfalls einen wirksamen Schutz garantieren, verhalten sich also insgesamt 64 Prozent der Jugendlichen im Hinblick auf eine mögliche Ansteckung äußerst leichtsinnig. Nur ganze 19 Prozent benutzen regelmäßig ein Kondom, dessen Anwendung die einzig sichere Methode darstellt, sich vor AIDS zu schützen.

Wer nun aber glaubt, diese Zahlen beträfen hauptsächlich außereuropäische Länder und jedenfalls nicht Deutschland, der irrt sich: Mit 37 Prozent der Jugendlichen, die sich beim Sex um AIDS keinerlei Gedanken machen, liegen die jungen Menschen hierzulande sogar noch deutlich über dem weltweiten Durchschnitt.

## Alkohol

### Alkohol macht Lust auf Sex

*Alkohol enthemmt, macht Schüchterne mutig und verleitet zu spontanen Abenteuern – diese Erfahrung haben schon viele Menschen gemacht. Auch wenn es nicht gleich so weit gehen muss, dass man sich am Morgen nach einer heißen Party im Bett einer unbekannten Person wiederfindet, stellt Alkohol offensichtlich ein ideales Aphrodisiakum dar, das Lust und Leidenschaft anheizt.*

*Doch so einfach ist die Sache nicht.*

Die Wirkung hängt nämlich ganz entscheidend von der aufgenommenen Menge ab, von der Art des Getränks und davon, ob man den Alkohol zusammen mit einem reichhaltigen Mahl langsam genossen oder auf nüchternen Magen in sich hineingeschüttet hat. Ist der Blutalkoholspiegel nur leicht erhöht, so macht sich durchaus ein stimulierender Effekt bemerkbar, der bei Frauen – das hat eine in der Zeitschrift »Nature« veröffentlichte Studie erbracht – auf eine Erhöhung der Testosteron-Produktion zurückzuführen ist (→ Geschlechtshormone). Bei größeren Alkoholmengen wird die Aussprache »nuschelig«, die Sexualität aggressiver und rücksichtsloser, die Orgasmusfähigkeit jedoch deutlich geringer, sodass es einer erheblich stärkeren Stimulation bedarf, um zum Höhepunkt zu gelangen.

Es gibt allerdings auch Menschen, die vollkommen anders reagieren, die, wenn sie Alkohol getrunken haben, plötzlich sehr müde werden und mitten im Liebesspiel einschlafen. Bei weiter ansteigendem Blutalkoholspiegel ist allenfalls ihr Geist noch willig, doch der Körper kann dann oft nicht mehr: Die Erektionsfähigkeit des Mannes leidet zunehmend, und ein Orgasmus ist kaum noch zu erreichen. Daher ist es auch eher unwahrscheinlich, ein Kind »im Suff zu zeugen«.

Wo die kritische Dosis liegt, lässt sich natürlich nicht exakt bestimmen. Im Allgemeinen kann man jedoch davon ausgehen, dass derjenige, der die positiven Wirkungen des Alkohols ausnützen, aber gleichzeitig nichts von seiner sexuellen Energie einbüßen will, vor dem Liebesspiel nicht mehr als etwa ein halbes Gramm Alkohol pro Kilo Körpergewicht zu sich nehmen sollte. Diese Grenze hat ein Mann von 75 Kilo Gewicht bei zwei Viertel Wein bereits überschritten.

## Alter

### Im Alter lässt der Spaß am Sex nach

*Beim Wort »Sex« denken die meisten Menschen unwillkürlich an junge Männer und Frauen mit wohlgestalteten Körpern, robuster Gesundheit und beträchtlicher physischer Leistungsfähigkeit. Dass auch ältere Menschen sexuelle Bedürfnisse haben und ausleben wollen, wird dabei schlichtweg übersehen oder zumindest schamhaft verschwiegen. Gerade so, als ließe die Lust auf Sex mit zunehmendem Alter zwangsläufig immer mehr nach, um schließlich völlig zu versiegen.*

*Dabei sieht die Wirklichkeit ganz anders aus.*

Eine schwedische Studie, bei der knapp 100 Männer über 80 (!) zu ihren sexuellen Empfindungen und Aktivitäten befragt wurden, brachte die überraschende Tatsache ans Licht, dass immerhin 13 von ihnen in den letzten zwölf Monaten Geschlechtsverkehr gehabt hatten, und zwar bis auf einen einzigen alle mit der eigenen Frau. Und selbst von denen, die keinen Sex mehr hatten, berichtete mehr als jeder dritte über gelegentliche wollüstige Empfindungen und Wünsche. Bei den Frauen sah es anders aus: Von 200 befragten Greisinnen hatten nur noch zwei gelegentlich Sex, was aber wohl weniger am Wollen als schlicht daran lag, dass nur noch sehr wenige von ihnen einen Ehemann hatten.

Geht man mit dem Alter zurück, so erhöht sich naturgemäß die Anzahl derjenigen, die regelmäßig sexuell aktiv sind. So ergab eine amerikanische Studie des »National Council of Aging« – einer Organisation, die für die Belange älterer Menschen eintritt –, dass etwa die Hälfte aller über 60-jährigen Amerikaner noch mindestens einmal im Monat Geschlechtsverkehr hat. Knapp 40 Prozent der Senioren erklärten, sie seien mit der Intensität ihres Liebeslebens durchaus zufrieden, und weitere 40 Prozent äußerten sogar den Wunsch nach häufigerem Sex. Tatsächlich empfinden nicht wenige ältere Menschen die sexuelle Betätigung sogar befriedigender als in ihrer Jugend, was möglicherweise damit zusammenhängt, dass sie keine Schwangerschaft mehr befürchten müssen, dass keine Kinder mehr zu versorgen sind und dass sie einfach mehr Zeit für den Partner haben.

Marian E. Dunn, Direktorin des Zentrums für menschliche Sexualität an der New York State University, sieht das Ergebnis der Studie allerdings weniger optimistisch: Sie gibt zu bedenken, dass immerhin ein Drittel der Befragten das Nachlassen des sexuellen Interesses im Alter als ganz natürlich ansähen, ja, dass einige sogar der Ansicht seien, Sex im Alter sei aufgrund körperlicher Veränderungen gar nicht mehr möglich. Dabei bedeutet die körperliche Liebe für viele Senioren keineswegs ausschließlich den

Koitus; vielmehr bekannten sich zahlreiche ältere Menschen in Umfragen dazu, wegen nachlassender männlicher Potenz und weiblicher Elastizität vorwiegend manuell und oral aktiv zu sein. Und nicht wenige Männer und Frauen gaben sogar an, sich noch immer von Zeit zu Zeit selbst zu befriedigen.

Interessant ist in diesem Zusammenhang das Ergebnis mehrerer Untersuchungen, wonach die sexuelle Aktivität im Alter maßgeblich von derjenigen in jüngeren Jahren abhängt: Wer als junge Frau oder junger Mann häufig und intensiv Sex hat, der behält den Spaß daran und die Fähigkeit dazu normalerweise weit länger als derjenige, der sein Sexualleben frühzeitig reduziert.

## Analverkehr

### Die meisten Menschen finden Analverkehr eklig

*Analverkehr wird seit ewigen Zeiten praktiziert – zum Vergnügen, zur Geburtenkontrolle und natürlich auch, um Sex haben zu können, ohne das Jungfernhäutchen der Frau zu zerstören. Dennoch bleibt die Tatsache bestehen, dass in unserer Kulturzone der After als Ende des Darmes und damit des Ausscheidungskanals als unsauber, ja, für viele geradezu als eklig und damit vielfach als tabu gilt. Deshalb schrecken die meisten Paare letztendlich doch vor analen Praktiken zurück.*

*Oder etwa nicht?*

Nein, keinesfalls. Zwar besteht bei vielen Menschen eine anerzogene Hemmschwelle gegen den Afterbereich und damit auch gegen die Analerotik, und außerdem ordnen viele diese Form des sexuellen Kontakts ganz automatisch der Schwulen-Szene zu, dennoch sind immer mehr heterosexuelle Personen bereit, ja, geradezu begierig, einmal gänzlich neue Erfahrungen zu machen. Wie eine breit angelegte Umfrage ergab, haben in Deutschland mittlerweile etwa 40 Prozent der Männer und 42 Prozent der Frauen praktische Erfahrungen mit dieser speziellen Art des Geschlechtsverkehrs, und es scheint so zu sein, dass diese Zahl nicht etwa abnimmt, sondern im Gegenteil langsam, aber stetig ansteigt.

### Analverkehr ist nur für den Mann lustvoll

*Wenn der Mann seinen Penis in den After der Frau anstatt in ihre Scheide einführt, hat er unbestreitbar den Vorteil einer engeren Öffnung und damit eines intensiveren Berührungsreizes. Das ist leicht nachzuvollziehen. Doch was ist mit der Frau?*

*Für sie ist das Ganze doch eher schmerzhaft, oder?*

Nun, die Aftergegend ist bei vielen Menschen – bei Männern gleichermaßen wie bei Frauen – eine ausgesprochen erogene Zone. Ebenso wie die Lippen, die Brustwarzen oder die Genitalien selbst ist sie mit zahlreichen Nervenenden ausgestattet und daher meist außerordentlich sensibel. Bei Frauen kommt hinzu, dass der Darmausgang und der hintere Scheidenbereich eng nebeneinander liegen. Deshalb empfinden viele bei der Liebkosung des Afters sehr intensive und überaus erregende Gefühle. Das hört keineswegs beim sanften Streicheln auf. Sofern der Mann reichlich Gleitmittel verwendet und äußerst behutsam vorgeht und sich die Frau weder körperlich noch seelisch verkrampft, können das vorsichtige Einführen des männlichen Glieds und die sich daran anschließenden Bewegungen als höchst lustvoll empfunden werden und durchaus einen heftigen Orgasmus auslösen.

### Durch häufigen Analverkehr kann der Schließmuskel »ausleiern«

*Laut Umfragen sind es immer mehr Paare, die es reizt, auch einmal anale Sexpraktiken auszuprobieren. Doch vor allem Frauen haben oft Angst davor. Sie fürchten sich vor Schmerzen beim Einführen des männlichen Gliedes in ihren Darm und haben vor allem Angst, ihr Afterschließmuskel könnte dabei auf Dauer Schaden nehmen.*

*Doch diese Frauen kann man beruhigen.*

Wenn der Mann vorsichtig ist und die Frau locker bleibt, sind dauerhafte Schäden nicht zu befürchten. Zwar kann der im Grunde ja sehr dehnbare Schließmuskel anfänglich mit leichten Irritationen reagieren, was sich vielleicht sogar im unkontrollierten Abgang peinlicher Blähungen bemerkbar macht, aber derartige Störungen sind vorübergehend und gehören bei einiger »Übung« schon bald der Vergangenheit an.

### Männer, die auf Analverkehr stehen, sind »verkappte Schwule«

*Für die meisten Menschen gehören die Begriffe »schwul« und »Analverkehr« zusammen wie »Liebe« und »küssen«. Und obwohl anonyme Umfragen ergeben haben, dass sich jeder dritte Mann schon einmal gewünscht hat, mit einer Frau anal zu verkehren, geben die Betroffenen das nur höchst ungern zu. Sie befürchten, sofort als schwul zu gelten.*

*Diese Befürchtung ist jedoch ganz und gar unbegründet.*

Zum einen nimmt die Beliebtheit des Analverkehrs, wie bereits erwähnt, bei heterosexuellen Paaren stetig zu, zum anderen gibt es nicht wenige Homosexuelle, die Analsex überhaupt nicht reizvoll finden (→ Homosexualität) und diese Art der sexuellen Betätigung zeitlebens nie ausüben.

### Nur Menschen praktizieren Analverkehr

*Haben Menschen sexuellen Kontakt allein aus Lust und Freude an der Sache, so sieht das bei Tieren anders aus: Bei ihnen dient die geschlechtliche Vereinigung praktisch ausschließlich der Fortpflanzung und damit der Arterhaltung. Daher spielen bei Tieren erregungssteigernde Praktiken keine Rolle, und erotische Varianten wie der Analverkehr kommen nicht vor.*

*Das könnte man vermuten, doch die Wahrheit sieht anders aus.*

Besonders einige Affenarten, allen voran die jeder sexuellen Spielart gegenüber aufgeschlossenen Bonobos, praktizieren den analen Koitus mit großer Selbstverständlichkeit und offensichtlichem Vergnügen; aber auch Makaken und Paviane kennen in dieser Hinsicht keine Tabus. Bei ihnen ist es schon fast Teil des gängigen Begrüßungsrituals, dass das Weibchen dem Männchen ihr Hinterteil anbietet und ihn kurz aufreiten lässt. Einige Verhaltensforscher sehen darin eine reine Dominanzgeste, die der Festigung der Hierarchie innerhalb der Gruppe dient, während andere den in der Regel auf kurze Beckenstöße begrenzten Handlungen durchaus eine sexuelle Bedeutung beimessen. Besonders bemerkenswert sind in dieser Hinsicht die Rhesusaffen: Bei ihnen beobachteten Forscher nämlich nicht nur anale Praktiken, sondern zugleich auch homosexuelles Verhalten, als sie sahen, wie Männchen untereinander Afterverkehr bis zum Orgasmus betrieben.

## Angst

**Liebe ist ein völlig anderes Gefühl als Angst**

*Liebe ist eines der beglückendsten Gefühle, die wir Menschen kennen. Sie macht uns fröhlich, ausgelassen und unternehmungslustig. Dagegen bewirkt Angst genau das Gegenteil: Sie überdeckt sämtliche anderen Empfindungen und lässt uns nur noch daran denken, so schnell wie möglich zu fliehen. Liebe und Angst sind demnach vollkommen konträre Empfindungen.*

*Das könnte man denken, doch das ist nicht so.*

Denn vom physiologischen, die Körperfunktionen betreffenden Standpunkt aus haben Liebe und Angst sehr viel gemeinsam. Das liegt daran, dass das Gehirn über das vegetative, nicht unserem Willen unterworfene Nervensystem mit sämtlichen anderen Organen verbunden ist und deren Tätigkeit erheblich beeinflusst. Registriert das Großhirn etwas Erschreckendes oder – wie im Fall des Verliebtseins – die Nähe des ersehnten Menschen, so löst es eine ganze Reihe von Aktionen aus, die sowohl die Aufmerksamkeit des Körpers als auch seine Reaktionsbereitschaft massiv erhöhen: Zunächst alarmiert es den so genannten »Hypothalamus«, einen Gehirnteil, der sofort die Ausschüttung von Stresshormonen, vor allem von Adrenalin, veranlasst; zugleich sendet es über bestimmte vegetative Nervenfasern an das Herz den Befehl, sich gewissermaßen für alle Fälle schon einmal auf das, was jetzt folgen könnte, vorzubereiten. Insofern haben Angst und Liebe, so unterschiedlich sie grundsätzlich sind, viel gemeinsam: Beide versetzen den Organismus in erhöhte Alarmbereitschaft, was sich unter anderem darin äußert, dass uns tatsächlich in beiden Fällen das Herz »bis zum Hals schlägt«.

## Aphrodisiaka

siehe auch: **Viagra**

**Aphrodisiaka steigern sexuelle Begierde und Leistungsfähigkeit**

*Unter »Aphrodisiaka« – der Begriff geht auf den Namen der griechischen Liebesgöttin Aphrodite zurück – versteht man laut »Pschyrembel«, dem wohl bedeutendsten medizinischen Wörterbuch, »den Geschlechtstrieb und die Potenz stärkende Mittel«. Derartige Wirkungen sagen die Menschen seit alters her einer ganzen Reihe von Nahrungsmitteln und anderen Substanzen nach, wobei Eier als ebenso effizient gelten wie Sellerie, Ginseng, Stierhoden und gemahlene Rhinozeros-Hörner. Im Mittelalter glaubte man an Sperma als lustförderndes Elixier, Casanova schwor auf Austern, und Shakespeare erwähnt in einem seiner Dramen die potenzfördernde Kraft der Kartoffel. Tatsache ist, dass die Sexindustrie mit frei verkäuflichen Tropfen, Salben, Kapseln und Dragees, die angeblich die sexuelle Lust und Leistungsfähigkeit steigern sollen, eine Unmenge Geld verdient.*

*Doch der praktische Nutzen all dieser Mittel ist mehr als zweifelhaft.*

Im Jahr 1998 untersuchte die Zeitschrift »Ökotest« zahlreiche handelsübliche Präparate auf ihre sexfördernde Wirkung und kam bei sämtlichen getesteten Substanzen zu dem vernichtenden Urteil: »Nicht empfehlenswert!« Im Heft 4/1998 kann man nachlesen: »Potenzmittel gibt es nicht nur im Erotik-Supermarkt oder bei Beate Uhse, sondern auch in Apotheken, Drogerien, bei Quelle, Otto und Neckermann. Wir haben 33 rezeptfreie Tropfen, Kapseln und Dragees eingekauft, außerdem neun Cremes für den Penis und die Klitoris. Die meisten Kapseln soll man schlucken. Empfehlen können wir kein einziges Mittel, keine der Rezepturen wirkt sexuell anregend oder potenzfördernd. Einige enthalten einen ganzen Cocktail von Stoffen, von Koffein bis Ginseng. Sie mögen allgemein anregend wirken, mit Lust und Sex haben sie aber nichts zu tun.«

Verschiedene Erzeugnisse sollen den Samenerguss hinauszögern und dadurch den Geschlechtsakt verlängern und enthalten zu diesem Zweck ein örtliches Betäubungsmittel, das auch zur Behandlung von Hämorrhoiden verwendet wird. Abgesehen davon, dass dieses Betäubungsmittel nicht selten Allergien auslöst, kann es das Liebesspiel erheblich beeinträchtigen, wenn es vom Penis an die Klitoris der Frau gelangt und diese mehr oder minder unempfindlich macht. Andere Mittel fördern zwar in gewissem Ausmaß die Durchblutung, verstärken deswegen aber noch lange nicht die Erektion und können an Eichel und Scheide sogar heftig brennen.

Wieder anderen Produkten setzt man einen Extrakt aus Stierhoden zu, der das männliche Geschlechtshormon Testosteron enthält. Dieses spielt zwar für die Potenz durchaus eine Rolle, macht aber deshalb noch lange keinen Mann zum Stier: Einem Gesunden nützt es nichts, und für einen

Mann, der tatsächlich unter Testosteronmangel leidet, ist die Dosis viel zu gering.
Allenfalls die so genannte »Spanische Fliege« hat möglicherweise einen gewissen aphrodisierenden Effekt. Dabei handelt es sich um einen Käfer, der in seinem Körper den Wirkstoff Cantharidin enthält, eine Substanz, die zwar in der Lage ist, die Geschlechtsorgane zu reizen, dabei aber stark giftig wirkt und zu schweren Entzündungen führen kann. Deshalb ist Cantharidin in Deutschland nur in sehr starken Verdünnungen erlaubt, in denen es aber ganz sicher überhaupt nichts bewirkt. Nimmt man es jedoch in konzentrierterer Form zu sich, sind mögliche Effekte im Genitalbereich bereits als Symptome einer Vergiftung zu werten.
Immer wieder liest man über die liebesfördernde Kraft verschiedener Gewürze. So sollen Ingwer, Zimt, Chili und Paprika die Durchblutung fördern und ähnliche Hitzewallungen wie beim Liebesakt auslösen. Basilikum und Petersilie sind demnach geeignet, durch die in ihnen enthaltenen ätherischen Öle die Harnröhre zu reizen und dem Penis so zu mehr Standfestigkeit zu verhelfen; anderen Würzmitteln wie Knoblauch, Muskat, Anis und Trüffeln schreibt man einen anregenden Effekt auf verschiedene Sexualhormone zu, und Sellerie sowie Thymian gelten als entspannend und euphorisierend, ja sogar als enthemmend, was angeblich dem Liebesspiel zugute kommt.
Tatsache ist, dass keine dieser Wirkungen einer wissenschaftlichen Überprüfung standhält und dass man das Geld, das man voll hoch gespannter Erwartungen für die genannten Mittel ausgibt, genauso gut zum Fenster hinauswerfen könnte. Wenn mancher Mann trotzdem über einen lust- und potenzfördernden Effekt bestimmter rezeptfreier Substanzen und Nahrungsmittel berichtet, so ist dies ganz eindeutig auf einen »Placebo-Effekt« zurückzuführen: Bei demjenigen, der von der heilenden Kraft irgendeines an sich wirkungslosen Präparates überzeugt ist, versetzt der Glaube nicht selten Berge; deshalb kann jedes Mittelchen, an dessen Wirkung ein Mann fest glaubt, eine vermeintliche Potenzschwäche, die ihre Ursache ohnehin meist im Kopf hat (→ Impotenz), durchaus positiv beeinflussen.

## Asiaten

### Asiaten sind sexuell unersättlich

*Da gibt es den Witz der jungen Frau, die über die sexuelle Ausdauer ihres chinesischen Partners staunt, der nach jedem Geschlechtsakt zwanzig Kniebeugen macht, auf der einen Seite unter dem Bett verschwindet und auf der anderen Seite wieder auftaucht – bereit zu neuen Taten. Zwar stellt sich in diesem Witz schließlich heraus, dass unter dem Bett zwanzig Chinesen liegen, aber trotzdem wird hier eine verbreitete Meinung kolportiert. Schließlich ist doch auch das altindische Kamasutra, der berühmte Leitfaden der körperlichen Liebe, ein Beweis für den legendären sexuellen Appetit der Asiaten.*

*Vielleicht war das früher einmal tatsächlich so, doch heute sieht es ganz anders aus.*

Denn nach dem »Durex Global Sex Survey«, einer weltweiten Untersuchung des Kondomherstellers Durex aus dem Jahr 2001, liegen die Asiaten, was die Häufigkeit des Geschlechtsverkehrs angeht, ganz am Schluss der Nationenwertung: Während die Menschen auf der Erde es durchschnittlich auf 97-mal Sex pro Jahr bringen, die Amerikaner mit 124-mal an der Spitze liegen, die Italiener 111-mal und die Deutschen immer noch 105-mal Sex pro Jahr haben, fallen die Inder mit 76-mal und die Chinesen mit 72-mal erheblich ab. Absolutes Schlusslicht sind die Japaner: Sie haben in einem Jahr sage und schreibe nur 36-mal Geschlechtsverkehr, das heißt nur ganze zweimal in drei Wochen!

## Aufklärung

### Kinder werden von ihren Eltern aufgeklärt

*Wenn die Jugendlichen selbst heute noch über sexuelle Dinge nur höchst unzureichend informiert sind (→ Jugendliche), so liegt das nach Auffassung führender Sexualwissenschaftler in erster Linie an den Eltern. Diese hätten nicht den Mut, mit ihren Kindern offen über sexuelle Dinge zu reden, und gingen derartigen Gesprächen häufig aus dem Weg.*

*Stimmt das tatsächlich?*

Teils, teils. In der Tat haben auch heute noch viele Eltern erhebliche Hemmungen, das Thema Sex anzusprechen und die Fragen ihrer Kinder vollkommen offen und ehrlich zu beantworten. Das beweist eine groß angelegte Umfrage des Kondomherstellers Durex, bei der weltweit Tausende von Jugendlichen zu sexuellen Dingen interviewt wurden. Nur 25 Prozent, also gerade mal eines von vier Elternpaaren, klärt die Sprösslinge in puncto Liebe und Sex auf, und davon geht nur jedes zweite wirklich umfassend auf die gestellten Fragen ein. Daher muss man sich nicht wundern, wenn 28 Prozent der Jugendlichen die entscheidenden Informationen nicht von Vater oder Mutter, sondern von gleichaltrigen Freunden erhalten. Erstaunlich ist in diesem Zusammenhang, dass Mädchen offenbar eher von den Eltern und speziell von ihren Müttern aufgeklärt werden, wohingegen Jungen oft ganz und gar auf ihre Freunde angewiesen sind. Daneben ist die Schule eine wichtige Informationsquelle: 18 Prozent der befragten Jungen und Mädchen gaben an, dort am meisten über Liebe und Sex erfahren zu haben.

Das gibt zu denken, denn die Durex-Umfrage macht unter anderem eines ganz deutlich: Die meisten Kinder – Mädchen wie Jungen – würden sich in Bezug auf sexuelle Dinge viel lieber an ihre Eltern wenden als an ihre Freunde, deren Erklärungen sie oft nicht so recht trauen. Das häusliche Gespräch würden viele von ihnen sogar dem Sexualkundeunterricht vorziehen. Das bedeutet, dass Freunde und Schule nur eine Notlösung darstellen, die für diejenigen Jugendlichen von Bedeutung ist, deren Eltern ihrer Aufklärungspflicht und der Verantwortung für die sexuelle Entwicklung ihrer Kinder nicht gerecht werden.

## Wenn man Kinder zu früh aufklärt, verstärkt man nur ihre sexuelle Neugier

*Fragt man Eltern, warum sie sich so schwer tun, mit ihren Kindern offen über sexuelle Themen zu reden, so hört man nicht selten, das habe noch Zeit, die Sprösslinge seien für »so etwas« noch nicht reif genug und interessierten sich im Übrigen noch gar nicht dafür. Wenn man sie zu früh damit konfrontiere, erreiche man nur das Gegenteil, wecke in den Kindern eine überflüssige Neugier und verführe sie geradezu zu sexuellen Handlungen.*

*Das aber ist nachgewiesenermaßen falsch.*

Denn ein Kind ist von Geburt an ein sexuelles Wesen (→ Kinder), das sich mit seinem Körper beschäftigt und dabei die Entdeckung macht, dass diese oder jene Berührung angenehme oder sogar lustvolle Gefühle hervorruft. Je früher und offener man derartige Dinge anspricht, desto geringer das Risiko, in dem Kind das Gefühl zu wecken, es handele sich bei seiner Selbstuntersuchung um etwas Besonderes oder gar Verbotenes. Sexualtherapeuten weisen darauf hin, dass elterliche Sorgen, man könne einem Kind zu viel über Sex erzählen, fast immer unbegründet sind, da Kinder Dinge, die sie noch nicht verstehen, ohnehin ausfiltern.

Im Grunde ist es jedoch gar nicht erforderlich, ein Kind bewusst »aufzuklären«. Wer von klein an auf alle diesbezüglichen Fragen mit derselben Freundlichkeit und Offenheit antwortet, wie er das auch bei anderen Dingen tut, für den stellt sich das Problem im Grunde gar nicht. Wer die Aufklärung jedoch zu einer Art feierlicher »Unterrichtsstunde« macht, wie er das bei anderen Themen niemals täte, muss sich nicht wundern, wenn das Kind sexuelle Dinge eben auch ganz anders sieht als sonstige Belange.

Über eines sind sich jedenfalls alle Sexualwissenschaftler einig: Wer mit seinem Kind erst dann über körperliche Vorgänge wie nächtliche Samenergüsse oder Regelblutung spricht, wenn das Kind diese Dinge bereits – meist ziemlich erschrocken – erlebt hat, handelt ebenso fahrlässig wie derjenige, der die Fragen eines kleinen Kindes zu seinem Körper und zur Sexualität kurzerhand mit Floskeln wie »Das verstehst du noch nicht« abtut.

## Ausfluss

### Flüssigkeitsabsonderungen aus der Scheide sind ein Hinweis auf eine Erkrankung

*Vor allem junge Mädchen, die zum ersten Mal beobachten, dass aus ihrer Scheide geringe Mengen Flüssigkeit austreten, machen sich nicht selten Sorgen. Sie fürchten, »bei ihnen stimme etwas nicht«, ja, sie seien vielleicht sogar ernsthaft krank.*

*Doch diese Befürchtung ist in der Regel völlig unbegründet.*

Denn bei fast jeder Frau sondert sich Tag für Tag ein wenig Sekret ab, das als Ausfluss aus der Scheide fließt. Dieser Prozess beginnt meist ein bis zwei Jahre vor der Pubertät und hält bis zu den Wechseljahren an, wobei die Flüssigkeit – abhängig vom Monatszyklus – unterschiedlich aussieht. Auch die Menge ist von Frau zu Frau sehr verschieden: Während manche Frauen große Ausflussmengen als vollkommen unbedenklich empfinden, betrachten andere schon eine geringe Absonderung als Alarmsignal.

Der übermäßige Ausfluss ist keine Krankheit, sondern ein Symptom, das viele unterschiedliche Ursachen haben kann. So sondert sich häufig schon bei jungen Mädchen eine milchig-weißliche, nicht entzündliche Flüssigkeit, der so genannte »Weißfluss«, ab, der meist durch hormonelle Umstellungen, manchmal jedoch auch durch Stoffwechselstörungen, ja, bisweilen sogar durch seelisch-erotische Vorstellungen bedingt ist.

Eine andere Art von Ausfluss wird durch Scheidenspülungen, vor allem mit Seife, aber auch durch Einbringen von kosmetischen Präparaten hervorgerufen, die die Scheidenschleimhaut mitunter erheblich reizen. Sogar auf die Verwendung von Tampons kann die Scheide mit der Absonderung von Flüssigkeit reagieren.

Davon unterscheiden muss man den tatsächlich krankhaft bedingten Ausfluss, und hier vor allem die grün-gelbe, oft mit Eiter vermischte Flüssigkeit, die bei einer Scheidenentzündung aufgrund einer von Mikroorganismen ausgelösten Infektion produziert wird. Das Sekret riecht dabei übel, und die Scheidenschleimhaut ist infolge der Entzündung stark geschwollen und gerötet. Blutig-eitriger Ausfluss, der von Schmerzen begleitet ist, spricht ebenfalls für eine Infektion mit Krankheitserregern. Eine rosafarbene Absonderung, die ansonsten keine Beschwerden verursacht, deutet meist darauf hin, dass im Bereich von Scheide oder Gebärmutter gutartige Schleimhautwucherungen, so genannte »Polypen«, oder gar eine bösartige Geschwulst, zum Beispiel ein Gebärmutterkrebs, vorhanden sind. In all diesen Fällen ist eine genaue Abklärung durch den Frauenarzt zwingend erforderlich.

**Beim Sex herrscht Damenwahl, obwohl die Männer vom Gegenteil überzeugt sind.**

Uta Levka

# B

## Balz

### Nur Tiere balzen

*Wenn männliche Tiere balzen, sich also aufplustern, präsentieren und – wie beispielsweise beim Rothirsch – ein wildes Gebrüll ausstoßen, dann aus zwei Gründen: Zum einen, um mit ihren Drohgebärden einen Nebenbuhler einzuschüchtern und zum Rückzug zu bewegen, und zum anderen, um ein Weibchen derart zu beeindrucken, dass es sich keinen besseren Sexualpartner vorstellen kann und sich bereitwillig hingibt. Bei Tieren hat also die Balzerei durchaus einen Sinn.*
*Aber beim Menschen?*
Hier spricht man zwar nicht von »Balzen«, sondern von »Imponiergehabe«, aber im Grunde handelt es sich um ein und dasselbe. Bei Naturvölkern balzen die Männer, indem sie – oft mit prächtigem Federschmuck angetan und mit einer Waffe in Händen – ritualisierte Handlungen ausführen. Aber auch in unserer modernen Gesellschaft kann man oft genug balzende Männer beobachten: Vor allem junge Burschen ziehen sich zu diesem Zweck besonders auffällig an, lassen sich einen Drei-Tage-Bart stehen, stylen sich die Haare und versuchen, durch betont »sportliches«, motorheulendes und bremsenquietschendes Fahren mit Motorrad oder Auto die Aufmerksamkeit der Auserwählten zu erringen.
Aber nicht nur junge Männer zeigen ein ausgesprochenes Balzverhalten, erwachsene Herren stehen ihnen in dieser Hinsicht in nichts nach: Da werden die männlichen Körpermerkmale durch übertrieben aufrechten Gang mit stolz geschwellter Brust betont, wobei mit »festem« Blick das Objekt der Begierde herausfordernd angestarrt wird. Und auch verbales Balzen ist sehr beliebt: Da prahlt man – oft von Alkohol enthemmt –, dass sich die Balken biegen, hebt die eigene Person in den Himmel, rühmt sich wahrer und erfundener Erfolge und macht einen eventuellen Nebenbuhler ohne jegliche Hemmungen schlecht.
Der einzige Punkt, in dem sich das menschliche vom tierischen Balzen un-

terscheidet, ist der Zeitraum: Während Tiermännchen die Weibchen im Allgemeinen nur wenige Wochen im Jahr zu beeindrucken versuchen, tun menschliche Männer das im Hinblick auf die Frauen ohne Unterbrechung das ganze Jahr hindurch.

## Befruchtung

### Begattung, Befruchtung und Besamung sind ein und dasselbe

*Begattung, Befruchtung und Besamung – diese drei Begriffe werden häufig für ein und denselben Vorgang verwendet. Oder, besser gesagt, eben nur für vermeintlich ein und denselben.*

*Denn die drei Wörter bezeichnen durchaus unterschiedliche Dinge.*

Unter »Begattung« versteht man laut Lexikon die »geschlechtliche Vereinigung zum Zwecke der Fortpflanzung«, also schlicht den Geschlechtsverkehr. Dagegen ist die Befruchtung die Verschmelzung einer männlichen Samen- mit einer weiblichen Eizelle. Die Begattung ist also im Normalfall die Voraussetzung für die Befruchtung. Der Begriff »Besamung« hingegen wird fast ausschließlich für das bewusste Zusammenführen von Spermien und Eizelle verwendet, wobei man die Besamung durch Einbringen von männlichem Samen in die Geschlechtsorgane der Frau mittels Kanüle von der außerhalb des weiblichen Körpers stattfindenden Besamung unterscheidet, die man – um die Begriffsverwirrung komplett zu machen – auch als »künstliche Befruchtung« bezeichnet.

### Auf jede Befruchtung folgt eine Schwangerschaft

*Wenn ein Spermium die im Eileiter der Frau wartende Eizelle erreicht hat und in ihr Inneres eingedrungen ist, entsteht durch die Verschmelzung von männlichen und weiblichen Erbanlagen ein neues Lebewesen, das dann bis zur Geburt in der Gebärmutter heranwächst. Soweit die landläufige Meinung. Doch ist die überhaupt korrekt?*

*Führt tatsächlich jede Befruchtung auch zur Schwangerschaft?*

Nein, es kommt gar nicht so selten vor – und im Allgemeinen bemerkt eine Frau das Missgeschick überhaupt nicht –, dass sich ein befruchteter Keim nicht in der Gebärmutter einnistet und stattdessen durch die Scheide nach außen abgeht. Erstaunlicherweise sind männliche Keime davon häufiger betroffen als weibliche: Etwa jeder sechste potenzielle Knabenembryo verlässt auf diese Weise den weiblichen Körper, ohne dass es zu einer Schwangerschaft gekommen wäre.

## Beschneidung

### Nur Jungen werden beschnitten

*Unter »Beschneidung« versteht man die operative Entfernung der Penisvorhaut eines Jungen, in deren Folge die Eichel unbedeckt bleibt. Dieser kleine chirurgische Eingriff hat vor allem bei Juden und Moslems aus religiösen Gründen eine lange Tradition und wird daneben bei einigen afrikanischen Völkern als Teil des so genannten »Initiationsritus« durchgeführt, bei dem ein Knabe Teil der Männergemeinschaft wird. Wenn die Beschneidung auch aus medizinischen Gründen nicht unbedingt notwendig ist, hat sie, von seltenen Komplikationen abgesehen, für den Mann zumindest keine gravierenden Nachteile.*

*Das ist bei der Beschneidung der Frauen ganz anders.*

Dabei werden einem Mädchen – meist im Alter zwischen vier und acht Jahren – in einem grausamen Ritual Teile der Geschlechtsorgane entfernt, um auf diese Weise jegliche sexuelle Lustempfindung zu verhindern und zu gewährleisten, dass der Mann eine Frau bekommt, die vor der Ehe jungfräulich war und in der Ehe treu ist. Man schätzt, dass weltweit etwa 130 Millionen Frauen beschnitten sind; etwa 2 Millionen kommen Jahr für Jahr hinzu. In Äthiopien, Eritrea und Gambia werden fast alle, in Brasilien, Indonesien, Pakistan und auf den Philippinen sehr viele Frauen diesem äußerst schmerzhaften Eingriff unterzogen.

Die Verstümmelung reicht von der Kappung der Klitorisvorhaut über die Entfernung des kompletten Organs – nicht selten zusammen mit den inneren Schamlippen – bis hin zum Vernähen des gesamten Scheidenvorhofs, bei dem nur eine winzige Öffnung für Urin und Blut offen bleibt. Der Eingriff, der erheblich älter ist als der Islam, lässt sich weder aus gesundheitlichen noch aus bevölkerungspolitischen und schon gar nicht aus religiösen Gründen rechtfertigen. Immerhin soll Mohammed, der weder seine Frauen noch seine Töchter beschneiden ließ, zu einer »Spezialistin« gesagt haben: »Wenn du diese Operation schon ausführst, dann entferne auf keinen Fall den gesamten Kitzler. Denn die Frau soll Befriedigung erleben, von der ja auch ihr Mann profitiert.«

Eine Vorstellung von der ungeheuren Brutalität der weiblichen Beschneidung, die im Allgemeinen ohne die geringste Betäubung durchgeführt wird, vermittelt folgende Schilderung der Schriftstellerin Marielouise Janssen-Jurreit: »Die Beschneidung wird von der Mutter und deren weiblichen Verwandten vorgenommen; der Vater des jungen Mädchens muss als symbolischer Wächter draußen vor der Tür stehen bleiben. Das junge Mädchen sitzt auf einem kaum gereinigten Stuhl, und mehrere Frauen halten es fest. Dann zieht ihm eine der alten Frauen die Schamlippen auseinander und befestigt sie seitlich mit Dornen, um die Klitoris völlig freizulegen. Mit einem Küchenmesser schneidet sie den Kopf des Organs ab und beginnt es dann herauszuschälen. Während eine der Frauen ständig das Blut abwischt, fährt die Mutter mit dem Finger unter die eingeschnittene Klitoris, um sie vollkommen herauszulösen. Das Mädchen schreit entsetzlich, ohne dass ihren Schmerzen allerdings die geringste Aufmerksamkeit geschenkt wird. Wenn die Mutter die Klitoris herausgerissen hat, geht sie daran, die Reste bis zum Knochen wegzuschneiden und die umliegenden Teile der Schamlippen zu entfernen. Dann wühlt sie mit dem Finger in der blutenden Wunde. Die anderen Teilnehmerinnen der Operation befühlen ebenfalls das blutende Loch, um sicherzustellen, dass alles Gewebe entfernt und nichts zurückgelassen worden ist. Nun folgt der zweite Teil der Tortur, bei dem die Mutter die inneren Schamlippen total wegschneidet und von den großen Schamlippen Fleisch und Haut wegkratzt. Bis zu diesem Zeitpunkt ist das Mädchen im Allgemeinen schon mehrere Male ohnmächtig und mit einem Pulver wiederbelebt worden. Die Nachbarinnen begutachten sorgfältig die Arbeit der Mutter und spornen sie an. Da es vorkommt, dass sich das Mädchen in rasenden Schmerzen die Zunge abbeißt, beobachtet eine Frau sorgfältig die Mundpartie, ständig bereit, die herausgestreckte Zunge mit Pfeffer zu bestreuen, woraufhin das Mädchen sie sofort wieder zurückzieht. Wenn die Operation vorbei ist, heftet die Mutter die beiden Seiten des Scheidenvorhofs mit Akaziendornen zusammen. Ihr Hauptziel ist es, eine so winzige Öffnung herzustellen, dass gerade noch der Austritt von Urin und Menstruationsblut möglich ist. Je kleiner das künstliche Loch, desto größer der Wert der Frau.«

## Die Beschneidung eines Jungen geschieht allein aus religiösen Gründen

*Wie erwähnt, wird die Beschneidung der Knaben bei Moslems und Juden aus Gründen vorgenommen, die ihre Wurzeln in traditionellen religiösen Vorstellungen haben. Daraus könnte man nun den Schluss ziehen, es gebe ansonsten keine Gesichtspunkte, die die Entfernung der Penisvorhaut sinnvoll erscheinen lassen.*

*Doch das ist ein Irrtum.*

Denn aus biologischer Sicht hat die Vorhaut ihren ursprünglichen Sinn, die Eichel vor Verletzungen zu schützen, wenn der Mann auf der Jagd nackt durch Wald und Feld streifte, schon längst verloren. Im Grunde ist sie vollkommen überflüssig, ja, es gibt sogar eine Reihe medizinischer Gründe, die für ihre Entfernung sprechen. Da ist zunächst der Peniskrebs, der praktisch nur bei nicht beschnittenen Männern vorkommt. Ursache dieser heimtückischen Krankheit sind unter anderem gelbliche Talgabsonderungen unter der Vorhaut, die sich bei einem Beschnittenen erst gar nicht festsetzen können. Auch Harnwegsinfektionen sind bei Männern ohne Vorhaut seltener, was ebenfalls damit zusammenhängen dürfte, dass sich im Bereich der äußeren Harnröhrenmündung, die ansonsten von der Vorhaut bedeckt ist, weit weniger Bakterien ansammeln können. Überdies kann es nach einer Beschneidung nicht mehr zur Vorhautverengung (Phimose) kommen, die in schlimmen Fällen Erektionsstörungen und Entzündungen der Eichel zur Folge haben kann.

Den größten Vorteil hat die Beschneidung aber im Hinblick auf die Ansteckung mit AIDS: Mehr als 20 internationale Studien haben ergeben, dass nicht beschnittene Männer ein vielfach höheres Risiko haben, diese folgenschwere Infektionskrankheit zu bekommen als beschnittene. So haben Forscher der Universität Melbourne herausgefunden, dass für die Infektion mit AIDS-Viren vor allem die Innenseite der Vorhaut anfällig ist, sodass deren Entfernung einen vorbeugenden Schutz bietet. Nach einer anderen Theorie ist der Rest der abgeschnittenen Vorhaut kräftiger als diejenige, die die Penisspitze bedeckt, und daher besser geeignet, die Erreger abzuwehren.

Welche Erklärung auch immer die richtige sein mag, Tatsache ist, dass die Beschneidung einen gewissen Schutz vor der Ansteckung mit AIDS-Viren bietet. Aus diesem Grund werden auch in anderen als den islamischen

Ländern zahlreiche Beschneidungen vorgenommen, in den USA beispielsweise bei immerhin fast zwei von drei kleinen Jungen.

## Ein beschnittener Mann »kann länger«

*Sicher ist es so, dass die Penis-Eichel nach Entfernung der Vorhaut infolge ständiger Reibung an der Unterwäsche ein bisschen weniger empfindlich wird. Deshalb wäre es durchaus vorstellbar, dass ein beschnittener Mann länger braucht, um zum Orgasmus zu gelangen, was wiederum seiner Partnerin zugute käme.*

*Doch für einen Zusammenhang zwischen Beschneidung und sexueller Ausdauer gibt es keinerlei Beweise.*

Nachgewiesen ist lediglich, dass die Entfernung der Vorhaut die sexuelle Erregbarkeit nicht negativ beeinflusst. Zwar gaben einige Männer in entsprechenden Umfragen an, nach der Beschneidung ausdauernder zu sein und den Orgasmus länger hinauszögern zu können, andere aber behaupteten, keinerlei Unterschied zu früher festzustellen. Und unter den Männern, die schon als kleine Jungen beschnitten wurden, finden sich nahezu ebenso viele, die unter einem vorzeitigen Samenerguss leiden, wie unter den nicht beschnittenen.

## Einmal beschnitten, immer beschnitten

*Obwohl die Beschneidung im Grunde keine nachteiligen Folgen hat, gibt es dennoch speziell unter den amerikanischen Männern gar nicht so wenige, die unter ihrer fehlenden Vorhaut leiden. Sei es, dass sie sich wieder eine empfindlichere Eichel wünschen oder dass ihrer Partnerin der beschnittene Penis missfällt, in jedem Fall würden sie den Eingriff gerne wieder rückgängig machen lassen.*

*Aber ist das überhaupt möglich?*

Ja, das ist es. Da Not bekanntlich erfinderisch macht, wurden in den USA die abenteuerlichsten Konstruktionen entwickelt, mit deren Hilfe sich die Reste der Vorhaut mehrere Monate lang in die Länge ziehen lassen, bis sie schließlich wieder die gesamte Eichel umschließen. Das gelingt jedoch nicht in allen Fällen. Scheitert die Dehnungsmethode, ist es aber immer noch möglich, operativ einen Vorhautersatz anzunähen. Ob der Penis damit allerdings besser aussieht, sei dahingestellt.

## Behinderte

### Behinderte haben keine sexuellen Bedürfnisse

*Eine Befragung bei Angehörigen schwer körperlich und geistig behinderter Menschen hat Erstaunliches zu Tage gefördert: Ein Großteil dieser Menschen wurde in der Jugend niemals aufgeklärt, ja, viele wurden geradezu »geschlechtslos« erzogen. Schuld daran ist die verbreitete Überzeugung, Menschen mit schweren körperlichen oder geistigen Gebrechen hätten keinerlei sexuelles Interesse und »fänden ja ohnehin keinen Partner«. Gleichzeitig billigt man vielen geistig Behinderten keine sexuelle Betätigung zu, weil man ihnen eine übermäßige Triebhaftigkeit unterstellt, vor der man andere Menschen schützen müsse.*

*Dabei sind Behinderte sexuelle Wesen wie jeder andere Mensch.*

In puncto Liebe und Sex unterscheiden sich behinderte und nicht behinderte Menschen im Grunde überhaupt nicht. Auch körperlich und geistig Benachteiligte sehnen sich nach Zuneigung, Zärtlichkeit und Geborgenheit. Der einzige Unterschied zu anderen Menschen besteht darin, dass die Behinderung je nach Art und Ausmaß die sexuelle Betätigung erschwert oder einschränkt. Dennoch ist den Betroffenen nahezu immer ein lustvoller Umgang untereinander oder mit anderen Partnern möglich. Allerdings werden sexuelle Beziehungen unter Bewohnern von Behindertenheimen oft ungern gesehen und mitunter sogar ganz verboten, weshalb Männer und Frauen meist getrennt untergebracht sind und gar nicht die Möglichkeit haben, miteinander in Kontakt zu treten. Deshalb ist es nicht verwunderlich, dass die Selbstbefriedigung in derartigen Anstalten eine enorme Rolle spielt.

Allerdings darf man nicht übersehen, dass in den letzten Jahren und Jahrzehnten beachtliche Fortschritte erzielt wurden: Maßgeblich an diesen Verbesserungen beteiligt ist die Marburger »Bundesvereinigung Lebenshilfe für geistig Behinderte«. Auf ihre Initiative hin wurden in einigen stationären Einrichtungen so genannte »Partnerzimmer« eingerichtet, in denen sich Männer und Frauen ungestört miteinander vergnügen und Sex haben können. Man kann nur hoffen, dass sich derartige Initiativen möglichst bald im gesamten Bundesgebiet durchsetzen, damit behinderte Mitmenschen, die im Leben ohnehin schon auf so vieles verzichten müssen, wenigstens ihre Sexualität ausleben können.

### Sex mit Behinderten ist erlaubt

*In sexueller Hinsicht unterscheiden sich Behinderte nicht von anderen Menschen, so viel steht fest. Also müsste ein Gesunder auch ohne weiteres mit einem Behinderten Sex haben dürfen.*

*Das darf er aber nur bedingt.*

Denn das Strafgesetzbuch enthält den Paragraphen 179, der den Sex mit geistig und körperlich Kranken unter bestimmten Umständen verbietet. Zwar ist der Geschlechtsverkehr mit einem Behinderten grundsätzlich erlaubt, das gilt jedoch nicht, wenn der Gesunde die Behinderung des Partners ausnützt, um an ihm »sexuelle Handlungen vorzunehmen oder an sich von ihr vornehmen zu lassen«. Bestraft wird überdies, wer »eine widerstandsunfähige Person dadurch missbraucht, dass er sie unter Ausnutzung der Widerstandsunfähigkeit dazu bestimmt, sexuelle Handlungen an einem Dritten vorzunehmen oder von einem Dritten an sich vornehmen zu lassen«.

Mit anderen Worten: Sex mit einem körperlich oder geistig behinderten Partner ist immer dann zulässig, wenn der Betroffene damit einverstanden ist beziehungsweise den sexuellen Kontakt von sich aus wünscht. Strafbar wird er erst, wenn er in irgendeiner Form – auch unter Beteiligung Dritter – gegen den Willen des Behinderten ausgeübt wird.

## Billard

### Billard spielt man auf einem Tisch

*Beim Billard versucht der Spieler, eine Kugel auf einem filzbespannten Tisch mithilfe eines langen Stockes auf trickreiche Weise gegen eine andere Kugel zu stoßen. Das ist allgemein bekannt.*

*Doch es gibt eine Variante, zu der man weder Tisch noch Stock benötigt.*

Gemeint ist das so genannte »Taschenbillard«. Dieses unterscheidet sich von der oben genannten Form allein schon dadurch, dass als Spieler ausschließlich Männer in Frage kommen. Als Bälle verwenden sie nämlich ihre Hoden, an denen sie mit den Händen in der Hosentasche herumspielen.

Wenn ein Mann also seine Hand in die Hosentasche steckt, ist nicht gesagt, dass ihm kalt ist oder er vielleicht nicht weiß, wohin mit den Händen – möglicherweise handelt es sich um einen Sportler beim täglichen Training.

## Blutdruck

### Niedriger Blutdruck macht Frauen lustlos

*Viele Frauen, die unter niedrigem Blutdruck leiden, kennen das: Morgens fällt ihnen das Aufstehen schwer, und tagsüber müssen sie oft gegen lästige Müdigkeit ankämpfen, fühlen sich matt und antriebsschwach. Da wäre es doch nicht verwunderlich, wenn sie auch sexuell eher lustlos und träge wären.*

*Doch das Gegenteil ist der Fall.*

Denn es sind nicht die Frauen mit niedrigem Blutdruck, die über sexuelle Störungen klagen, sondern vielmehr diejenigen, deren Blutdruck zu hoch ist. Amerikanische Wissenschaftler untersuchten 211 Frauen im Alter von 21 bis 49 Jahren, von denen 104, also knapp die Hälfte, unter Bluthochdruck litten. Die Frauen – sie lebten alle in einer festen Beziehung – sollten Auskunft über ihr sexuelles Verlangen geben, über die Art ihres Geschlechtslebens, über die Häufigkeit der Orgasmen, aber auch über eventuelle Schmerzen und andere Probleme. Dabei zeigte sich, dass Frauen mit hohem Blutdruck im Gegensatz zu ihren gesunden Geschlechtsgenossinnen und denjenigen mit eher niedrigem Blutdruck auffallend oft über verminderte Scheidenfeuchtigkeit, Orgasmusprobleme und unangenehme Empfindungen beim Koitus berichteten.

Von Männern ist der Zusammenhang zwischen Bluthochdruck und sexuellen Funktionsstörungen, vor allem hartnäckigen Erektionsproblemen, schon länger bekannt. Doch eines sollten die Betroffenen – Frauen wie Männer – wissen: Oft genügt schon eine medikamentöse Behandlung, um den Blutdruck dauerhaft zu senken und dadurch unter anderem auch wieder ein befriedigendes Sexualleben zu ermöglichen.

## Brüder

### Jungen profitieren in sexueller Hinsicht von ihren älteren Brüdern

*Jungen, die ältere Brüder haben, müssen ebenso wie Mädchen mit älteren Schwestern nicht mehr all die teils frustrierenden Erfahrungen mit dem anderen Geschlecht machen, sie können sich erklären lassen, wie man am besten mit einem Mädchen umgeht, wie man es küsst und wie es dann unter Umständen weitergeht.*

*Dem steht jedoch eine andere Möglichkeit gegenüber.*

Die Möglichkeit nämlich, homosexuell zu werden. Forscher der Universität Tokio stießen beim Vergleich der Lebensgeschichten von 300 schwulen und ebenso vielen heterosexuellen Männern auf die bemerkenswerte Tatsache, dass von den homosexuellen Männern doppelt so viele zwei oder drei ältere Brüder hatten als von denjenigen der Kontrollgruppe. Oder anders gesagt: Die Wahrscheinlichkeit, homosexuell zu werden, ist bei Jungen mit mehreren älteren Brüdern doppelt so hoch wie bei anderen.

Über die Ursache dieses erstaunlichen Phänomens können die Wissenschaftler nur Vermutungen anstellen: Wahrscheinlich lägen die Wurzeln in der vorgeburtlichen Phase, erklären sie. Frühere Untersuchungen hätten nämlich bereits ergeben, dass im Anschluss an mehrere ältere Brüder geborene homosexuelle Männer bei der Geburt häufig auffallend leichter seien als heterosexuelle, dass sich also schwule Männer bereits im Mutterleib anders entwickelten als ihre »normalen« Brüder.

## Brust

### Form und Größe der weiblichen Brust sind angeboren

*Viele Frauen – das haben Umfragen ergeben – sind mit Form oder Größe ihrer Brust unzufrieden. Oft ist sie ihnen zu klein oder zu schlaff, nicht selten aber auch zu groß und zu schwer. Doch außer der verbreiteten Methode, den vermeintlichen Schönheitsfehler durch raffinierte Dessous zu kaschieren oder in extremen Fällen einen operativen Eingriff vornehmen zu lassen, hat eine Frau keine Möglichkeit, die Gestalt ihres Busens zu be-*

*einflussen. Denn diese ist wie die Form der Nase oder die Augenfarbe durch die Erbanlagen festgelegt.*
*So die herrschende Meinung, doch die stimmt nur zum Teil.*
Denn nicht nur die Gene, auch Umweltbedingungen haben einen erheblichen Einfluss auf die Brustentwicklung. Da das Drüsengewebe einen hohen Fettanteil hat, variiert seine Größe mit dem Ernährungszustand, das heißt, fülligere Frauen haben in der Regel auch größere Brüste, ja, bei übergewichtigen Mädchen kommt es sogar vor, dass ihnen schon vor der Pubertät Brüste wachsen, die dann allerdings noch kein Milchdrüsengewebe enthalten. Und nicht wenige Frauen klagen darüber, dass bei ihnen, wenn sie abnehmen, zuallererst der Busen schrumpft.
Wie sehr Ernährungszustand und Brustgröße zusammenhängen, geht auch aus der Tatsache hervor, dass die gut genährten jungen Mädchen heutzutage im Durchschnitt deutlich größere Brüste bekommen als noch vor wenigen Jahrzehnten. So haben Untersuchungen des Bekleidungsphysiologischen Instituts im baden-württembergischen Bönnigheim eindeutig gezeigt, dass die Oberweite der Frauen im Vergleich zu einer früheren Vermessung im Jahr 1983 deutlich zugelegt hat. Zu diesem Thema meint der Konstanzer Umwelttoxikologe Daniel Dietrich, die fett- und zuckerreiche Ernährung der jungen Menschen mit Schokolade, Cola und Hamburgern rege den Körper dazu an, früher und reichlicher Geschlechtshormone zu produzieren. Dies habe nicht nur eine zeitige Pubertät zur Folge, sondern führe auch zu einer stärkeren Ausprägung der sekundären Geschlechtsmerkmale, zu denen ja auch die weibliche Brust gehört.
Daneben spielen sicherlich noch andere hormonelle Faktoren – vor allem die zunehmende Verwendung der Anti-Baby-Pille –, aber auch Umweltgifte eine Rolle, von denen einige durchaus in der Lage sind, die Ausbildung bestimmter Körperteile in die eine oder andere Richtung zu beeinflussen.

### Männer sehen einer Frau immer zuerst auf den Busen

*Zweifellos ist eine formschöne weibliche Brust ein Blickfang, dem sich Männer im Allgemeinen kaum entziehen können. Das wissen natürlich auch die Damen, und nicht wenige sind bereit, erhebliche Summen in eine Vergrößerung ihrer Oberweite zu investieren. Die meisten sind nämlich felsenfest davon überzeugt, ein Mann sehe einer Frau grundsätzlich zuerst auf den Busen.*

*Das aber ist ein Irrglauben.*

Bereits in den Achtzigerjahren des vergangenen Jahrhunderts ergaben Umfragen, dass weitaus mehr Männer einer unbekannten Frau zuallererst ins Gesicht, genauer gesagt in die Augen, blicken. Bestätigt wurde diese Erkenntnis durch eine Untersuchung des Männermagazins »GQ«, bei der 68 Prozent der interviewten Herren angaben, bei einer Frau sei für sie das Gesicht der Blickfang Nummer Eins. An zweiter Stelle rangierte dann allerdings tatsächlich der Busen, den die Männer sofort nach dem Gesicht in Augenschein nahmen. Nur ganze 7 Prozent interessierten sich vorrangig für Po oder Beine.

Und wie steht es mit den Damen? Fühlen sie sich durch die Aufmerksamkeit, die ihre Rundungen erregen, gestört? Auf diese Frage antworteten 40 Prozent der befragten Frauen, das käme ganz auf den Mann an, und 32 fanden das männliche Interesse für ihren Busen sogar vollkommen normal, ja, 17 Prozent gaben unumwunden zu, begehrliche Männerblicke auf ihre Brust geradezu als Kompliment zu werten.

## Männer stehen auf große Brüste

*Was tun Frauen, die von der Natur mit einer eher kleinen Brust ausgestattet sind, nicht alles, um zu üppigeren weiblichen Formen zu kommen: Sie massieren ihren Busen mit vermeintlichen Wundercremes, ernähren sich monatelang ausschließlich von Nahrungsmitteln, die angeblich das Brustwachstum fördern, oder versuchen, durch gezielte gymnastische Übungen die flachen Wölbungen zum Schwellen zu bringen. Dahinter steckt bei den meisten Frauen der fest verwurzelte Glaube, Männer fänden einen weiblichen Busen umso attraktiver, je üppiger er ist.*

*Doch das ist schlicht ein Irrtum.*

In einer groß angelegten Umfrage eines amerikanischen Männermagazins, die auch in der deutschen Ausgabe erhoben wurde, sollten sich die Herren der Schöpfung zu ihrer Vorstellung von einem Traumbusen äußern. Dazu wurden sie gebeten, die ideale Brust zu beschreiben und dann unter zahlreichen Fotos denjenigen Busen auszuwählen, der ihrer Vorstellung am nächsten kam. Das Ergebnis erstaunte selbst die Redakteure: Nicht einmal ein Drittel der befragten Männer, nämlich knapp 30

Prozent, bekannten sich zu der Devise »Je größer, desto besser«. Viel wichtiger waren den meisten Form und Straffheit der Brust und vor allem, dass sie zu der betreffenden Frau passte. Während Männer, die sich auch sonst für eher füllige Damen begeisterten, größeren Brüsten den Vorzug gaben, lehnten diejenigen mit einem Faible für schmale Frauen schon Busengrößen ab, die man noch nicht einmal als mittelgroß bezeichnen könnte.

Über einen Punkt waren sich allerdings selbst die Anhänger üppiger weiblicher Rundungen nahezu einig: Große Brüste, die bei jungen Frauen attraktiv und sexy wirken, haben im Vergleich zu bescheideneren Exemplaren, ein weitaus höheres Risiko, im Alter der Schwerkraft nachzugeben und zu »Hängebrüsten« zu werden. Mehr als ein Drittel der interviewten Herren gab an, dies sei für sie der entscheidende Nachteil eines drallen Busens, weshalb sie eher kleineren Ausgaben den Vorzug gäben.

Und noch eines dürfte für viele Frauen überraschend sein: Während sich viele Männer nach demonstrativ zur Schau gestellten Oberweiten anderer Damen umdrehen, ist es ihnen bei der eigenen Partnerin lieber, wenn sie ihre weiblichen Attribute allenfalls dezent zur Geltung bringt und ihre ganze Pracht und Herrlichkeit für gemeinsame intime Stunden aufbewahrt.

## Frauen mit großen Brüsten sind besonders leidenschaftlich

*Untersuchungen der amerikanischen Sexualtherapeuten Masters und Johnson haben gezeigt, dass viele Männer der festen Überzeugung sind, Frauen mit relativ kleinem und flachem Busen seien sexuell träger und leidenschaftsloser als ihre Geschlechtsgenossinnen mit üppiger Oberweite. Dralle Frauen seien nicht nur erregender, sondern auch ihrerseits wesentlich leichter zu erregen.*

*Das aber ist absoluter Blödsinn.*

Denn weltweit gibt es keine einzige Untersuchung, die beweist, dass das Brustvolumen einer Frau auch nur das Geringste mit ihrer sexuellen Reaktionsfähigkeit zu tun hat. Sowohl unter den flachbrüstigen wie auch unter den üppig ausgestatteten Damen gibt es viele, die bei der erotischen Berührung ihres Busens so gut wie keine Lustempfindung verspüren, andererseits finden sich in beiden Gruppen gleich viele Frauen, die durch das Streicheln ihrer Brüste extrem erregt werden.

Schließlich sind die weiblichen Brüste, anatomisch gesehen, nichts anderes als abgewandelte Schweißdrüsen, und es gibt keinen Grund, warum ihre Größe auf die Gefühle, die eine Frau bei ihrer Liebkosung empfindet, oder auf die grundsätzliche sexuelle Leidenschaft irgendeinen Einfluss haben sollte.

### Alle Frauen lieben es, wenn ihr Partner ihre Brustwarzen liebkost

*Für die meisten Frauen ist die mehr oder minder sanfte Stimulation der Brüste und vor allem der Brustwarzen ein unabdingbarer Bestandteil des Liebesspiels, durch den sie im Allgemeinen stark erregt werden. Das liegt an der Vielzahl freier Nervenendigungen, die die Brustwarzen derart empfindlich machen, dass einige Frauen allein durch deren ausdauernde Reizung zum Orgasmus gelangen.*

*Doch es gibt auch Frauen und Mädchen, deren Brustwarzen ein Mann besser in Ruhe lässt.*

Denn Brustwarzen können derart sensibel sein, dass sie schon auf leichten Druck und sanfte Berührungen mit unangenehmen Empfindungen, ja, gelegentlich sogar mit regelrechten Schmerzen reagieren. Dieses Phänomen kommt bei Schwangeren relativ häufig vor, außerhalb der Schwangerschaft findet man es dagegen eher selten. Unterscheiden muss man dabei zwischen Brustwarzen, die ständig überempfindlich sind, sodass auch schon die leichte Reibung des Büstenhalters oder anderer Kleidungsstücke als unangenehm empfunden wird, und solchen, bei denen dies nur im Zustand sexueller Erregung zutrifft. In beiden Fällen kann unter Umständen häufiges sanftes Rubbeln helfen und mit der Zeit zu einer Abnahme der Übersensibilität führen.

### Brustvergrößerung bedeutet Operation

*Pamela Anderson, Jane Fonda, Demi Moore und Julia Roberts, sie alle verdanken ihren üppigen Busen weder ihren Erbanlagen noch einer gütigen Fügung der Natur, sondern dem Geschick eines Chirurgen, der ihnen Silikonimplantate eingepflanzt hat. Tatsächlich ist die operative Brustvergrößerung heutzutage zu einem Routineeingriff geworden, dem sich allein in den USA Jahr für Jahr fast 200 000 Frauen unterziehen.*

*Dabei geht es durchaus auch ohne Messer.*

Und zwar mithilfe von »Brava«, einer doppelten Saugglocke aus Gummi, die einem überdimensionalen BH ähnelt und nach Aufsetzen auf die Brüste einen dosierten Unterdruck erzeugt, der das Wachstum neuen Zellgewebes stimuliert. Dadurch vergrößert sich die Brust in der Tat – langsam zwar, aber durchaus bemerkbar.

Bei einer Untersuchung an 20 amerikanischen Frauen erwies sich das System jedenfalls als wirksam: Nach einer zehnwöchigen Tragdauer von täglich zehn Stunden benötigten die Probandinnen, die im Übrigen über keinerlei Nebenwirkungen klagten, einen um eine Körbchennummer größeren BH. Und was das Erfreulichste war: Die Volumenzunahme war dauerhaft, auch nach einem halben Jahr zeigten die so vergrößerten Brüste keine Schrumpfungstendenz.

Allerdings gibt es Brava bisher nur in den USA, und es ist noch keinesfalls sicher, ob das Gerät je nach Europa kommen wird. Denn ob es sinnvoll ist, sich für den Zuwachs um eine einzige Körbchengröße zehn Wochen lang Nacht für Nacht eine derart voluminöse Apparatur umzuschnallen und dafür massive Einbußen an erholsamem Schlaf in Kauf zu nehmen, erscheint doch mehr als fraglich.

## Männer haben keine Brüste

*Die Ausdrücke »Brust« und »Brüste« bezeichnen zweierlei: Während man bei Frauen sowohl von »Brust« als auch von »Brüsten« spricht, ist der Plural bei Männern nicht gebräuchlich. Das liegt daran, dass die männliche Brust im Gegensatz zur weiblichen eben flach ist.*

*Und dennoch gibt es Brüste auch bei Männern.*

Sieht man ältere Herren in Badehosen, so fallen bei gar nicht wenigen von ihnen deutlich ausgeprägte, fast weiblich anmutende Brustformen auf. Das hängt damit zusammen, dass der Körper eines Mannes neben dem männlichen Geschlechtshormon Testosteron in geringen Mengen auch das weibliche Gegenstück Östrogen produziert, was ja für Frauen umgekehrt ebenso gilt. Da die Hoden nun aber mit fortschreitendem Alter immer weniger Testosteron ausschütten, die Bildung des Östrogens jedoch mengenmäßig gleich bleibt, da sich also das Verhältnis der männlichen und weiblichen Geschlechtshormone immer mehr zu Gunsten der weiblichen verschiebt, kommt es eben auch beim Mann zur Ausprägung fraulicher Merkmale, was sich vor allem im Brustwachstum äußert.

Dass von dieser Erscheinung in erster Linie schwergewichtige Männer betroffen sind, liegt daran, dass das Östrogen zur Entfaltung seiner Wirkungen auf Fett angewiesen ist. Je mehr Fett ein Mann also mit sich herumträgt, desto leichter hat es das Östrogen und desto größer ist die Wahrscheinlichkeit der Brustschwellung.

**Casanova war der bekannteste**
**Multi der Erotik.**
Henry Miller

## Casanova

### Casanova war der eifrigste Liebhaber der Geschichte

*Dreht sich ein Gespräch um legendäre Liebhaber, um Männer, denen unzählige Frauen zu Willen waren, fällt sofort der Name Casanova. Der Italiener, der im 18. Jahrhundert gelebt hat, gilt geradezu als Inbegriff des Verführers, der es angeblich wie kein anderer verstanden hat, Damen aus allen Gesellschaftsschichten in sein Bett zu locken. In seinen frivolen Schriften erwähnt er zwar »nur« 132 Frauen, mit denen er sich sexuell vergnügt hat, Biografen schätzen jedoch, dass er in Wirklichkeit mit etwa 2000 Geliebten intim war.*

*Doch auch mit dieser stolzen Zahl ist Casanova keineswegs der Mann mit den meisten weiblichen Eroberungen.*

Natürlich gibt es keine verlässlichen Angaben über die Zahl der Partnerinnen, mit denen Männer während ihres Lebens sexuellen Kontakt haben, dennoch werden von einigen Herren wahre Wunderdinge berichtet. So wird dem französischen Schriftsteller Guy de Maupassant, der in der zweiten Hälfte des 19. Jahrhunderts lebte und nicht älter als 43 Jahre wurde, in seinem kurzen Sexualleben Geschlechtsverkehr mit Tausenden junger Frauen nachgesagt.

Doch damit besetzt er noch keinesfalls den Spitzenplatz, denn der amerikanische Pornodarsteller John Curtis Holmes, der angeblich bereits mit 12 Jahren seine »Jungfernschaft« einbüßte und mit einem überdurchschnittlich langen Penis für seinen Beruf ganz besonders prädestiniert war, soll in seinen diversen Filmen mit etwa 14 000 Frauen Verkehr gehabt haben.

Absoluter Rekordhalter aber ist – sofern man seinen Bekenntnissen Glauben schenkt – wohl der amerikanische Basketball-Star Wilt Chamberlain, der in seiner Autobiografie »A View from Above« schreibt, er sei mit über 20 000 (!) Frauen intim gewesen. Hätte er mit jeder dieser Damen – darunter natürlich viele Groupies – nur ein einziges Mal Verkehr gehabt, so läge er in Bezug auf die Zahl der Geschlechtsakte allerdings nur knapp vor König Ibn Saud von Saudi-Arabien, von dem das Gerücht geht, er habe seit seiner frühen Jugend bis kurz vor seinem Tod Nacht für Nacht Kontakt mit zwei bis drei Frauen gehabt. Hochgerechnet auf sein Lebensalter wären das – unter Berücksichtigung einiger »Erholungspausen« – ebenfalls fast 20 000 Geschlechtsakte.

## Christliche Kirche

### Die christliche Kirche hat zur Sexualität ein aufgeschlossenes Verhältnis

*Eines der Hauptprinzipien der christlichen Lehre ist die Nächstenliebe, die Akzeptanz des anderen mit all seinen Stärken und vor allem seinen Schwächen, mit dem, was ihm wichtig ist und was er ablehnt, und mit dem Verhalten, das sich daraus ergibt. Diese Haltung drückt sich vor allem in der Seelsorge aus, die nicht Halt macht vor Armen, Schwachen, Kranken und Getriebenen. Also sollte man doch annehmen, dass die christliche Kirche auch der Sexualität – schließlich eine der Haupttriebfedern menschlichen Verhaltens – tolerant und einfühlsam gegenübersteht und sie in all ihren Facetten akzeptiert.*

*Doch das ist beileibe nicht so.*

Denn das, was heute noch unter Berufung auf die Bibel von vielen Kanzeln zum Thema Sexualität gepredigt wird, geht an den Problemen und Bedürfnissen der gläubigen und weniger gläubigen Christen größtenteils vorbei, ersetzt Lebenshilfe durch leere Dogmen und verschanzt sich hinter einer christlichen Heilslehre, die sich immer mehr von dem entfernt, was man das »wahre Leben« nennt. Wenn man bedenkt, dass ein Großteil aller zwischenmenschlichen Konflikte und Probleme mit Partnerschaft, Liebe und Sexualität zu tun hat, muss man sich nicht wundern, wenn immer mehr Menschen der Kirche den Rücken kehren und austreten. Solange die katholische Kirche Sex in völliger Verkennung der Wirklichkeit einzig und allein als Mittel zur Fortpflanzung sieht, Methoden zur Empfängnisverhütung ablehnt und Sexualpraktiken, die allenthalben gang und gäbe sind, als sündhaft verteufelt, kann man schwerlich von einem aufgeschlossenen Verhältnis der Kirche zu Liebe und Sex reden.

Solange gläubige Christen bei sexuellen Problemen überall eher Hilfe und Unterstützung finden als bei ihrem Pfarrer, hat die Kirche ihre seelsorgerische Verpflichtung nicht begriffen. Wenn ein Junge, der erkennt, dass er homosexuell ist, und ein Mädchen, das ungewollt schwanger geworden ist, sich ihrem Geistlichen gegenüber nicht offenbaren können, muss man sich nicht wundern, wenn sie von falschen Freunden zweifelhafte Ratschläge erhalten und sich in ihrer Verzweiflung danach richten.

Vergleicht man die christliche und speziell die katholische Lehre mit anderen Weltreligionen, wird deutlich, dass nur noch der Islam derart überholte Auffassungen predigt, die den Bedürfnissen der Menschen in keiner Weise gerecht werden, wohingegen vor allem der Buddhismus ein wesentlich unverkrampfteres Verhältnis zur Sexualität in all ihren Schattierungen hat. Eine tabellarische Zusammenstellung mag dies verdeutlichen:

| **Religion** | **Selbstbefriedigung** | **Sex vor der Ehe** | **Sex außerhalb der Ehe** | **Homosexualität** |
|---|---|---|---|---|
| Buddhismus | generell erlaubt | meist erlaubt | verboten | meist erlaubt |
| Hinduismus | meist erlaubt | verboten | verboten | verboten |
| Jüdische Religion | keine klare Norm | meist erlaubt | verboten | verboten |
| Islam | verboten | verboten | verboten | verboten |
| Christentum | verboten | verboten | verboten | verboten |

# Cybersex

## Zum Sex gehört körperliche Nähe

*Sex ist das Intimste, was zwei Personen miteinander verbinden kann. Nirgendwo sonst kommen sich Mann und Frau oder gleichgeschlechtliche Partner so nah. Das galt zu allen Zeiten und noch bis vor wenigen Jahren. Doch im Computerzeitalter ist Sex auch ohne körperliche Nähe möglich.*

Die Rede ist von »Cybersex«, einer neuzeitlichen Variante intimer Betätigung, die auch ohne Partner oder mit einem virtuellen Gegenüber möglich ist. Die Beteiligten tragen dabei einen mit stimulierenden Sensoren und Vibratoren bestückten Spezialanzug und lassen sich entweder durch erotische Bilder oder Gespräche und andere intime Geräusche erregen. Dabei gibt es vielfältige Varianten: von per Computerprogrammen erzeugten Empfindungen wie Kitzeln, Wärme, Vibration und Nadelstichen beim Betrachten sexueller Bilder und Filme bis hin zu virtuellen Gespielinnen, die ferngesteuert alles tun und preisgeben, was der – in der Regel zahlende – Konsument verlangt.

Doch zum Cybersex bedarf es nicht unbedingt komplizierter und kostspieliger Apparaturen. Im weitesten Sinn versteht man unter dem Begriff auch jegliche Form von Selbstbefriedigung, bei der Computerbilder oder -animationen eine Rolle spielen: Fotos nackter Frauen in den verführerischsten Posen, Pornovideos oder andere sexuell erregende Darstellungen, die jeder – kostenlos oder gegen Entgelt – aus dem Internet beziehen kann.

Doch es gibt es auch schon warnende Stimmen: Einer amerikanischen Studie zufolge sind etwa 7 Prozent der männlichen Internet-Nutzer bereits so sehr von der sexuellen Stimulation aus dem World Wide Web abhängig, dass ihr eigenes Intimleben darunter leidet beziehungsweise dass sie ihren Partner vernachlässigen. »Diese Männer und Frauen gehen online, um Dinge zu erleben, die sie in ihrem Offline-Leben nicht tun würden«, erklärt der Psychologe Al Cooper vom Zentrum für Eheleben und Sexualität der kalifornischen Universität San José. »Sie treiben es mit Tieren, zu dritt oder mit gleichgeschlechtlichen Partnern. Die meisten von ihnen haben in ihrer eigenen Beziehung weit weniger Sex als früher.«

Ob die Warnungen begründet sind oder nicht – eines steht auf jeden Fall fest: Für die meisten Menschen wird der Cybersex trotz raffiniertester Utensilien und gewagtester Internetangebote auch in Zukunft das intime Liebesspiel mit einem realen Partner niemals ersetzen können.

D

**Die Leuchtkäfer leuchten, wenn sie verliebt sind.**
**Wir sind in diesem Zustand kein großes Licht.**

Willy Reichert

## Don Juan

### Ein »Don Juan« ist ein Liebling der Damen

*Wer einen Mann als »Don Juan« betitelt, will damit ausdrücken, dass er den Betreffenden für einen Frauenheld oder Schürzenjäger hält. Der Name beinhaltet Vorwurf und Bewunderung gleichermaßen, drückt aber vor allem aus, dass man es mit einem Liebling der Damen zu tun hat. Einem Typen wie Casanova, dem die Frauen zu Füßen liegen.*
*Doch zwischen Don Juan und Casanova liegen Welten.*
Es ist nicht einmal sicher, ob Don Juan überhaupt gelebt hat. Wenn ja, dann handelt es sich wohl um Don Juan de Tenorio, den Günstling Peters des Grausamen, der im 14. Jahrhundert kastilischer König war. Im Grunde ist Don Juan aber eher eine Gestalt aus der spanischen Sage, die in zahlreichen Werken der Weltliteratur und der Musik auftaucht. Der Sage nach war er – ganz im Gegensatz zu Casanova – ein sexistischer Fiesling, der sado-masochistische Orgien veranstaltete und auch nicht davor zurückschreckte, den Vater eines Mädchens, das sich ihm verweigerte, kurzerhand umzubringen. Zum ersten Mal schriftlich erwähnt wird er in einem religiösen spanischen Drama aus dem 17. Jahrhundert mit dem Titel: »Don Juan, der Wüstling«. Darin wird er als brutaler Verführer dargestellt, der skrupellos Verbrechen begeht, um mit immer neuen Frauen sein sexuelles Vergnügen zu haben.
Bekannter ist das Schauspiel »Don Juan oder der steinerne Gast« des französischen Komödiendichters Molière, in dem Don Juan als glaubensloser Skeptiker und Spötter, als Atheist und Zyniker auftritt. Im 17. und 18. Jahrhundert wurde die Figur des Don Juan dann in zahlreichen Gedichten, Pantomimen und Ballettstücken verarbeitet, wobei Mozarts Oper »Don Giovanni« musikalisch an erster Stelle steht, gefolgt von Richard Strauß' Tondichtung mit dem schlichten Titel »Don Juan«.
Sicher wird die schillernde Figur in diesen und vielen weiteren Stücken – unter anderem »Don Juan oder die Liebe zur Geometrie« von Max Frisch

– unterschiedlich dargestellt; fest steht jedoch, dass Don Juan, wenn er denn überhaupt gelebt hat, keinesfalls ein charmanter Verführer, sondern ein verbrecherischer Lüstling war.

Einen Mann als »Don Juan« zu betiteln, ist daher alles andere als ein Kompliment!

E

Emanzipation ist die Kunst, den Mann klein zu kriegen, aber nicht an der falschen Stelle.

Evelyn Blythe

## Ecstasy

### Ecstasy macht Lust auf Liebe

*Ecstasy ist eine synthetische Droge, der Wunderdinge nachgesagt werden: Sie soll ein Gefühl heiterer Gelassenheit hervorrufen, aufputschend und leistungssteigernd wirken und daneben – für einige der wichtigste Effekt – sexuelle Begierde und Leistungsfähigkeit in ungeahnte Höhen treiben, weshalb sie auch als »Liebesdroge« bezeichnet wird.*
*Doch diese Bezeichnung täuscht gewaltig.*
Bei einer Untersuchung wurden fast 800 Jugendliche nach ihrem Drogenkonsum befragt und je nachdem, ob sie gar nichts zu sich nahmen, Alkohol tranken oder härtere Drogen konsumierten, in sechs Gruppen eingeteilt. Dabei zeigte sich, dass diejenigen, die immer wieder zu Medikamenten griffen, vermehrt von Angstzuständen und depressiven Verstimmungen heimgesucht wurden. Diejenigen aber, die sich als Ecstasy-Fans bekannten, klagten über ganz andere Probleme: Dreimal häufiger als die Jugendlichen der Vergleichsgruppen hatten sie mit nachlassendem sexuellen Appetit sowie mit Potenz- und Orgasmusproblemen zu kämpfen. Die Wissenschaftler der University of East London, die maßgeblich an der Studie beteiligt waren, haben für dieses Phänomen eine einleuchtende Erklärung: Kurzfristig regt Ecstasy bestimmte Gehirnzellen zur Produktion von Serotonin an, einer hormonähnlichen Substanz, die nicht nur stimmungsaufhellend wirkt und fröhlich macht, sondern auch im Zusammenhang mit der Sexualität eine wichtige Rolle spielt. Durch langfristige Einnahme würden diese Zellen jedoch dauerhaft geschädigt und könnten dann kein Serotonin mehr ausschütten. Das hätte nicht nur eine gedrückte Stimmung, sondern massive sexuelle Störungen zur Folge.

## Ehe

### Immer mehr Paare lehnen die Ehe ab

*Noch nie lebten so viele Männer und Frauen unverheiratet zusammen und hatten sogar Kinder miteinander wie heute; noch nie wurden so viele Ehen geschieden, und noch nie legten junge Frauen einen derartigen Wert auf eine fundierte Berufsausbildung, um auch allein und ohne männliche Unterstützung ein angenehmes und finanziell unabhängiges Leben führen zu können. Die Institution Ehe verliert offensichtlich immer mehr an Bedeutung und scheint nicht mehr zeitgemäß zu sein.*

*Doch das sehen die meisten Deutschen ganz anders.*

Zwar sehnen sich nach einer Umfrage des Hamburger Gewis-Instituts viele Frauen nach mehr ehelicher Treue und zahlreiche Ehemänner nach mehr Freiheit, dennoch halten fast drei Viertel aller Interviewten – Männer gleichermaßen wie Frauen – die Ehe grundsätzlich nach wie vor für zeitgemäß und sehen in ihr die ideale Form der zwischengeschlechtlichen Beziehung. Allerdings kann sich jeder Dritte durchaus eine zeitweilige Trennung vom Partner vorstellen, und fast ebenso viele der Befragten halten es für akzeptabel, verheiratet zu sein und dabei in getrennten Wohnungen zu leben. Was den Sex angeht, so sind viele der Überzeugung, dazu bedürfe es keines Ehebündnisses, ja, fast jeder dritte Mann und jede fünfte Frau könnten sich sogar für eine harmonische Beziehung ohne jeglichen Sex erwärmen.

### Frauen heiraten Männer, die sie gut kennen

*Im Gegensatz zu früheren Zeiten ist es heutzutage durchaus üblich, dass Paare, die später vielleicht beabsichtigen zu heiraten, vor der Eheschließung längere Zeit zusammen leben, um sich möglichst gut kennen zu lernen und sicher sein zu können, den richtigen Partner für eine lebenslange Beziehung gefunden zu haben.*

*Da ist es doch höchst verwunderlich, an welche Ehemänner manche Frauen trotz aller Vorsichtsmaßnahmen geraten.*

Beispiele von Männern, die ihre Frauen mit teils skurrilen, teils pedantischen, teils aber auch brutalen Eigenheiten zur Verzweiflung treiben, findet man im Internet zuhauf, wenn man sich die Mühe macht, Eheberatungsforen zu durchstöbern.

So ging eine Ehe in Stuttgart im angeblich verflixten siebten Jahr in die Brüche, weil sich die Frau im Auto ihres Mannes immer zusammenkauern musste, wenn eine seiner Ex-Freundinnen vorbeifuhr.
Und eine Münchnerin ließ sich bereits im zweiten Ehejahr scheiden, weil ihr Mann ihr Verhalten täglich mit Schulnoten zensierte: War das Essen schmackhaft, die Wohnung aufgeräumt, der Sex aufregend, ihre Kleidung nicht zu beanstanden? Am Ende der Woche berechnete der Ehemann den Notendurchschnitt – war dieser zu niedrig, gab es weniger Haushaltsgeld.
Eine Frau aus Berlin reichte nach drei Jahren die Scheidung ein, weil ihr Mann die höchst lästige Angewohnheit hatte, immer dann, wenn sie in der Badewanne saß, mit Freunden hereinzuplatzen und anzügliche Bemerkungen zu machen.
Eine 45-Jährige suchte einen Scheidungsanwalt auf, weil ihr Mann unbarmherzig darauf bestand, mit ihr gemeinsam in einer Hängematte zu nächtigen. Nachdem sie in 23 Ehejahren x-mal aus der schaukelnden Matte auf den Boden gestürzt war und sich dabei jedes Mal schmerzhafte Prellungen zugezogen hatte, trennte sie sich von ihm.
Ein Nürnberger zwang seine Partnerin, einen Ehevertrag zu unterzeichnen: Demnach hatte die Frau sich dreimal wöchentlich zum Sex bereitzuhalten. An bestimmten Wochentagen musste sie selbst aktiv werden – und zwar in Unterwäsche, deren Farbe er pedantisch festgelegt hatte. Auch diese Ehe ging nach zwei Jahren in die Brüche.
Eine Amerikanerin trennte sich von ihrem Mann, weil der sein größtes Vergnügen darin fand, ihr nach dem Vorbild von Wilhelm Tell mit einer Steinschleuder Blechdosen vom Kopf zu schießen, die er jedoch mehrfach verfehlte; und eine andere, weil sie ihren Ehepartner – einen Heeresoffizier – stets mit »Major« anreden und vor ihm stramm stehen musste.
Überhaupt scheinen es die Amerikaner besonders krass zu treiben: Ein Rentner aus Oklahoma war so geizig, dass er seiner Frau eine neue Zahnprothese mit der Begründung verweigerte, sie könne ja seine mitbenutzen. Die Ehe wurde im 50. Jahr (!) geschieden, 47 Jahre später als diejenige eines Paares aus Vermont, in der der Ehemann seine Frau dadurch an den Rand des Nervenzusammenbruchs brachte, dass er seinem Papagei einen Weckruf beigebracht hatte: »Aufstehen, verdammt noch mal, aufstehen!«

## Ob eine Ehe funktioniert, stellt sich erst nach der Hochzeit heraus

*Männer und Frauen, die beschließen zu heiraten und ihr künftiges Leben gemeinsam zu führen, lieben sich sehr, sonst würden sie diesen Schritt nicht tun. Natürlich wünschen sie sich, dass ihre Liebe immer so bleiben und die Ehe das Glück auf Erden sein möge. Doch ältere Ehepartner warnen: Ob eine Ehe wirklich gut sei oder ob sie schief laufe, das stelle sich erst einige Zeit nach der Hochzeit heraus, wenn die erste Verliebtheit nachgelassen habe, wenn kein Nebel der Glückseligkeit die Schwächen des Partners mehr verhülle und es darum gehe, mit ernsten Schwierigkeiten fertig zu werden.*

*Doch ist das tatsächlich so?*

Nicht, wenn man den Ergebnissen einer amerikanischen Studie glaubt. Forscher der Universität Texas kamen nämlich zu dem Resultat, dass Ehen in der Regel nicht an plötzlich auftauchenden, unlösbaren Problemen scheitern, sondern an Konflikten, die die Beziehung von Anfang an belastet haben und damit schon zum Zeitpunkt der Hochzeit offenkundig waren.

Die Wissenschaftler beobachteten 168 Ehepaare 13 Jahre lang. Sie befragten Mann und Frau unmittelbar nach der Hochzeit, während der ersten zwei Ehejahre und nach 13 Jahren zu ihren Gefühlen gegenüber Partner und Ehe. Dabei stellte sich heraus, dass diejenigen Paare, die ihre Ehe als unglücklich empfanden, mit ihrem Partner oft schon vorher zusammengelebt und zum Zeitpunkt der Hochzeit bereits über negative Aspekte ihrer Beziehung berichtet hatten. Vielfach hatten sie in der Hoffnung geheiratet, die Probleme würden sich durch die Eheschließung von selbst lösen. Umgekehrt fanden die Wissenschaftler heraus, dass Paare, die schon bei der Hochzeit in bemerkenswertem Einklang miteinander standen, die keine Zweifel an der Richtigkeit ihres Entschlusses hegten und an ihrem Partner kaum etwas auszusetzen hatten, ihre Liebe und Zuneigung oft über viele Jahre aufrechterhalten konnten und auch nach 13 Jahren noch immer die glühenden Liebhaber von einst waren.

## Entscheidend für das eheliche Glück ist die gegenseitige Liebe

*Dass geistige und körperliche Liebe untrennbar zu einer funktionierenden Ehe gehören, steht außer Frage. Daher halten viele junge Paare innige Zuneigung und Sex für den entscheidenden Grund, sich auf Dauer zu-*

*sammenzutun. Schließlich sagt eine Definition: »Liebe ist loyale Freundschaft mit gutem Sex.«*

*Aber woran liegt es dann, dass so viele Ehen in die Brüche gehen? Tatsächlich an fehlender Liebe und sexueller Disharmonie?*

Ganz sicher ist es so, dass innig liebende und sexuell zueinander passende Ehepartner eher treu und unverbrüchlich zusammenhalten und auch Krisen besser meistern als in dieser Hinsicht frustrierte, doch damit allein ist eine stabile Ehe noch nicht gewährleistet. Eine amerikanische Studie, an der sich 860 Ehepaare beteiligten und über deren Ergebnis Wissenschaftler der Pennsylvania State University auf einer Tagung der »American Sociological Association« berichteten, kam nämlich zu einem ganz anderen Ergebnis: Demnach sind es so banale Dinge wie Geld und Haushaltspflichten, die letztendlich über das Glück in der Ehe entscheiden. Von besonderer Bedeutung sind die Wochenarbeitszeit der Ehepartner, die Zahl der Kinder, die noch im Haus leben, die Frage der Religionsausübung und – ganz wichtig – die Aufteilung von Hausarbeit und Geld. Hat einer der Partner das Gefühl, der andere vernachlässige seine Pflichten oder verschwende das Geld, dann kriselt es.

Hingegen ist es den Eheleuten im Allgemeinen ziemlich gleichgültig, wie viele Beziehungen der Partner vor der Hochzeit hatte, wobei Frauen allenfalls Vorbehalte gegen eine eventuelle frühere Scheidung ihres Mannes haben. Aber auch hier zeigt sich, dass Frauen, die mit ihrem Partner in puncto Geld und Arbeit gut auskommen, wesentlich lockerer mit dessen Vergangenheit umgehen können. Für das Glück der Ehe entscheidend ist außerdem die Zahl der im Haus lebenden Kinder, für die nach wie vor hauptsächlich die Frauen zuständig sind. Dementsprechend fühlen diese sich durch die Kinder auch weitaus mehr in ihrer Freizügigkeit beeinträchtigt als ihre Ehemänner.

## Ehe und Sex gehören untrennbar zusammen

*Wenn sich in der Natur Männchen und Weibchen zusammentun, so vor allem zum Zweck der Fortpflanzung und damit der Arterhaltung. Wäre dies nicht eines der Grundbedürfnisse jedweder Kreatur, so stürbe eine Spezies nach der anderen aus. Beim Menschen ist das natürlich nicht anders; auch bei ihm ist das Zeugen von Nachwuchs – das nun einmal ohne Geschlechtsverkehr nicht funktioniert – der wichtigste Grund für die*

*Eheschließung. Hinzu kommt, dass der intensive sexuelle Kontakt unter den Ehepartnern erheblich zu deren Wohlbefinden und damit letztendlich zur langfristigen Stabilität des Lebensbundes beiträgt. Also ist eine Ehe ohne Sex eigentlich nicht denkbar.*

*Und doch gibt es sie.*

Ja, es gibt tatsächlich eine Form der Ehe, in der beide Partner im gegenseitigen Einvernehmen auf jegliche sexuelle Betätigung verzichten, und zwar in der Regel aus religiösen Gründen. Weil man davon ausgeht, dass Joseph und Maria keinen Sex miteinander hatten, bezeichnet man einen solchen Lebensbund als »Josephsehe«. Hintergrund ist das christliche Verständnis, wonach der Kernpunkt der Liebe in der Bereitschaft besteht, nachzugeben und zu verzichten, sodass man nur dann von wahrer Liebe zwischen Mann und Frau sprechen kann, wenn diese auch ohne sexuelle Komponente erhalten bleibt.

## Ehepartner haben »eheliche Pflichten«

*Davon abgesehen, dass Geschlechtsverkehr unabdingbar notwendig ist, um eine Familie zu gründen, macht Sex auch noch jede Menge Spaß. Deshalb sind Eheleute – zumindest in jüngeren Jahren – in der Regel gern und vollkommen freiwillig bei der Sache. Von irgendeiner Pflicht kann da keine Rede sein. Doch zweifellos gibt es Ehemänner, die von Sex nie genug bekommen können und ihre Frauen schlicht überfordern, so wie es auch Ehefrauen gibt, die sich von ihren Männern sexuell vernachlässigt fühlen und gern wesentlich häufiger Verkehr mit ihnen hätten. Wenn er oder sie sich ständig sträubt, wird häufig auf die so genannten »ehelichen Pflichten« gepocht.*

*Aber gibt es überhaupt eine gesetzliche Verpflichtung zum Geschlechtsverkehr mit dem Ehepartner ?*

Nein, im juristischen Sinn existiert eine derartige Pflicht nicht. Kein Ehemann hat ein einklagbares Recht auf Sexualverkehr mit seiner Frau, und das gilt natürlich genauso umgekehrt. Das Recht auf sexuelle Selbstbestimmung kann einer Frau oder einem Mann auch dann nicht abgesprochen werden, wenn sie oder er eine Ehe eingeht. Allenfalls wird die hartnäckige sexuelle Verweigerung als Argument zur Ehescheidung anerkannt, und sogar die katholische Kirche, die im ehelichen Sex ja ohnehin nur ein notwendiges Verfahren zur Fortpflanzung sieht, erlaubt die Annullierung eines Lebensbundes, der zwar kirchlich geschlossen, aber niemals »vollzogen« wurde – was für ein grässliches Wort! Wenn ein Mann oder eine Frau mit dem sexuellen Appetit ihres Ehepartners also auf Dauer nicht zufrieden sind und unter der aufgezwungenen Enthaltsamkeit leiden, haben sie keinerlei Recht, auf den »ehelichen Pflichten« zu beharren und den Partner, ob er will oder nicht, zum Sex zu zwingen, sondern ihnen bleibt einzig und allein die Möglichkeit, sich scheiden zu lassen.

## Über sexuelle Dinge sprechen Ehepartner offen miteinander

*Nicht ein Buch, nicht ein Zeitschriftenartikel über Eheprobleme, in dem die dringende Empfehlung fehlt, das, was einem an der Beziehung missfällt, das, was man am Partner gern anders hätte und wonach man sich heimlich sehnt, offen auszusprechen. Tatsächlich raten viele Ehetherapeuten dazu, die Vorstellungen, die man von einem beglückenden Liebesleben hat, mit dem Partner abzustimmen, ihm frank und frei zu erklären, wie man es gerne hätte, wozu man selbst bereit ist und was man verabscheut.*

*Doch in Wirklichkeit sieht es mit der sexuellen Offenheit in den meisten Ehen traurig aus.*

Zwar ist der Wunsch, mit dem Partner vorbehaltlos über Sex – ebenso wie über Geld und Religion – zu sprechen, durchaus vorhanden, daraus folgen jedoch bedauerlicherweise keine Gespräche. Das ergab eine Emnid-Umfrage im Auftrag des Readers'-Digest-Magazins, bei der mehr als 1000 Verheiratete interviewt wurden. Demnach haben 51 Prozent der Männer und 41 Prozent der Frauen dem jeweiligen Ehepartner mindestens schon einmal sexuelle Dinge verheimlicht. Und das, obwohl fast jeder dritte befragte Mann angab, er würde mit seiner Partnerin gern über gemeinsamen Sex reden, und sich fast jede vierte Frau vor allem eines wünschte: dem Partner sagen zu können, er möge doch bitte ein bisschen zärtlicher sein.

Experten sehen durch diese Ergebnisse ihre Auffassung bestätigt, wonach das Thema Sex in der Ehe noch immer weitgehend tabuisiert wird. Oder wie es der Kieler Eheforscher Hans Jürgens ausdrückt: »Auch in unserer heutigen Zeit wissen viele Paare noch immer nicht, wie sie über vermeintlich heikle Themen miteinander reden können.«

Die größeren Geheimniskrämer sind in dieser Hinsicht ganz offensichtlich die Männer, denn 64 Prozent der Frauen – immerhin fast zwei von drei – erklärten, dass sie es wären, die als erste offen über Eheprobleme sprächen. Dass ein Großteil der Männer sich zu derartigen Themen nicht aus eigenem Antrieb äußert, bestätigt auch Hans Jürgens aus seiner Erfahrung, wobei er seine Geschlechtsgenossen jedoch gleich in Schutz nimmt: »Die Männer sind sich dieser Tatsache meist gar nicht bewusst.«

### Einer ledigen Schwangeren ist es freigestellt, den Vater ihres Kindes zu heiraten

*Dass eine Frau schwanger wird, ohne verheiratet zu sein, ist nicht außergewöhnlich. Und dass sie den Vater des Kindes deswegen heiraten müsse, gilt schon seit langem als überholte Moralvorstellung. Aber natürlich kann sie ihn heiraten, wenn sie will.*
*Oder etwa nicht?*
Nicht, wenn sie noch unter 16 ist. In diesem Alter darf ein Mädchen selbst dann nicht heiraten, wenn sie ein Kind erwartet. Zur Eheschließung muss sie das 16. Lebensjahr vollendet haben, doch auch dann benötigt sie noch die Einwilligung der Eltern. Diese sind allerdings verpflichtet, dem Wunsch ihrer Tochter nachzugeben, es sei denn, sie hätten für ihr »Nein« einen triftigen Grund. Verweigern sie ihre Zustimmung ohne eine solche Begründung, kann das Vormundschaftsgericht auf Antrag des Mädchens die Einwilligung geben, und diese ist dann ebenso gültig wie die der Eltern. Erst wenn ein Mädchen 18 und damit volljährig ist, ist sie im rechtlichen Sinne »ehemündig« und kann heiraten, wann und wen sie will.

## Ehebruch

### Ehebruch bedeutet Sex mit einem anderen als dem Ehepartner

*Der Name sagt es eigentlich eindeutig: Ehebruch – Bruch des ehelichen Treueversprechens. Und zwar durch sexuellen Kontakt mit einer anderen Frau beziehungsweise einem anderen Mann. Denn Sex mit dem eigenen Ehepartner kann ja wohl kein Ehebruch sein.*
*Oder etwa doch?*
Wenn man der Argumentation der katholischen Kirche folgt, dann schon. Die hängt nämlich auch heute noch der Lehre der mittelalterlichen Kir-

chenväter an, wonach die Sexualität in der Ehe ausschließlich der Fortpflanzung zu dienen hat. Geschlechtsverkehr aus purer Lust wird rundheraus abgelehnt. War es zunächst der Kirchenlehrer Augustinus (354 – 430), der die Keuschheit im Sinne der sexuellen Enthaltsamkeit als höchstes Gut darstellte, so griff später vor allem Thomas von Aquin (1224 – 1274) diese Lehre auf. Ehelicher Sex wurde, sofern er nicht die Zeugung eines Kindes zum Ziel hatte, als »Ehebruch mit der eigenen Frau« bezeichnet, der eine schwere Sünde darstellte. Um die Priester erst gar nicht in Versuchung zu führen, diese Sünde zu begehen, wurde im 12. Jahrhundert endgültig das Pflichtzölibat, also die verbindliche Ehelosigkeit der Pfarrer, eingeführt.

Dass die antiquierte Einstellung der katholischen Kirche zum ehelichen Sex nicht etwa der Vergangenheit angehört, geht aus einer Äußerung von Papst Johannes Paul II. hervor, der noch am 8. Oktober 1980 in Rom vom »Ehebruch mit der eigenen Frau« sprach. Allerdings bezog sich der Papst – im Gegensatz zu den kirchlichen Traditionalisten – hierbei nur auf den ehelichen Sex, bei dem »unnatürliche« Methoden der Empfängnisverhütung angewandt werden. Während Augustinus noch die Wahl der unfruchtbaren Tage der Frau als »Zuhältermethode« abgetan hatte, verkündete Johannes Paul II. 1981 in einem Schreiben: »Die Entscheidung für die natürlichen Rhythmen beinhaltet eine Annahme der Zeichen der Person der Frau und damit auch ein Annehmen des Dialogs, der gegenseitigen Achtung, der gemeinsamen Verantwortung.«

Über die Frage, warum ehelicher Sex, der nur der geschlechtlichen Befriedigung und dem Lustgewinn, aber keinesfalls der Fortpflanzung dient, mit der »natürlichen« Methode erlaubt ist, während er sonst weiterhin als Ehebruch mit der eigenen Frau gilt, lassen sich nur Vermutungen anstellen: Vielleicht billigt die katholische Kirche diese Methode, weil sie die unsicherste ist und somit den Betroffenen oft mehr Angst als Vergnügen bereitet. Eine Ehe, in der man sich ausschließlich auf die Zeitwahlmethode verlässt, kommt wohl dem katholischen Ideal der keuschen Ehe ohne Geschlechtsverkehr am nächsten.

## Eichel

**Eichel und Vorhaut sind typisch männliche Körperteile**

*Hört man die Begriffe »Eichel« oder »Vorhaut«, so denkt man unwillkürlich an den männlichen Penis, bei dem die Vorhaut die Eichel in nicht erigiertem Zustand bedeckt.*

*Doch auch am Körper einer Frau finden sich diese Bestandteile.*

Und zwar an der Klitoris, dem mit Nerven und Tastkörperchen überreich ausgestatteten Organ, das auch als »Kitzler« bezeichnet wird und als entscheidend für das weibliche Lustempfinden gilt. Es befindet sich dort, wo die kleinen Schamlippen vorne zusammenlaufen, und ist in nicht erregtem Zustand tatsächlich von einer Vorhaut bedeckt, die von eben diesen kleinen Schamlippen gebildet wird. Zieht man diese Vorhaut behutsam zurück, so kommt die etwa erbsengroße Klitoris-Eichel zum Vorschein, die von einer zarten Schleimhaut überzogen ist, aus der bei geschlechtlicher Erregung reichlich Sekret abgesondert wird.

Tatsächlich entwickeln sich der männliche Penis und die weibliche Klitoris aus ein und derselben Anlage: Noch bei einem acht Wochen alten Embryo lassen sich die äußeren Geschlechtsorgane in Bezug auf männlich oder weiblich absolut nicht unterscheiden (→ Embryo).

## Eierstöcke

**Die Eierstöcke enthalten bei der Geburt so viele Eizellen, wie eine Frau in ihrem ganzen Leben benötigt**

*Von der Pubertät, das heißt dem Beginn der Geschlechtsreife, bis zum letzten Eisprung während der Wechseljahre stellen die Eierstöcke Monat für Monat eine befruchtungsfähige Eizelle bereit, die in den Eileiter abgegeben wird, um dort gegebenenfalls mit einem männlichen Samenfaden zu verschmelzen. Geht man davon aus, dass eine Frau durchschnittlich 40 Jahre geschlechtsreif ist, dann benötigt sie also knapp 500 Eizellen. Addiert man eine Sicherheitsreserve von 20 Prozent = 100 Eizellen hinzu, so müsste ein Mädchen bei der Geburt 600 Eizellen in ihren Eierstöcken haben.*

*Doch das ist nicht der Fall.*

In Wirklichkeit enthalten die Eierstöcke eines neugeborenen Mädchens

viel mehr Eizellen: sage und schreibe knapp zwei Millionen! Von diesen gehen in den ersten Lebensjahren so viele zu Grunde, dass mit zwölf Jahren, dem durchschnittlichen Beginn der Geschlechtsreife, »nur« noch etwa 300 000 vorhanden sind. Davon reifen zu Beginn eines jeden Menstruationszyklus zunächst mehrere heran, jedoch überlebt in der Regel nur eine einzige bis zum Eisprung; die anderen sterben ab.
Warum das so ist, warum die Natur eine Frau derart großzügig mit Eizellen ausstattet, lässt sich nicht eindeutig beantworten. Da man aber davon ausgehen muss, dass die »verschwenderische« Bereitstellung viel zu vieler Eizellen aus biologischer Sicht einen Sinn hat, kann man vermuten, dass vielleicht nur die tauglichste zur vollen Entwicklung gelangt. Vorstellbar wäre auch, dass die nicht zum Zuge kommenden Eizellen der erfolgreichen, die es schließlich bis zum Eisprung schafft, auf irgendeine Weise behilflich sind.

## Eierstöcke haben ausschließlich die Aufgabe, Eizellen zu produzieren

*Die Eierstöcke sind die weiblichen Keimdrüsen und damit das Gegenstück zu den männlichen Hoden. Sind sie bei einem Säugling noch etwa erbsengroß, so wachsen sie im Lauf der Kindheit auf das vierfache Volumen und während der Pubertät gar auf die Größe einer Pflaume heran und wiegen dann etwa 10 Gramm. In ihrer äußeren Schicht, der so genannten Rinde, bilden sie während der gesamten Zeit der Geschlechtsreife des Mädchens beziehungsweise der Frau pro Zyklus eine befruchtungsfähige Eizelle.*
*Doch damit ist ihre Aufgabe keineswegs erschöpft.*
Denn in ihrem Inneren, dem Mark, produzieren sie etwas anderes, was für die körperliche, psychische und sexuelle Entwicklung eines Mädchens zur Frau fast noch wichtiger ist als die Eizellen, nämlich Geschlechtshormone, vor allem weibliche, aber in geringem Umfang auch männliche. Muss man einer Frau – beispielsweise wegen einer Krebserkrankung – die Eierstöcke entfernen, so fällt die Hormonproduktion aus, was sich in Erscheinungen äußert, die denen der Wechseljahre entsprechen. Deshalb versucht man, zumindest das von den Eierstöcken produzierte Östrogen medikamentös zu ersetzen. Inwieweit dies auch für das männliche Hormon Testosteron nötig ist, wird zur Zeit intensiv erforscht.

# Eifersucht

## Eifersucht tötet die Liebe

*»Eifersucht ist eine Leidenschaft, die mit Eifer sucht, was Leiden schafft«, sagt ein geflügeltes Wort und bringt damit die Sache auf den Punkt: Wenn auch die Sorge eines liebenden Menschen außerordentlich quälend sein kann, der Partner könnte sich für einen anderen oder eine andere interessieren, so belastet vor allem das dadurch ausgelöste Misstrauen – insbesondere, wenn es unberechtigt ist – eine Beziehung bis aufs Äußerste. Unzählig sind die Paare, die sich wegen übertriebener Eifersucht getrennt haben, und selbst schwere Körperverletzungen bis hin zum Mord haben ihre Ursache gar nicht so selten in krankhaftem Misstrauen eines der beiden Partner.*

*Doch so weit muss es nicht kommen.*

Eifersucht ist ein Empfindungscocktail aus Minderwertigkeit, Neid, Scham, Machtlosigkeit, Angst, Wut und Rachegelüsten. Das Problem daran ist vor allem das Bewusstsein der eigenen Schwäche, das Gefühl der Hilflosigkeit, das den Eifersüchtigen zu ganz und gar unangemessenen Reaktionen treibt. Dabei ist Eifersucht in geringem Umfang durchaus normal und kann sogar zu einer glücklichen Beziehung beitragen, indem sie hilft, Probleme zu offenbaren, die dann gemeinsam gelöst werden können. Voraussetzung ist allerdings – da sind sich Psychologen und Eheberater einig –, dass die Eifersucht ehrlich offenbart wird, sodass sie ihre zerstörerische Macht erst gar nicht entfalten kann. Es ist allemal besser, einmal richtig »Dampf abzulassen«, als Angst und Ärger krampfhaft zu unterdrücken. Nur so kann der Partner Stellung beziehen, nur so kann aus der Eifersucht eine offene Diskussion entstehen, die im Idealfall die Beziehung sogar festigt.

In einer französischen Studie wurden Menschen, die von sich selbst zugaben, übermäßig eifersüchtig zu sein, gefragt, wie sie mit diesem quälenden Gefühl umgingen. Dabei zeigte sich eindeutig, dass diejenigen, die sich offen zu ihrem Argwohn bekannten und mit ihrem Partner unverblümt darüber sprachen, weit weniger in der Angst vor einer dauerhaften Entzweiung lebten als andere, die, obwohl sie selber unter ihrem Misstrauen litten, nicht wagten, mit ihrem Partner darüber zu reden. Einerseits, weil sie heimlich befürchteten, ihre Eifersucht könne berechtigt sein, andererseits, weil sie Angst hatten, ihren Partner derart zu kränken, dass sie ihn dadurch vielleicht erst in die Arme eines Rivalen oder einer Rivalin treiben könnten.

## Eisprung

### Der Eisprung findet am 14. Zyklustag statt

*Dass der Eisprung exakt zwei Wochen nach dem ersten Tag der Menstruation erfolgt, hört man immer wieder. Viele ungewollte Babys sind Folge des Irrglaubens, eine Frau könnte nur an diesem einen Tag schwanger werden.*

*Denn so einfach ist die Sache keineswegs.*

Mit den 14 Tagen hat es durchaus etwas auf sich, allerdings in dem Sinne, dass zwischen Eisprung und Beginn der nächsten Menstruation genau zwei Wochen vergehen. Dagegen variiert der Zeitraum vor dem Eisprung von Frau zu Frau und auch von Periode zu Periode ganz erheblich. Nur Frauen, deren Zykluslänge jedes Mal exakt 28 Tage beträgt, können einigermaßen sicher sein, dass sie exakt zwei Wochen nach dem ersten Regelblutungstag ihren Eisprung haben. Ansonsten kann eine Frau anhand ihrer Blutung allenfalls zurückrechnen, wann der Eisprung stattgefunden hat, keinesfalls jedoch den Zeitpunkt vorauskalkulieren.

Deshalb ist auch das Gerücht falsch, die Menstruation verzögere sich, wenn eine Frau in der Furcht vor einer ungewollten Schwangerschaft allzu ungeduldig darauf warte. Zwar kann Stress den Eisprung hinausschieben; wenn dieser aber erst einmal erfolgt ist, setzt die Blutung genau zwei Wochen später ein, ob die Frau sie nun herbeisehnt oder nicht.

## Ejakulation

siehe auch: **Samenerguss, Spermien**

### Nur Männer haben eine Ejakulation

*Der sexuelle Höhepunkt des Mannes ist im Allgemeinen exakt definierbar: Es ist der Zeitpunkt, an dem sich aus der Harn-Samen-Röhre eine milchigweiße Flüssigkeit ergießt, die, sofern der Mann nicht sterilisiert ist,*

*Abermillionen befruchtungsfähiger Spermien enthält. Ein solches Ausstoßen der Samenflüssigkeit – medizinisch korrekt als »Ejakulation« bezeichnet – ist also eine typisch männliche Angelegenheit.*
*Das könnte man denken, doch das ist falsch.*
Denn der Begriff »Ejakulation« leitet sich von dem lateinischen Wort »ejaculari« für »hinausschleudern« ab, und es gibt durchaus auch Frauen, die beim Orgasmus eine mehr oder minder große Flüssigkeitsmenge ausstoßen. Manche erleben einen derartigen Erguss regelmäßig, andere hingegen nur bei einem besonders intensiven Höhepunkt.
Wenn einer Frau dies zum ersten Mal passiert – und manche erleben eine derartige Ejakulation nur sehr selten oder vielleicht gar nur ein einziges Mal –, denkt sie vielleicht, sie leide unter einer Blasenschwäche und hätte beim Höhepunkt der Lust unkontrolliert ins Bett gemacht. Das kann ihr dann so peinlich sein, dass sie in Zukunft darauf bedacht ist, es nicht noch einmal zu einem solchen Vorfall kommen zu lassen und deshalb bewusst oder unbewusst einen Orgasmus vermeidet. Dabei ist die weibliche Ejakulation etwas ganz und gar Normales. Strittig ist allenfalls, woher die Flüssigkeit – meist ein Esslöffel voll, bisweilen aber auch erheblich mehr – genau stammt. War man bisher der Ansicht, es handele sich um das Sekret der so genannten »Skene-Gänge« – kleiner drüsenartiger Strukturen in der Umgebung der Harnröhre, die der männlichen Prostata entsprechen –, so deuten neuere Untersuchungen aus Kalifornien darauf hin, dass der größte Teil der Flüssigkeit aus der Harnblase stammt, ohne jedoch in der Zusammensetzung dem Urin zu entsprechen.
Wie dem auch sei, die weibliche Ejakulation ist in jedem Fall weder erlernbar, noch lässt sie sich abtrainieren. Sie stellt schlicht eine spezielle Variante des Lusterlebens einer Frau dar, und es gibt nicht den geringsten Grund, sich dafür zu schämen.

## Sterilisierte Männer haben keine Ejakulation mehr

*Es ist eine unter Männern weit verbreitete Befürchtung, die so manchen vor einer Sterilisation zurückschrecken lässt, dass danach das sexuelle Lusterleben beeinträchtigt und vor allem keine Ejakulation mehr möglich wäre.*
*Doch diese Befürchtung ist vollkommen unbegründet.*
Denn an der Orgasmus- und Ejakulationsfähigkeit eines Mannes ändert

sich durch die Sterilisation, das heißt durch die Unterbindung oder Durchtrennung der Samenleiter, überhaupt nichts. Der einzige Unterschied zu vorher besteht darin, dass die ausgestoßene Flüssigkeit keine Samenfäden mehr enthält, sodass man nicht mehr von einem »Samenerguss« im eigentlichen Sinne des Wortes sprechen kann. Das Ejakulat besteht dann eben nur noch aus Prostata-Sekret, Absonderungen der Samenbläschen und Schleim aus den so genannten »Cowper-Drüsen«. Weder im Aussehen noch im Geruch unterscheidet es sich von dem eines unsterilisierten Mannes, allenfalls ist die Menge um etwa zehn Prozent geringer.

## Eltern

### Die Eltern haben auf die Partnerwahl ihrer Kinder keinen Einfluss

*Es ist eine altbekannte Tatsache, dass die Macht der Eltern gegen die Kraft der Liebe keine Chance hat. Auch ein noch so ehrliches Mädchen oder ein noch so zuverlässiger Junge belügt seine Eltern skrupellos, wenn sie ihm verbieten, eine geliebte Person des anderen Geschlechts zu sehen oder mit ihr auszugehen. Und nicht wenige Eltern haben schon entsetzt die Hände über dem Kopf zusammengeschlagen, wenn sie die Angebetete ihres Sohnes oder den Märchenprinzen ihrer Tochter zu Gesicht bekamen. Massive Zweifel an der Erziehung oder am guten Geschmack, den man glaubte, seinen Sprösslingen mitgegeben zu haben, sind in solchen Momenten keine Seltenheit.*

*Und doch beeinflussen die Eltern die Partnerwahl ihrer Kinder weitaus mehr, als sie ahnen.*

So hat eine Untersuchung unter Leitung von David Perrett von der schottischen »School of Psychology« ergeben, dass sich sowohl Mädchen als auch Jungen bei der Partnerwahl von Gesichtern angezogen fühlen, die altersmäßig dem ihrer Eltern zur Zeit der eigenen Kindheit entsprechen. Die Forscher legten jungen Männern und Frauen Fotos von Gesichtern vor, die am Computer mit typischen Altersmerkmalen versehen worden waren. Dabei zeigte sich, dass Frauen, deren Eltern zur Zeit ihrer Geburt bereits über 30 waren, eher »ältere« Männergesichter als attraktiv einstuften, während ihre Geschlechtsgenossinnen, die junge Eltern hatten, sich mehr von jugendlichen Merkmalen angezogen fühlten. Bei Männern war es umgekehrt das mütterliche Alter zur Zeit ihrer Kindheit, das ihr Attraktivitätsempfinden maßgeblich beeinflusste. Die Wissenschaftler schließen daraus, dass die kindliche Erfahrung einen erheblichen Einfluss auf die spätere Beurteilung eines Gesichtes hat, und geben damit nachträglich Sigmund Freud Recht, der bereits im 19. Jahrhundert die These aufgestellt hatte, ein Mensch verliebe sich besonders leicht in eine Person, die den eigenen Eltern ähnele.

In diesem Zusammenhang gibt ein weiteres Forschungsergebnis zu denken, über das die Wissenschaftlerinnen Carole Ober und Martha McClintock von der Universität Chicago im Fachmagazin »Nature Genetics« berichteten: Demnach haben Frauen eine besondere Vorliebe für Männer, deren Körpergeruch dem ihres Vaters ähnelt. Dieser beruht nämlich zum Teil auf bestimmten Genen, die die Väter an ihre Töchter vererben und die für das Immunsystem eine wichtige Rolle spielen. Als die Forscherinnen Frauen an T-Shirts riechen ließen, die nach bestimmten genetischen Kriterien ausgesuchte Männer getragen hatten, fanden die Probandinnen diejenigen Duftnoten am attraktivsten, deren Erzeuger mit ihren eigenen und damit den väterlichen Genen weitgehend übereinstimmten.

Über die Ursache dieser Vorliebe können die Wissenschaftlerinnen nur spekulieren: Vielleicht fühlen sich Frauen unbewusst von väterlichen, als gesund erkannten Merkmalen angezogen; denkbar wäre aber auch, dass sie mit dieser Fähigkeit im Lauf der Evolution völlig fremdartige Mitglieder einer Sippe erkennen und aussortieren konnten. Ob ein sexueller Hintergrund Auslöser des erstaunlichen Phänomens ist, ist bisher allerdings noch nicht geklärt.

## Embryo

### Ein Kind im Mutterleib heißt Embryo

*Meist spricht man vom »Kind im Mutterleib« oder von Anfang an vom »Baby«, wenn man die Leibesfrucht einer Schwangeren meint. Nur wer sich besonders exakt oder wissenschaftlich ausdrücken will, benutzt andere Bezeichnungen, vorzugsweise das Wort »Embryo«.*

*Doch diese Bezeichnung wird oft vollkommen falsch verwendet.*

Denn Embryo heißt ein Ungeborenes nur ganz am Anfang seiner Entwicklung, genau genommen bis etwa zur zehnten Schwangerschaftswoche. Danach spricht man von »Fetus«. Der Übergang von der embryonalen zur fetalen Phase ist durch das Verschwinden der Kiemenspalten und durch die Entwicklung des Kopfes mit dem Gesicht gekennzeichnet, Merkmale, die von außen natürlich nicht zu erkennen sind. Daher sollte derjenige, der der medizinischen Bezeichnung den Vorzug vor dem banalen »Baby« gibt, im Lauf des dritten Schwangerschaftsmonats korrekterweise von »Embryo« zu »Fetus« wechseln.

## Bei einem Embryo kann man das Geschlecht erkennen

*Die Frage, die sich eine Schwangere wohl am häufigsten stellt, ist die nach dem Geschlecht des künftigen Kindes: »Wird es ein Junge oder ein Mädchen?« Am liebsten wüsste sie das schon in dem Moment, in dem sie erfährt, dass sie ein Baby erwartet.*

*Doch selbst wenn sie in ihre Gebärmutter hineinsehen könnte, würde sie nicht schlauer.*

Denn bis zum dritten Schwangerschaftsmonat sehen Jungen und Mädchen äußerlich noch vollkommen gleich aus. Zwar sind die inneren Geschlechtsorgane zu diesem Zeitpunkt schon weitgehend ausdifferenziert, bei den äußeren hingegen geschieht das erst im Lauf des vierten Monats, also relativ spät. Dann bilden sich aus dem so genannten Geschlechtshöcker beim Jungen die Schwellkörper und die Eichel des Penis, beim Mädchen der Schaft und die beiden Schenkel der Klitoris. Erst danach formen sich aus der Geschlechtsspalte die weiblichen Schamlippen, die den Scheidenvorhof begrenzen, während diese Spalte beim Jungen verwächst und später nur noch als feine Längsnaht am Hodensack erkennbar ist.

## Empfängnisverhütung

siehe auch: **Kondom, Pille, Spirale**

### Empfängnisverhütung und Schwangerschaftsverhütung sind ein und dasselbe

*Die meisten Menschen sprechen von Empfängnisverhütung, wenn sie Maßnahmen meinen, die beim Geschlechtsverkehr eine Schwangerschaft verhindern sollen. Doch auch der Begriff Schwangerschaftsverhütung ist üblich. Und natürlich weiß bei beiden Bezeichnungen jeder, was gemeint ist.*

*Aber genau genommen handelt es sich um unterschiedliche Vorgänge.*

Denn die Empfängnisverhütung – das sagt eigentlich schon der Name – zielt darauf ab, den Vorgang der Befruchtung zu verhindern, es also gar nicht zum Verschmelzen von Ei- und Samenzelle kommen zu lassen. Dagegen dienen die Methoden der Schwangerschaftsverhütung dazu, die Einnistung des befruchteten Keims in der Gebärmutter und damit eben eine Schwangerschaft unmöglich zu machen. Für beide Zwecke gibt es eine Reihe unterschiedlicher Verfahren: So dient zum Beispiel die Pille, die den weiblichen Eisprung verhindert, eindeutig der Empfängnisverhütung, während die Anwendung der Spirale oder auch der »Pille danach« zweifelsfrei der Schwangerschaftsverhütung zuzurechnen sind.

### Empfängnisverhütung ist eine neuzeitliche Errungenschaft

*»Ihr habt es leicht«, sagt die Großmutter zu ihrer frisch verheirateten Enkelin. »Heutzutage gibt es die Pille, und damit könnt ihr problemlos bestimmen, wann ihr ein Kind haben wollt. Wenn ich da an meine Zeit zurückdenke...« Und tatsächlich war das »Aufpassen«, also das rechtzeitige Zurückziehen des männlichen Gliedes kurz vor dem Samenerguss, seinerzeit sicherlich die häufigste – und obendrein wohl unzuverlässigste – Methode, eine ungewollte Schwangerschaft zu verhindern.*

*Doch seit alters her gab es durchaus auch schon andere Verfahren.*

Bereits die Frauen im alten Ägypten praktizierten Empfängnisverhütung: Sie mischten fein gemahlene Akazienrinde mit Datteln und Honig, strichen die Paste auf einen Wollpfropfen und führten diesen »Tampon« in die Scheide ein, in der Hoffnung, damit für längere Zeit nicht schwanger zu werden. Und tatsächlich könnte dieses Mittel nach Ansicht von Wissenschaftlern – wenn auch mehr schlecht als recht – funktioniert haben, denn durch die Fermentation der Akazie entsteht Milchsäure, die zweifellos in der Lage ist, Spermien abzutöten. Später verwendete man Vaginalzäpfchen aus Krokodil- und Elefantendung, die einen ähnlichen Effekt gehabt haben dürften.

Überraschend früh entdeckten die Menschen zudem, dass ein körperfremder Gegenstand in der Gebärmutter vor einer Schwangerschaft schützt. So sollen Nomaden schon vor mehr als 3000 Jahren mit Kieseln, die sie in den Uterus ihrer Kameldamen einbrachten, bei diesen unerwünschten Nachwuchs verhindert haben. Sicherlich probierten die Frauen Ähnliches auch bei sich selbst aus.

Dagegen kamen Kondome, mit denen das männliche Sperma einigermaßen zuverlässig daran gehindert werden konnte, in Gebärmutter und Eileiter einzudringen, erst sehr viel später auf. (→ Kondom)

## Es gibt eine absolut zuverlässige Methode der Empfängnisverhütung

*»Vom Reden allein wird man nicht schwanger«, lautet ein jiddisches Sprichwort, das zweifellos seine Berechtigung hat. Dennoch kann man Reden schwerlich als probates Mittel der Empfängnisverhütung bezeichnen, denn ein solches muss ja in der Lage sein, eine Schwangerschaft auch dann zu verhindern, wenn ein Paar über das Stadium des Redens längst hinausgelangt ist. Grundsätzlich scheint die Empfängnisverhütung mit Pille, Kondom und Spirale heutzutage kein großes Problem mehr zu sein, und dennoch kommt es immer wieder vor, dass ein Mädchen oder eine Frau schwanger wird, obwohl sie und ihr Partner durchaus Vorsorge getroffen haben.*

*Denn eine hundertprozentig sichere Methode der Empfängnisverhütung gibt es nicht.*

Wie zuverlässig ein bestimmtes Verfahren ist, lässt sich aus dem so genannten »Pearl-Index« ablesen. Dabei handelt es sich um eine statistische Größe, die darüber Auskunft gibt, wie viele von 100 Frauen in einem Jahr bei Anwendung einer bestimmten Empfängnisverhütungsmethode schwanger geworden sind oder, anders ausgedrückt, zu wie vielen ungewollten Schwangerschaften es in 1200 Anwendungsmonaten gekommen ist. Bei ungeschütztem Geschlechtsverkehr, das heißt ohne jegliche Verhü-

tungsmethoden, liegt der Pearl-Index sage und schreibe bei 80, doch wie sieht es nun mit den verschiedenen Verhütungsmethoden aus?
Man unterscheidet zwischen »sicheren Methoden« mit einem Wert von weniger als eins: Dazu gehören die Sterilisation, die Anti-Baby-Pille und die Dreimonatsspritze. Als »relativ sicher« werden Verfahren eingestuft, bei denen der Index zwischen eins und fünf liegt: die Spirale, die Minipille, die Basaltemperatur-Messung, das Pessar und das Kondom. Hingegen werden von 100 Frauen, die eine Portiokappe oder Schaumsprays mit Spermien abtötender Wirkung verwenden, innerhalb eines Jahres fünf bis zehn schwanger, weswegen man bei diesen Methoden nur von »mittlerer Zuverlässigkeit« spricht. »Unzuverlässig« – mit einem Pearl-Index von 10 bis 30 – sind die Knaus-Ogino-Methode, bei der die fruchtbaren Tage der Frau errechnet werden, das Billings-Verfahren, das auf der Beurteilung des Gebärmutterschleims beruht, die alleinige Anwendung von Scheidentabletten, -cremes und -gelees und natürlich der landläufig als »Aufpassen« bezeichnete »Coitus interruptus«.
Fazit: Selbst die von sehr vielen Frauen benutzte Anti-Baby-Pille kann eine ungewollte Schwangerschaft nicht mit absoluter Sicherheit verhindern. Zwar beträgt der Pearl-Index bei ihrer Einnahme nur 0,2 bis 0,7 und liegt damit äußerst niedrig; doch für eine Frau, die trotz Pille schwanger wird, ist das nur ein schwacher Trost.

## In puncto Empfängnisverhütung sind die Deutschen einer Meinung

*Man kann getrost davon ausgehen, dass die Deutschen – infolge Aufklärung im Elternhaus, aber auch über den Sexualkunde-Unterricht in der Schule – in puncto Empfängnisverhütung recht gut Bescheid wissen. Zumindest die beliebtesten Methoden – Pille und Kondom – sind ihnen geläufig.*
*Und dennoch gibt es zwischen den Bewohnern der einzelnen Bundesländer gravierende Unterschiede.*
Das brachte eine Untersuchung der Forschungsstelle für Sexualwissenschaft und Sexualpädagogik der Universität Landau ans Licht: 12 Prozent der Deutschen lassen es beim Sex – auch wenn kein Kinderwunsch besteht – einfach drauf ankommen und verzichten auf jegliche Verhütung. Führend sind in dieser Hinsicht die Thüringer mit 22 Prozent, dicht ge-

folgt von den Bewohnern Mecklenburg-Vorpommerns mit 21 Prozent. Wenn aber verhütet wird, dann bevorzugt mit der Pille: 40 Prozent aller Deutschen vertrauen auf das Hormonpräparat, wohingegen gerade mal 12 Prozent dem Kondom den Vorzug geben. Erstaunlich sind dabei die regionalen Abweichungen: Während die Schleswig-Holsteiner zu 30 Prozent Präservativ-Anhänger sind, benutzen von den Rheinland-Pfälzern nur ganze 7 Prozent den Gummiüberzug. Aber auch die Pille ist nicht überall gleichermaßen beliebt: Fast zwei Drittel der Pfälzer vertrauen ihr, wohingegen die Hessen mit gerade mal 30 Prozent das Schlusslicht bilden.

Interessant ist zudem der Einfluss der Schulbildung auf die Empfängnisverhütung: Je höher diese ist, desto häufiger greifen die Betreffenden zum Kondom. Dasselbe gilt für die Spirale: Abiturientinnen oder Studentinnen benutzen sie doppelt so häufig wie Absolventinnen in der Hauptschule. Dagegen setzen diese häufiger auf den vorzeitigen Abbruch des Geschlechtsverkehrs, ja, sie stellen sogar die Hauptgruppe der Frauen, die – auch ohne Kinderwunsch – vollkommen auf empfängnisverhütende Mittel verzichten. Das ist allerdings insofern zu relativieren, als Frauen, die nur die Hauptschule besucht haben, im Vergleich zu Geschlechtsgenossinnen mit höherem Bildungsabschluss insgesamt deutlich weniger Sexualverkehr haben.

## Erektion

### Für einen Mann ist eine Erektion stets mit angenehmen Gefühlen verbunden

*Die Erektion des Penis ist für die männliche Sexualität von überragender Bedeutung, und deshalb ist jeder Mann froh, wenn sich sein Glied bei geschlechtlicher Erregung zuverlässig versteift. Im Allgemeinen erzeugt dieser Vorgang zudem sehr angenehme Gefühle, die von sich aus die Vorfreude auf die sexuelle Betätigung noch verstärken.*

*Es gibt jedoch auch Fälle, in denen die Erektion alles andere als angenehm ist.*

Die Rede ist vom so genannten »Priapismus«, einer nach dem griechischen Jüngling Priapos benannten schmerzhaften Dauerversteifung des

Penis ohne jegliche sexuelle Erregung und ohne das geringste Lustgefühl. Ursache hierfür ist eine krankhafte Blutfülle der Schwellkörper, die, wenn sie nicht behandelt wird, zur Bildung von Blutgerinnseln (Thrombose) und zu einer bindegewebigen Verhärtung (Fibrose) führen kann. Überdies besteht die Gefahr einer dauerhaften Impotenz. Deshalb ist beim Auftreten eines Priapismus unbedingt sofortige ärztliche Hilfe erforderlich.
Daneben gibt es noch eine andere Form der schmerzhaften Dauererektion, die bevorzugt Männer zwischen 30 und 50 während des Nachtschlafes befällt und stundenlang anhält. Nur sehr selten treten diese Attacken auch am Tag auf, und noch seltener kommt es dabei zum Samenerguss. Der Hintergrund für diese krankhafte Erektionsstörung, die die betroffenen Männer aufweckt, sie zwingt, das Bett zu verlassen, mit schmerzverzerrtem Gesicht hin- und herzulaufen oder in ihrer Verzweiflung kalt zu duschen, ist ungeklärt. In seinem Buch »Manual der Impotenz« macht der Hamburger Urologe Professor Hartmut Porst für diese »rezidivierende, prolongierte, schmerzhafte Erektion« Störungen im Zusammenspiel zwischen Nerven und Blutgefäßen im Bereich der Schwellkörper verantwortlich, hält es jedoch auch für möglich, dass dabei Fehlerregungen im Gehirn eine entscheidende Rolle spielen.

## Ein Mann kann eine Erektion willentlich unterdrücken

*Dass die Erektion des Penis ein höchst störanfälliger Vorgang ist, muss wohl jeder Mann, zumal wenn er in die Jahre kommt, leidvoll am eigenen Körper erfahren. Ist er beim Sex nicht voll und ganz bei der Sache, schwirrt in seinem Kopf vielleicht noch ein berufliches Problem herum, das ihn belastet, dann ist es mit der Pracht, kaum dass sie zu Stande gekommen ist, oft ganz schnell wieder vorbei. Also müsste es doch möglich sein, die Aufrichtung des Gliedes durch bewusste Konzentration auf andere Dinge willentlich zu unterdrücken.*

*Das sollte man eigentlich denken, doch die Wahrheit sieht anders aus.*

In der Tat scheint es so zu sein, dass nur quälende Gedanken, die gegen den Willen des Mannes in seinem Kopf herumschwirren, in der Lage sind, die Erektion zu unterbinden, während bewusste Konzentration – zumindest bei jüngeren Männern – dafür nicht ausreicht. Männern, denen man in einer Studie Sexvideos vorführte und sie anwies, das Geschehen detailliert zu beschreiben, dabei aber keine Erektion zuzulassen, erwiesen sich als unfähig, dieser Aufforderung Folge zu leisten. Keiner der Probanden konnte das Steifwerden seines Gliedes auf Dauer unterdrücken. Womit wieder einmal die im Grunde altbekannte Tatsache bewiesen wäre, dass der Geschlechtstrieb über kurz oder lang stärker ist als der Wille.

## Die »Morgenlatte« beruht auf sexueller Erregung

*Selbst Männer, bei denen es mit der Potenz nicht mehr zum Besten steht, wachen morgens hin und wieder mit prall erhobenem Glied auf, und bei jüngeren Herren passiert das fast jeden Tag. Nun kennt man derartige nächtliche Erektionen ja von sexuellen Träumen her, sodass man annehmen könnte, die »Morgenlatte« sei ebenfalls Folge geschlechtlicher Erregung.*

*Doch das ist ein Irrtum.*

Zwar gibt es Theorien, wonach Traumfetzen, die beim Aufwachen noch im Kopf herumschwirren, Auslöser der morgendlichen Erektionen sind; dagegen spricht jedoch die Tatsache, dass die meisten betroffenen Männer sich an einen derartigen Traum nicht erinnern können, ja, oft sogar von Träumen ganz anderen Inhalts berichten. Vielmehr scheint an dem Phänomen die gefüllte Harnblase schuld zu sein. Sie übt auf die Venen im Beckenbereich einen starken Druck aus und behindert so den Blutabfluss Richtung Herz. Als Folge staut sich das Blut zurück, unter anderem auch in die schwammartigen Schwellkörper des männlichen Gliedes. Dies hat die gleiche Wirkung wie die Blutfülle bei sexueller Erregung: Der Penis wird fest und richtet sich auf.

## Ein Penisring ist ein ideales Hilfsmittel zur Erektionsverstärkung

*Penisringe aus Gummi oder Kunststoff werden über das noch nicht erigierte Glied gestreift und an dessen Wurzel befestigt, wo sie durch Drosselung des Blutabflusses aus den Schwellkörpern die Erektion verstärken und verlängern sollen. Tatsächlich gibt es nicht wenige Männer, die auf diese Hilfsmittel schwören, von außergewöhnlich intensiven Orgasmen schwärmen und hervorheben, dass auch ihre Partnerin durch Reiben des Ringes an ihrer Klitoris besonders intensiv stimuliert wird. Insofern scheint ein Penisring tatsächlich ein ideales erotisches Hilfsmittel zu sein.*

*Es gibt jedoch Fälle, bei denen die Sache ganz anders aussieht.*

Geradezu gefährlich werden Penisringe nämlich, wenn der Mann das

Geld für ein Exemplar aus dem Sexshop sparen will und stattdessen kurzerhand zu irgendeinem Metallring greift. Der hat den entscheidenden Nachteil, dass er nicht dehnbar ist, sodass er sich bei der Erektion unter Umständen tief in den Penis einschnürt. In der Folge entsteht eine massive Hautschwellung, die die Entfernung des Ringes ganz und gar unmöglich macht. Um zu verhindern, dass der gequetschte Penis blauschwarz anläuft, dass kein Urin mehr hindurchläuft und das Glied einen dauerhaften Schaden davonträgt, bleibt dem bemitleidenswerten Mann nichts anderes übrig, als schleunigst einen Arzt aufzusuchen. Der kann versuchen, durch Einspritzen eines abschwellenden Mittels den Penis so weit erschlaffen zu lassen, dass sich der Ring abstreifen lässt. Da dies jedoch keinesfalls immer problemlos gelingt, muss allen Männern ganz entschieden von der Verwendung metallener Penisringe abgeraten werden.

## Erfahrung

### Von erfahrenen Frauen können Männer sexuell eine Menge lernen

*Im Film »Die Reifeprüfung« ist es das zentrale Thema: Ein junger Mann erlebt seine ersten erotischen Abenteuer mit einer älteren Frau, die durchaus seine Mutter sein könnte. Auch wenn man die Klatschillustrieren aufschlägt, stößt man zunehmend auf Bilder prominenter Paare, bei denen der Mann deutlich jünger ist als seine Partnerin. Ganz sicher hat es ja für einen Jüngling auch einen besonderen Reiz, von einer erfahrenen, raffinierten Frau in lustvollem Liebesspiel unterrichtet zu werden. Auch aus evolutionspsychologischer Sicht bringt eine solche Beziehung Vorteile mit sich: Hat eine Frau schon einmal ein Baby bekommen, so kann sich der Mann sicher sein, dass sie fruchtbar ist und für ein Kind sorgen kann. Für den Urmenschen war das mit Sicherheit ein ganz entscheidender Gesichtspunkt, der bei der Wahl der Geschlechtspartnerin möglicherweise auch heute noch eine – wenn auch unbewusste – Rolle spielt.*

*Doch die Beziehung zu einer reiferen Dame hat auch ihre Schattenseite.*

Das macht eine Studie des Londoner Psychiaters Michael King von der »Royal Free and Medical School« deutlich, in der er die sexuellen Erfahrungen von 2500 Männern ausgewertet hat. Eines der Ergebnisse dieser Untersuchung ist nämlich, dass Männer, die schon in jungen Jahren sexu-

elle Beziehungen zu einer älteren Frau haben, später dreimal so oft unter psychischen Störungen leiden und sich als Erwachsene viermal so häufig selbst verstümmeln wie ihre Geschlechtsgenossen, die sich nicht derartiger Erlebnisse rühmen können. Als Ursache vermutet Michael King einen intensiven Selbsthass, den die Männer entwickeln, wenn sie feststellen müssen, dass sie aufgrund ihrer Unerfahrenheit die sexuellen Ansprüche ihrer reifen Partnerin nicht befriedigen können.
Allerdings sagt die Untersuchung nichts darüber aus, ob die fraglichen Männer nicht bereits vor ihrem sexuellen Abenteuer seelische Schwierigkeiten hatten und sich vielleicht gerade deshalb zu einer wesentlich älteren und stärkeren Frau hingezogen fühlten.

## Erogene Zonen

siehe auch: **G-Punkt**

### Männer haben nur eine einzige erogene Zone: den Penis

*Mit dieser kategorischen Behauptung beklagen sich Frauen oft indirekt darüber, dass ihr Partner im Bett auf ein ausgedehntes Vorspiel keinen Wert legt, sondern möglichst rasch zum Punkt kommen, das heißt an seiner empfindlichsten Stelle, dem Penis, berührt werden möchte. Dagegen lieben es die meisten Frauen, wenn der Mann, bevor er unmittelbar ihre Genitalien stimuliert, ihren ganzen Körper einer ausgedehnten Streichel- und Liebkosungsprozedur unterzieht und darin möglichst sämtliche sensiblen Regionen einbezieht. Besonders die Brustwarzen, aber auch Lippen, Zunge, Ohrläppchen und untere Rückenpartie reagieren auf zärtliches Streicheln häufig sehr heftig, und die derart verwöhnten Damen würden ihrem Partner eben auch gerne solch wohlige Gefühle vermitteln. Das ist nämlich – entgegen weit verbreiteter Auffassung – bei den meisten Männern durchaus möglich.*

Umfragen haben zwar ergeben, dass Männer tatsächlich gern früher und ohne große Umschweife zur Sache kommen, als es den Frauen lieb ist, dennoch werden die meisten von ihnen keinesfalls nur durch die direkte Stimulation ihres Penis, sondern auch durch die Berührung anderer hoch sensibler Zonen massiv erregt. Da sind zum einen – ebenso wie bei Frauen – die Brustwarzen, auf deren Berührung mit Hand, Lippen oder Zunge viele Männer sehr intensiv reagieren, zum anderen aber auch die Achselhöhlen, der Nacken und die Ohren, durch deren Streicheln und sanftes Massieren sich die Herren der Schöpfung leicht und gern in Stimmung bringen lassen. Als Nummer eins der erogenen Zonen des Mannes gilt jedoch der Bereich zwischen Bauchnabel und Genitalien. Dort geküsst und gestreichelt zu werden, erregt die meisten Männer ganz außerordentlich. Allerdings erwarten sie in der Regel, dass ihre Partnerin sich nicht übermäßig lange mit dieser Region aufhält, sondern ihre Liebkosungen schon nach kurzer Zeit auf weiter unten gelegene Bereiche ausdehnt.

## Erstes Mal

siehe auch: **Jugendliche**

### Jugendliche lassen sich mit dem »ersten Mal« Zeit

*Immer wieder liest man in den Medien von der romantischen jungen Generation, die sich mit den ersten sexuellen Erfahrungen Zeit lässt, um sich dann voll und ganz auf einen einzigen Partner zu konzentrieren; von jungen Mädchen, denen der Spaß am Leben, aber auch ihre Ausbildung wichtiger sind als Sex und die vor allem nicht riskieren wollen, durch eine ungewollte Schwangerschaft ihre »Zukunft zu verpfuschen«.*

*Das klingt alles sehr vernünftig, doch die Wirklichkeit sieht ganz anders aus.*

Denn nach Erhebungen der Forschungsstelle für Sexualmedizin und Sexualpädagogik in Landau haben die Jugendlichen heute erheblich früher Sex als ihre Eltern oder Großeltern. Weit über die Hälfte erlebt das »erste Mal« schon vor dem 17. Geburtstag. Und fast jedes vierte Mädchen verliert ihre Jungfräulichkeit bereits mit 15 oder noch früher. Nach den neuesten Erhebungen der Bundeszentrale für gesundheitliche Aufklärung beträgt das exakte Durchschnittsalter bei den Jungen 15,1 und bei den Mädchen gar nur 14,8 Jahre. Lediglich 10 Prozent der befragten jungen Menschen hatten erst mit 20 oder gar noch später ihren ersten Geschlechtsverkehr.

Dagegen waren die heute 45-Jährigen beim ersten Mal durchschnittlich 18,7 und die 25- bis 34-Jährigen 17,9 Jahre alt. Rechnet man das Tempo, mit dem sich der Zeitpunkt des ersten Geschlechtsverkehrs nach unten bewegt, auf die kommenden Jahre hoch, so ergibt sich, dass im Jahr 2010 fast drei von vier Mädchen und zwei von drei Jungen mit 15 schon mindestens einmal Sex hatten.

Die Ursachen für diese Entwicklung sind vielfältig: Zum einen spielt sicher die immer früher einsetzende Geschlechtsreife eine entscheidende Rolle, die wiederum auf die ausgezeichnete Ernährung und nach Ansicht von Professor Kluge, dem Leiter der Untersuchung, sicherlich auch auf die »Anreicherung von Lebensmitteln mit Kalorien, Proteinen und Hormonen« und einer dadurch bedingten verfrühten Produktion von Geschlechtshormonen in der Nebennierenrinde zurückzuführen ist. Zum anderen ist es sicher die im Vergleich zu früher wesentlich tolerantere Erziehung, die vielen Jugendlichen den Kontakt mit dem Geschlechtspartner nicht mehr verbietet. Tatsache ist nämlich, dass Jugendliche, die zu Hause stärker von ihren Eltern kontrolliert werden, ihre ersten sexuellen Erfahrungen im Durchschnitt deutlich später machen als ihre freizügiger aufgewachsenen Altersgenossen.

Allerdings sind die ersten sexuellen Erfahrungen für die Beteiligten keinesfalls immer ein Highlight: Oft passieren sie in der elterlichen Wohnung, im Auto oder in der freien Natur in der ständigen Angst, dabei ertappt zu werden. Bei der Befragung durch eine deutsche Jugendzeitschrift beschrieben mehr als 40 Prozent der Mädchen die Stimmung als verkrampft und den gesamten Ablauf als zu hektisch und viel zu wenig romantisch. Und nur die wenigsten waren dabei zum Orgasmus gekommen. Auch viele Jungen waren hinterher eher enttäuscht als beseelt. Zwar hatten die meisten von ihnen einen Höhepunkt erlebt, dennoch hatte sich ein Großteil von ihnen vom ersten Mal ganz andere, berauschendere Vorstellungen gemacht.

## Der Zeitpunkt des »ersten Mals« ist von der Intelligenz unabhängig

*Liebe ist Liebe: Der König ist gegen sie ebenso wenig gefeit wie sein ärmster Untertan, den Industrieboss erwischt sie mit gleicher Heftigkeit wie den Bettler. Und da Sex nun einmal in der Regel Folge der Liebe ist, sollte man eigentlich annehmen, dass der Wunsch danach unabhängig davon entsteht, welcher Bevölkerungsschicht die Beteiligten angehören beziehungsweise welchen Schulabschluss sie besitzen, kurz, dass Real- und*

*Hauptschulabsolventen ihr »erstes Mal« durchschnittlich zum selben Zeitpunkt erleben wie Abiturienten oder Studenten.*
*Doch das ist in Wahrheit keinesfalls so.*
Am deutlichsten wird dies aus einer groß angelegten Studie, bei der Forscher der »Chapel Hill School for Public Health« aus North Carolina die Daten und dabei speziell den Intelligenzgrad von 12 000 Jugendlichen der siebten bis zwölften Klassenstufe auswerteten. Dabei zeigte sich nämlich, dass Heranwachsende mit einem IQ von unter 100 mit bis zu fünfmal höherer Wahrscheinlichkeit ihre ersten sexuellen Erfahrungen bereits hinter sich haben als ihre klügeren Altersgenossen. Die Verbindung zwischen der Höhe des IQ und der sexuellen Enthaltsamkeit ist bei Mädchen stärker ausgeprägt als bei Jungen und bei älteren Jugendlichen deutlicher als bei jüngeren.
Erstaunlicherweise bezieht sich die Zurückhaltung in sexueller Hinsicht bei den Intelligenteren aber nicht nur auf den ersten Geschlechtsverkehr, sondern bereits auf Intimitäten wie Händchenhalten, Schmusen und Petting. Hierfür haben die Wissenschaftler keine Erklärung: Es leuchte ein, meinen sie, dass klügere Jugendliche sexuell weniger triebgesteuert seien, weil sie das Risiko einer frühzeitigen Schwangerschaft vermeiden wollten, aber warum sie sich auch sonst prüder gäben, sei nicht nachvollziehbar.
Doch noch etwas anderes gibt den Forschern Rätsel auf: Zwar haben Jugendliche mit niedrigerem IQ durchschnittlich erheblich früher Sex, aber diejenigen, die ganz unten auf der Intelligenzleiter stehen, machen in dieser Beziehung eine Ausnahme: Sie lassen sich mit den ersten sexuellen Erfahrungen deutlich länger Zeit als ihre etwas klügeren, ja, sogar als ihre hochintelligenten Mitschüler.
Auch in Deutschland gab es schon derartige Untersuchungen, die zu einem ähnlichen Ergebnis kamen: Demnach erleben Real- und Hauptschüler ihr »erstes Mal« nicht nur durchschnittlich erheblich früher, auch die Zahl der ungewollten Schwangerschaften ist in dieser Gruppe fast doppelt so hoch wie in der der Gymnasiasten und Abiturienten.

### Fast immer ist es der Junge, der das Mädchen zum »ersten Mal« drängt

*»Lass dich nicht zu früh mit Jungen ein, die wollen doch alle nur dasselbe!« Das schärften schon unsere Großmütter ihren Töchtern ein, und bis*

*heute hat diese Warnung nichts an Aktualität verloren. Der Glaube, dass es stets die jungen Männer seien, die einzig und allein darauf aus wären, möglichst viele Mädchen in ihr Bett zu bekommen, ist offenbar nicht auszurotten.*
*Und dennoch ist er schlicht falsch.*
Denn nach einer aktuellen Umfrage ist es heute keinesfalls mehr so, dass die Initiative zum ersten Geschlechtsverkehr in der Mehrzahl der Fälle von den Jungen ausgeht. Waren es Ende der Sechzigerjahre noch fast 90 Prozent der Mädchen, die ihrem Freund zuliebe einwilligten, so sind es heute nicht einmal mehr 30 Prozent. Das bedeutet, dass mehr als zwei von drei Mädchen selbst bestimmen, wie weit sie gehen wollen und wann sie zum »Letzten« bereit sind. Und die Umfrage ergab auch, dass die Jungen mit dieser Entwicklung durchaus zufrieden und keinesfalls auf ein Durchsetzen der eigenen Bedürfnisse gegen den Willen des Mädchens aus sind. Insofern hat sich in den vergangenen Jahrzehnten bei den Jugendlichen ein deutlicher Trend zur gleichberechtigten Partnerschaft entwickelt, in der das Mädchen in puncto Sex genauso selbstbewusst agiert wie der Junge.

### Mädchen tut es beim »ersten Mal« weh

*Beim ersten Geschlechtsverkehr zerreißt das Jungfernhäutchen oder Hymen, ein Vorgang, der nicht nur mit Blut, sondern auch mit Schmerzen verbunden ist. Das ist eine weit verbreitete Auffassung, die zur Folge hat, dass viele Mädchen vor dem »ersten Mal« regelrecht Angst haben.*
*Doch diese Angst ist in der Regel unbegründet.*
Denn zum einen haben viele Mädchen zum Zeitpunkt des ersten Sexualverkehrs gar kein intaktes Jungfernhäutchen mehr, weil es schon früher bei Spiel oder Sport eingerissen ist (→ Jungfrau), zum anderen verursacht die Verletzung der dünnen Membran in den meisten Fällen gar keine Schmerzen. Über diese Tatsache sind sich selbst Frauen- und Kinderärzte oft nicht im Klaren, da sehr junge Mädchen meist noch nicht zum Gynäkologen gehen und Kinderärzte nur relativ selten vaginale Untersuchungen durchführen. Eine amerikanische Studie hat ergeben, dass das Reißen des Jungfernhäutchens beim ersten Geschlechtsverkehr bei weniger als einem Fünftel der Mädchen eine Blutung auslöst oder ihnen Schmerzen bereitet. Nur bei denjenigen, deren Hymen ausnahmsweise besonders kräf-

tig ausgebildet und daher noch vollständig intakt ist, treten im Einzelfall unangenehme Empfindungen auf, die jedoch in der Regel keineswegs schlimm sind und rasch wieder vergehen.

Wenn einer jungen Frau der erste Sexualverkehr weh tut, liegt das im Allgemeinen an ganz anderen Dingen: daran, dass sie vielleicht sehr verkrampft ist und gar keine Lust auf Sex hat, sodass ihre Scheide nicht ausreichend feucht wird; daran, dass sie sich vor unliebsamen Störungen oder vor einer Schwangerschaft fürchtet; aber natürlich auch daran, dass ihr Partner unbeholfen und rücksichtslos zu Werke geht. Wenn sie jedoch sehr erregt ist, sich von ganzem Herzen nach zärtlichem Sex sehnt und völlig unverkrampft ist, wird sie beim ersten Mal mit großer Wahrscheinlichkeit keinerlei Schmerzen empfinden.

## Viele Jugendliche leiden beim »ersten Mal« unter Schuldgefühlen

*Fragt man seine Großeltern und Eltern, wie sie es mit dem vorehelichen Sex gehalten haben und hat man das Glück, eine ehrliche Antwort zu bekommen, so wird man erfahren, dass der Geschlechtstrieb seinerzeit ebenso ausgeprägt war wie heute und dass Mädchen, die als Jungfrau in die Ehe gingen, auch damals schon eine Ausnahme waren. Eines allerdings werden vor allem die Frauen, also die Omas und Mütter, bekennen: Beim und vor allem nach dem »ersten Mal« litten sie nicht selten unter massiven Schuldgefühlen, weil sie sich darüber im Klaren waren, dass man als junges Mädchen »so etwas nicht tut«.*

*Das hat sich zum Glück entscheidend geändert.*

Der offenere Umgang mit der Sexualität hat im Lauf der letzten Jahrzehnte dazu geführt, dass jugendliche Liebespaare sich weit mehr als früher zu ihren diesbezüglichen Wünschen und Vorstellungen frei äußern und gemeinsam bestimmen, wann sie den Zeitpunkt für das »erste Mal« für gekommen halten. Da der Wunsch, als Jungfrau in die Ehe zu gehen, bei Mädchen fast keine Rolle mehr spielt, ist die Frage, wann es »passieren« soll, bei einer Beziehung schon von Anfang an immanent. Sowohl der Junge als auch das Mädchen sind sich bewusst, dass nach einer gewissen Zeit des »Miteinander-Gehens« irgendwann auch das »Miteinander-Schlafen« kommt, und wenn es dann soweit ist, gehen die beiden vielleicht mit Herzklopfen, aber im Allgemeinen keinesfalls mit Schuldgefühlen an die Sache heran, haben also keinerlei Angst, etwas Verbotenes zu tun.

Was ihnen in der Regel viel mehr zu schaffen macht, ist die übermäßige Thematisierung der Sexualität in sämtlichen Medien. Diese trägt zwar unbestritten einen Großteil zum unbefangenen Umgang mit sexuellen Dingen bei, tut dies jedoch meist, indem perfekte Körper in optimalen geschlechtlichen Beziehungen dargestellt werden, gerade so, als sei das die Norm und alles andere eine seltene Ausnahme. Keinen so makellosen Körper zu haben wie die Models in den Medien und sich Schwierigkeiten mit der eigenen Sexualität eingestehen zu müssen, sind typische Probleme der heutigen Jugend.

Insofern sind die früheren Schuldgefühle weitgehend von Empfindungen der Unsicherheit abgelöst worden, was man wohl schwerlich als echten Fortschritt werten kann.

## Beim »ersten Mal« achten junge Menschen heutzutage penibel auf eine wirksame Empfängnisverhütung

*Den Jugendlichen von heute sagt man eine wesentlich bewusstere Haltung zur Sexualität nach, als das noch in früheren Generationen der Fall war. Vor allem im Hinblick auf die Verhütung einer ungewollten Schwangerschaft seien sie sehr viel gewissenhafter als ihre Eltern und Großeltern, hört man immer wieder.*

*Doch das stimmt nur sehr bedingt.*

Zwar achten junge Menschen, die zum ersten Mal miteinander intim werden, im Allgemeinen sehr wohl auf eine wirksame Empfängnisverhütung und auch auf einen Schutz gegen eine mögliche Ansteckung mit AIDS, das gilt jedoch nur, wenn dieses erste Mal geplant ist, also nicht überraschend kommt. Doch eben genau das passiert gar nicht so selten. Gemäß der Studie »Jugendsexualität« der Bundesanstalt für gesundheitliche Aufklärung sind es bei den Jungen immerhin 15 und bei den Mädchen 12 Prozent, die von ihren Gefühlen derart übermannt werden, dass sie keine Zeit mehr finden, sich auf das »erste Mal« vorzubereiten und Verhütungsmethoden anzuwenden. 7600 Schwangerschaftsabbrüche bei Minderjährigen im Jahr 2001 sprechen eine deutliche Sprache!

Ist der erste Geschlechtsverkehr dagegen geplant, benutzen 65 Prozent der Jungen ein Kondom, und ein Drittel der Mädchen nimmt die Pille.

## Reichliches Essen macht träge im Bett

*»Ein voller Bauch studiert nicht gern.« Das bekannte Sprichwort macht deutlich, dass man nach dem Essen nicht gerade in optimaler geistiger Verfassung ist. Und auch Sportler kennen das: Wer sich unmittelbar vor dem Wettkampf größere Nahrungsmengen einverleibt, hat nachher gegen die enthaltsame Konkurrenz keine Chancen. Da sollte man doch meinen, das wäre mit der körperlichen Liebe, die ja durchaus auch etwas Sportliches an sich hat, genauso.*

*Doch das ist ein Trugschluss.*

Wie eng essen und Sex zusammenhängen, wird aus einigen geflügelten Worten deutlich: Manche Liebende haben sich »zum Fressen gern«, und schon unsere Großeltern wussten, dass »Liebe durch den Magen geht«. Das Schlaraffenland war ursprünglich nicht nur ein Ort des kulinarischen Überflusses, sondern auch eine Stätte maßloser sexueller Genüsse; und einige Naturvölker verwenden für »essen« und »miteinander Sex haben« ein und dasselbe Wort.

Tatsächlich haben Erhebungen gezeigt, dass sehr viele Menschen ein romantisches Diner zu zweit – möglichst bei Kerzenschein und leiser Musik – für eines der wirkungsvollsten Vorspiele überhaupt halten. Die Verführung des Geschmacks- und Geruchssinnes weckt die Begierde nach weiteren Genüssen. Das gemeinsame Schlemmen versetzt viele Paare in eine wollüstig-sinnliche Stimmung, die sich kontinuierlich steigert und schließlich in heftigem Verlangen nacheinander gipfelt.

Sicher ist es wenig sinnvoll, sich vor einem erotischen Abenteuer mit Unmengen fetttriefenden Bratens den Magen vollzuschlagen, ein leichtes, raffiniert komponiertes Menü, begleitet von edlem Wein oder Sekt, kann aber – darüber sind sich die meisten Liebenden einig – eine ausgesprochen erotisierende Wirkung haben.

## Eunuch

siehe auch: **Sterilisation**

### Eunuchen sind unfähig zum Geschlechtsverkehr

*Eunuchen – der Name leitet sich vom griechischen Wort »eunouchos« für »Bettschützer« ab – sind Haremswächter, denen ihre Herren die Hoden entfernen lassen, um sicherzustellen, dass sie kein sexuelles Verhältnis mit ihren Schutzbefohlenen eingehen können.*

*Doch diese Sicherheit trügt.*

Denn das, was da an den Eunuchen vorgenommen wird, ist eine Kastration (→ Sterilisation), und die macht zwar unfruchtbar, aber keineswegs unfähig zum Geschlechtsverkehr. Zwar lässt infolge der gedrosselten Produktion von Testosteron, dem wichtigsten männlichen Geschlechtshormon, das hauptsächlich in den Hoden gebildet wird, in der Regel auch die sexuelle Begierde nach, das bedeutet jedoch nicht, dass jegliche Lust erlischt oder gar, dass keine Erektion mehr möglich ist. In seinem Buch »Der Pinsel der Liebe« bringt es der niederländische Urologe und Androloge Bo Coolsaet auf den Punkt: »In den orientalischen Harems konnten kastrierte Männer mit den Frauen durchaus Geschlechtsverkehr ausüben.«

## Exhibitionismus

### Exhibitionismus ist strafbar

*Exhibitionisten sind – fast ausschließlich männliche – Personen, die intensive sexuelle Erregung verspüren, wenn sie sich vor anderen – in der Regel Frauen – entblößen und ihre Geschlechtsorgane zur Schau stellen. Das geschieht für die Betroffenen fast immer überraschend und hat meist eine schockierende Wirkung, die wiederum die geschlechtliche Erregung des Exhibitionisten steigert. Diese gelten daher allgemein als Sexualstraftäter.*

*Doch Exhibitionismus ist durchaus nicht immer strafbar.*

Gemäß Paragraph 183 StGB werden Männer, die andere Personen durch exhibitionistische Handlungen belästigen, zwar mit Freiheitsentzug bis zu einem Jahr oder mit einer Geldbuße bestraft, die Verfolgung geschieht jedoch nur auf Antrag der betroffenen Frau. Fühlt sich diese – was gar nicht so selten vorkommt – durch den Mann, der ihr da plötzlich sein Glied präsentiert, eher belustigt als erschreckt und zeigt ihn deswegen nicht an, so bleibt die Tat in der Regel ungesühnt, es sei denn, die Staatsanwaltschaft erkennt ein besonderes öffentliches Interesse an der Strafverfolgung. Doch auch in diesem Fall muss es nicht unbedingt zu wirklichen Strafmaßnahmen kommen; Absatz 3 des erwähnten Paragraphen legt nämlich eindeutig fest, dass einer möglichen Heilbehandlung der Vorzug zu geben ist.

Außerdem ist das unverlangte Zurschaustellen der Geschlechtsorgane dann nicht strafbar, wenn der Täter weiblichen Geschlechts ist, das heißt, wenn eine Frau sich plötzlich vor einem Mann entblößt. Das passiert zwar weitaus seltener als umgekehrt, kommt aber durchaus hin und wieder vor. Exhibitionistische Handlungen einer Frau sind nur dann strafbar, wenn ein ihr anvertrautes Kind das Opfer ist.

## Exhibitionisten bekommen am Tatort einen Orgasmus

*Wie bereits erläutert, handelt ein Exhibitionist ausschließlich aus sexuellen Motiven, also ganz allein aus dem Streben nach Lustgewinn heraus. Das erkennt man schon daran, dass er seinen Penis im Allgemeinen nicht in schlaffem, sondern in aufgerichtetem Zustand präsentiert oder die Erektion durch Manipulation mit der Hand unterstützt.*

*Dennoch kommt ein Exhibitionist am Tatort nur in seltenen Ausnahmefällen zum Orgasmus.*

Erregend für ihn sind im Grunde nämlich nicht das Zurückziehen des Mantels und das Zurschaustellen seiner Genitalien, sondern vielmehr die Reaktionen der überraschten Frauen. Je mehr diese erschrecken, entrüstet aufschreien oder vielleicht sogar in Panik weglaufen, desto größer ist der sexuelle Kick. Doch so stark, dass er unmittelbar zum Orgasmus führt, ist dieser nur in seltenen Ausnahmefällen. Auf Befragen gaben die meisten Betroffenen an, sich erst zu Hause in der Rückerinnerung an die beeindruckten Opfer durch Selbstbefriedigung zum sexuellen Höhepunkt zu bringen.

**Frauen sind wie Übersetzungen: Die schönen sind nicht treu, und die treuen sind nicht schön.**

George Bernhard Shaw

F

# Fetischismus

## Fetischisten sind eine gesellschaftliche Randgruppe

*Unter dem Begriff »Fetischismus« fasst man Formen der Sexualität zusammen, bei denen irgendwelche – als »Fetisch« bezeichneten – Gegenstände eine entscheidende Rolle spielen. Das können Kleidungsstücke (Dessous, Strümpfe, Schuhe) ebenso sein wie bestimmte Materialien (Leder, Gummi, Seide) oder Körperteile (Füße, Hände). Grundsätzlich kann jeder Gegenstand einem entsprechend Veranlagten als Fetisch dienen. Da jedoch die meisten Menschen glauben, in ihrem sexuellen Erleben von derlei Dingen unabhängig zu sein, herrscht die Meinung, Fetischismus sei selten oder gar »pervers«.*

*Das aber kann man so nicht sagen.*

Denn im Grunde sind fast alle Menschen Fetischisten, wenn die Neigung auch individuell höchst unterschiedlich ausgeprägt ist. Sehr viele Männer sind erotisch auf große weibliche Brüste fixiert, andere auf lange, schlanke Beine. Frauen werden durch einen »knackigen« Männerhintern erregt oder durch eine behaarte Brust. Und sowohl Frauen als auch Männer finden an ihrem Partner vielleicht den Fuß, das Knie oder den Nacken derart erotisch, dass sie durch Liebkosen und Küssen dieser Partien erst so richtig in Stimmung kommen. Einen ähnlichen Effekt hat für die meisten Männer erotische Reizunterwäsche, vielleicht ein schwarzer Spitzen-BH oder ein knappes Höschen, das mehr zeigt als verdeckt. All dies ist vollkommen »normal« und keinesfalls »abartig«.

Von »echtem« Fetischismus unterscheiden sich derartige Vorlieben dadurch, dass stets der Partner im Mittelpunkt des sexuellen Interesses steht. Erst wenn dieser immer mehr in den Hintergrund tritt, wenn allein seine Lack- oder Lederkleidung, seine Gummiunterwäsche oder ähnliche Accessoires zum Objekt der geschlechtlichen Begierde werden, wenn sexuelle Erregung ohne diese Zutaten nicht mehr möglich ist und nur mit ihrer Hilfe ein Orgasmus erreicht werden kann, hat man es mit einer Be-

sorgnis erregenden Form des Fetischismus zu tun, die möglicherweise sexualpsychologischer Behandlung bedarf.
Doch im Allgemeinen ist eine Therapie überhaupt nicht erforderlich, denn genau wie Sado-Masochisten haben die meisten Fetischisten ihre sexuellen Aktivitäten so organisiert, dass sie privat oder in entsprechenden Klubs unter Gleichgesinnten stattfinden und somit keinen Unbeteiligten stören. Erst wenn ein Fetischist seinen Sexualpartner gegen dessen Willen zu abnormen Praktiken zwingt – beispielsweise einen uringetränkten Büstenhalter zu tragen oder den Koitus in beengender Gummimontur zu erdulden –, ist nach Auffassung namhafter Sexualwissenschaftler eine Behandlung dringend anzuraten.

## Wer auf getragene weibliche Unterwäsche steht, ist auf seine Partnerin angewiesen oder muss die Objekte seiner Begierde stehlen

*Dass die meisten Männer durch raffinierte weibliche Unterwäsche sexuell erregt werden, ist allgemein bekannt. Schließlich erzielen die Dessousfirmen mit derartigen Produkten einen erheblichen Teil ihres Umsatzes; und Umfragen bei jungen Mädchen haben ergeben, dass sie Reizwäsche weitaus lieber tragen als die »Liebestöter« ihrer Mütter und Großmütter. Eher ungewöhnlich ist jedoch die spezielle Vorliebe mancher Männer für getragene Unterwäsche, für Höschen beispielsweise, die deutliche optische und geruchliche Spuren ihrer Benutzung aufweisen. Früher waren derart veranlagte Männer auf Diebstahl oder großzügige Zuwendungen einer verständnisvollen Partnerin angewiesen.*
*Doch heutzutage haben sie es viel leichter.*
Denn im Internet findet man eine ganze Reihe von Seiten, in denen Damen ihre getragenen Dessous freimütig zum Kauf anbieten. Das reicht vom BH über den Unterrock bis hin zum Slip mit Menstruationsspuren. Und alles wird ganz offen angepriesen, so wie beispielsweise auf der Seite »Caro's getragene Dessous«: »Bist Du auf der Suche nach getragener und luftdicht verpackter Unterwäsche, findest Du hier sicher ein Liebhaberstück für Dich. Und damit Du auch garantiert den hundertprozentigen Kick erlebst, werden alle Stücke erst nach Eingang Deiner Bestellung von mir mindestens einen Tag lang getragen und sofort luftdicht verpackt, damit das Stück nicht sein Aroma verliert. Also zögere nicht ...«

### Windeln sind für Babys da

*Wozu Windeln gut sind, weiß jeder: zur Aufnahme kleinkindlicher Ausscheidungen. Dass sie für manche Männer aber eine weit darüber hinausgehende, ganz und gar sexuelle Bedeutung haben, ist nur wenigen Menschen bekannt.*

*Und doch sind Windel-Fetischisten gar nicht so selten.*

Windeln spielen in der sado-masochistischen Szene eine gewisse Rolle, vor allem aber bei Männern, die durch den Anblick junger Mädchen erregt werden, die anstelle einer Unterhose solche typischen Babyutensilien tragen. Dass die Schar der Windel-Fetischisten nicht allzu klein ist, beweist die Existenz einer eigenen Zeitschrift, eines Fotomagazins namens »Couche«, das auf immerhin 64 Seiten Hochglanzfotos derart »bekleideter« junger Damen zeigt.

Daneben gibt es aber auch Männer, denen es ein intensives Lustgefühl bereitet, sich selbst Windeln umzubinden. Zwar schämen sie sich in der Regel für ihre merkwürdige Neigung, kommen aber meist nicht davon los. Manche lieben es sogar, die Windeln nicht nur zu tragen, sondern wie ein Baby hineinzumachen; ja, es gibt auch Männer, die es nicht bei den Windeln bewenden lassen, sondern sich von Kopf bis Fuß in – entsprechend größere – Babykleidung hüllen. Daraus allerdings den Schluss zu ziehen, solche Männer stünden auf Sex mit Kindern, ist falsch. In der Regel belästigen Windelfetischisten Kinder ebenso wenig wie verständnislose Erwachsene, sodass absolut nichts dagegen spricht, sie mit ihrer Marotte selig werden zu lassen.

## Flirt

### Beim Flirt lässt sich das Interesse des Gegenübers nur schwer abschätzen

*Laut Lexikon ist ein Flirt das »Bekunden von Interesse an einer anderen Person durch ein bestimmtes Verhalten, durch Gesten, Blicke, ein verführerisches Lächeln oder scherzhaft-schmeichelnde Worte«. Wer flirtet, will auf sich aufmerksam machen und den anderen für sich gewinnen. Doch wie soll er wissen, ob das Objekt seiner Begierde Feuer fängt?*

*Keine Sorge, da gibt es ziemlich eindeutige Signale.*

Auch wenn man noch kein einziges Wort mit der begehrten Person gewechselt hat, lässt sich deren Interesse an ihrer Körpersprache recht gut ablesen. Man muss nur wissen, worauf man zu achten hat. So bedeuten das Vermeiden des Blickkontaktes oder das beharrliche Starren in eine andere Richtung ebenso wie das demonstrative Verschränken der Arme vor der Brust: »Kein Interesse!« Dagegen ist häufiges gegenseitiges Sich-Ansehen im Rhythmus Er – Sie – Er – Sie ein ziemlich klares Signal, dass sich die Flirtpartner attraktiv finden.
Beugt ein Mann seinen Oberkörper in Richtung Frau und wieder zurück, so entspringt dieses Verhalten einer gewissen Unsicherheit: Er hat zwar Interesse, traut sich aber noch nicht so richtig. Rutscht einer der beiden Beteiligten immer mehr Richtung Stuhlkante, so bekundet er damit seine Fluchtbereitschaft und zeigt, ohne es vielleicht selbst zu merken, dass ihm die Angelegenheit zu riskant wird. Eine Frau, die ihren Oberkörper zurückwirft und sich mit gespreizten Fingern durch die Haare fährt, will mit dieser Geste in der Regel ihre Attraktivität unterstreichen, wohingegen ein Mann mit übereinander gespreizten Beinen bewusst oder unbewusst seine Potenz demonstriert.
Bemerkenswert ist in diesem Zusammenhang das Ergebnis einer psychologischen Studie, bei der miteinander nicht bekannte Männer und Frauen gemeinsam in einen Raum gebracht wurden, um dort auf irgendetwas zu warten. Dabei zeigte sich nämlich, dass sich in der Regel schon in der ersten halben Minute entscheidet, ob gegenseitiges Interesse besteht, ob daraus ein intensiver Flirt oder gar eine Verabredung wird. Entscheidend ist in erster Linie das Verhalten der Frau: Ergreift sie die Initiative, ist der Mann nur selten abgeneigt, während das umgekehrt nur in Ausnahmefällen zutrifft. Der sicherste Gradmesser für gegenseitiges Interesse besteht jedoch in der Schnelligkeit, mit der die Kontaktaufnahme erfolgt: Je eher Mann und Frau miteinander ins Gespräch kommen, desto größer die gegenseitige Zuneigung.

## Mit originellen Sprüchen haben Männer beim Flirten am ehesten Erfolg

*Im Internet findet man eine Vielzahl von Seiten mit angeblich höchst originellen Sprüchen, die beim Flirten besonders gut ankommen sollen. Das geht von »Ich bin neu in der Stadt; könntest du mir den Weg zu deiner*

*Wohnung zeigen?« über »Ich hoffe, du verstehst etwas von künstlicher Beatmung; du raubst mir nämlich den Atem.« bis zu »Würden wir zwei als Marzipanfiguren auf einer Hochzeitstorte nicht reizend aussehen?« Doch ob ein Mann bei der Frau seines Begehrens mit solchen einstudierten Sätzen tatsächlich Erfolg hat, ist mehr als zweifelhaft.*

Denn Tests haben gezeigt, dass die Angesprochene in der Regel viel zu überrascht ist, um auf einen derartigen Spruch rasch und vor allem originell zu reagieren. Sie fühlt sich überrumpelt und lacht allenfalls kurz auf, mehr passiert meist nicht. Weitaus Erfolg versprechender sind kurze Fragen, auf die die Frau ebenso knapp antworten kann. Entwickelt sich daraus ein längeres Gespräch und blickt die Frau dem Mann dabei immer öfter tief in die Augen, so kann er ziemlich sicher sein, dass sich die Dinge in die gewünschte Richtung entwickeln.

## Frauen

### Frauen sind stets weiblichen Geschlechts

*Wenn ein Kind geboren wird, gilt der erste Blick der Hebamme den Geschlechtsorganen: Hat das Baby einen Penis oder nicht? Ist es ein Junge oder ein Mädchen?*

*Doch auch wenn sie eindeutig weibliche Geschlechtsorgane sieht, kann sie nicht völlig sicher sein, ein Mädchen vor sich zu haben.*

Und zwar deshalb nicht, weil es eine Krankheit namens »testikuläre Feminisierung« gibt. Ein Kind, das darunter leidet, besitzt eine – allerdings meist blind endende – Scheide und oft sogar eine Gebärmutter. Und dennoch ist es vom chromosomalen Geschlecht her ein Junge, dessen Penis verkümmert ist und dessen Hoden in den großen Schamlippen verborgen bleiben. Die Ursache liegt in einem Gendefekt, der verhindert, dass das von den Hoden gebildete Hormon Testosteron die Zielgewebe erreicht und diese in Richtung Mann ausformen kann. Dadurch gewinnen die auch im männlichen Körper vorhandenen weiblichen Geschlechtshormone die Oberhand und sorgen dafür, dass der Junge äußerlich wie ein Mädchen aussieht.

Häufig wird die Störung gar nicht erkannt, das Kind wächst wie ein Mädchen auf, bekommt in der Pubertät eine meist auffallend feste Brust, aber keine Schamhaare. Denn für deren Ausbildung sind männliche Geschlechtshormone unentbehrlich, über die »die« Betroffene zwar verfügt, ohne dass diese indes wirksam werden können. Auffällig wird die testikuläre Feminisierung oft erst, wenn sich bei dem vermeintlichen Mädchen keine Monatsblutung einstellt, woraufhin dann ein Frauenarzt aufgesucht wird. Heilen lässt sich der Gendefekt nicht; die betroffenen »Frauen« sind immer unfruchtbar und können sich allenfalls damit trösten, dass sie in der Regel auffallend hübsch sind.

## Frauen wollen weniger Sex als Männer

*Nicht wenige junge Frauen beklagen sich – offen oder hinter vorgehaltener Hand – darüber, dass ihr Partner zu oft Sex von ihnen will. Sie können nicht verstehen, dass Männer zwischen 20 und 30 fast ständig Verlangen haben, dass Sex für sie offenbar ein körperliches Bedürfnis ist wie Essen, Trinken und Schlafen.*

*Doch mit fortschreitendem Alter kehren sich die Verhältnisse um.*

Der Höhepunkt des sexuellen Bedürfnisses und Lusterlebens liegt bei Frauen nämlich in der Regel erheblich später als bei Männern. Während die Herren der Schöpfung zwischen 18 und 25 oft geradezu unersättlich sind und jenseits der 30 ein allmählich nachlassendes Verlangen spüren, gelangen Frauen häufig erst mit Mitte 30, manchmal sogar noch später auf den Gipfel der sexuellen Begierde. Und dieses Niveau bleibt bei ihnen im Gegensatz zu den Männern nicht selten jahrzehntelang unverändert. Das hängt einerseits mit hormonellen Vorgängen, andererseits aber wohl auch mit zunehmender weiblicher Selbstsicherheit zusammen. Zwar zeigen Statistiken, dass die Häufigkeit des Geschlechtsverkehrs mit zunehmendem Alter auch bei Frauen abnimmt, dies ist jedoch nach einschlägigen Untersuchungen häufig allein auf das fehlende Interesse des Partners zurückzuführen, der nun seinerseits nicht versteht, warum seine Frau so »lüstern« ist. Hätten reife Frauen jüngere Männer, sähe die Statistik mit Sicherheit ganz anders aus.

## Wenn eine Frau »nein« sagt, meint sie »ja«

*Nicht nur unter Machos ist die Auffassung weit verbreitet, Frauen dürften nicht zugeben, dass sie Lust auf Sex hätten, deshalb zierten sie sich und spielten die Desinteressierte. Mit diesem Trick seien sie im Grunde*

*nur darauf aus, das Verlangen des Mannes auf die Spitze zu treiben, um ihm dann umso freudiger zu Willen zu sein.*
*Doch diese Meinung ist ganz und gar falsch.*
In früheren Zeiten galt es für eine Frau tatsächlich als unschicklich, so etwas wie Spaß an der körperlichen Liebe zu empfinden oder dies gar zuzugeben. Damals waren die Männer vielleicht noch darauf angewiesen, um Sex zu betteln und hartnäckig zu versuchen, den vorgespielten weiblichen Widerstand zu überwinden.
Doch heute ist das anders. Die modernen Frauen bekennen sich zu ihrer Sexualität und nehmen sich das selbstverständliche Recht heraus, auch einmal nein zu sagen. Und wenn sie nein sagen, dann meinen sie auch nein – ohne Wenn und Aber. Vielleicht liegt es an schlechten Filmen und hier wieder vor allem an Pornos, dass manche Männer noch immer denken, Frauen seien sexuelle Objekte, derer sie sich jederzeit bedienen könnten. Doch auch in etlichen Romanen ist dieses überholte Klischee nach wie vor zu finden.
Nach einer Umfrage des Meinungsforschungsinstituts Inra empfinden es mehr als 90 Prozent aller Frauen als erniedrigend, wenn ihr Partner meint, er allein habe zu bestimmen, wann Zeit für die Liebe sei, und von ihr verlangt, sofort auf seine Wünsche einzugehen. Diese Auffassung wird selbst von Frauen vertreten, die ansonsten angeben, beim Sex so gut wie nie die Initiative zu ergreifen und diese grundsätzlich ihrem Partner zu überlassen. Auf die Frage »Möchten Sie von Ihrem Partner zum Sex überredet werden, wenn Sie eigentlich kein Interesse haben?« antworteten jedenfalls mehr als 80 Prozent mit einem klaren »Nein«.

## Frauen sprechen nicht so viel über Sex wie Männer

*Männer denken immer nur an das eine, und natürlich reden sie auch ständig darüber, erzählen sich gegenseitig schmutzige Witze und prahlen mit ihren sexuellen Erfolgen. Frauen dagegen sind in dieser Hinsicht eher zurückhaltend, sprechen über Sex allenfalls mit ihrer besten Freundin, und auch mit der nur äußerst selten.*
*Ein häufig gehörtes Klischee. Doch wie viele Klischees schlichtweg falsch.*
Eine Studie, bei der Wissenschaftlerinnen der Pennsylvania State University 125 Studentinnen zwischen 18 und 25 sowie 80 männliche Kommilitonen befragten, ergab nämlich genau das Gegenteil: Nicht die Männer

sind es, deren Gespräch sich ständig um Sex dreht, sondern weit eher die Frauen. Die Teilnehmerinnen und Teilnehmer mussten einen Fragebogen ausfüllen, auf dem eine Reihe sexueller Themen aufgelistet waren, und sollten angeben, ob sie darüber nie, selten oder häufig redeten. Dabei stellte sich heraus, dass Frauen insgesamt öfter über sexuelle Dinge sprechen als Männer. Ihr beliebtestes Thema ist das Aussehen eines Mannes, doch auch über intime Gefühle, Verhütung, Abstinenz, Schwangerschaft, Geschlechtskrankheiten und natürlich über die Menstruation unterhalten sie sich gerne mit ihren Freundinnen.
Auch bei den Männern ist nach dieser Studie das körperliche Erscheinungsbild einer Frau der häufigste Gesprächsinhalt. Ansonsten denken sie vielleicht öfter an Sex, reden darüber jedoch eher selten. Nur über das Thema Selbstbefriedigung sprechen sie öfter als die Damen.

## In puncto Attraktivität setzen Frauen vor allem auf Kosmetik

*Es sind nicht wenige und durchaus nicht nur ältere Frauen, die sich morgens um halb sechs mühsam aus dem Bett schälen, obwohl sie erst kurz vor acht das Haus verlassen müssen. Diese lange Vorlaufzeit benötigen sie nicht etwa zum ausgiebigen Frühstück oder Zeitunglesen, sondern zum größten Teil zur Körperpflege. Haare waschen und föhnen, Make-up und Rouge auftragen, Augenbrauen nachziehen, Lidschatten auflegen, Lippen schminken – all das erfordert viel Zeit. Und diesen gewaltigen Aufwand betreiben Frauen jeden Morgen aufs Neue, nur um hübsch auszusehen, um anderen – vor allem Männern – zu gefallen.*
*Doch wenn man sie fragt, welche Faktoren sie im Hinblick auf Attraktivität für besonders wichtig halten, rangiert Kosmetik keinesfalls an erster Stelle.*
Das »Freiöl-Institut für Hautforschung« ermittelte in einer repräsentativen Umfrage bei 1250 deutschen Frauen, dass die meisten von ihnen eine jugendliche Ausstrahlung für das Entscheidende in puncto Attraktivität halten. Aber was macht eine jugendliche Ausstrahlung eigentlich aus, welche Faktoren spielen dabei die entscheidende Rolle? Auf diese Frage – bei der Mehrfachnennungen möglich waren – antworteten nur 25 Prozent der Frauen mit »regelmäßige Hautpflege« beziehungsweise »Kosmetik«. Dagegen hielten 66 Prozent eine positive Lebenseinstellung für das Entscheidende. »Gesunde Ernährung« nannten 48 und »viel Schlaf« 33 Pro-

zent aller Frauen, und fast jede Dritte war der Auffassung, ein »dynamisch-selbstbewusstes Auftreten« sei der Erfolgsgarant für jugendliche Ausstrahlung und Attraktivität.
Warum dann trotzdem so viele Frauen auf mehr Schlaf und ein gesundes Frühstück zugunsten einer ausgedehnten Pflegeprozedur verzichten, bleibt allerdings ein Rätsel.

**Frauen stehen auf muskulöse Männer**

*Wirft man einen Blick auf die Titelseiten von Fitnessmagazinen für Herren, so lächeln den Betrachter von dort anstelle vollbusiger Schönheiten muskelbepackte jüngere Männer an: Typen wie Sylvester Stallone, Arnold Schwarzenegger oder andere Bodybuilding-Größen. Den Lesern wird damit suggeriert, ein gut aussehender Mann, der bei den Damen Chancen haben wolle, brauche vor allem eines, nämlich dicke Muskeln.*
*Dabei fühlen sich die meisten Frauen von mächtigen Bodybuilding-Körpern keinesfalls besonders angezogen.*
In einer Untersuchung zu diesem Thema ließen Wissenschaftler 200 männliche Probanden jüngeren Alters aus den USA, Frankreich und Deutschland aus Stapeln von Bildern anderer Männer zuerst diejenigen heraussuchen, die nach ihrer Meinung der eigenen Gestalt am nähesten kamen und anschließend diejenigen, die den persönlichen Wunschkörper zeigten. Dabei stellte sich heraus, dass sich die meisten Versuchspersonen als dicker und weniger muskulös einschätzten, als sie tatsächlich waren und dass sie sich fast alle einen vollkommen fettfreien und vor allem muskelbepackten Körper wünschten. Auch als man ihnen sagte, die Wunschmuskulatur, die sie dann mit sich herumschleppen müssten, wiege mehr als zehn Kilo, änderten sie ihre Meinung nicht.
Über die Frage, warum das so ist, warum fast alle Männer sich nach mehr und deutlich sichtbaren Muskeln sehnen, lässt sich nur spekulieren: Vielleicht liegt es an den erwähnten Titelbildern oder an den Actionhelden heutiger Spielfilme, die durchschnittlich weit muskulöser sind als diejenigen früherer Zeiten. Männer wie James Dean oder John Wayne – seinerzeit Idole einer ganzen Generation – waren nämlich nicht gerade besonders muskelbeladen.
Tatsache ist jedoch, dass die männliche Wunschvorstellung keinesfalls mit der der meisten Frauen übereinstimmt. Zeigte man denen die Bilder und

ließ sie eines heraussuchen, das ihrem Partner glich und eines, das nach ihrem Geschmack den absoluten Idealkörper darstellte, so zeigte sich zweierlei: Zum einen hatten die Damen von ihrem Freund oder Ehemann ein weitaus vorteilhafteres Bild als der von sich selbst, und zum anderen entschieden sich nur sehr wenige Frauen für einen Muskelprotz als Idealmann, sondern gaben stattdessen eher durchschnittlich gebauten Herren den Vorzug.

Weit mehr als auf gewaltige Muskeln scheinen die meisten Frauen bei der Wahl ihres Traummannes auf etwas ganz anderes Wert zu legen, nämlich auf dessen Körpergröße. Bei einer britisch-polnischen Studie wurden fast 4500 Männer im Alter von 25 bis 60 Jahren nach ihrer Ausbildung, ihrem Beruf, ihrem Familienstand und der Anzahl ihrer Kinder befragt und anschließend körperlich vermessen. Dabei stellte sich heraus, dass die Väter im Durchschnitt 3 Zentimeter größer waren als die kinderlosen Männer, und zwar unabhängig davon, ob sie verheiratet waren oder nicht. Frauen lassen sich offenbar lieber mit einem größeren Mann ein und wünschen sich von diesem eher ein Kind als von einem kleineren. »Aus der Größe schließen sie wohl unbewusst auf die genetische Qualität«, meint dazu Professor Robin Dunbar von der Universität Liverpool, einer der Leiter der Untersuchung. »Und das nicht ganz zu Unrecht. Bei gleichen Lebensbedingungen – das haben Tierversuche ergeben – werden genetisch besser ausgestattete, gesündere Männer nämlich größer als ihre weniger robusten Geschlechtsgenossen.« Zwischen Körpergröße und Gesundheit scheint es demnach tatsächlich einen Zusammenhang zu geben, und Frauen wünschen sich nun einmal für ihre Kinder vor allem gesunde und vitale Väter.

Eine andere überraschende Erkenntnis gewannen britische Wissenschaftler der Universität St. Andrews aus Experimenten mit 160 Frauen. Als sie den Damen Bilder von Herren vorlegten, bei denen sie am Computer entweder die männlichen oder die eher weiblichen Gesichtsmerkmale hervorgehoben hatten, sprachen die maskulinen Typen vornehmlich diejenigen Frauen an, die bereits einen Partner oder lediglich Interesse an einer kurzen Affäre hatten. Diejenigen Frauen jedoch, die einen Mann für eine dauerhafte Beziehung suchten, gaben eindeutig den eher femininen Typen den Vorzug.

Für dieses Forschungsergebnis lieferten die Wissenschaftler auch gleich eine Erklärung: Demnach haben die Frauen ihre Vorliebe für bestimmte Männertypen im Lauf der Evolution entwickelt. Die Beziehung zu einem äußerst attraktiven, maskulinen Partner erhöhte zwar die Chance, ein gesundes, kräftiges Kind zu bekommen, barg aber andererseits das Risiko, von einem solchen, zu Seitensprüngen neigenden Macho schnell wieder verlassen zu werden. Derartige Männer eigneten sich deshalb seit jeher vorzüglich für Seitensprünge und kurze Affären, während die mehr femininen Herren die Chance auf dauerhafte Treue boten und daher eher als »Mann fürs Leben« in Frage kamen.

Dafür, dass bei den weiblichen Vorlieben auch hormonelle Einflüsse eine entscheidende Rolle spielen, spricht die Tatsache, dass sich fast ausschließlich Frauen, die nicht die Pille nahmen, nach diesem Schema für einen eher femininen Männertyp entschieden.

## Es ist vor allem das Aussehen eines Mannes, das die sexuelle Fantasie einer Frau beflügelt

*Richard Gere, Brad Pitt, Kevin Costner, Tom Cruise – alles Männer, denen die Frauenherzen nur so zufliegen, und das wohl hauptsächlich wegen ihres guten Aussehens. Denn neben anderen Untersuchungen hat eine Studie der Forschungsstelle für Sexualwissenschaften und Sexualpädagogik der Universität Landau ergeben, dass sich 71 Prozent der Deutschen einen Partner wünschen, der einen sportlichen und leistungsfähigen Eindruck macht, dass knapp 94 Prozent vor allem auf natürliches Aussehen und 71 Prozent auf Schlankheit Wert legen.*

*Daneben spielt jedoch noch eine ganz andere Sache eine entscheidende Rolle.*

Das ist das Ergebnis einer Studie der Universität Nottingham unter Leitung von Sarah Collins, bei der 54 Frauen danach befragt wurden, welche Männer für sie die größte erotische Anziehungskraft hätten. Das waren nämlich nicht unbedingt die Bestaussehenden, sondern vor allem die Männer mit tiefer Stimme. Hörten die Frauen nur die Stimmen der Männer, so assoziierten sie mit einer sonoren Stimme automatisch größere, breitere und muskulösere Körper, teilweise sogar mit haariger Brust. Zutreffend war diese Beurteilung jedoch nur im Hinblick auf das Körpergewicht. Sarah Collins schließt daraus, dass die meisten Frauen bei der Partnerwahl unbewusst Männer mit tiefer Stimme bevorzugen.

## Frauen kommt es beim Sex vor allem auf den männlichen Penis an

*Für die meisten Männer ist Sex gleichbedeutend mit Geschlechtsverkehr, mit dem Koitus, bei dem ihr Penis in die Scheide der Frau eingeführt wird; entsprechend wichtig sind für sie Größe und Standfestigkeit ihres besten Stücks. Diese Einschätzung setzen viele auch bei ihren Partnerinnen voraus und glauben, für diese wären beim Sex die Penisaktionen ebenfalls das A und O.*

*In Wirklichkeit denken die meisten Frauen aber ganz anders.*

In den Achtzigerjahren wurden in den USA mehrere umfangreiche Untersuchungen zu den sexuellen Erwartungen der Frau durchgeführt, die zum Teil Ende der Neunzigerjahre wiederholt wurden. Am Ergebnis hatte sich in der Zwischenzeit nichts geändert: Frauen geht es beim Liebesspiel weit weniger um die körperliche Leistungsfähigkeit ihres Partners als vielmehr in erster Linie um dessen Zärtlichkeit und Einfühlungsvermögen. Bei den bevorzugten Spielarten sexueller Aktivitäten steht die zarte Reizung ihrer Klitoris durch die männliche Zunge an erster Stelle, gefolgt vom zärtlichen Streicheln des weiblichen Lustorgans durch die Hand des Mannes. Erst auf den weiteren Plätzen kommt dann der Penis ins Spiel: beim Geschlechtsverkehr mit auf dem Mann sitzender Frau, beim Koitus mit häufig wechselnder Stellung und beim Wunsch, den Partner mit der Hand in höchste Erregung zu versetzen.

Die Männer sollten also umdenken: Nicht auf einen möglichst langen und kraftvollen Koitus kommt es den Damen an, sondern vor allem auf Zärtlichkeit, Geduld und Wärme, auf Streicheln, Küssen und Liebkosen. Und noch etwas sollten sich die Herren der Schöpfung an den Hut schreiben: Das Verlangen, den männlichen Penis in den Mund zu nehmen, steht bei vielen Frauen in der Rangfolge ihrer Präferenzen an allerletzter Stelle.

## Übergewichtige Frauen haben keinen Spaß am Sex

*Dass Sex nur dann lustvoll erlebt wird, wenn man den eigenen Körper mag und sich selbst attraktiv findet, ist eine altbekannte Tatsache, die bei sexualtherapeutischen Gesprächen eine wichtige Rolle spielt. Ein positives Bild von sich selbst ist mindestens ebenso wichtig wie die Attraktivität des Partners. Da bräuchte man sich nicht zu wundern, wenn*

*übergewichtige Frauen Hemmungen hätten und am Sex keinen Spaß fänden.*
*Doch das ist offenbar zumindest bei Amerikanerinnen nicht der Fall.*
Im »Electronic Journal of Human Society« ist das Ergebnis einer Befragung von knapp 200 amerikanischen Frauen veröffentlicht, die allesamt zumindest als vollschlank zu bezeichnen sind. 67 Prozent der Interviewten geben an, mit ihrem Sexualleben durchaus zufrieden zu sein, wobei diejenigen Damen, die mit ihrem Partner offen über sexuelle Belange reden können, offenbar die geringsten Probleme haben. Das führen die Autoren der Studie auf die Tatsache zurück, dass sexuelle Gespräche nur bei solche Paaren möglich sind, die beide Spaß an der körperlichen Liebe haben und sich gegenseitig akzeptieren, so wie sie sind. Leicht mollige Frauen, die sich ihrer Figur schämen – auch das geht aus der Untersuchung hervor –, können sich nicht vorstellen, dass ihr Partner sie attraktiv findet, wohingegen stark übergewichtige Frauen, die von sich behaupten, ihren Bettgenossen vollkommen glücklich zu machen, ein überaus positives Bild von sich selbst haben. Ursache und Wirkung lassen sich dabei kaum voneinander trennen.
Die Leiterin der Studie spricht sich daher in besagtem Artikel dafür aus, bei der sexuellen Beratung übergewichtiger Menschen nicht vorrangig auf das Abnehmen Wert zu legen, sondern stattdessen vor allem das intime Gespräch zwischen den Partnern zu fördern und die Akzeptanz der eigenen Person zu verbessern.

## Fremdsprachen

### Beim Sex braucht man keine Fremdsprachen

*Die Liebe ist international, sie ist weder an eine gemeinsame Hautfarbe der Beteiligten noch an deren Zugehörigkeit zu derselben Nation gebunden. Gilt das schon für die Partnerschaft an sich, so noch weit mehr für die Sexualität, die ohne Worte auskommt beziehungsweise bei der die Lautäußerungen weltweit dieselben sind.*
*Und dennoch spielen Fremdsprachen beim Sex eine wichtige Rolle.*
»Französisch« zum Beispiel: Ist bei der körperlichen Liebe davon die Rede, so geht es um Oralverkehr. Wer in einer Kontaktanzeige einen Part-

ner für französischen Sex sucht, der will nicht seine Fremdsprachenkenntnisse verbessern, sondern hat vor allem Spaß an sexuellen Praktiken, bei denen die gegenseitige Stimulation der Geschlechtsorgane mit Mund und Zunge die Hauptrolle spielt.

Wer angibt, auf »griechisch« zu stehen, der offenbart damit seine Neigung zum Analverkehr. Ob die Bezeichnung auf die Toleranz analer Praktiken unter Homosexuellen im antiken Griechenland zurückgeht, ist allerdings umstritten.

Eine ganz spezielle sexuelle Vorliebe hat ein Mann, der Sex am liebsten auf »spanisch« praktiziert: Er hat es nämlich weniger darauf abgesehen, seinen Penis in die Scheide der Frau einzuführen, sondern findet vor allem Befriedigung daran, ihn zwischen ihren zusammengedrückten Brüsten zu bewegen, also das zu praktizieren, was man wissenschaftlich als »Mamma-Koitus« bezeichnet.

Doch damit nicht genug: Wer es »englisch« mag, der liebt Sexspiele, bei denen sich die Partner – ohne sich richtig weh zu tun – ein bisschen quälen, indem sie sich gegenseitig fesseln und dadurch in ihrer Bewegungsfähigkeit einschränken oder dem anderen Augen und Ohren zuhalten und somit einer Vorstufe sado-masochistischer Praktiken frönen.

»Russisch« bedeutet im Zusammenhang mit Sex die hingebungsvolle gegenseitige Öl- oder Seifenmassage, manchmal auch das Verlangen nach Intimrasur, »indisch« die Bevorzugung komplizierter Stellungen, wie sie im Kamasutra beschrieben werden, zum Beispiel der »persischen Liebesschere«, bei der einer der Partner in eine »Kerze« geht und der andere sich von oben darüber stellt, wobei beträchtliche akrobatische Fähigkeiten verlangt werden.

Und was ist dann wohl Sex auf »deutsch«? Na klar, der ganz und gar »normale« Sex, die gute alte Missionarsstellung, von der offenbar alle Welt glaubt, dass sie bei den Deutschen ganz besonders beliebt sei. Ob das zutrifft, mag jeder für sich selbst entscheiden.

## Fruchtbarkeit

### Ab 40 lässt bei Frauen die Fruchtbarkeit nach

*Sicher kommt es immer wieder vor, dass eine Frau jenseits der 40 noch schwanger wird, und es gibt sogar Fälle, in denen über 50-Jährige ein Baby bekommen haben, dennoch ist es eine altbekannte Tatsache, dass die weibliche Fruchtbarkeit, also die Chance, schwanger zu werden, mit fortschreitendem Alter deutlich nachlässt.*
*Doch tatsächlich erst ab 40?*
Neuere Untersuchungen widerlegen das eindeutig. Demnach nimmt die Wahrscheinlichkeit, bei ungeschütztem Geschlechtsverkehr schwanger zu werden, bei Frauen – man höre und staune – bereits vor dem 30. Lebensjahr ab, zuerst nur ganz allmählich, dann jedoch immer schneller. Eine italienisch-amerikanische Studie, über die im Fachblatt »Human Reproduction« berichtet wurde, stützte sich auf das Datenmaterial von fast 800 Frauen im Alter zwischen 18 und 40 Jahren, die über ihre Basaltemperatur, ihren Geschlechtsverkehr und ihre Menstruation penibel Buch geführt hatten. Dabei stellte sich heraus, dass Frauen zwischen 18 und 26, sofern sie an ihren fruchtbaren Tagen Sex haben, mit 50-prozentiger Wahrscheinlichkeit schwanger werden. Diese Chance sinkt bei den 27- bis 34-Jährigen auf 40 Prozent und bei Frauen zwischen 35 und 39 gar auf unter 30 Prozent.
Bisher führte man die Tatsache, dass ältere Frauen seltener schwanger werden, in erster Linie auf eine sorgfältige Verhütung, aber auch auf die nachlassende Häufigkeit des Geschlechtsverkehrs zurück, nun weiß man, dass daran auch die deutlich nachlassende Fruchtbarkeit schuld ist.

### Die weibliche Fruchtbarkeit ist keine Frage der Intelligenz

*Dass Mädchen und Frauen mit niedrigerem Bildungsstand eher Sex haben, zeitiger heiraten und in der Regel auch früher Kinder bekommen als ihre Geschlechtsgenossinnen mit Abitur oder gar Hochschulstudium, ist eine altbekannte Tatsache. Dass es aber auch einen Zusammenhang zwischen Intelligenz und Dauer der Fruchtbarkeit gibt, wusste man bis vor kurzem noch nicht.*
*Und doch ist es so.*
Das wird aus einer Untersuchung deutlich, bei der Intelligenztests von

mehr als 1500 britischen Frauen aus dem letzten halben Jahrhundert ausgewertet und zur Dauer der Fruchtbarkeit, das heißt zum Eintreten der letzten Menstruation, in Beziehung gesetzt wurden. Dabei stellte sich tatsächlich heraus, dass vor allem Frauen, deren Klugheit schon in jungen Jahren – als acht- bis elfjährige Mädchen – aufgefallen war, ihre letzte Regelblutung im Durchschnitt signifikant später hatten als weniger intelligente Damen.

Die Wissenschaftler führen diesen Effekt auf weibliche Geschlechtshormone zurück, die bei jungen Mädchen offenbar die Gehirnentwicklung im positiven Sinne beeinflussen: Je mehr Östrogene, desto leistungsfähiger das Gehirn und desto später das Ende der Fruchtbarkeit. Bisher war das nur von weiblichen Tieren bekannt, nun weiß man, dass es offensichtlich auch für Menschenfrauen gilt.

## Die fruchtbaren Tage einer Frau bleiben den Männern verborgen

*Was tun Frauen nicht alles, um ihre fruchtbaren Tage zu ermitteln: Sie führen akribisch einen Menstruationskalender, messen jeden Morgen zur gleichen Zeit die Basaltemperatur, prüfen unter Umständen den Gebärmutterschleim oder lauschen in sich hinein, um den Eisprung zu fühlen. All das, um entweder möglichst zuverlässig ein Kind zu empfangen oder möglichst zuverlässig eine Schwangerschaft zu vermeiden.*

*Dabei könnten sie es viel einfacher haben.*

Sie bräuchten nämlich nur ihren Partner zu fragen, der die fruchtbare Phase im Monatszyklus einer Frau geruchlich feststellen kann. Das ist das Ergebnis einer Studie der Universität von Texas, bei der junge Frauen gebeten wurden, während ihrer fruchtbaren Tage drei Nächte lang dasselbe T-Shirt zu tragen und die Prozedur mit einem anderen T-Shirt während ihrer Menstruation, also in der am wenigsten fruchtbaren Zeit, zu wiederholen. Außerdem durften sie kein Parfum, keine duftenden Seifen und Lotionen benützen, keine stark riechenden Speisen – etwa mit Knoblauch oder Zwiebeln – essen, keinen Sex haben und nicht die Pille nehmen. Anschließend legte man die T-Shirts paarweise 52 Männern vor. Das Ergebnis war frappierend: Alle Männer empfanden das T-Shirt aus den fruchtbaren Tagen der Frauen als geruchlich besonders angenehm und sexy. Selbst nachdem man die Kleidungsstücke eine Woche lange beiseite gelegt und anschließend anderen Männern präsentiert hatte, war der ge-

ruchliche Unterschied noch sehr deutlich wahrnehmbar: Auch die zweite Männergruppe entschied sich einmütig für das jeweils um den Eisprung herum getragene T-Shirt.
Offenbar sondern die Frauen während ihrer fruchtbaren Tage – ähnlich wie Tierweibchen – einen Geruchsstoff ab, der die Herren der Schöpfung – wenn auch vollkommen unbewusst – magisch anzieht. Dass sich in dieser Phase merkliche körperliche Veränderungen abspielen, ist schon länger bekannt: So färbt sich bei vielen Frauen in ihrer empfängnisbereiten Phase die Haut heller, und die Brüste runden sich symmetrischer. Jedenfalls beweist das Ergebnis der Studie einmal mehr, wie sehr Partnerwahl und Sexualität ganz offensichtlich von Geruchsstoffen abhängen (→ Körpergeruch).
Bemerkenswert ist in diesem Zusammenhang auch eine Studie der Universität von New Mexico. Demnach können Männer die fruchtbare Phase ihrer Partnerinnen nicht nur feststellen, vielmehr ändern sie in dieser Zeit auch ihr Benehmen: Sie werden einfühlsamer, zärtlicher und verwöhnen die Damen. Die Forscher vermuten, dass Frauen um ihren Eisprung herum mehr als sonst – und gleichfalls unbewusst – nach fremden Männern Ausschau halten, was aus fortpflanzungsbiologischer Sicht durchaus sinnvoll wäre. Das Werben der Männer, das ja möglicherweise mit der geruchlichen Wahrnehmung der kritischen Phase zusammenhängt, entspränge dann also keinesfalls einer emotionalen Wandlung, sondern schlicht und ergreifend quälender Eifersucht.

## Außerhalb der fruchtbaren Tage suchen die männlichen Spermien im weiblichen Körper vergeblich nach einer Eizelle

*Man stelle sich einmal vor, man wäre das allerschnellste der etwa 200 Millionen Spermien, die bei einem einzigen Samenerguss in die weibliche Scheide gelangen und sich sofort auf den Weg Richtung Gebärmutter und Eileiter machen, man hätte also gute Chancen, als einziges bei der Befruchtung zum Zuge zu kommen; und dann gelangte man vor allen anderen in den Eileiter und fände dort – weil die Frau gerade keinen Eisprung hatte – keine Eizelle vor. Was für eine Enttäuschung!*
*Zum Glück ist so etwas in Wirklichkeit nicht möglich.*
Denn außerhalb der fruchtbaren Phase einer Frau gelangen die Spermien gar nicht in den Eileiter, ja, nicht einmal in das Innere der Gebärmutter.

Verhindert wird dies durch einen Pfropf aus zähem Schleim, der den Muttermund verschließt und für die männlichen Samenfäden eine undurchdringliche Barriere darstellt. Außerdem verhindert er das Eindringen von Pilzen und Bakterien, die ansonsten auf diesem Weg durch die Eileiter hindurch sogar bis in die offene Bauchhöhle gelangen und dort eine massive Infektion auslösen könnten. Lediglich um die Zeit des Eisprungs, also während der fruchtbaren Tage der Frau, verändert sich der Schleim: Er wird dünnflüssig und für die Spermien durchdringbar. Mit einiger Erfahrung können Frauen daher an seiner Beschaffenheit auf ihre fruchtbaren Tage schließen, ein Verfahren der Empfängnisverhütung, das als »Billings-Methode« bekannt ist.

**Grad und Art der Geschlechtlichkeit eines Menschen reichen bis in den letzten Gipfel seines Geistes hinauf.**

Friedrich Wilhelm Nietzsche

## Gebärmutter

### Eine Frau ohne Kinderwunsch braucht keine Gebärmutter mehr

*Die Gebärmutter ist dasjenige Organ, das sich während der Zeit der weiblichen Geschlechtsreife Monat für Monat auf eine Schwangerschaft vorbereitet, indem es sich mit einer dicken Schleimhaut auskleidet, um so einem eventuell befruchteten Keim ein Bett zum Einnisten und Heranwachsen zu bieten. Ihre Aufgabe liegt demnach ausschließlich in der Fortpflanzung, sodass eine Frau, die sich kein Kind mehr wünscht, getrost darauf verzichten könnte.*

*Das ist eine vielfach geäußerte Auffassung, die jedoch überholt ist.*

In Wirklichkeit bemühen sich immer mehr Frauenärzte, eine möglicherweise erkrankte Gebärmutter auch bei Frauen ohne Kinderwunsch so lange wie möglich zu erhalten. Nur wenn in ihr eine Krebsgeschwulst wuchert, wenn sie immer wieder massiv entzündet oder Ausgangspunkt einer lebensbedrohlicher Blutung ist, muss sie unbedingt entfernt werden.

Sie hat nämlich durchaus Funktionen, die auch für eine Frau ohne Kinderwunsch von großer Bedeutung sind. Immerhin ist sie zusammen mit den Eierstöcken Teil des komplizierten hormonellen Systems des weiblichen Körpers und steht in enger biochemischer Verbindung mit den Nebennieren, den Eierstöcken, dem Hypothalamus und der Hirnanhangdrüse. In ihrem Buch »Frau – eine intime Geographie des weiblichen Körpers« befasst sich die amerikanische Wissenschaftsjournalistin Natalie Angier eingehend mit der Rolle der Gebärmutter als Produzentin von Hormonen, von Botenstoffen also, die mit dem Blutstrom im Körper verteilt werden, weist jedoch einschränkend darauf hin, dass die Wirkungen auf andere Organe noch nicht vollkommen klar sind. Neuere Untersuchungen scheinen ihr Recht zu geben: Bestimmte Faktoren aus der Gebärmutter tragen offenbar dazu bei, die Hormonproduktion der Eierstöcke in Gang zu halten, was sich auf die gesamte, nicht zuletzt sexuelle Gesundheit der Frau positiv auswirkt.

Aber auch in anderer Hinsicht ist die Gebärmutter für die weibliche Sexualität von nicht zu unterschätzender Bedeutung: Aus Drüsen an ihrem Halsabschnitt – medizinisch »Zervix« genannt – stammt ein Teil der Sekrete, die die Scheide bei sexueller Erregung anfeuchten. Bei manchen Frauen weisen Muttermund und Gebärmutterhals darüber hinaus berührungsempfindliche Zonen auf, die beim Geschlechtsverkehr lustvolle Empfindungen vermitteln. Es gibt allerdings auch seriöse Studien, die belegen, dass die sexuelle Erlebnisfähigkeit der Frau nach der Entfernung der Gebärmutter unverändert bleibt, dass dadurch also weder das geschlechtliche Verlangen noch die Empfindungen beim Orgasmus beeinträchtigt werden, sodass man für ein eventuell nachlassendes sexuelles Erleben eher psychologische Gründe und den – vielleicht gänzlich unbewussten – Schmerz über den Verlust eines zutiefst weiblichen Organs verantwortlich machen muss. Auf der anderen Seite ist mit der Entfernung der Gebärmutter ein wesentlicher Störungsfaktor ungehemmter Sexualität beseitigt, nämlich die Angst vor einer ungewollten Schwangerschaft.

Wie dem auch sei, Tatsache ist, dass die Ärzte entgegen früherer Auffassung immer mehr davon abgehen, die Gebärmutter bei einer Frau über 40 für ein nutzloses Organ zu halten, das man bei der geringsten krankhaften Veränderung sofort operativ entfernt. Gerade weil die Auswirkungen eines solchen Schrittes noch keinesfalls abschließend geklärt sind, bemühen sich die Mediziner in Abstimmung mit der betroffenen Frau und unter Berücksichtigung aller Umstände in jedem Fall um eine individuelle und verantwortungsvolle Entscheidung.

## Die Gebärmutter einer Frau wird bei sexueller Erregung größer

*Wer den Sexualreport »Liebe und Sexualität« der beiden renommierten Wissenschaftler Masters und Johnson aus den Sechzigerjahren studiert, kann dort lesen, dass sich die weibliche Gebärmutter während der sexuellen Erregung mehr und mehr vergrößert, bis sie schließlich das Doppelte ihres üblichen Ausmaßes angenommen hat.*

*Doch das ist nach neueren Forschungen schlicht Unsinn.*

Untersuchungen des holländischen Forschers Professor Willibrord Schultz, der mithilfe eines geräumigen Kernspintomografen Aufnahmen der Unterleibsregion kopulierender Paare anfertigte, zeigen eindeutig, dass sich die Gebärmutter dabei überhaupt nicht verändert. Allenfalls zieht sie sich beim Orgasmus mehrfach zusammen, ihre Größe bleibt dabei jedoch gänzlich unverändert.

## Geschlecht

### Es gibt nur zwei Geschlechter

*Abhängig von seiner Chromosomen-Ausstattung wird jeder Mensch entweder mit männlichen oder weiblichen Geschlechtsmerkmalen geboren, entwickelt sich also zum Jungen oder zum Mädchen und später zum Mann oder zur Frau. Von den sehr seltenen Zwittern (→ Zwitter) einmal abgesehen, gibt es zu diesem Geschlechts-Entweder-Oder keine Alternative. Ein Sächlich existiert nur in der deutschen Sprache, nicht jedoch bei den Menschen.*

*Doch es gab eine Zeit – und die ist noch gar nicht allzu lange her –, da postulierten Wissenschaftler die Existenz eines »dritten Geschlechts«.*

Es war der Berliner Arzt Magnus Hirschfeld, der Anfang des 20. Jahrhunderts den Terminus des »dritten Geschlechts« kreierte. In seiner »Theorie der sexuellen Zwischenstufen« fasst er unter diesem Begriff Homosexuelle, Prostituierte, Transvestiten und Zwitter zusammen und billigt dem dritten Geschlecht eine Schicksalhaftigkeit zu, für die der oder die Einzelperson nicht verantwortlich sei. Hirschfeld führt das gleichgeschlechtliche Empfinden auf eine körperliche Zwischengeschlechtlichkeit zurück, die nach seiner Ansicht auf einer unvollständigen Drüsenentwicklung in der Pubertät beruht. Vor diesem Hintergrund ruft er das »Wissenschaftlich-Humanitäre Komitee« ins Leben und wendet sich vehement gegen die Paragraphen des Strafgesetzbuches, die – männliche – Homosexualität mit Gefängnis bedrohen. Vielmehr vertritt er die These von der kulturellen und wirtschaftlichen Nützlichkeit homosexueller Menschen für die Gesellschaft und lehnt als Arzt jegliche Behandlungsversuche ab, da er sie ohnehin für sinnlos hält. Er führt empirische Studien durch und zitiert in seinen Schriften regelmäßig homosexuelle Männer und Frauen, die von einer tiefen Erfüllung ihrer Liebe berichten.

Insofern ist Hirschfeld vielleicht der erste Sexualforscher, der sich als Aufklärer versteht und für den das Problem der Homosexualität vor allem auf der fehlenden Akzeptanz der anders empfindenden Mehrheit beruht.

## Manche Frauen bekommen nur Mädchen, andere nur Jungen

*In Thailand lebt ein kleines Bergvolk – die Akhba –, bei denen eine Frau nur eine einzige, wichtige Aufgabe hat: möglichst viele Jungen zu gebären. Bleibt sie kinderlos oder bringt »nur« Mädchen zur Welt, so wird die Ehe meist geschieden, und der Mann sucht sich eine andere Partnerin, die ihm die ersehnten Söhne schenken soll. Das tut er, weil er der Frau die Schuld am Ausbleiben des männlichen Nachwuchses gibt. Nun könnte man ja denken, bei den Akhba handele es sich eben um ein ungebildetes Volk, das es nicht besser weiß, doch Umfragen haben ergeben, dass auch bei uns in Deutschland gar nicht so wenige Menschen glauben, es gebe Frauen, die ausschließlich Jungen beziehungsweise Mädchen gebären können.*
*Doch das ist natürlich Blödsinn.*

Denn wenn überhaupt einer der beiden Ehepartner für das Geschlecht des künftigen Kindes »verantwortlich« ist, dann einzig und allein der Mann. In der Hälfte seiner Samenzellen befindet sich ein X- und in der anderen Hälfte ein Y-Chromosom, und je nachdem, zu welcher Gruppe das Spermium gehört, das die weibliche – immer ein X-Chromosom enthaltende – Eizelle befruchtet, wird das Baby ein Junge oder ein Mädchen: Die Kombination XX bedeutet »weiblich«, die Verbindung XY »männlich«. Doch in Wirklichkeit hat auch der Vater keinerlei Einfluss auf das Geschlecht seiner Nachkommen: Welches seiner Spermien letztendlich mit der Eizelle verschmilzt, ist nichts als purer Zufall. Wie es auch beim Roulette passiert, dass die Kugel zehnmal hintereinander auf Rot fällt, so ist es eben auch möglich, dass ein Ehepaar einen Jungen nach dem anderen beziehungsweise ausschließlich Mädchen bekommt.

## Das Geschlecht des künftigen Kindes kann man schon bei der Zeugung beeinflussen

*Schon seit alters her ist es der Wunsch vieler Menschen, bereits bei der Zeugung beziehungsweise Empfängnis eines Kindes vorherzubestimmen, ob es ein Junge oder ein Mädchen wird. Und bereits in der Antike propagierte man diverse Verfahren, mit denen dieser Wunsch angeblich in Erfüllung gehen sollte.*

*Doch ist das wirklich möglich? Kann man beim Geschlechtsverkehr bewusst Jungen oder Mädchen erzeugen?*

Nein, das funktioniert – Gott sei Dank – nicht, zumindest nicht bei der »normalen« Art der Zeugung durch Geschlechtsverkehr. Weder hat eine Diät mit massivem Eiweißkonsum – die angeblich zu mehr Jungen als Mädchen führt – einen statistisch belegbaren Effekt, noch nützen alkalische oder saure Scheidenspülungen, mit denen man einst hoffte, männlich beziehungsweise weiblich bestimmende Samenfäden bevorzugen oder benachteiligen zu können.

Bereits in den antiken Schriften des Griechen Empedokles finden sich Theorien über den Einfluss des Zeitpunkts des Geschlechtsverkehrs beziehungsweise der periodischen Enthaltsamkeit auf die Chance, einen Jungen oder ein Mädchen zu zeugen. Diese haben sich aber als ebenso irrig erwiesen wie die Behauptung, Geschlechtsverkehr möglichst kurz nach der Menstruation der Frau steigere die Wahrscheinlichkeit auf männlichen Nachwuchs. Eine neuere Theorie aus dem Jahr 1970 besagt, dass die Chance auf einen Jungen bei einem Koitus kurz vor dem Eisprung erhöht ist, da männlich bestimmende Spermien – die statt eines X- ein Y-Chromosom in sich tragen – schneller seien und daher die Eizelle eher erreichten. Aber auch diese Behauptung erwies sich als wenig stichhaltig.

Schließlich führt auch die Einnahme der Mineralien Natrium und Kalium für einen Jungen beziehungsweise Magnesium und Kalzium für ein Mädchen nicht zu statistisch relevanten Ergebnissen; und selbst die Stellung beim Geschlechtsverkehr oder die Eindringtiefe des Penis ändern nichts an der Tatsache, dass die Chance auf ein Mädchen exakt gleich groß ist wie die auf einen Jungen.

Vor kurzem haben Forscher der Universität Münster eine Aufsehen erregende Entdeckung gemacht: Als die Wissenschaftler die Geburtsdaten von Jungen und Mädchen zwischen 1946 und 1995 mit den jeweiligen Temperaturwerten in Deutschland verglichen, stellten sie fest, dass immer dann mehr Jungen geboren worden waren, wenn es zum Zeitpunkt der Zeugung besonders warm war. Das galt nicht nur für die Sommermonate, sondern auch für besonders milde Winterperioden. In der britischen Zeitschrift »New Scientist« veröffentlichten die Forscher als Erklärung für dieses Phänomen die Vermutung, dass höhere Temperaturen möglicherweise Spermien mit X-Chromosomen mehr schädigen als solche mit Y-Chromosomen. Aber es seien auch andere Erklärungen denkbar: Vielleicht steige ja mit der Temperatur die Häufigkeit des Geschlechtsverkehrs. Dies würde aber wiederum bedeuten, dass die sexuelle Aktivität einen Einfluss auf das Geschlecht des künftigen Kindes hat, und eben das ist nach wie vor unbewiesen.

Ob es ein Junge oder Mädchen wird, lässt sich allenfalls durch diverse Methoden der Trennung »weiblicher« beziehungsweise »männlicher« Spermien außerhalb des Körpers im Reagenzglas, also im Zusammenhang mit der künstlichen Befruchtung, vorherbestimmen. So haben US-amerikanische Forscher kürzlich auf einer Konferenz der »Europäischen Gesellschaft für menschliche Reproduktion und Embryologie« ein Gerät vorgestellt, mit dem sich die Spermien anhand ihres Gewichtes beziehungsweise ihrer Größe auseinander sortieren lassen. Da das X-Chromosom etwa drei Prozent weniger Nukleinsäuren enthält als das Y-Chromosom, ist es geringfügig leichter und kleiner. Mit dieser Methode wollen die Wissenschaftler aber nicht in die natürliche Geschlechterverteilung eingreifen, sondern Paaren dabei helfen, mit dem X-Chromosom verbundene Erbkrankheiten – wie die Bluterkrankheit oder die Rot-Grün-Blindheit – nicht an eventuelle Söhne weiterzugeben.

## Kinder lernen ihr geschlechtsspezifisches Verhalten von den Eltern

*Ist das typische, oft etwas ruppige Verhalten von Jungen beziehungsweise das eher sanfte, ruhigere Benehmen von Mädchen diesen angeboren, oder lernen sie die geschlechtsspezifische Rolle von den Eltern?*

*Weder noch, meinen amerikanische Forscher.*

Wissenschaftler der Arizona State University untersuchten das Spielverhalten kleiner Kinder in einer Tagesstätte über einen Zeitraum von sechs Monaten. Dabei stellten sie fest, dass es unter den hinzukommenden Kindern, was ihr Benehmen anbetraf, anfangs kaum wesentliche Unterschiede gab. Doch je mehr sich die Jungen mit gleichaltrigen Jungen und die Mädchen mit Mädchen anfreundeten, desto mehr stellten sie eine charakteristische, geschlechtsspezifische Rolle zur Schau: Die Jungen wurden lauter, lebhafter und teilweise aggressiver, während die meisten Mädchen sich eher zurückhaltend, ruhig und gesittet verhielten. Daneben stellten die Forscher fest, dass sich Jungen bei ihren oft hitzigen Spielen gern entfernt von den Erwachsenen hielten, wohingegen die Mädchen deren Nähe eher suchten.

Als Ergebnis ihrer in der Zeitschrift »Developmental Psychology« veröffentlichten Studie kamen die Wissenschaftler zu dem Schluss, dass es weit weniger die Eltern als vielmehr gleichaltrige Spielgefährten sind, die die Geschlechterrolle vermitteln und Informationen darüber liefern, wie ein korrektes Jungen- beziehungsweise Mädchenverhalten auszusehen hat. Allerdings erkannten sie auch, dass es immer einige wenige Jungen und Mädchen gab, die sich in ihrer gleichgeschlechtlichen Gruppe weniger wohl fühlten. Vermutlich – so die Autoren der Forschungsarbeit – ordneten sich diese Kinder später gesellschaftlich anders ein als die »angepassten«.

## Geschlechtshormone

### Männer besitzen männliche, Frauen weibliche Geschlechtshormone

*Geschlechtshormone sind körpereigene Botenstoffe, die Entwicklung und Funktion der weiblichen beziehungsweise männlichen Sexualorgane steuern und die Ausprägung der sekundären Geschlechtsmerkmale – unter anderem Bartwuchs und Körperbehaarung beim Mann, Brustwachstum und hohe Stimme bei der Frau – regulieren. Demzufolge teilt man sie in männliche – so genannte Androgene – und weibliche – Östrogene und Gestagene – ein.*

*Doch diese Einteilung ist nicht ganz korrekt.*

Denn der Körper einer Frau produziert durchaus auch männliche und der eines Mannes auch weibliche Geschlechtshormone, und zwar vorzugsweise in den Keimdrüsen, also in Hoden und Eierstöcken, dazu aber in geringem Umfang auch in den Nebennieren. Allerdings werden die »gegengeschlechtlichen« Hormone nur in sehr kleinen Mengen gebildet, das heißt, beim Mann überwiegen bei weitem die Androgene, bei der Frau Östrogene und Gestagene. Verschiebt sich das Mengenverhältnis zu Gunsten der »entgegengesetzten« Hormone, so führt dies bei einer Frau unter anderem zu vermehrtem Haarwuchs und bei einem Mann zum Wachstum des Brustdrüsengewebes (→ Brust).

## Männliche Geschlechtshormone machen aggressiv

*Das, was einen Mann von einer Frau unterscheidet, hat er seinen Geschlechtshormonen zu verdanken: Entwicklung und Funktion seiner Genitalien ebenso wie Körperbehaarung, Bartwuchs und tiefe Stimme. Da liegt es doch auf der Hand, auch das manchmal so »typisch männliche« Imponiergehabe (→ Balz) den Geschlechtshormonen anzulasten.*
*Doch das ist offenbar ein Trugschluss.*
Japanische Forscher haben nämlich bei Versuchen an Mäusen herausgefunden, dass es nicht die männlichen, sondern vielmehr die weiblichen Geschlechtshormone sind, die Mäusemänner gegenüber konkurrierenden Geschlechtsgenossen aggressiv machen. Das typische Dominanzverhalten zeigen sie nur dann, wenn ihr Östrogenspiegel ausreichend hoch ist. Dieses Östrogen entsteht größtenteils durch Umwandlung männlicher Hormone, wobei ein Enzym namens »Aromatase« eine wichtige Rolle spielt. Fehlte Mäusemännern diese Aromatase, sodass sie kein Östrogen bilden konnten, so verhielten sie sich rivalisierenden Artgenossen gegenüber ausgesprochen gleichgültig. Ersetzten die Forscher die fehlenden weiblichen Geschlechtshormone jedoch direkt nach der Geburt, so reagierten die Mäusemänner einem Nebenbuhler gegenüber gewohnt aggressiv. Inwieweit dieses Phänomen allerdings auf den Menschen übertragbar ist, muss anhand weiterer Studien erst noch ermittelt werden.

## Sexuell aktive Frauen besitzen besonders viele weibliche Geschlechtshormone

*Geschlechtshormone – das sagt ja schon der Name – sind für die Ausprägung all der körperlichen Merkmale und Funktionen zuständig, die mit der Sexualität zu tun haben. Ohne sie wäre eine Frau keine Frau und ein Mann kein Mann. Deshalb verabreichen Ärzte Männern, bei denen das geschlechtliche Verlangen und die Sexualfunktionen mit dem Alter spürbar nachlassen, häufig das wichtigste männliche Geschlechtshormon Testosteron. Dies müsste doch eigentlich umgekehrt auch bei Frauen funktionieren, die – beispielsweise nach einer Totaloperation – über nachlassende Libido und andere Störungen ihres Liebeslebens klagen. Östrogene müssten doch auch bei ihnen den Spaß am Sex wieder beleben.*
*Doch wer so denkt, liegt nur zum Teil richtig.*

Zweifellos spielen die Östrogene für die weibliche Sexualität eine ganz entscheidende Rolle. Das ist auch einer der Gründe, warum man Frauen, deren wichtigste Östrogenproduzenten, die Eierstöcke, operativ entfernt wurden, diese Hormone anschließend auf medikamentösem Weg zuführt. Für das geschlechtliche Verlangen einer Frau spielen aber nach neueren Untersuchungen gar nicht so sehr die typisch weiblichen Hormone, sondern derselbe Wirkstoff wie bei den Männern, eben auch das Testosteron, die entscheidende Rolle.

Dies ist das Ergebnis einer amerikanischen Studie, an der 75 Frauen zwischen 31 und 56 Jahren teilnahmen, denen man aus unterschiedlichen Gründen Eierstöcke und Gebärmutter entfernt hatte. Alle diese Frauen litten nach der Operation unter erheblichen Störungen des Sexuallebens, unter mangelndem Verlangen, fehlender Erregbarkeit und ausbleibenden Orgasmen. Die Wissenschaftler teilten die Frauen willkürlich in drei Gruppen ein, von denen die ersten beiden Testosteron in unterschiedlicher Dosierung, die dritte dagegen ein unwirksames Scheinmedikament erhielten. Alle Frauen nahmen zusätzlich ein Östrogenpräparat ein.

Nach zwölf Wochen zeigte sich, dass mit dem Anstieg der Testosteron-Konzentration im Blut auch die sexuelle Aktivität der Frauen deutlich zunahm. Sie hatten wieder öfter Geschlechtsverkehr, befriedigten sich häufiger selbst und konnten sich über intensivere Orgasmen sowie über ausgeprägte sexuelle Fantasien freuen. Kurz – sie fühlten sich wieder richtig wohl.

Bemerkenswert ist in diesem Zusammenhang, dass Testosteron Frauen offenbar nicht nur zu mehr sexueller Power und Zufriedenheit verhilft, sondern sie auch dominanter und aggressiver macht. Zu diesem Ergebnis kommt jedenfalls eine Studie aus Neuseeland, bei der die Angaben zahlreicher Frauen zur persönlichen Durchsetzungsfähigkeit mit ihrem Testosteronspiegel verglichen wurde. Und siehe da: Es bestand eine signifikante Verbindung zwischen dem Testosterongehalt des Blutes und dem Dominanzverhalten. Oder wie einer der Forscher es ausdrückte: »Testosteron lässt bei Frauen demnach neben mehr sexueller Energie nicht nur Haare auf der Brust, sondern auch auf den Zähnen sprießen.«

## Alternde Männer brauchen Geschlechtshormone

*Wenn bei einem ehedem stattlichen Mann die Kraft nachlässt, der Bauch dicker und die sexuelle Lust geringer wird, hat das meist einen Grund: Er wird alt. Bei fast einem Drittel der Männer ist dieses Altwerden mit einem Nachlassen der Produktion von Geschlechtshormonen, vor allem von Testosteron, verbunden. Dies hat nicht nur körperliche, sondern auch erhebliche seelische Auswirkungen, die der Mediziner als »Partielles Androgendefizit des alternden Mannes« oder kurz als »PADAM« bezeichnet. Da wäre es doch das Einfachste, das fehlende Testosteron kurzerhand medikamentös zuzuführen.*

*Doch das hat seine Tücken und ist oft auch gar nicht nötig.*

Fest steht, dass das Testosterondefizit unter anderem zum Nachlassen des geschlechtlichen Verlangens und damit zum Rückgang der sexuellen Aktivitäten führt. Oft steht es bei den Betroffenen dann auch mit der Erektionsfähigkeit nicht mehr zum Besten. Hinzu kommt der Abbau von Muskel- und die Zunahme von Fettmasse, was zu einem unschönen »Rettungsring« führt, der die sexuelle Attraktivität nicht gerade steigert. Und zu allem Überfluss kann auch noch die Haut trockener und faltiger werden.

Trotz all dieser Auswirkungen des Testosteronmangels sind die Mediziner mit dem Ersatz des fehlenden Hormons sehr zurückhaltend. »Eine Testosterontherapie ist nur angezeigt, wenn der Mann die typischen Symptome aufweist und sein Serumspiegel unter 3 mg pro Milliliter freies Testosteron liegt«, meint der Urologe Professor Gerd Ludwig von den Städtischen Kliniken Frankfurt. »Außerdem muss ausgeschlossen werden, dass sich bei dem Betreffenden ein Prostatakrebs bildet, weil dessen Wachstum durch das Testosteron weiter angeregt wird.« Zudem hat die Zufuhr männlicher Geschlechtshormone mittels wiederholter Spritzen den Nachteil, dass im Blut unmittelbar danach ein Überschuss und bald darauf schon wieder ein Mangel herrscht.

Der Wiener Spezialist für Männerkrankheiten Professor Markus Metka weist überdies darauf hin, dass der Testosteronmangel in vielen Fällen nur die Folge einer anderen Störung, nämlich des Überschusses an einem Enzym namens »Aromatase« ist. Diese Aromatase wandelt Testosteron nämlich in das weibliche Geschlechtshormon Östrogen um, und zwar hauptsächlich innerhalb des Fettgewebes. Und hier setzt nun die Behandlung an: Anstatt dem Patienten Testosteron zu verabreichen, verordnet Professor Metka ihm eine Schlankheitskur. Wenn der Betroffene nämlich weniger isst und jeden Tag eine Stunde lang flott geht, nimmt er zwangsläufig ab. Die Folge ist, dass der Aromatase weniger Fett zur Verfügung steht, sodass sie kaum noch in der Lage ist, Testosteron in Östrogen umzuwandeln. »Wenn ein Mann dies nur drei Monate lang konsequent durchhält«, sagt Professor Metka, »ist sein Testosteronspiegel in der Regel schon messbar gestiegen.«

Fazit: Weniger essen und mehr bewegen hält einen Mann nicht nur fit und schlank, sondern macht ihn auch erheblich leistungsfähiger – nicht zuletzt im Bett.

## Geschlechtskrankheiten

siehe auch: **Syphilis, Tripper**

### Es gibt vier Geschlechtskrankheiten

*Das lernt jeder Medizinstudent: An »klassischen« Geschlechtskrankheiten gibt es die Syphilis (Lues), den Tripper (Gonorrhö), den weichen Schanker (Ulcus molle) und die venerische Lymphknotenentzündung (Lymphogranuloma inguinale), die man folgerichtig auch als »vierte Geschlechtskrankheit« bezeichnet. Und tatsächlich sind nach dem »Gesetz zur Bekämpfung der Geschlechtskrankheiten« nur diese vier Leiden meldepflichtig.*

*Dabei hat sich die Auffassung bezüglich der Geschlechtskrankheiten schon seit langem grundlegend geändert.*

Heute spricht man nämlich nicht mehr von Geschlechtskrankheiten, sondern von »sexuell übertragbaren Krankheiten« (engl. »Sexually Transmitted Diseases« = STD) und meint damit alle körperlichen Leiden, die vorwiegend beim Geschlechtsverkehr übertragen werden und in erster Linie die Sexualorgane befallen. Erreger sind meist Bakterien oder Viren, aber auch Pilze und tierische Parasiten, die die Erkrankung auslösen, nachdem sie in den menschlichen Körper gelangt sind.

In diesem Sinne zählen zu den sexuell übertragbaren Krankheiten neben den bereits erwähnten vier noch die Immunschwächekrankheit AIDS, die Trichomoniasis – eine durch Einzeller verursachte Infektionskrankheit der Harn- und Geschlechtsorgane –, die Candida-Mykosen – eine spezielle Gruppe von Pilzerkrankungen –, bestimmte Formen der Hepatitis (infektiöse Leberentzündung), der Herpes (virusbedingte Bläschenkrankheit) der Geschlechtsorgane, Sonderformen der Scheidenentzündung, der Befall mit Filzläusen sowie die Feigwarzen, knotige Hautwucherungen an den Geschlechtsteilen und am After. Wachsende Bedeutung haben zudem die durch bestimmte Bakterien, so genannte Chlamydien, hervorgerufenen Entzündungen der Geschlechtsorgane.

Von diesen Infektionskrankheiten müssen zwar nur die klassischen vier nach dem »Geschlechtskrankheiten-Bekämpfungsgesetz« angezeigt werden, einige andere unterliegen jedoch dem »Bundes-Seuchengesetz« und sind insofern ebenfalls meldepflichtig.

## Eine Geschlechtskrankheit kann man sich auch auf der Toilette oder im Schwimmbad holen

*Sexuell übertragbare Krankheiten werden von Erregern hervorgerufen, die in Körperflüssigkeiten wie Blut, Sperma und Scheidensekret leben und vor allem beim Geschlechtsverkehr von einem Menschen auf den anderen übertragen werden. So viel ist allgemein bekannt. Daneben hört man häufig, die Ansteckung könne auch dort erfolgen, wo man sich sonst auszieht, das heißt die Geschlechtsorgane entblößt, also beispielsweise im Schwimmbad oder auf der Toilette.*

*Sind derartige Befürchtungen tatsächlich begründet?*

Rein theoretisch ist das nur denkbar, wenn man sich zum Beispiel mit einem Handtuch abtrocknet oder Toilettenpapier verwendet, das schon ein anderer benutzt hat und an dem Krankheitserreger haften. Aber wer tut das schon? Außerdem sind die verursachenden Bakterien, Viren und Pilze außerhalb des Körpers nur sehr kurze Zeit überlebensfähig, sterben rasch ab und sind dann natürlich nicht mehr gefährlich. Nein, im Schwimmbad oder auf der Toilette braucht man sich um eine Ansteckung mit einer Geschlechtskrankheit ebenso wenig zu sorgen wie beim Küssen, und sei es noch so intensiv.

## Geschlechtsmerkmale

### Es gibt nur primäre und sekundäre Geschlechtsmerkmale

*Unter dem Begriff »Geschlechtsmerkmale« fasst man all das zusammen, was den Mann von der Frau unterscheidet und umgekehrt. Dabei versteht man unter den primären Geschlechtsmerkmalen die eigentlichen Fortpflanzungsorgane, während zu den sekundären bei der Frau beispielsweise die Brust und die ausladenden Hüften, beim Mann der Bartwuchs und die tiefere Stimme zählen.*

*Daneben gibt es aber auch noch tertiäre Geschlechtsmerkmale.*

Der Begriff stammt von dem deutschen Verhaltensforscher Bernhard Rensch und bezeichnet Merkmale und Eigenschaften, die die individuelle Attraktivität einer Person für das andere Geschlecht erhöhen. Bei der Frau sind das zum Beispiel Gesundheit, Jugend und Schönheit sowie körperbetonte Kleidung und Make-up, beim Mann kräftige Statur, gehobene Rangstellung bei eher mittlerem Alter, aber auch hohes Einkommen und Besitz. Die Verbindung zweier Menschen mit ausgeprägten tertiären Geschlechtsmerkmalen hat durchaus einen biologischen Vorteil: Sie steigert die Chance, Kinder in gesicherten Verhältnissen großziehen, sie gut ernähren und ausbilden zu können. Deshalb spielen typisch männliche und weibliche Attribute in allen Kulturen – auch bei den Naturvölkern – bis heute eine wesentliche Rolle, und das auch dann, wenn kein Kinderwunsch besteht.

## Geschlechtsorgane

### Die eigenen Geschlechtsorgane kann man sehen

*Fragt man einen Mann, ob er seine Geschlechtsorgane schon einmal gesehen hat, so wird er verwundert den Kopf schütteln und am Sinn der Frage oder möglicherweise sogar am Verstand des Fragestellers zweifeln. Sofern er sich überhaupt zu einer Antwort herablässt, wird er sagen, dass er seine Geschlechtsorgane jeden Tag ein paarmal sieht. Und auch Frauen, obwohl sie es in dieser Hinsicht etwas schwerer haben, werden erklären, sie hätten ihre Genitalien schon zigmal in Augenschein genommen.*

*Doch sowohl bei Männern als auch bei Frauen trifft das nur bedingt zu.*

Denn das, woran man beim Begriff »Geschlechtsorgane« sofort denkt, sind nur die äußeren Genitalien. Diese allein könnten aber ihren eigentlichen biologischen Sinn, nämlich die Fortpflanzung, niemals erfüllen, sondern sind dazu unbedingt auf die Mithilfe der inneren Geschlechtsorgane angewiesen. Dies sind beim Mann Hoden und Nebenhoden – die man ja auch nicht direkt sehen kann – sowie die Samenleiter, die Prostata, die Bläschen- und die Cowper-Drüsen. Bei der Frau ist es sogar noch etwas komplizierter. Denn selbst von ihrer Scheide, jenem muskulösen Schlauch, der sich vom Gebiet zwischen den Schamlippen nach innen hin zur Gebärmutter zieht, kann sie ohne spezielle Instrumente allenfalls den äußeren Abschnitt in Augenschein nehmen, während ihr der innere Bereich verborgen bleibt. Und das gilt noch weit mehr für die im Becken liegenden inneren Geschlechtsorgane wie Gebärmutter, Eileiter und Eierstöcke.

Wer unter dem Begriff »Geschlechtsorgane« nur die tatsächlich von außen sichtbaren versteht, demonstriert damit ein ebenso oberflächliches anatomisches Wissen wie derjenige, dem bei der Bezeichnung »Atmungsorgane« nur Mund und Nase einfallen.

## Die Haut ist kein Geschlechtsorgan

*Zumindest was die äußeren Geschlechtsorgane angeht, wissen die meisten Menschen recht gut Bescheid, bei den inneren tun sie sich im Allgemeinen weitaus schwerer. Aber in einem sind sich alle einig: Die Haut ist kein Geschlechtsorgan.*

*Das aber ist ein Irrtum.*

Mit einem Gewicht von etwa fünf Kilo und einer Fläche von gut zwei Quadratmetern ist die Haut das größte Organ des menschlichen Körpers überhaupt, das neben einer Schutz- und Ausscheidungsfunktion auch eine bedeutende Rolle im Wärmehaushalt spielt. Seit kurzem weiß man aber auch, dass die Haut einige Hormone produziert, darunter auch Geschlechtshormone. Glaubte man bislang, sie sei für derartige Botenstoffe nur Zielorgan, so hat eine Untersuchung von Professor Christos Zouboulis von der Hautklinik der Universität Berlin ergeben, dass in der Haut sowohl das männliche Hormon Testosteron als auch sein weibliches Pendant, das Östrogen, hergestellt wird, bei Frauen nach Abschluss der Geschlechtsreife sogar fast zu 100 Prozent. Wie alle anderen Hormone werden das Testosteron beziehungsweise das Östrogen direkt ins Blut abgegeben und auf diesem Weg überall im Körper verteilt. Da sie auf die

Entwicklung und Leistungsfähigkeit der Sexualorgane einen maßgeblichen Einfluss haben, kann man die Haut als ihre Produzentin im weiteren Sinne durchaus zu den Geschlechtsorganen zählen.

## Geschlechtstrieb

### Geschlechtstrieb und sexuelle Begierde sind ein und dasselbe

*Ebenso wie jedes Tier ist auch der Mensch ein sexuelles Wesen. So wie er über einen angeborenen Trieb zur Nahrungsaufnahme verfügt, so auch über einen, der – im biologischen Sinn – der Fortpflanzung dient.*

*Doch diesen allen Menschen angeborenen Trieb darf man keinesfalls mit sexueller Begierde gleichsetzen.*

Denn zur Begierde wird ein Trieb erst dann, wenn er mit der Vorstellung eines konkreten Objektes verknüpft ist, wenn er also mit Gefühlen beladen wird. Um beim Beispiel des Nahrungstriebes zu bleiben: Dieser ist fundamental lebenswichtig und daher schon beim neugeborenen Baby vorhanden. Doch erst, wenn er auf ein eindeutiges Ziel gerichtet ist, etwa das Darbieten der Mutterbrust, wenn ihm also eine ganz bestimmte, angenehme Erfahrung zu Grunde liegt, wird er zur Begierde. Der Unterschied zwischen Geschlechtstrieb und sexueller Begierde liegt somit darin, dass letztere sich auf ein ganz bestimmtes Ziel richtet, auf das intensive Verlangen, mit einem konkreten Partner auf möglichst lustvolle Weise Sex zu haben – und das durchaus auch ohne den Wunsch, sich fortzupflanzen. Etliche neuere Studien deuten darauf hin, dass die menschliche Sexualität weit mehr von konkreten äußeren Reizen als von einer angeborenen »Triebstärke« bestimmt zu sein scheint und daher eher als soziales denn als biologisches Phänomen zu begreifen ist.

## Getrennte Schlafzimmer

### Getrennte Schlafzimmer sind Gift für partnerschaftlichen Sex

*Tausende von Frauen, aber durchaus auch Männer kennen die nächtliche Folter: In partnerschaftlicher Eintracht liegen sie nebeneinander im Doppelbett und sehnen sich danach, endlich in erholsamen Schlaf zu verfal-*

*len. Doch daran hindert sie das grauenvolle Schnarchen des Bettnachbarn. Ermahnende Worte, ja, selbst grobes Anrempeln helfen nur kurzzeitig, dann beginnt der Lärm aufs Neue. An Einschlummern ist dabei überhaupt nicht zu denken. Stattdessen wird der Wunsch nach getrennten Schlafzimmern immer stärker. Doch die meisten Betroffenen trauen sich nicht, mit ihrem Mann beziehungsweise ihrer Frau darüber zu sprechen – zu sehr sind sie in gesellschaftlichen Konventionen gefangen. Immerhin könnte der Partner ja denken, der Wunsch nach getrennten Lagerstätten weise darauf hin, dass die Beziehung abgekühlt oder er möglicherweise ein schlechter Liebhaber sei.*

*Doch solche Befürchtungen sind – ein wenig taktisches Geschick vorausgesetzt – vollkommen unbegründet.*

Denn ausreichend tiefer Schlaf ist lebensnotwendig, und es zeugt von wenig Liebe und Verständnis, diesen dem Partner zu verwehren. Schließlich wirkt sich dauernder Schlafmangel nicht nur auf das körperliche und seelische Wohlbefinden, sondern auch auf die Partnerschaft negativ aus. Tatsächlich haben Umfragen ergeben, dass Paare, die sich zu getrennten Schlafräumen entschlossen hatten, häufig sogar über ein plötzliches Aufleben ihrer sexuellen Beziehungen berichteten. Sie gaben an, sich gegenseitig in ihren Zimmern zu besuchen, und berichteten, der sexuelle Verkehr mit dem Partner habe keinesfalls nachgelassen, sondern sei im Gegenteil wieder erheblich spannender und aufregender geworden.

Ein Versuch lohnt sich allemal. Nur darf sich dann die Frau oder der Mann nicht beschweren, dass sie oder er aufgrund der neu entflammten Leidenschaft wieder zu wenig Schlaf bekommt.

## Gleitmittel

### Gleitmittel können beim Sex nicht schaden

*Nicht wenige Frauen kennen das Problem: Ihre Scheide wird bei geschlechtlicher Erregung nicht ausreichend feucht, sodass ihnen das Eindringen des männlichen Gliedes beim Koitus Schmerzen bereitet. Hier – und natürlich auch beim Analverkehr – helfen Cremes, Gele, Vaseline oder Öle, die für die nötige Gleitfähigkeit sorgen.*

*Doch Vorsicht, Gleitmittel können auch schaden!*

Und zwar immer dann, wenn man zur Empfängnisverhütung ein Kondom benutzt. Deren Gummihaut kann nämlich durch bestimmte ölhaltige Cremes und Gele angegriffen werden, sodass innerhalb kurzer Zeit winzige Löcher entstehen, durch die dann Spermien, aber auch Krankheitserreger in den weiblichen Körper gelangen können. Von dieser Gefahr abgesehen ist jedoch die Mehrzahl der handelsüblichen Gleitmittel für beide Sexualpartner vollkommen ungefährlich.

## G-Punkt

**Die Reizung des »G-Punktes« bringt jede Frau zum Orgasmus**

*In der anhaltenden Diskussion um ein weibliches Lustzentrum neben der Klitoris beschrieb der deutsche Gynäkologe Ernst Gräfenberg 1950 einen etwa zwei mal zwei Zentimeter großen Bereich in der vorderen Scheidenwand, dessen Reizung besonders intensive Orgasmen auslösen sollte. In der Folge bescheinigten auch andere Wissenschaftler der nach ihrem Entdecker »G-Punkt« benannten Zone entlang der eng benachbarten Harnröhre eine außerordentliche Sensibilität, die sich entscheidend von der der übrigen Scheidenwand abhebe. Seither reißt unter den Sexualforschern die Diskussion nicht mehr ab, ob es diesen Bereich tatsächlich gibt und vor allem, ob seine Reizung wirklich bei jeder Frau derart intensive Empfindungen auslöst.*

*Denn das ist zumindest zweifelhaft.*

Tatsache ist, dass unter den namhaften Sexologen kein Zweifel mehr daran besteht, dass viele Frauen über eine derartige erotische Zone verfügen. Sie liegt zwischen den zwei äußeren und dem inneren Drittel der vorderen Scheidewand und unterscheidet sich in ihrem Aufbau erkennbar von der Umgebung. Auch dass die Stimulation dieses Bereichs mit dem Finger oder dem Penis von zahlreichen Frauen als äußerst lustvoll beschrieben wird, ist unbestritten. Die dadurch ausgelösten Orgasmen werden nicht selten von einem intensiven Erguss aus der Scheide begleitet, bei dem es sich vor allem um Absonderungen der so genannten »Skene-Drüsen« handelt, die beiderseits der Harnröhre liegen. (→ Ejakulation)

Tatsache ist aber auch, dass viele andere Frauen auf die Reizung der vorderen Scheidenwand in besagtem Bereich keinesfalls besonders heftig reagieren und allein dadurch auch nicht zum sexuellen Höhepunkt kommen. Vor allem herrscht nach wie vor Uneinigkeit darüber, was der G-Punkt anatomisch eigentlich ist. Einige Forscher sehen darin ein Gegenstück zum Schwellkörper des Penis, andere eher eine der männlichen Prostata vergleichbare Struktur. Beverly Whipple, eine der drei Autorinnen des Bestsellers »The G-Spot«, der den G-Punkt Anfang der Achtzigerjahre populär machte, gibt sich dagegen zurückhaltend und meint, diese Frage sei noch nicht abschließend geklärt.

Doch nach wie vor gibt es durchaus ernst zu nehmende Wissenschaftler, die die Existenz des G-Punktes gänzlich in Zweifel ziehen. So bezeichnete der amerikanische Psychologe Terence M. Hines von der Pace-University in Pleasantville erst kürzlich in der renommierten Zeitschrift »American Journal of Obstetrics and Gynecology« den G-Punkt als »gynäkologischen Mythos«. Was darüber in der Fachliteratur in psychologischer, biochemischer oder anatomischer Hinsicht veröffentlicht worden sei, sei viel zu schwach, um an die Existenz eines solchen Lustzentrums innerhalb der Scheide zu glauben. Nach Hines hätten die meisten Forscher viel zu wenige Frauen untersucht und sich dabei auf die Beschreibung von Einzelfällen beschränkt. Wirklich umfassende anatomische oder biochemische Studien, die zu einem eindeutigen Resultat geführt hätten, gebe es zu diesem Thema bisher nicht.

Im Grunde ist die Frage des G-Punktes ja auch gar nicht von grundlegender Bedeutung. Empfindet eine Frau bei der Berührung eines bestimmten Abschnitts ihrer Scheidenwand ein besonders intensives Lustgefühl, so sollte sie sich darüber freuen und sich dem Genuss hingeben, anstatt sich unnötige Gedanken darüber zu machen, ob dafür nun der G-Punkt verantwortlich ist oder irgend etwas anderes.

## Nur Frauen haben einen »G-Punkt«

*Dass die meisten Sexualforscher die Existenz eines G-Punktes bei zumindest einem Teil der Frauen für bewiesen halten, wurde bereits erwähnt, ebenso wie die Tatsache, dass besagte Frauen die Reizung dieses Bereichs tatsächlich als besonders lustvoll empfinden.*

*Doch dass es einen G-Punkt auch bei Männern gibt, ist eine ziemlich neue Erkenntnis.*

Für ein derartiges Lustzentrum halten nämlich zahlreiche Wissenschaftler die Prostata, ein auch »Vorsteherdrüse« genanntes, kastaniengroßes Organ, das unterhalb der Blase die Harnröhre umgibt und einen großen Teil der Samenflüssigkeit produziert. Tatsächlich berichten viele Männer, die schon einmal eine Stimulation ihrer Prostata erlebt haben, von sensationellen Körpergefühlen, einem Pumpen und Aufwallen, das als wesentlich tiefer empfunden wird als die eher oberflächlichen Sensationen, die vom Penis ausgehen.

Diese Erkenntnis überrascht allerdings nicht so sehr, haben doch Sexualforscher schon vor längerer Zeit herausgefunden, dass durch die Massage der Prostataregion Teile des männlichen Orgasmus nachgeahmt werden. Dabei ist es zur Reizung der Prostata nicht unbedingt erforderlich, einen Finger in den Enddarm einzuführen, wenngleich dadurch der intensivste Effekt erreicht wird. Viele Männer empfinden es schon als höchst erregend, wenn ihre Partnerin die haarlose Stelle direkt hinter dem Hodensack massiert, weil sich von hier die Empfindung direkt auf die Vorsteherdrüse überträgt. In der Sexualliteratur wird sogar von Männern berichtet, die allein durch Reizung der Prostata – ohne dass ihr Penis überhaupt berührt wurde – außerordentlich heftige Orgasmen erlebt haben.

H

**Hinter jedem erfolgreichen Mann steht eine schöne Frau. Und hinter ihr steht seine Ehefrau.**

Groucho Marx

## Haare

siehe auch: **Schamhaare**

### Haarige Männer sind besonders potent

*Warum lassen sich Männer Bärte stehen? Warum tragen sie ihr Hemd bis zum Nabel aufgeknöpft, wenn sie über eine wollig behaarte Brust verfügen? Warum verwenden einige von ihnen gar Brusthaar-Toupets? Einzig und allein, weil ein kräftiger Bartwuchs beziehungsweise eine üppige Brustbehaarung seit jeher als besonders männlich gilt. Und das stimmt ja im Grunde auch, denn den Damen wachsen an den betreffenden Körperstellen nun einmal keine Haare.*

*Doch daraus zu folgern, besonders haarige Männer seien sexuell außergewöhnlich leistungsfähig, ist ein fataler Trugschluss.*

Denn auch wenn der Bartwuchs ein sekundäres männliches Geschlechtsmerkmal darstellt, sagt seine Intensität über die »Männlichkeit« ganz und gar nichts aus. Die Stärke der Behaarung, ihre Dichte, die Wachstumsgeschwindigkeit und Ausdehnung sind nämlich ebenso genetisch festgelegt wie beispielsweise die Farbe der Augen, die Form der Nase oder die Breite des Mundes. Dasselbe gilt für den zeitlichen Beginn des Bartwuchses während der Pubertät und seine weitere Entwicklung. Insofern kann ein Mann mit nur mäßigem Flaum im Gesicht und ohne ein einziges Haar auf der Brust einen gorillaähnlich behaarten Geschlechtsgenossen an sexueller Kraft und Ausdauer durchaus weit in den Schatten stellen.

### Blondinen sind sexuell besonders aktiv

*Über Blondinen kursieren Unmengen von Witzen, in denen sie als nicht übermäßig intelligent dargestellt werden. Warum färben sich dann Brünette und Schwarze das Haar blond? Doch wohl deshalb, weil blonde Frauen seit jeher als besonders attraktiv und sexy gelten. »Siebzehn Jahr, blondes Haar …« sang schon Udo Jürgens, und auch heute noch drehen sich Männer nach einer langhaarigen Blondine die Köpfe um.*

*Zu Recht?*

Wohl kaum. Denn nach einer Untersuchung des Hamburger Sexualforschers Professor Werner Habermehl, die in der Zeitschrift »Men's Health« veröffentlicht wurde, sind rothaarige Damen sexuell am aktivsten. Demnach färben sich Frauen, die sich in ihrer Beziehung vernachlässigt fühlen, ihre Haare besonders gerne rot. Außerdem fand der Wissenschaftler heraus, dass weitaus mehr Rothaarige Lust auf einen Seitensprung haben als Schwarzhaarige oder Blonde. Während es bei den Roten fast 15 Prozent sind, die angaben, schon einmal fremdgegangen zu sein, waren es bei den anderen Frauen durchschnittlich 5 Prozent weniger.
Dies wird von einer Untersuchung des Bonner Psychologen Professor Reinhold Berger bestätigt, der 300 Männer zum Thema »Haare« befragte. Demnach lassen sich die Herren der Schöpfung tatsächlich bei ihrem Urteil über eine Frau maßgeblich von deren Haarfarbe und -länge beeinflussen: Blonden Frauen treten sie am unbefangensten gegenüber – die gelten nämlich in den Vorstellungen vieler Männer als besonders sensibel und tatsächlich als etwas dümmlich. Bei Rothaarigen vermuten die Herren dagegen ein eher cholerisches Wesen und in der Tat einen besonders ausgeprägten sexuellen Appetit.

**Frauen sollen nicht zum Friseur gehen, wenn sie ihre Tage haben**

*Zahlreiche Friseure empfehlen ihren Kundinnen, sich während der Menstruation weder Dauerwellen legen noch die Haare tönen oder färben zu lassen, weil diese die Chemikalien in der fraglichen Zeit kaum annähmen. Und viele Frauen halten sich tatsächlich penibel an diese Anweisungen.*

*Doch das bräuchten sie nicht zu tun.*

Zwar haben die hormonellen Umstellungsvorgänge, die sich während der Menstruation im Körper der Frau abspielen, auf den Stoffwechsel der Haar bildenden Zellen ebenso Auswirkungen wie auf die der Haut, der Effekt ist jedoch äußerst gering, und zudem reicht die Zeitspanne der Einwirkung nicht aus, um sichtbare oder auch nur messbare Veränderungen auszulösen. Allenfalls wäre es denkbar, dass das Haar in Ausnahmefällen, in denen zu den menstruations- auch noch stressbedingte hormonelle Unregelmäßigkeiten kommen, während der ersten beiden Tage der Regelblutung schlechter sitzt als sonst.
Dass eine Frau also während der Menstruation ihre Haare durchaus

locken und färben lassen kann, beweisen ihre Geschlechtsgenossinnen, die sich bisher nie an die Empfehlung der Friseure gehalten haben und dennoch stets einen gepflegten Kopfschmuck tragen.

## Haare waschen hat auf die Geschlechtsreife keinen Einfluss

*In einem der Artikel über die → Menstruation wird berichtet, dass man früher tatsächlich der Ansicht war, Mädchen und Frauen dürften sich während ihrer Menstruation nicht die Haare waschen. Dort wird auch erklärt, dass dieses Verbot purer Unfug ist.*

*Dass ein Mädchen jedoch durch häufiges Haarewaschen früher geschlechtsreif werden kann als ihre Altersgenossinnen, ist eine völlig neue Erkenntnis.*

Sie stammt – wie könnte es anders sein – aus den USA, wo vor allem dunkelhäutige Mädchen immer früher in die Pubertät kommen. Bei der Hälfte von ihnen entwickeln sich Brustansätze und Schamhaare schon mit acht Jahren! Über den Grund dafür hat man lange gerätselt, doch nun glauben Forscher, der Ursache der extremen Frühreife auf die Spur gekommen zu sein. In der Zeitschrift »New Scientist« veröffentlichten Wissenschaftler um die Hormonspezialistin Chandra Tiwary aus Texas das Ergebnis einer umfangreichen Studie, wonach östrogenhaltige Haarwaschmittel die körperliche Reifung enorm beschleunigen. Diese Shampoos werden vor allem von afro-amerikanischen Mädchen, kaum aber von ihren hellhäutigen Geschlechtsgenossinnen verwendet. Dadurch erklärt sich laut Chandra Tiwary die Tatsache, dass bei weißen Mädchen die Rate der pubertierenden Achtjährigen mit knapp 15 Prozent weitaus niedriger liegt als bei ihren dunkelhäutigen Geschlechtsgenossinnen. Bereits in einer früheren Untersuchung hatte die Forscherin festgestellt, dass hormonhaltige Haarwaschmittel bei jungen Mädchen Anzeichen einer beginnenden Pubertät auslösen, die sich nach dem Wechsel des Shampoos allerdings wieder zurückbilden.

Die deutschen Mütter brauchen sich um ihre Töchter jedoch keine Sorgen zu machen: Hormonhaltige Kosmetika sind in der gesamten EU verboten. Hat ein Mädchen jedoch – beispielsweise über das Internet – Zugang zu außereuropäischen Produkten, könnten sich auch bei ihr Schamhaare und Brüste in verblüffendem Tempo entwickeln. Oder im Umkehrschluss: Wenn ein Mädchen bereits mit acht Jahren einen BH und Monatsbinden benötigt, sollten die Eltern vielleicht einmal einen Blick auf ihr Shampoo werfen.

## Handys

### Handys stören beim Sex

*Man stelle sich vor, man ist mit seinem Sexualpartner gerade in inniger Umarmung vereint, da schrillt auf dem Nachtkästchen das Handy. Schlagartig ist es mit der intimen Stimmung vorbei, und was bleibt, sind Frust und Enttäuschung. Also das Handy, bevor es zur Sache geht, unbedingt ausschalten!*

*Oder vielleicht gleich ganz abschaffen?*

Nein, bloß das nicht! Sonst könnte es passieren, dass im Bett bald gar nichts mehr läuft. Den Zusammenhang zwischen Handybesitz und Sex ermittelte die italienische Verbraucherschutz-Organisation »Codacons«, die 300 Freiwilligen – je zur Hälfte Männern und Frauen – zwei Wochen lang ihre Handys abnahm. Bereits nach zwei bis drei Tagen klagten drei Viertel der Betroffenen über psychische Probleme, die sich in der Folgezeit kontinuierlich steigerten. Die Beschwerden reichten von einer erheblichen Beeinträchtigung des Selbstbewusstseins über Appetitlosigkeit, Nervosität und depressive Verstimmung bis hin zu mehr oder minder gravierenden Problemen beim Sex. 16 Prozent der zeitweise Handylosen gaben sogar an, sie hätten in der fraglichen Zeit sämtliche Angebote des anderen Geschlechts zurückgewiesen.

Da sieht man mal wieder, wie eng das geschlechtliche Vergnügen und die sexuelle Leistungsfähigkeit mit dem allgemeinen psychischen Wohlbefinden zusammenhängt. Ist dieses beeinträchtigt – und sei es auch nur durch so etwas Banales wie ein fehlendes Handy –, so ist es schnell aus mit dem Spaß am intimen Beisammensein. Da braucht man sich nicht zu wundern, dass Männer und Frauen nach ärgerlichen Vorfällen am Arbeitsplatz keinerlei Lust auf körperliche Liebe verspüren.

# Herzinfarkt

## Nach einem Herzinfarkt ist Schluss mit Sex

*Wer einmal einen Herzinfarkt erlitten hat, weiß, was für ein einschneidendes Erlebnis das ist. Aus Angst, so etwas könne noch einmal passieren und dann vielleicht das Ende bedeuten, sind viele Betroffene ängstlich bestrebt, sämtliche körperlichen Anstrengungen zu vermeiden, und verzichten deshalb auch freiwillig auf jegliche sexuelle Betätigung.*
*Das ist jedoch ganz und gar unnötig.*
Im Rahmen einer schwedischen Studie, deren Ergebnisse im Fachmagazin »Heart« veröffentlicht wurden, hatten Wissenschaftler 650 Infarkt-Patienten befragt, was sie in den Stunden vor dem Herzanfall getan und insbesondere, ob sie sich sexuell betätigt hatten. Außerdem wurden die Probanden um Auskünfte über ihre intimen Gewohnheiten und ihre sportlichen Aktivitäten gebeten.
Die meisten Patienten gaben an, regelmäßig Geschlechtsverkehr zu haben, doch nur bei fünf von ihnen war der Infarkt unmittelbar nach dem Sex aufgetreten. Daraus schließen die Mediziner, dass das Risiko einer Herzattacke etwa eine Stunde nach der körperlichen Liebe doppelt und für unsportliche Menschen sogar viermal so hoch ist wie zu anderen Zeiten. Dennoch sei die absolute Gefahr außerordentlich gering, so der Leiter der Studie, und rechtfertige es keinesfalls, Infarktpatienten generell jegliche sexuelle Betätigung zu verbieten.
Über die Frage, wie riskant Geschlechtsverkehr im Hinblick auf einen drohenden Herzinfarkt tatsächlich ist, referierte die amerikanische Herzspezialistin Suzanne Oparil von der Universität Alabama bei einer Veranstaltung zum Thema »Sexualität und koronare Herzerkrankung« in Barcelona: Demnach besteht bei einem gesunden 50-Jährigen eine Wahrscheinlichkeit von eins zu einer Million, dass er in einer ganz bestimmten Stunde einen Herzinfarkt erleidet. Im Zusammenhang mit dem Geschlechtsverkehr steigt dieses Risiko auf den immer noch zu vernachlässigenden Wert von zwei zu einer Million an. Bei einem Infarktpatienten ist dieser Wert zwar um den Faktor 15 höher, liegt dann aber in den Stunden nach dem Sex noch immer nur bei 30 zu einer Million, und das ist sicher akzeptabel.
Menschen, die einen Herzinfarkt hinter sich haben und dieses Risiko noch weiter minimieren wollen – darauf wies Professor Oparil ausdrück-

lich hin –, sollten sich einem gemäßigten Sportprogramm unterziehen, weil bei einem halbwegs Trainierten der Pulsanstieg beim Sex deutlich moderater ausfällt als bei einem Sportmuffel.

## Heterosexualität

### Heterosexualität ist abnorm

*Die Behauptung klingt zunächst vollkommen unsinnig, hat jedoch durchaus einen realen Hintergrund, nämlich eine Rundfunkwerbung. Dabei wurden Passanten auf der Straße gefragt: »Wie würden Sie reagieren, wenn Ihr Sohn Ihnen mitteilte, dass er heterosexuell ist?«*
*Die Antworten waren größtenteils höchst verblüffend.*
Einige meinten, da könne man halt nichts machen, das müsse man eben hinnehmen; andere erklärten, so etwas sei bei ihnen in der Familie noch nie vorgekommen und deshalb höchst unwahrscheinlich. Wieder andere gaben zu, über ein solches Bekenntnis höchst unglücklich zu sein, oder wie eine ältere Frau es ausdrückte: »Das Schlimmste wäre für mich, dass ich dann nicht Großmutter werden könnte.«
All diese Reaktionen zeigen, wie unsicher ein Großteil der Bevölkerung im Hinblick auf sexuelle Begriffe ist. Denn der Wortteil »hetero-« bedeutet ja »ungleichförmig« und stellt damit das Gegenstück zu »homo-« dar. Während »Homosexualität« demnach »gleichgeschlechtliche Liebe« bedeutet, versteht man unter »Heterosexualität« genau das Gegenteil, nämlich den auf das andere Geschlecht ausgerichteten Sexualtrieb, also schlichtweg das, was man gemeinhin als »normal« bezeichnet.

## Hoden

### Die Hoden dienen ausschließlich der Produktion von Spermien

*Die männlichen Hoden sind das Gegenstück zu den weiblichen Eierstöcken: Sie produzieren Keimzellen, im Fall des Mannes Millionen winziger Spermien. Zu diesem Zweck besitzen sie in ihrem Inneren eine Vielzahl feinster Kanäle, die über die Nebenhoden mit den Samenleitern in Verbindung stehen.*

*Doch damit ist die Aufgabe der Hoden keineswegs erfüllt.*

Denn neben der so genannten »generativen«, das heißt der Fortpflanzung dienenden Funktion haben sie noch eine andere, mindestens ebenso wichtige Aufgabe: Sie erzeugen Hormone, und zwar vorwiegend männliche, aber in geringem Umfang auch weibliche Geschlechtshormone. Diese sind für die körperliche Entwicklung eines Jungen zum Mann ebenso unverzichtbar wie für die geistig-sexuelle. Ohne den steuernden Einfluss der Hormone käme zum einen die Spermienproduktion gar nicht in Gang, zum anderen würden sich auch die geschlechtliche Begierde und die zu ihrer Erfüllung notwendigen körperlichen Voraussetzungen, vor allem die Erektionsfähigkeit des Penis, nicht entwickeln. Die Entfernung beider Hoden oder ihre Zerstörung, beispielsweise durch einen Unfall, stellt eine Kastration (→ Sterilisation) dar, die – vor allem, wenn sie vor dem Abschluss der Pubertät eintritt – für die gesamte körperliche und seelische Entwicklung eines Jungen verheerende Folgen hat.

## Hoden haben es gern warm

*Jeder Mann kennt das: Der häutige Sack, in dem die Hoden gewissermaßen außerhalb des Körpers liegen, ist keinesfalls immer gleich groß. Wird er – beispielsweise beim Baden in kaltem Wasser – stark abgekühlt, zieht er sich zusammen und hebt damit die Hoden an, um sie näher an den warmen Körper heranzuziehen.*

*Können die Hoden vielleicht keine Kälte vertragen?*

Im Gegenteil: Sie haben es viel lieber frisch als zu warm. Hierin liegt schließlich der Grund, warum sie bei einem männlichen Embryo nicht innerhalb des Körpers bleiben, wo sie gebildet werden, sondern einige Zeit vor der Geburt durch den Leistenkanal in den Hodensack hinabrutschen. Die Produktion der Spermien läuft am besten bei Temperaturen um 32 bis 33 °C ab, und zwar vermutlich deshalb, weil bestimmte Enzyme, die für die Samenreifung wichtig sind, durch übermäßige Wärme in ihrer Funktion beeinträchtigt werden. Deshalb gibt es neben dem eingangs erwähnten Effekt der Hodensackverkleinerung auch das Gegenteil: Werden die Hoden – etwa in der Sauna – sehr warm, dehnt sich der umhüllende, mit keiner isolierenden Fettschicht versehende Beutel aus, um eine möglichst große kühlende Fläche zu schaffen. Außerdem sondert er durch feine

Drüsen reichlich Schweiß ab, dessen Verdunstung ebenfalls zum Wärmeabtransport beiträgt.

Wie weit sich gelegentliche Überwärmung auf Menge und Qualität der erzeugten Samenfäden auswirkt, ist letztlich noch nicht völlig geklärt. Während eine amerikanische Studie zu dem Schluss kommt, dass Träger luftiger Boxershorts im Vergleich zu denjenigen mit engen Slips auf Dauer eine klar höhere Zahl von Spermien mit besserer Beweglichkeit produzieren, konnten bei einer anderen Untersuchung an knapp 100 Männern keine signifikanten Unterschiede festgestellt werden. Zu denken gibt allerdings das Resultat einer Forschergruppe aus Toulouse, die herausfand, dass Langzeitautofahrer wie Taxi-, LKW- und Buschauffeure häufiger unfruchtbar sind als andere Männer. Dass diese Tatsache auf das lange Sitzen hinter dem Steuer zurückzuführen ist, bei dem die Hodentemperatur über viele Stunden hinweg den Idealwert übersteigt, ist bisher jedoch allenfalls eine Vermutung. Und um noch einmal auf die bereits erwähnte Sauna einzugehen: Eine finnische Studie, bei der Männer sechs Wochen lang zweimal wöchentlich in die Schwitzkabine geschickt wurden, ergab eine deutliche Einbuße der Spermienqualität, die allerdings nicht sehr lange anhielt.

Weitaus mehr werden die Hoden und damit auch die darin produzierten Spermien durch hohes Fieber geschädigt. Nach einer Untersuchung der Universität Gießen kann es bei Temperaturen über 39 °C vorkommen, dass kein einziger Samenfaden überlebt. Bis das Ejakulat wieder so ist wie vor der fiebrigen Erkrankung, können unter Umständen vier bis sechs Monate vergehen.

Inzwischen macht man sich die Tatsache der Kälte liebenden Hoden auch bei der Behandlung von Männern zu Nutze, deren Keimdrüsen zu wenige und obendrein noch unbewegliche und missgebildete Samenfäden produzieren: Eine Gießener Arbeitsgruppe konnte nachweisen, dass das nächtliche Umblasen der Hoden mit kühler Luft bei den Betroffenen die Spermienqualität deutlich verbesserte (→ Spermien).

## Homosexualität

siehe auch: **Lesben**

### Nur Männer sind homosexuell

*Reporter eines Rundfunksenders haben Passanten auf der Straße gefragt, was sie unter dem Begriff »homosexuell« verstehen. Die meistgenannte Antwort war: »Männer, die auf Männer und nicht auf Frauen stehen« beziehungsweise »Männer, die mit Männern Sex haben«. Diese Antworten sind durchaus korrekt.*

*Doch sie enthalten nur die halbe Wahrheit.*

Denn der Wortteil »homo-« bedeutet nichts anderes als »gleich«. Unter anderem findet man ihn in Begriffen wie »homogen« für »gleichförmig« oder – in der Vererbungslehre – »homozygot« für »gleicherbig«. Und da man »sexuell« mit »geschlechtlich« übersetzen kann, bedeutet »homosexuell« nicht mehr und nicht weniger als »gleichgeschlechtlich«. Doch ob es dabei um Männer oder um Frauen geht, darüber sagt das Wort »homosexuell« nichts aus. Deshalb sind lesbische Frauen ebenso homosexuell wie schwule Männer. Allerdings muss man einräumen, dass in der Umgangssprache tatsächlich meist Männer gemeint sind, wenn von Homosexuellen die Rede ist.

### Homosexuelle sind krank oder abartig

*Als Klaus Wowereit sich bei der Kandidatur um das Amt des Regierenden Bürgermeisters von Berlin öffentlich zu seiner Homosexualität bekannte, wurden überall Stimmen laut, die die Frage aufwarfen, ob ausgerechnet »so einer« diesen Posten bekommen dürfe. Ein schwuler Regierender Bürgermeister – für viele undenkbar! Hinter dieser Auffassung steckt noch immer die verbreitete Meinung, Homosexuelle seien in irgendeiner Form psychisch krank, jedenfalls »nicht normal«, Schwulsein sei schlichtweg »abartig«.*

*Doch das ist absoluter Unsinn.*

Bis in die jüngste Vergangenheit hinein galten Homosexuelle tatsächlich als krank oder gar kriminell, wurden verfolgt und in Anstalten gesteckt, um die Bevölkerung vor ihnen zu schützen und sie zu »heilen«. Doch mittlerweile ist der berüchtigte Paragraph 175 StGB abgeschafft, der Homosexualität unter Strafe stellte, und sowohl die Weltgesundheitsbehörde

WHO als auch zahlreiche psychiatrische Berufsorganisationen haben die gleichgeschlechtliche Liebe offiziell aus ihren Krankheitslisten gestrichen. Immer mehr setzt sich die Erkenntnis durch, dass ein homosexueller Mensch allenfalls als Folge seiner Neigung krank wird, wenn er aufgrund von Anfeindungen, Ausgrenzung oder gar Verfolgung, der er sich nicht selten ausgesetzt sieht, die eigene Sexualität unterdrückt und damit auf Dauer zwangsläufig seelische Störungen erleidet.

Heutzutage sieht man die Homosexualität als eine besondere Spielart menschlicher Geschlechtlichkeit an, der absolut nichts Abartiges anhaftet, als eine Veranlagung, für die der Betroffene »nichts kann« – gerade so wie ein Heterosexueller, der sich ohne sein Zutun ganz von selbst zum anderen Geschlecht hingezogen fühlt. Homosexualität umfasst keinesfalls nur den körperlichen Aspekt der Partnerschaft, vielmehr können sich Schwule und Lesben genauso lieben und begehren wie andere Menschen auch, sie können miteinander leben, eine feste Beziehung führen und sogar Kinder erziehen. Aus dieser Einsicht heraus ist das »Lebenspartnerschaftsgesetz« entstanden, das am 1. August 2001 in Kraft trat und homosexuelle Partnerschaften weitgehend den heterosexuellen gleichstellte.

Über die Ursachen der Homosexualität streiten sich die Wissenschaftler nach wie vor. Die Theorien reichen von psychologischen Einflüssen (bestimmte Kindheitserfahrungen, Verhältnis zur Mutter) über vererbte Faktoren (bis heute wurde allerdings kein entsprechendes Gen entdeckt) bis hin zu hormonellen oder Stoffwechselstörungen während der Embryonalentwicklung. Eine aktuelle Untersuchung aus den USA, bei der Forscher in bestimmten Gehirnabschnitten verstorbener Hetero- und Homosexueller auffallende Größenunterschiede feststellten, legt den Schluss nah, dass möglicherweise zentralnervöse Strukturen für die sexuelle Ausprägung verantwortlich sind. Dies ist bisher jedoch nur eine vage Vermutung, die gegebenenfalls noch durch weitere Studien untermauert werden muss.

Darüber, wie verbreitet die Homosexualität ist, gibt es nur grobe Schätzungen, nach denen sich etwa 6 bis 10 Prozent aller Männer und Frauen ausschließlich oder überwiegend zu Angehörigen des eigenen Geschlechts hingezogen fühlen. Diese Menschen in ihrer für Heterosexuelle oft kaum nachzuempfindenden Neigung ebenso anzuerkennen und ernst zu nehmen wie jeden anderen Menschen, sollte in unserer heutigen Zeit eigentlich eine Selbstverständlichkeit sein.

## Homosexuelle leben genauso glücklich wie Heterosexuelle

*Seit Homosexualität nicht mehr als krankhaft oder gar strafbar gilt, sind Schwule und Lesben vor Verfolgung sicher und können sich offen zu ihrer Veranlagung bekennen. Sie können miteinander vom Staat anerkannte, eheähnliche Partnerschaften eingehen, werden nicht länger von bedeutenden öffentlichen Ämtern ausgeschlossen und können beispielsweise als Fernseh- oder Filmstar ebenso Karriere machen wie ihre heterosexuellen Kollegen und Kolleginnen.*

*Dennoch fühlen sich viele Homosexuelle zutiefst unglücklich.*

Die meisten von ihnen leiden weniger unter ihrem »Anderssein« als vielmehr unter der fehlenden Akzeptanz, ja, zum Teil sogar Diskriminierung im täglichen Leben. Deshalb ist der Anteil schwer depressiver Menschen unter Homosexuellen überdurchschnittlich hoch, und Studien haben ergeben, dass Schwule und Lesben im Vergleich zu Heterosexuellen bis zu zehnmal häufiger Selbstmordversuche unternehmen. Amerikanische Psychologen unter Leitung von Anthony D'Augelli veröffentlichten im Jahr 1998 die Ergebnisse einer Erhebung an diversen US-Kommunikationszentren für Lesben und Schwule, wonach 40 Prozent der Homosexuellen im Alter zwischen 15 und 21 zumindest einen Selbstmordversuch unternehmen. Allerdings sind diejenigen, die sich vor ihrer Familie offen zu ihrer Neigung bekannt haben, offensichtlich weit weniger gefährdet.

Dass es vor allem junge Menschen sind, die extrem unter ihrer Homosexualität leiden, geht auch aus einer anderen amerikanischen Studie der Autoren Cochran und Mays hervor, nach der 98 Prozent der Selbstmordversuche bei Schwulen und Lesben im Alter zwischen 17 und 27 stattfinden, in einer Zeit also, in der die Betreffenden sich – oft nach schweren inneren Kämpfen – »outen« und damit den Verlust von Freunden und Bekannten riskieren, einer Zeit, in der sie nicht selten zu Alkohol und Drogen greifen, um ihrer tiefen Verzweiflung Herr zu werden.

## Niemand wird gezwungen, seine Homosexualität einzugestehen

*Kaum ein anderer Bereich menschlichen Verhaltens gehört so eindeutig zur Intimsphäre wie Liebe und Sex. Wenn jemand darüber reden möchte, soll er das tun, wenn nicht, ist es auch gut. Jemanden ungebeten nach seinen sexuellen Vorlieben und Neigungen zu fragen, gilt als grob unhöflich, weshalb es im Allgemeinen tunlichst vermieden wird. Auf eine derartige*

*Diskretion haben Schwule und Lesben natürlich genauso Anspruch wie Heterosexuelle.*
*Fatal ist nur, dass sich manche Menschen nicht daran halten.*
Die Rede ist vom so genannten »Outing«, der gezielten Veröffentlichung homosexueller Neigungen einer prominenten Person gegen ihren ausdrücklichen Willen. Dieses ist keinesfalls mit dem »Coming-out« zu verwechseln, bei dem der Betreffende sich freiwillig zu seinen sexuellen Präferenzen äußert.
Erklärtes Ziel der Outing-Befürworter ist die Kenntlichmachung von Schwulen und Lesben in Politik, Kultur und Wirtschaft, um auf diese Weise einen Beitrag zum Kampf für mehr Gleichberechtigung in allen Bereichen des menschlichen Lebens zu leisten. Prominente Homosexuelle, so wird argumentiert, haben aufgrund ihrer herausragenden Position die Verpflichtung, durch ihr öffentliches Bekenntnis mitzuhelfen, die Diskriminierung von Schwulen und Lesben abzubauen.
Bekanntester deutscher Verfechter des Outing ist der Berliner Filmemacher, Schriftsteller und Journalist Rosa von Praunheim, der im Jahr 1991 Fernsehgeschichte schrieb, als er in der Sendung »Der heiße Stuhl« rücksichtslos Namen schwuler beziehungsweise bisexueller Prominenter nannte. Zu seinen »Opfern« zählten die Schauspieler Hape Kerkeling und Götz George ebenso wie der Moderator und Fernsehkoch Alfred Biolek und Altbundeskanzler Helmut Schmidt. Während Kerkeling und Biolek jedoch gute Miene zum bösen Spiel machten und ihre Homosexualität offen eingestanden, verwahrten sich George und Schmidt entschieden gegen derartige Behauptungen.
Zwar erfüllt das Outing nach deutschem Recht den Tatbestand der »üblen Nachrede«, die dahinter stehenden Aktivisten wissen jedoch, dass sie kaum mit einer Anzeige zu rechnen haben, weil die Betroffenen nicht zu Unrecht fürchten, dass ein Gerichtsverfahren, in dem sie ihr Intimleben offenbaren müssten, die Rufschädigung eher noch vergrößern würde.

## Homosexualität wird seit jeher gesellschaftlich geächtet

*Auch wenn Schwule und Lesben es heutzutage erheblich leichter haben, sich zu ihrer Homosexualität zu bekennen und ein mehr oder minder normales Leben zu führen als in noch nicht allzu ferner Vergangenheit, leiden sie in der Regel doch unter den in der Gesellschaft noch immer vorhandenen Vorbehalten und Anfeindungen.*

*Das war jedoch keinesfalls immer so.*

In der griechischen Antike etwa waren homosexuelle Beziehungen weit verbreitet und im Gegensatz zu heute gesellschaftlich voll anerkannt. Insbesondere zwischen männlichen Lehrern und Schülern herrschte oftmals ein intimes Verhältnis, das durchaus auch sexuelle Betätigung einschloss. Der ältere Lehrer verstand sich in dieser Paarbeziehung einerseits als Berater und väterlicher Freund, andererseits aber auch als Liebhaber des Jüngeren, und dieser fühlte sich dadurch keinesfalls belästigt oder missbraucht, sondern geradezu geehrt. Da er von dem innigen Verhältnis zu dem Älteren in seiner Ausbildung und seiner beruflichen Karriere profitierte, verhielt er sich später, wenn er selber die Rolle des Lehrers innehatte, nicht selten genau so, wie er es als Jüngling erfahren und schätzen gelernt hatte.

Hintergrund für diese mehr als tolerante Einstellung der Griechen zu schwulen Beziehungen war ihr Schönheitsideal, das den männlichen Körper als besonders reizvoll und ästhetisch verherrlichte, was auch anhand zahlreicher Beispiele aus der bildenden Kunst deutlich wird.

## »Schwul« ist ein diskriminierendes Schimpfwort

*Früher wurden sie »Muttersöhnchen« oder »Heulsuse« genannt – Jungen, die ihren Spielkameraden nicht »männlich« genug waren, die sich weniger draufgängerisch benahmen als andere und weinten, wenn sie sich weh getan hatten. Heute verwenden schon Kindergartenkinder für derartige »Weicheier« die derbe Bezeichnung »schwul«. Zwar wissen sie in der Regel gar nicht, was »schwul« eigentlich genau bedeutet, aber dass es sich dabei um ein Schimpfwort handelt, ist für sie selbstverständlich.*

*Aber ist es das wirklich? Ist »schwul« tatsächlich ein abwertender, beleidigender Begriff?*

Nein, keineswegs. Zwar galt es früher als ausgesprochen unhöflich und diskriminierend, einen homosexuellen Mann »schwul« zu nennen – was ursprünglich so viel bedeutete wie »zwielichtig« oder »zweideutig« –, doch das hat sich seit den Siebzigerjahren drastisch geändert. Seitdem gehen immer mehr Homosexuelle dazu über, sich selbst als »Schwule« zu bezeichnen, und auch in den Medien ist heutzutage eher von schwulen als von homosexuellen Männern die Rede. Wie sehr das einstmalige Schimpfwort inzwischen anerkannt ist, wird aus dem Bekenntnis des Berliner Bürgermeisters Wowereit deutlich, der von sich nicht etwa verschämt als Homosexuellem sprach, sondern sich in aller Öffentlichkeit dazu bekannte, »schwul« zu sein.

### Ein Mann ist entweder schwul, oder er ist es nicht

*Homosexualität ist eine Veranlagung, die ein Mann hat oder nicht. Weder der Schwule noch derjenige, der sich zum anderen Geschlecht hingezogen fühlt, hat auf seine diesbezügliche sexuelle Neigung irgendeinen Einfluss. So viel steht fest.*

*Und doch kommt es vor, dass ein Mann nur zu bestimmten Anlässen homosexuell ist.*

So machen viele Jungen im Laufe ihrer Entwicklung eine Phase durch, in der ihre Geschlechtsgenossen auf sie eine weit größere Anziehungskraft ausüben als Mädchen. Sexualwissenschaftler bezeichnen dieses Phänomen als »Entwicklungs-Homosexualität« und gehen davon aus, dass gleichgeschlechtliche Kontakte in dieser Zeitspanne wesentlich häufiger sind, als man gemeinhin annimmt, weil sie in der Regel verschwiegen werden. Tatsache ist, dass ein Junge bei derartigen Erlebnissen durchaus Lust verspüren kann, ohne im eigentlichen Sinne schwul zu sein.

Daneben kommt es vor, dass Männer – nicht selten unter Alkoholeinfluss – einfach einmal Lust auf neue sexuelle Erfahrungen verspüren und sich mit einem Geschlechtsgenossen einlassen. Nach diesem Erlebnis schlüpfen sie in der Regel rasch wieder in ihre gewohnte heterosexuelle Rolle zurück und reden entweder mit niemandem über das Geschehene oder versuchen, ihren »Ausrutscher« zu verdrängen.

Schließlich gibt es auch noch die so genannte »Gelegenheits-Homosexualität«. Darunter versteht man gleichgeschlechtliche Kontakte zwischen eigentlich heterosexuellen Männern in Situationen, in denen eine intime Beziehung zu einer Frau längerfristig nicht möglich ist, beispielsweise im Gefängnis, beim Militär, auf Bohrinseln oder in Internaten. Die Beteiligten greifen dann sozusagen lieber zu einer Notlösung, als ganz auf Sex zu verzichten.

Wie sehr ein Mann zu derartigen Erlebnissen neigt, hängt zum einen von der konkreten Situation, zum anderen sicher auch vom individuellen »homosexuellen Anteil« seiner geschlechtlichen Identität ab. Während der eine sich eine Beziehung zu einem Geschlechtsgenossen unter gar keinen Umständen vorstellen kann und sie vielleicht sogar als abstoßend und ekelhaft empfindet, steht der andere derartigen Dingen aufgeschlossener gegenüber, ohne deshalb jedoch gleich schwul zu sein.

## Schwule Jungen haben kein Interesse an einer Freundin

*In der Pubertät, wenn aus einem Jungen ein Mann wird, erwacht auch dessen sexuelles Interesse. Spätestens jetzt werden Mädchen interessant, und die Gedanken an das weibliche Geschlecht verdrängen mehr und mehr diejenigen an Freunde, Spiel- und Sportgefährten. Dies ist die Zeit, in der etliche Jungen die oft erschreckende Feststellung machen, dass sie sich nicht wie andere zu Mädchen, sondern zu ihren Geschlechtsgenossen hingezogen fühlen.*

*Und doch hätten viele von ihnen gerne eine Freundin.*

Das liegt daran, dass die Betroffenen ihre Gefühle für andere Jungen schlicht nicht wahrhaben wollen. Die Erkenntnis, womöglich homosexuell und damit nicht »normal« zu sein, wird nicht selten wie das Wissen um eine heimtückische Krankheit verdrängt. Nicht wenige Jungen glauben oder hoffen zumindest inständig, sie täuschten sich in ihren Empfindungen, und der Wunsch, nicht aus der bisherigen Gruppe ausgeschlossen zu werden, führt dann dazu, dass sie angestrengt versuchen, sich ebenso wie die Freunde in ein Mädchen zu verlieben. Ein Vorhaben, das natürlich nicht glücken kann. Andere schieben ihre sexuellen Empfindungen bewusst beiseite und suchen sich eine Aufgabe, die sie so sehr ausfüllt, dass sie möglichst wenig Zeit haben, sich ernsthaft mit ihrem Problem auseinander zu setzen. Viele haben zu dieser Zeit ja noch den intensiven Wunsch nach einer Beziehung zu einem Mädchen und danach, später zu heiraten und Kinder zu haben.

Geradezu typisch ist in diesem Zusammenhang der im Internet veröffentlichte Erfahrungsbericht eines Homosexuellen, in dem dieser bekennt, mit der Pubertät habe für ihn wie wohl für alle Jugendliche eine schwierige, verwirrende und unheimlich intensive Phase begonnen, in der sein Gefühl, »anders« zu sein, eine neue Gestalt angenommen habe: Während dieser Zeit machte er die für ihn höchst verwirrende Erfahrung, dass er bei den allgegenwärtigen Gesprächen um Mädchen und Verliebtsein irgendwie nicht mitreden konnte. Stattdessen entwickelte er eine starke Freundschaft zu einem Klassenkollegen. Als der ihn einlud, mit ihm und seiner Familie in Urlaub zu fahren, war seine Freude grenzenlos. Irgendwann im Verlaufe dieser Freundschaft erzählte der Klassenkamerad ihm dann von seiner Freundin und davon, wie sehr er sie liebte – das war für ihn wie ein Keulenschlag. Doch nach wie vor hatte er den intensiven Wunsch, nicht ausgeschlossen zu werden. So versuchte er, für das sympathischste Mädchen seiner Klasse solche Gefühle zu finden, wie diejenigen, von denen ihm sein Schulfreund erzählt hatte. Die Suche blieb jedoch erfolglos, denn schließlich liebte er ja seinen Freund – aber das verstand er damals noch nicht. Mit ungefähr 18 kam dann die Überzeugung, sein intensives Interesse am eigenen Geschlecht trage möglicherweise den Namen Homosexualität. Den Gedanken wies er entsetzt von sich; das konnte und durfte nicht wahr sein, er wollte die Möglichkeit gar nicht in Betracht ziehen. Sich an einen Therapeuten zu wenden, konnte er sich gar nicht vorstellen. Der Gedanke, diesem Menschen alle seine innersten Empfindungen offenbaren zu müssen, erschien ihm schrecklich. Statt dessen redete er sich ein, das sei nur eine vorübergehende Phase, er müsse nur etwas Geduld an den Tag legen, und alles würde sich von selbst ergeben. Während also seine Altersgenossen ihre ersten – und wohl auch zweiten usw. – Erfahrungen machten, Beziehungen eingingen und damit mehr oder weniger erfolgreich waren, ging er äußerlich ganz in seinem Engagement für Studium und Kirche auf. Innerlich aber war er hin und her gerissen, immer wieder verliebte er sich in Männer, aber die damit verbundenen Emotionen klassifizierte er als »Freundschaft«, und die sexuellen Empfindungen versuchte er, aus seinem Bewusstsein zu verdrängen. Denn er hatte tatsächlich den aufrichtigen Wunsch, »normal« zu sein, ein Mädchen kennen zu lernen, eine Partnerschaft einzugehen, zu heiraten, eine Familie zu gründen – kurz, dem kirchlichen Ideal zu entsprechen. Aber keine der Frauen, denen er begegnete, löste je etwas in ihm aus, obwohl er sich nichts sehnlicher wünschte. Stattdessen traf er immer wieder Männer, die ihm das Blut in die Schläfen trieben, die ein Kribbeln in seiner Magengegend auslösten und die danach in seinen Träumen und Fantasien immer wieder auftauchten. Natürlich kam ab und zu die Frage, ob er denn eine Freundin hätte, doch darauf hatte er eine Standardantwort bereit: Solange er im Studium sei, habe das keinen Sinn, er sei enorm engagiert und immer unterwegs, da reiche die Zeit einfach nicht, und außerdem müsse er ja erst genug Geld verdienen, etc. etc. – denn Freundschaft, Beziehung und Ehe gingen in seinem kirchlich geprägten Bewusstsein nahtlos ineinander über. Lange funktionierte diese Strategie sehr gut, denn sein Umfeld hieß es natürlich auch gut, wenn jemand zuerst eine Ausbildung abschließen wollte. Zudem half ihm diese rhetorische Strategie bei der Verdrängung der eigenen Empfindungen.

## Homosexuelle Männer treffen sich in Schwulenlokalen

*Lokale speziell für homosexuelle Männer – aber auch für lesbische Frauen – findet man in jeder größeren Stadt. Hier treffen sich Gleichgesinnte in geselliger Runde, wobei die Anbahnung oder Pflege gleichgeschlechtlicher Beziehungen natürlich eine entscheidende Rolle spielt.*
*Doch daneben gibt es noch weit mehr Schwulentreffpunkte.*
Man spricht in diesem Zusammenhang von »Subkultur« oder kurz von »Sub«. Neben Cafés und Bars gehören dazu auch immer noch bestimmte öffentliche Toiletten – berüchtigt sind jene an Bahnhöfen –, neben Saunen und Parks, aber auch Hotels, in denen fast ausschließlich Schwule – miteinander – verkehren. Doch auch Beratungsstellen sowie Selbsthilfe- und Freizeitgruppen rechnet man im weitesten Sinne der homosexuellen Subkultur zu.
Viele Schwule schätzen an derartigen Einrichtungen und Etablissements, dass sie dort keine Auskünfte über ihre Homosexualität geben müssen, dass es kein Problem ist, mit dem Freund Händchen zu halten, sich zu liebkosen und sich so zu geben, wie man eben ist.

## Schwule erkennt man an ihrem weibischen Benehmen

*»Der ist schwul, das sieht man auf den ersten Blick.« Derartige Aussagen hört man immer wieder, wenn ein Mann sich betont »unmännlich« gibt, sich affektiert bewegt und mit näselnder Stimme mehr singt als spricht. Tatsächlich trifft es zu, dass man den einen oder anderen Homosexuellen an derartigem Benehmen erkennt.*
*Doch den meisten Schwulen merkt man ihr Anderssein nicht an.*
Denn grundsätzlich gibt es kein typisch homosexuelles Verhalten. Allenfalls haben Schwule nicht wie andere Männer das krampfhafte Bestreben, besonders »männlich« zu wirken, sich kämpferisch, stark oder wie ein

Macho aufzuführen. Doch auch in dieser Hinsicht gibt es Ausnahmen. In dem Buch »Warum gerade mein Kind?«, in dem Eltern homosexueller Jungen über ihre Erfahrungen berichten, schreiben die Autoren Heidi Hassenmüller und Hans Georg Wiedemann, es gebe »genug schwule Männer, die sich wie Grobiane und Machos verhalten, und viele heterosexuelle, die sehr einfühlsam und partnerschaftlich sind«. Bestätigt wird das durch zwei Fälle, die durch die Presse gingen: zum einen der des Autofahrers, der nach einem selbst verschuldeten Unfall mit einem Knüppel auf die protokollierenden Polizisten losging und der sich später als homosexuell herausstellte, sowie der Fall des schwulen Schülers, den die Hänseleien seiner Klassenkameraden derart in Rage brachten, dass er einen von ihnen krankenhausreif schlug.

Es ist also ein Vorurteil, dass alle Schwulen weibisch sind. Doch erstaunlicherweise glauben viele homosexuelle Männer selbst daran, weil sie es sich anders nicht erklären können, dass sie sich in gleichgeschlechtliche Partner verlieben. Und zweifellos hat die weniger zwanghaft zur Schau getragene Männlichkeit auch einen entscheidenden Vorteil: Zusammen mit der Frauenbewegung haben die Schwulen nämlich dazu beigetragen, dass sich heute auch heterosexuelle Männer nicht mehr bedingungslos dem Diktat ihrer Geschlechterrolle unterwerfen müssen. Heute findet niemand mehr etwas dabei, wenn ein Mann ein Parfum benutzt, wenn er einen Ohrring und Kleidung aus feinen, bunten Stoffen trägt. Ja, selbst wenn Männer sich umarmen und offen ihre Gefühle zeigen – was früher als extrem unmännlich galt –, nimmt ihnen das – den Schwulen sei Dank – kaum noch jemand übel.

## Homosexuelle Männer haben miteinander Analverkehr

*Dass schwule Männer miteinander anal verkehren, ist für viele Menschen eine feststehende Tatsache, über die man gar nicht zu diskutieren braucht. Auch zahlreiche Schwulenwitze zielen auf diese sexuelle Vorliebe ab. Dabei ist die Wirklichkeit erheblich vielschichtiger.*

Tatsächlich praktizieren schwule Männer ihren Sex genauso abwechslungsreich wie heterosexuelle. Sicher spielt bei etlichen von ihnen der Analverkehr eine wichtige Rolle, aber es gibt durchaus Homosexuelle, die derartige Praktiken niemals anwenden und die gegenseitige Stimulation mit dem Mund, mit der Hand oder mit irgendwelchen Hilfsmitteln bevorzugen. Die meisten lieben die Abwechslung und zeichnen sich dabei durch Einfühlungsvermögen und eine Fantasie aus, die derjenigen von heterosexuellen Paaren in nichts nachsteht oder diese nicht selten sogar übertrifft.

## Beim Schwulen-Sex ist der eine Partner der Mann und der andere die Frau

*Als Reporter eines Homosexuellen-Magazins heterosexuelle Menschen befragten, wie sie sich den Sex in einer Schwulen-Beziehung vorstellen, fiel vor allem eines auf: Die meisten Interviewten waren der Auffassung, einer der beiden Beteiligten übernehme stets den männlichen, der andere hingegen den weiblichen Part.*

*Eine derart strikte Rollenverteilung ist jedoch definitiv die Ausnahme.*

Als nämlich dasselbe Magazin in einer festen Beziehung lebende homosexuelle Männer danach fragte, wer von ihnen beim Sex der Mann und wer die Frau sei, stellte sich heraus, dass es nur sehr wenige Verhältnisse gibt, in denen die Rollen derart verteilt sind. Die Frage stellt sich ohnehin nur für diejenigen Paare, die regelmäßig Analverkehr miteinander haben, während bei anderen Sexualtechniken – vor allem der Befriedigung mit Hand oder Mund – durchaus eine gleichzeitige Stimulation möglich ist.

In den Beziehungen aber, in denen beide Partner hauptsächlich anal miteinander verkehren, ist es in der Regel so, dass einmal der eine und das nächste Mal der andere den männlichen beziehungsweise weiblichen Part übernimmt. Viele Schwule berichten auch, dass sie im Allgemeinen sogar während ein und desselben Sexualaktes die Rollen wechseln.

## Schwule hüten sich vor AIDS

*Dass AIDS unter homosexuellen Männern besonders verbreitet ist, ist hinlänglich bekannt. Natürlich wissen die Schwulen das auch selbst und sind sich ihres erhöhten Risikos durchaus bewusst. Daher sollte man eigentlich annehmen, sie würden alles daran setzen, eine Infektion zu vermeiden und immer, wenn sie Analverkehr miteinander haben, ein Kondom verwenden.*

*Doch die Wahrheit sieht leider ganz anders aus.*

Das geht aus einer englischen Studie hervor, die ihrerseits mehrere amerikanische Untersuchungen bestätigt. Drei Jahre lang verteilten Forscher an

Schwulentreffpunkten und in urologischen Praxen Fragebögen an Homosexuelle und werteten schließlich die Daten von mehr als 6600 Männern aus. Danach steigt der Anteil derer, die beim Analverkehr keinerlei Schutzmaßnahmen ergreifen, kontinuierlich an. Besonders die unter 40-Jährigen tendieren immer mehr dazu, auf Kondome zu verzichten. Oft informieren sie sich nicht einmal darüber, ob ihr Partner an AIDS erkrankt ist oder nicht. Deshalb ist damit zu rechnen, dass von Homo- und Bisexuellen auch in Zukunft ein besonders hohes AIDS-Infektionsrisiko ausgeht.

## Schwule Männer haben nur untereinander sexuellen Kontakt

*Schwule sind homosexuell und ausschließlich auf Sex mit Männern aus. Frauen sind ihnen ganz und gar gleichgültig.*

*Das ist eine zwar weit verbreitete, aber gleichwohl irrige Meinung.*

In einer englischen Untersuchung, bei der 930 homosexuelle Männer, die ursprünglich an einer AIDS-Studie teilgenommen hatten, nach ihren geschlechtlichen Neigungen und Aktivitäten befragt wurden, berichteten 60 Prozent auch über intime Kontakte mit Frauen. 11 Prozent der Befragten hatten im Jahr zuvor mit einer Frau Geschlechtsverkehr gehabt und 9 Prozent sowohl mit Männern als auch mit Frauen verkehrt. Im Monat vor der Befragung hatte immerhin jeder Zwanzigste mit einer Frau geschlafen und in den letzten fünf Jahren sogar mehr als jeder Vierte. Demnach haben vor allem jüngere Männer gar nicht so selten gleichzeitig mit beiden Geschlechtern Verkehr, was offenbar darauf zurückzuführen ist, dass sie sexuell noch nicht so festgelegt sind wie ältere Schwule.

Im Hinblick auf die AIDS-Vorbeugung stimmt allerdings bedenklich, dass von den Männern, die im Monat vor der Befragung sowohl mit Männern als auch Frauen intim waren, nur jeder fünfte ein Kondom benutzt hatte.

## Die Meinung der Deutschen zur Homosexualität ist unabhängig von Wohnsitz, Bildung und politischer Einstellung

*Dass gleichgeschlechtliche Paare in Deutschland oft noch auf Unverständnis und Ablehnung stoßen, ist allgemein bekannt. Erfreulich ist jedoch, dass sich die reservierte Einstellung allmählich ändert und einer toleranteren Haltung Platz macht.*

*Das gilt allerdings keinesfalls für alle Bevölkerungsgruppen gleichermaßen.*

Bei einer Umfrage des Emnid-Institutes im Auftrag der Forschungsstelle für Sexualwissenschaft und Sexualpädagogik stimmten knapp zwei Drittel der Interviewten der Meinung zu, Sex mit gleichgeschlechtlichen Partnern sei heutzutage nicht mehr anstößig. Demnach hat nur noch ein Drittel der Bevölkerung Homosexuellen gegenüber mehr oder minder große Vorbehalte.

Am tolerantesten sind hier die Hessen mit 71,3 Prozent, während die Rheinland-Pfälzer homosexuelle Beziehungen nur zu 45 Prozent akzeptieren. Daneben spielt das Lebensalter eine entscheidende Rolle: Je älter die Befragten waren, desto skeptischer äußerten sie sich zur Homosexualität. Sind es bei den 14- bis 19-Jährigen nur 27 Prozent, die die gleichgeschlechtliche Liebe ablehnen, so steigt der Wert bei den 50- bis 59-Jährigen auf 47 und bei den über 60-Jährigen sogar auf fast 55 Prozent.

Auch die Umgebung spielt eine Rolle in Bezug auf Akzeptanz oder Nichtakzeptanz: Großstädter haben nur zu 30 Prozent, Menschen in Klein- und Mittelstädten schon zu 43 und Bewohner ländlicher Gegenden sogar fast zur Hälfte Einwände gegen die Homosexualität.

Interessant ist zudem der Einfluss der Bildung: Je höher der Schulabschluss, desto größer die Toleranz. Während sich nur knapp jeder vierte Abiturient offen gegen Homosexuelle aussprach, waren es bei den Hauptschulabsolventen fast die Hälfte der Befragten.

Und schließlich spielt auch die politische Einstellung eine entscheidende Rolle: Linke sind toleranter als Rechte und SPD-Anhänger sexuell offener als CDU-Sympathisanten. Am wenigsten Vorbehalte gegen Homosexuelle haben – wie nicht anders zu erwarten – die Anhänger der Grünen: Gerade mal jeder fünfte von ihnen steht der gleichgeschlechtlichen Liebe ablehnend gegenüber.

## Tiere sind weder schwul noch lesbisch

*Liebesbeziehungen zwischen gleichgeschlechtlichen Partnern stellen für die Betroffenen zweifellos eine Spielart der Sexualität dar, die außerordentlich lustvoll und befriedigend sein kann. Doch eines kann sie nicht: Nachwuchs hervorbringen. Die Arterhaltung aber ist das ursprüngliche Ziel des Sexualität, weshalb sie neben dem Nahrungserwerb zu den fundamentalen Grundbedürfnissen jeder lebenden Kreatur gehört. Also sollte man denken, homosexuelle Beziehungen kämen im Tierreich nicht vor.*

*Und tatsächlich begründeten noch bis vor kurzem etliche Menschen eine ablehnende Haltung zur Homosexualität damit, so etwas sei »widernatürlich«, weil es das ja schließlich im Tierreich auch nicht gebe.*
*Das aber ist ein gewaltiger Irrtum.*
Zu dieser Thematik schreibt der Göttinger Anthropologe Volker Sommer: »Es ist eindeutig belegt, dass sämtliche unter den Menschen praktizierte Varianten homosexuellen Verhaltens auch unter Tieren vorkommen.«
Paradebeispiel dafür sind wieder einmal die schon mehrfach erwähnten Bonobos, eine Affenart, die uns Menschen in sexueller Hinsicht außerordentlich ähnlich ist. Bei ihnen umarmen sich nach einem Kampf die beteiligten Männchen und küssen sich, wobei sie manchmal durchaus auch die Zunge einsetzen. Weibchen führen Oralverkehr mit anderen Weibchen durch oder massieren deren Geschlechtsteile.
Bei mehr als 450 Tierarten haben Forscher sexuelle Beziehungen zwischen gleichgeschlechtlichen Tieren beobachtet. Delfinweibchen schieben ihre Flosse in die Scheide ihrer Partnerin, Zwergschimpansen-Männchen belecken den Penis eines Geschlechtsgenossen, und männliche Seekühe bearbeiten das Glied ihres Partners in Ermangelung von Händen ganz einfach mit den Flossen. Flussdelfin-Männchen stecken sich gegenseitig ihren Penis ins Blasloch, und Koalafrauen treiben es mit anderen Weibchen. Auch kopulierende Warzenschweinmännchen, kuschelnde Löwen und onanierende Seehunde bilden, was schwulen Sex betrifft, keine Ausnahme. Pinguine und Strauße gehen sogar oft lebenslange homosexuelle Beziehungen ein.
War man früher der Ansicht, so etwas passiere nur in Zoos, wo bisweilen nicht genügend Sexualpartner zur Verfügung stehen, so ist man von dieser Auffassung abgerückt, als man entdeckt hat, dass bei Orang-Utans, Königspinguinen und zahlreichen anderen Tierarten homosexuelle Männchen und Weibchen Angehörige des anderen Geschlechts auch dann nicht beachten, wenn diese in ausreichender Anzahl vorhanden sind, und sich stattdessen lieber Geschlechtsgenossen zuwenden.
Auf die Frage, welchen Sinn Homosexualität im Tierreich hat, wenn dadurch doch keine Arterhaltung möglich ist, antwortet der australische Biologe Bruce Bagemihl, der sich intensiv mit dieser Thematik befasst und darüber auch ein Buch geschrieben hat: »Die Homosexualität ist le-

diglich ein Ausdruck der Spiel- und Experimentierfreude der Natur – mehr nicht.« Und kritisch fügt er hinzu: »Der Mensch ist die einzige Spezies innerhalb dieser Natur, die Homosexualität als etwas Abnormes ansieht.«

**Ich persönlich weiß nichts über Sex,**
**ich war immer verheiratet.**

Zsa Zsa Gabor

# I

## Impotenz

siehe auch: **Potenz, Viagra**

### Impotenz ist ein körperliches Leiden

*Glaubt man den Ergebnissen einer Untersuchung, die Wissenschaftler der Universität Freiburg angestellt haben, so leidet in Deutschland etwa jeder zehnte Mann zwischen 40 und 70 an einer ernsten Erektionsstörung, und weitere 25 Prozent sind von einer mittelschweren Form betroffen, die die Partnerschaft unter Umständen massiv beeinträchtigt.*

*Sicher sind daran in einigen Fällen körperliche Störungen schuld, weitaus öfter jedoch liegt die Ursache der männlichen Impotenz im Kopf.*

Die Aufrichtung des männlichen Gliedes beruht darauf, dass die in ihm enthaltenen schwammartigen Schwellkörper so lange mit Blut vollgepumpt werden, bis sie dick und prall sind. Dabei werden die kleinen Venen, die das Blut normalerweise aus dem Glied ableiten, von winzigen Muskeln zusammengepresst, sodass das Blut nicht abfließen kann und sich in den Schwellkörpern staut. Diese Muskelzusammenziehungen werden von Nerven ausgelöst, die zu diesem Zweck einen Stoff namens »Azetylcholin« absondern. Das Azetylcholin ist jedoch recht empfindlich und der ganze Vorgang daher äußerst störanfällig. Seelische Einflüsse wie Schuldgefühle oder Versagensängste können ihn vollkommen durcheinander bringen und damit die Erektion des Penis unmöglich machen.

### Bei Impotenz kann oftmals ein Arzt helfen

*In einem Fernsehspot riet der ehemalige brasilianische Fußballstar Pelé Männern, die unter Erektionsstörungen leiden, unbedingt einen Arzt aufzusuchen. Und tatsächlich gibt es inzwischen eine ganze Anzahl unterschiedlicher Behandlungsansätze, die in etlichen Fällen zum Erfolg führen. Dennoch können die Ärzte bei Impotenz nur in Ausnahmefällen helfen.*

*Doch das liegt an einem ganz anderen Problem.*

Daran nämlich, dass sich die betroffenen Männer viel zu selten einem Arzt anvertrauen. Impotenz gilt nach wie vor als überaus »peinlich« und steht in dieser Hinsicht mit Blasenschwäche und Schweißfüßen auf einer Stufe. Das ergab eine Untersuchung der Pharmafirma »Yamanouchi Europe«, bei der jeweils 500 Männer in Deutschland, Großbritannien, Frankreich, Italien, Spanien, Polen und den Niederlanden danach befragt wurden, was sie mit einem Arzt besprechen und worüber sie lieber schweigen würden. Betrachtet die Mehrzahl der Männer Leiden wie Haarausfall, Übergewicht und Hautausschlag als körperliche Störungen, mit denen man sich getrost an einen Arzt wenden kann, so gaben 24 Prozent der Interviewten Schwierigkeiten an, wegen ihrer Schweißfüße um Rat zu fragen. Bei Blasenproblemen sind es mit 25 Prozent sogar noch einige mehr; den Rekord aber hält mit weitem Abstand die Impotenz: 46 Prozent und damit fast die Hälfte der Männer betrachtet das Problem als zu peinlich, um sich damit an einen Mediziner zu wenden.
Zu diesen Hemmungen mag auch ein wenig die Befürchtung beitragen, hinter der Erektionsstörung könne sich eine ernste Erkrankung verbergen, von der man lieber nichts erfahren möchte.

### Gegen Impotenz kann man ja doch nichts machen

*Neben den bereits erwähnten Hemmungen, sich mit Erektionsstörungen an einen kundigen Arzt zu wenden, weil das angeblich zu peinlich ist, trägt noch eine andere Irrmeinung zu der unangebrachten Zurückhaltung vieler betroffener Männer bei: die Überzeugung, ein Mediziner könne ihnen ja doch nicht helfen, denn auch der sei gegen die Potenzschwierigkeiten vollkommen hilflos.*
*Das aber ist oft ein voreiliger Schluss.*
Denn es gibt eine ganze Reihe von Therapiemöglichkeiten, mit denen Erektionsstörungen wirksam begegnet werden kann. Liegen dem Leiden keine organischen Erkrankungen zu Grunde, so kann unter Umständen eine psychotherapeutische Behandlung helfen. Dabei dürfen die Partner mitunter eine Weile keinen Geschlechtsverkehr miteinander haben, sollen sich aber durch Küssen, Liebkosen und Petting so lange gegenseitig erregen, bis der Mann wieder zu einer stabilen Erektion fähig ist.
Besteht ein Mangel am männlichen Geschlechtshormon Testosteron, so kann der Arzt dieses durch Spritzen ersetzen und das Problem so aus der

Welt schaffen. Eine andere medikamentöse Therapie besteht im Einsatz von Arzneimitteln, die – wie Viagra (→ Viagra) – die Penisdurchblutung verbessern oder – wie Uprima® beziehungsweise Ixense® – unmittelbar das Erektionszentrum im Gehirn beeinflussen. Es ist auch möglich, ein Medikament direkt in die Schwellkörper des Penis einzuspritzen, wo es ebenfalls die Durchblutung verbessert, ohne allerdings die eigentliche Ursache der Erektionsstörung zu bekämpfen.

Schließlich existieren noch einige operative Methoden, etwa einen Teil der Blut abführenden Venen aus dem Penis zu entfernen, sodass die Entleerung der Schwellkörper nur äußerst langsam vonstatten geht. Zudem ist es möglich – ähnlich wie bei einer Bypass-Operation am Herzen –, neue Gefäße einzupflanzen, die die Schwellkörperdurchblutung verbessern. Und schließlich kann der Chirurg kleine Penisprothesen einsetzen, die die Funktion der Schwellkörper übernehmen, indem sie sich mit Blut füllen und so für die nötige Steifheit sorgen oder auch mit einer Art Pumpe aufgeblasen werden können und so einen ähnlichen Effekt haben.

Da nur ein Arzt nach gründlicher Untersuchung und Ermittlung der Ursache entscheiden kann, mit welchem Verfahren der Impotenz am wirksamsten begegnet werden kann, muss man betroffenen Männern unbedingt raten, sich mit ihrem Problem vertrauensvoll an einen solchen zu wenden.

## Eine Prostatavergrößerung macht impotent

*Bei vielen Männern vergrößert sich die Vorsteherdrüse (Prostata) – vermutlich hormonell bedingt – jenseits des 40. Lebensjahres nach und nach, wobei die Anzahl der Gewebszellen zunimmt. Obwohl das drüsige Organ den Anfangsteil der Harnröhre umschließt, bereitet diese Schwellung den meisten Männer keinerlei Probleme. Nur bei etwa 15 bis 20 Prozent kommt es – meist erst nach dem 60. Lebensjahr – zur zunehmenden Einengung der Harnröhre und in deren Folge zu einer mehr oder minder ausgeprägten Beeinträchtigung der Blasenentleerung. Daneben äußern die Männer immer wieder die Befürchtung, die Prostatavergrößerung hätte möglicherweise eine Erektionsschwäche zur Folge.*

*Doch diese Angst ist unbegründet.*

Das ist das Ergebnis einer Untersuchung britischer Urologen, in deren

Rahmen sie bei 427 Männern die Prostata mittels Ultraschall vermaßen, die Stärke des Urinstrahles bestimmten und die Probanden ausführlich über eventuelle Erektionsstörungen befragten. Zwar nehmen sowohl Prostatavergrößerung als auch Potenzprobleme mit steigendem Alter zu, ein Zusammenhang zwischen den beiden krankhaften Störungen besteht jedoch nach Aussage der Wissenschaftler ganz eindeutig nicht.

### Die meisten Frauen finden sich mit der Impotenz ihres Ehemannes ab

*Wenn ein unter Erektionsstörungen leidender Mann sich weigert, die professionelle Hilfe eines Facharztes in Anspruch zu nehmen, belastet er damit zwangsläufig die Beziehung zu seiner Ehefrau. Diese muss sich dann wohl oder übel mit einer Einschränkung oder gar einem totalen Abbruch des ehelichen Sexuallebens abfinden.*

*Wer so denkt, befindet sich im Irrtum.*

Die Frage, wie eine Frau auf die Erektionsschwäche ihres Mannes reagiert, war Gegenstand einer Untersuchung des Institutes für Sexologie an der Universität Warschau. Als Ergebnis zahlreicher Interviews mit betroffenen Ehefrauen zeigte sich, dass nur jede zweite ihr eigenes sexuelles Bedürfnis zurückgestellt und sich mit der Potenzstörung ihres Mannes abgefunden hatte. Das führte jedoch dazu, dass 30 Prozent der Damen Symptome einer Depression aufwiesen und 16 Prozent gar unter neurotischen oder körperlichen (psychosomatischen) Beschwerden litten. 28 Prozent erklärten, ihr sexuelles Verlangen durch vermehrte Selbstbefriedigung abzureagieren, und etwa jede Vierte gab zu, außerhalb der Ehe einen anderen Sexualpartner gefunden zu haben.

Männer sollten sich das zu Herzen nehmen und gegebenenfalls unbedingt einen Arzt konsultieren. Selbst wenn ihnen ihre Frau treu bleibt – was ja nach der polnischen Untersuchung nur in drei von vier Fällen zutrifft –, leidet diese doch ganz erheblich unter der Situation und bekommt über kurz oder lang mit großer Wahrscheinlichkeit massive seelische oder körperliche Probleme.

### Bei Frauen gibt es keine Impotenz

*Impotenz im Sinne einer Erektionsschwäche ist ein typisch männliches Problem. Schließlich kann eine Frau im Gegensatz zum Mann jederzeit*

*Sex haben, da bei ihr hierzu keine vorbereitenden körperlichen Veränderungen erforderlich sind.*

*Und dennoch gibt es auch bei Frauen eine Art Impotenz.*

Denn wenn man zu Grunde legt, dass die Impotenz des Mannes auf der fehlenden Erektionsfähigkeit seines Penis beruht, muss man feststellen, dass eine Frau durchaus dasselbe Problem haben kann. Bei ihr ist es die Klitoris, deren Schwellkörper sich unter Umständen unzureichend mit Blut füllen, sodass das hochempfindliche Organ keinerlei Anstalten macht, fest zu werden und sich aufzurichten. Das beeinträchtigt zwar grundsätzlich nicht die Fähigkeit zum Geschlechtsverkehr, mindert aber sehr wohl das sexuelle Erleben und führt nicht selten dazu, dass die Frau nicht in der Lage ist, einen Orgasmus zu erreichen. Eine derartige Störung ist daher für die betroffene Frau auf Dauer sicherlich genauso unbefriedigend wie die Erektionsschwäche für einen Mann.

## Internet

### Internet-Flirts sind oberflächlicher als persönliche Begegnungen

*Traummann oder -frau gefällig? Kein Problem im Zeitalter des Internet, wo es Partnerschaftsvermittlungen zuhauf gibt. Bindungsinteressierte Singles lassen sich dort mit Namen und Anschrift registrieren und können zudem persönliche Wünsche und Vorlieben – groß, klein, blond, humorvoll, zärtlich – sowie Hobbys und andere Besonderheiten eingeben. Kontakte werden dann per E-Mail geschlossen.*

*Doch können derartige Verbindungen tatsächlich mit realen Beziehungen mithalten?*

Das können sie durchaus. Nach Ansicht der australischen Forscherin Monica Whitty ist nämlich die bisherige Annahme vieler Psychologen irrig, die schriftliche und anonyme Form der Kontakte verfälsche das Verhalten der Beteiligten. Nach den Erkenntnissen der Wissenschaftlerin, die sie auf der Jahrestagung der »British Psychological Society« vorstellte, zeigen Männer und Frauen im Online-Dialog exakt dieselben geschlechtsspezifischen Verhaltensmuster, die auch im »Offline-Benehmen« zu beobachten sind: Männer geben gerne ihren sozialen und wirtschaftlichen Status preis, während Frauen sich eher hilfsbereit zeigen, den Gesprächspartner seelisch aufbauen und ihm Ratschläge erteilen. Gerade aufgrund der Anonymität vertrauen sich die Menschen im Internet oft weitaus schneller intime Details an als im »wirklichen Leben«. Dadurch entsteht sehr rasch eine Privatsphäre, die den Beteiligten den Eindruck vermittelt, ihr Gegenüber schon sehr lange und vor allem sehr gut zu kennen.

Dies bestätigen auch Forschungsergebnisse der Soziologin Andrea Baker von der Universität Ohio, die im Jahr 1998 eine Studie über Beziehungen durchführte, bei denen sich das Paar im Internet erstmalig »begegnet« war. »Ich glaube nicht nur«, erklärt die Wissenschaftlerin, »dass die Online-Beziehungen genauso intensiv sind wie die realen, ich halte ihre Basis sogar für besser und tiefer.« Das liege möglicherweise daran, dass die Konversation per E-Mail den Beteiligten Zeit lasse, das Verfasste intensiv zu durchdenken und präzise zu formulieren. Die fehlende Körpersprache werde dabei durch so genannte »Emoticons« – kleine Symbole, die Überraschung, Freude oder Traurigkeit ausdrücken – und außerdem durch die gezielte Anwendung von Groß- und Kleinschreibung sowie von Satzzeichen ersetzt. Hinzu komme der Vorteil, dass sich die Schreibenden nicht darüber den Kopf zerbrechen müssten, wie sie auf ihr Gegenüber wirken, sodass Unsicherheiten in Bezug auf die eigene Erscheinung bei der Konversation keine Rolle spielten.

Tatsächlich haben entsprechende Untersuchungen von Wissenschaftlern der Universität Bath gezeigt, dass sich aus Internet-Flirts nicht selten selbst dann dauerhafte Beziehungen entwickeln, wenn die Partner ursprünglich eigentlich ganz andere Vorstellungen von ihrem Traummann beziehungsweise ihrer Traumfrau hatten. Zwei Menschen, die sich zum ersten Mal zu einem Zeitpunkt begegnen, an dem sie sich im Grunde schon sehr gut kennen und über Vorlieben und Abneigungen des anderen – auch sexueller Art – gut Bescheid wissen, lassen sich demnach bei der Beurteilung im Hinblick auf Akzeptanz oder Ablehnung weit weniger von Äußerlichkeiten beeinflussen als Männer und Frauen im realen Leben, die aufgrund belangloser Details oft von vornherein darauf verzichten, ihr Gegenüber näher kennen zu lernen.

Während sich die potenziellen Partner beim persönlichen Kontakt aufgrund äußerlicher Merkmale zueinander hingezogen fühlen, so spielen diese bei Internet-Flirts in der Anfangsphase in der Regel überhaupt keine Rolle. Man lernt sich kennen, stellt vielleicht fest, dass man erstaunlich gut zusammenpasst und merkt dann zur eigenen Überraschung, dass Körpergröße, Statur, Haarfarbe und andere Äußerlichkeiten im Grunde nebensächlich sind.

## Intimpflege

### Die Geschlechtsregion kann man gar nicht sauber genug halten

*Dass Männer und Frauen im Intimbereich sauber und gepflegt sein wollen, ist verständlich. Vor allem Frauen, bei denen ein mehr oder minder starker Ausfluss aus der Scheide relativ häufig ist, haben oft Angst davor, möglicherweise unangenehm zu riechen. Deshalb greifen sie gern zu allerlei Hilfsmitteln – zu Intimsprays, Feuchttüchern oder gar speziellen Duschen zur Scheidenspülung –, getreu dem Motto »Viel hilft viel«.*
*Doch das ist grundverkehrt.*

Denn zu häufiges Reinigen zerstört den schützenden Säuremantel der Haut, wodurch der Ausbreitung von Krankheitserregern unnötig Vorschub geleistet wird. Grundsätzlich reicht es vollkommen aus, den Genitalbereich ein- bis zweimal täglich mit klarem, lauwarmem Wasser zu waschen. Dabei sollte man allenfalls eine milde Waschlotion verwenden, wohingegen von Waschlappen abzuraten ist, da sie ein ideales Reservoir für alle möglichen Keime darstellen. Anschließend sollte man sich gründlich abtrocknen, um die Ausbreitung von Pilzen zu verhindern, die es gern feucht und warm haben.

Von den wenigen Fällen abgesehen, in denen der Arzt aus besonderen Gründen dazu rät, sind vor allem Scheidenspülungen absolut sinnlos, ja sogar schädlich. Denn im Normalfall reinigt sich die Scheide ganz von selbst, indem in ihr lebende Bakterien Milchsäure produzieren und so für ein saures Milieu sorgen, das die meisten krank machenden Keime und Pilze zur Strecke bringt. Spülungen – aber auch Intimsprays oder -lotionen – zerstören diese Bakterien und damit den natürlichen Säureschutz der Scheide und sorgen so für das Gegenteil dessen, wofür sie ursprünglich gedacht waren: Schädliche Keime können leichter eindringen und eine Entzündung hervorrufen, die nicht nur unangenehm juckt und brennt, sondern erst recht zu massivem Ausfluss führt, der, je nach Art und Ausmaß, durchaus übel riechen kann.

## Intimpflege ist vor allem für Frauen wichtig

*Die meisten Frauen verwenden große Sorgfalt auf die Hygiene im Geschlechtsbereich. Viele von ihnen übertreiben sie sogar (s.o.). Männer hingegen sind in dieser Beziehung in der Regel weitaus lässiger. Rein anatomisch gesehen haben sie es leichter, und deshalb waschen sie ihre Geschlechtsorgane eben, wenn sie sich auch sonst waschen.*
*Doch dabei machen etliche von ihnen einen verhängnisvollen Fehler.*
Sie vergessen nämlich, die Vorhaut des Penis zurückzustreifen und die darunter verborgene Rinne hinter der Eichel besonders gründlich zu reinigen. Gerade dort sammelt sich aber ein käsiges Sekret aus Talg und abgeschilferten Zellen, das so genannte »Smegma«, das nicht nur von Bakterien zersetzt werden und dann sehr unangenehm riechen kann, sondern obendrein Infektionen im Genitalbereich begünstigt und sogar im Verdacht steht, nach einer Übertragung beim Geschlechtsverkehr an der Entstehung des weiblichen Gebärmutterhalskrebses beteiligt zu sein. Mindestens zweimal täglich sollte daher jeder Junge und Mann diesen Bereich nach vorsichtigem Zurückziehen der Vorhaut mit Wasser und eventuell einer milden Waschlotion einer gründlichen Reinigung unterziehen.

## Wenn ein Mann seine Hoden badet, dient das der Intimpflege

*»Hodenbaden« – wer das hört, denkt unwillkürlich an die Reinigung der männlichen Geschlechtsorgane, vielleicht unter der Dusche oder in der Badewanne, in die selbstverständlich auch der Hodensack mit einbezogen wird.*
*Doch mit Intimhygiene hat das Hodenbaden nicht das Geringste zu tun.*
Mit diesem flapsigen Ausdruck bezeichnet man vielmehr eine alte, heute kaum noch gebräuchliche, von Nomaden überlieferte Form der Empfängnisverhütung durch den Mann. Dabei werden die Hoden mehrfach täglich in sehr warmes oder gar heißes Wasser getaucht, wodurch die Samenproduktion erheblich beeinträchtigt wird (→ Hoden). Die Nomaden der Wüste verwendeten zu diesem Zweck anstelle von Wasser ganz einfach den heißen Wüstensand.
Dass diese Methode jedoch alles andere als zuverlässig funktioniert, lässt sich denken. Möglicherweise ist ja das unangebrachte Vertrauen in das Hodenbaden sogar ein entscheidender Grund dafür, dass sich die Nomaden über mangelnden Kindersegen nicht beklagen können.

## Intimpiercing

### Piercing im Intimbereich ist harmlos

*Im Gegensatz zum Piercing an sichtbaren Körperstellen dient das Anbringen metallener Ringe oder Stecker an Schamlippen, Klitoris oder Penis vorzugsweise der sexuellen Stimulation. Kenner der Materie versichern, damit werde die Reizung besonders sensibler Körperstellen und damit das gesamte Lusterleben massiv gesteigert.*

*Inwieweit das zutrifft, mag dahingestellt bleiben; Tatsache ist jedenfalls, dass Intimpiercing keinesfalls risikolos ist.*

Denn vor allem bei mangelhaften anatomischen und hygienischen Kenntnissen der Person, die einen solchen Eingriff vornimmt, kommt es gar nicht so selten zu erheblichen Wundheilungsstörungen. Zudem können beim Stechen Nerven verletzt werden, und schließlich stellen die Wunden ideale Eintrittsstellen für gefährliche Keime dar. So ist es durchaus möglich, dass auf diesem Wege Bakterien oder Viren in den Körper gelangen und unter anderem gefährliche Infektionskrankheiten wie Hepatitis C oder AIDS hervorrufen.

## Intimrasur

### Intimrasur ist schädlich

*Eine Frage, die immer wieder an Sexberater spezieller Zeitschriften, aber auch an Experten in entsprechenden Internetforen gestellt wird, ist die nach eventuellen gesundheitlichen Risiken bei der Entfernung der Schamhaare. Offenbar haben gerade jüngere Menschen eine Vorliebe für die Intimrasur, trauen sich jedoch aus Angst vor negativen Folgen nicht, die Haare abzurasieren.*

*Doch diese Angst ist gänzlich unbegründet.*

Immerhin ist nach den Ergebnissen einer einschlägigen Umfrage jede dritte Frau und jeder zehnte Mann im Genitalbereich rasiert. Und nicht wenige finden es sogar besonders aufregend, sich vom Partner rasieren zu lassen. Zum einen beweisen sie ihm, wenn sie ihn mit einem scharfen Messer in unmittelbarer Nähe höchst empfindlicher Organe hantieren lassen, ihr hundertprozentiges Vertrauen; zum anderen gewähren sie ihm damit vollkommen freie Sicht auf ihre intimste Zone. Ein gesundheitliches Risiko besteht dabei allenfalls bei ungeschickter Messerhandhabung. Auch kann es sein, dass die empfindliche Haut anfänglich mit mehr oder minder heftigem Juckreiz reagiert, der sich jedoch zum einen mit entsprechenden Cremes vermeiden lässt und zum anderen infolge Gewöhnung der Haut an die ungewohnte Prozedur mit der Zeit ohnehin nicht mehr einstellt. Auch die Angst, die Haare würden durch das ständige Rasieren dichter oder härter, ist ganz und gar unbegründet. Egal, wo am Körper man Haare entfernt, sie wachsen niemals anders nach, als sie vorher waren. Allenfalls fühlen sie sich, solange sie noch stoppelartig kurz sind, ein bisschen fester an.

Von optischen Reizen und einem völlig anderen Gefühl speziell beim Oralverkehr einmal abgesehen, hat die Beseitigung der Schamhaare sogar einen großen Vorteil: Die Intimhygiene wird dadurch wesentlich vereinfacht.

## Inzest

**»Inzest« ist ein anderes Wort für »Inzucht«**

*»Inzest« und »Inzucht« – die beiden Begriffe werden oft synonym verwendet; und fragt man, was darunter zu verstehen ist, so bekommt man in der Regel Auskünfte wie »Sex unter Blutsverwandten« zu hören. Doch das stimmt allenfalls für den Inzest.*

Der Begriff leitet sich vom lateinischen Wort »incestus« für »frevelhaft« ab und bezeichnet in der Tat den Geschlechtsverkehr zwischen leiblichen Verwandten. Doch er bedeutet eben nicht dasselbe wie »Inzucht«, sondern ist allenfalls die Voraussetzung dafür. Inzucht ist nämlich nicht nur der sexuelle Kontakt unter nahe verwandten Individuen, sondern die daraus resultierende Fortpflanzung. Diese ist beim Menschen wegen des beträchtlichen Risikos von Erbkrankheiten in höchstem Maße unerwünscht, wird aber in der Pflanzen- und Tierzucht häufig gezielt angewandt, um über mehrere Generationen hinweg eine immer stärkere Angleichung der Nachkommen zu erreichen, die am Ende bis zur völligen Erbgleichheit für bestimmte Merkmale gehen kann.

**Inzest ist strafbar**

*Die Frage, ob es beispielsweise Geschwistern erlaubt ist, miteinander Sex zu haben, wird von Heranwachsenden in Sexualberatungsstellen öfter gestellt, als es viele Eltern für möglich halten. Schließlich hört und liest man ja immer wieder vom Inzestverbot, das darauf beruht, dass bei der Fortpflanzung unter Verwandten die Gefahr, einen Erbschaden an die Nachkommen weiterzugeben, beträchtlich erhöht ist. Immerhin haben Geschwister mindestens die Hälfte der Erbanlagen gemeinsam. Ist ein Gen schadhaft, so besteht bei nicht blutsverwandten Eltern die große Chance, dass es durch die gesunde Erbanlage des anderen Partners unterdrückt beziehungsweise überdeckt wird und damit keine schlimmen Auswirkungen hat. Kommen bei der Befruchtung hingegen ein mütterliches und väterliches Gen zusammen, die beide gleichermaßen defekt sind – und diese Gefahr besteht nun einmal besonders bei miteinander verwandten Eltern –, so ist das daraus entstehende Kind zwangsläufig geschädigt.*

*Und dennoch ist Sex unter nahen Verwandten nicht in jedem Fall strafbar.*

Und zwar dann nicht, wenn beide Beteiligten zum Zeitpunkt der »Tat« – wie es in Paragraph 173 StGB heißt, der sich mit dem »Beischlaf unter Verwandten« beschäftigt – noch nicht volljährig sind. Ist jedoch nur einer von ihnen 18 Jahre alt oder älter, so kann er – oder sie – durchaus juristisch belangt werden.

Tatsächlich scheint es gar nicht so selten vorzukommen, dass heranwachsende Geschwister ihre aufkeimende Sexualität zuerst einmal miteinander erproben, bevor sie sich mit Außenstehenden einlassen. Andere nehmen einfach nur »günstige Gelegenheiten« wahr, die sich ihnen als Geschwister bieten: etwa, wenn sie nach der Pubertät noch das Zimmer miteinander teilen. In seltenen Fällen wird aus der geschwisterlichen sogar eine tiefe, erotische Liebe – ganz wie in der berühmten Novelle »Wälsungenblut« von Thomas Mann. Allerdings gibt es bislang keine zuverlässigen Untersuchungen darüber, wie oft es tatsächlich vorkommt, dass Bruder und Schwester freiwillig, das heißt ohne Nötigung oder gar Gewalt, miteinander Sex haben. Die Dunkelziffer dürfte beträchtlich sein.

## Italiener

### Italiener stehen auf zierliche Frauen

*Denkt man an die typische Italienerin, so entsteht – zumindest, solange man sich auf die jüngeren Damen konzentriert – vor dem inneren Auge automatisch das Bild einer kleinen, grazilen Frau mit großen, dunklen Augen und schwarzem Haar. Tatsächlich gibt es bei uns nicht wenige Männer, die in einer solchen Italienerin geradezu den Prototypen des rassigen Weibes sehen, das allein durch ihr Aussehen Männer zu ausschweifenden Fantasien anregt.*

*Doch die Italiener selbst sehen das ganz anders.*

Eine Umfrage unter den italienischen Herren der Schöpfung ergab nämlich überraschenderweise, dass mehr als jeder Zweite Frauen bevorzugt, die einen größeren Hintern und auch sonst üppige Formen haben; keinesfalls dürfen sie zu knochig sein. Demnach stehen Frauen mit Model-Maßen und einem Gewicht unter 55 Kilo bei den Italienern gar nicht hoch im Kurs. Fast 60 Prozent der befragten Männer gaben sogar an, sie fänden es wünschenswert, wenn ihre Frauen zunähmen, weil sie dadurch eindeutig an erotischer Ausstrahlung gewönnen.

Jede Leidenschaft verleitet uns zu Fehlern –
die Liebe aber zu den lächerlichsten!
François de la Rochefoucauld

# J

## Jugendliche

siehe auch: **Erstes Mal**

### Über Liebe und Sex wissen die Jugendlichen heutzutage gut Bescheid

*Der unbefangene Umgang mit sexuellen Dingen in den Medien, die nachlassenden Hemmungen der Eltern, mit ihren Kindern über intime Angelegenheiten zu reden, und nicht zuletzt der Sexualkundeunterricht in der Schule haben dazu geführt, dass viele Jugendliche heutzutage über die körperlichen Aspekte der Liebe weitaus besser informiert sind, als das früher der Fall war. Und dennoch werden Jahr für Jahr Tausende junger Mädchen ungewollt schwanger.*

*Ist es also mit der Information doch nicht so weit her?*

Nein, offensichtlich nicht. Eine Umfrage der Ärztezeitschrift »Doctor« unter britischen Jugendlichen, bei denen die Rate der Teenagerschwangerschaften zehnmal (!) höher ist als in Deutschland, hat erstaunliches Unwissen auf sexuellem Gebiet und speziell im Hinblick auf eine wirksame Empfängnisverhütung zu Tage gefördert. So waren einige der befragten jungen Mädchen fest davon überzeugt, eine Schwangerschaft ließe sich nach dem Geschlechtsverkehr durch Duschen mit Coca-Cola oder Trinken von reichlich Milch verhindern. Von ihren männlichen Partnern glaubten etliche, sie müssten sich vor dem Sex nur eine Uhr mit Leuchtzifferblatt um den Penis schnallen, dann töte die Radioaktivität die Spermien zuverlässig ab. Einige Mädchen waren der Überzeugung, nicht schwanger werden zu können, wenn sie nach dem Koitus zwei Stunden (!) auf dem Kopf stünden oder wenn sie keinen Orgasmus gehabt hätten. Auch an die empfängnisverhütende Wirkung von Alkohol oder heftigem Husten nach dem Sex glaubte der eine oder andere Teenager.

Jan Barlow, Vorsitzender eines Vereins, der sich um die sexuelle Gesundheit der Jugendlichen bemüht, sieht die Schuld vorrangig bei den Eltern: »Selbst wenn sie ihren Kindern etwas über Sex erzählen, beschränken sie

sich allein auf die biologischen Vorgänge und haben nicht den Mut, Fragen, die die Jugendlichen wirklich interessieren, konkret anzusprechen.«
Doch nicht nur die britischen Teenager wissen über sexuelle Angelegenheiten höchst lückenhaft Bescheid, auch deutsche Jungen und Mädchen offenbaren nicht selten ein erschreckendes Unwissen. Das wird unter anderem in Fragestunden deutlich, die Mitglieder der »Ärztlichen Gesellschaft zur Gesundheitsförderung der Frau« regelmäßig in Berlin abhalten und in denen sich pro Jahr mehr als 7000 Jugendliche ungeniert nach biologischen und partnerschaftlichen Dingen erkundigen. So haben viele Mädchen keine Vorstellung von der Dehnungsfähigkeit der Scheide, die ja letztendlich erst eine Geburt ermöglicht, und wundern sich schon, dass ein Tampon hineinpasst. Andere glauben, sie könnten die Menstruation wie die Blasenentleerung willentlich unterdrücken, und wieder andere sind der Meinung, bei der Monatsblutung handele es sich um ein vorübergehendes Phänomen, mit dem junge Mädchen allenfalls zwei, drei Jahre zu tun hätten.
Große Bedeutung hat auch das Thema Hygiene: Viele Mädchen wissen nur sehr unzureichend Bescheid, wie oft sie ihre Intimregion waschen sollen und was es mit einem eventuellen Ausfluss aus der Scheide auf sich hat. (→ Intimpflege, → Ausfluss) Auch im Hinblick auf die Verwendung von Tampons offenbaren etliche Mädchen erstaunliche Wissensdefizite: Können sie sich in der Scheide verklemmen oder gar in die Bauchhöhle rutschen? Darf man sie beim Sex »drinnen lassen«? Kann es sein, dass man sie versehentlich in die »falsche Öffnung« schiebt? Schließlich drehen sich natürlich viele Fragen um die Empfängnisverhütung: Darf man jeden dritten Tag drei Pillen auf einmal nehmen? Hilft die Pille auch gegen AIDS? Was tun, wenn ein Kondom in der Scheide stecken bleibt?
Aus all dem wird deutlich, dass es mit der sexuellen Aufklärung vieler Jugendlicher doch nicht so weit her ist, wie man gemeinhin annimmt. Eltern, Schulen und Ärzte sollten sich diese Tatsache sehr zu Herzen nehmen und versuchen, die Situation so schnell wie möglich grundlegend zu verbessern.

## Für Jugendliche ist Sex sehr wichtig

*Es ist eine unbestreitbare Tatsache, dass die Jugendlichen heute sehr früh sexuelle Erfahrungen sammeln, dass sie schon in einem Alter miteinander*

*intim werden, in dem ihre Eltern und Großeltern noch gar nicht an Sex dachten oder zumindest noch nicht wagten, in dieser Hinsicht aktiv zu werden. Daraus könnte man schließen, die körperliche Liebe sei für die heutige Jugend eines der wichtigsten Dinge im Leben.*
*Doch dem ist zumindest bei den Jüngeren ganz und gar nicht so.*
Das beweisen die Ergebnisse einer Umfrage, bei der Wissenschaftler der Universität Landau zahlreiche Jugendliche zum Thema Liebe und Sex interviewten. Demnach sind für die Mehrheit der 14- bis 15-Jährigen Schmusen, Küssen und andere Zärtlichkeiten weitaus wichtiger als Selbstbefriedigung, Petting oder Geschlechtsverkehr. Dabei bestehen allerdings erhebliche Abweichungen zwischen Jungen und Mädchen: Während viele junge Mädchen zärtliche Berührungen mehr als alles andere schätzen, sind ihre männlichen Partner von Anfang an eher auf Sex aus und stehen auch der Selbstbefriedigung aufgeschlossener gegenüber. Mit 16 ändert sich die Sache insofern, als das Petting in den Mittelpunkt des Interesses rückt, und erst mit 17 gewinnt dann der Geschlechtsverkehr endgültig die Oberhand.

## Ein Sex-Verbot für Jugendliche verhindert ungewollte Schwangerschaften

*Die hohe Zahl ungewollter Jungmädchen-Schwangerschaften ist in sämtlichen Ländern der Welt, vor allem in den modernen Industrienationen, ein großes Problem. Dessen versucht man in den USA dadurch Herr zu werden, dass man den Jugendlichen jegliche sexuelle Betätigung vor der Ehe ausredet, ja, in einigen Staaten sogar verbietet.*
*Doch damit erreicht man genau das Gegenteil.*
Denn mit 61 Geburten auf 1000 junge Mädchen haben die USA eine höhere Teenager-Schwangerschaftsrate als irgendein westeuropäisches Land. Sex kann man eben nicht einfach verbieten, auch nicht durch pädagogische »Just-Say-No«-Kampagnen. Viel sinnvoller ist es, sich der Tatsache zu stellen, dass junge Menschen an Sex nun einmal interessiert sind und auch dann nicht darauf verzichten, wenn man ihnen Strafe androht.
Ein gutes Beispiel dafür, dass eine derart offene Haltung viel besser geeignet ist, das Problem der ungewollten Schwangerschaften in den Griff zu bekommen, ist die Situation in Schweden. Dort hat man im Jahr 1975 den Lehrplan des Sexualkundeunterrichts dahingehend geändert, dass

man den Jugendlichen nicht mehr nahe legte, auf Sex zu verzichten, sondern sie stattdessen intensiv über wirksame Maßnahmen zur Empfängnisverhütung aufklärte. Dies führte dazu, dass die Zahl der Geburten, die auf 1000 15- bis 19-jährige Mädchen entfielen, von 50 im Jahr 1965 auf nur noch 10 im Jahr 1984, also gerade mal auf ein Sechstel des US-amerikanischen Wertes, zurückging.

Die liberale Haltung der Schweden sollte auch hierzulande vielen Eltern ein Beispiel sein. Die Hoffnung, eine heranwachsende Tochter werde schon nicht »so blöd sein«, sich ihre Zukunft dadurch zu verbauen, dass sie frühzeitig ein Kind bekommt, ist von vornherein ebenso sinnlos wie der Appell, sich nicht zu bald »mit den Jungen einzulassen«. Stattdessen sollten Eltern sich der Tatsache bewusst sein, dass Sex unter Jugendlichen unvermeidlich ist, und deshalb lieber dafür sorgen, dass ihre Kinder in puncto Empfängnisverhütung Bescheid wissen und dieses Wissen auch in die Tat umsetzen.

## Junge Menschen halten viel von Treue

*Oft hört und liest man, Jugendliche ließen sich heutzutage in puncto Liebe und Sex wesentlich mehr von der Vernunft lenken als ihre Eltern und Großeltern. Bei der Auswahl des Partners seien sie kritischer, um sich dann möglichst langfristig zu binden; Treue sei für sie kein leeres Wort, sondern ein entscheidender Bestandteil jeder Partnerschaft.*

*Das klingt alles sehr erfreulich, doch die Statistik beweist das Gegenteil.*

Aus einer groß angelegten Untersuchung über das sexuelle Verhalten junger Menschen, die der Kondomhersteller Durex unter der Bezeichnung »Focus Jugend« veröffentlichte, wird deutlich, dass es mit der Treue der Jugendlichen nicht allzu weit her ist: Bis zu ihrem 19. Geburtstag haben junge Männer weltweit im Schnitt 5,3 Sexualpartnerinnen, während es die Mädchen bis dahin statistisch auf 3,3 Jungen bringen, mit denen sie intimen Kontakt haben. Und 34 Prozent aller Jugendlichen bekennen sich sogar dazu, gleichzeitig mit mehr als einem Partner sexuelle Beziehungen zu unterhalten. Dieser Wert gilt im Großen und Ganzen auch für Deutschland und die anderen europäischen Länder, während er bei den Amerikanern mit 43 und bei den Thailändern mit 48 Prozent sogar noch deutlich höher liegt.

Fragt man nach der Ursache dieser erschreckenden Untreue-Rate, so muss man wohl das schlechte Beispiel der Elterngeneration zur Erklärung heranziehen: Denn wie sollen Jugendliche ein Gefühl für den Wert einer dauerhaften Beziehung bekommen, wenn bei ihren Eltern Seitensprünge und Scheidungen an der Tagesordnung sind?

## Jungfrau

### Jungfrauen haben intakte Jungfernhäutchen

*Das »Jungfernhäutchen« oder »Hymen« ist eine etwa ringförmige Hautfalte am Scheideneingang, die diesen teilweise verschließt. Da es beim ersten Geschlechtsverkehr zerreißt, ist seine Unversehrtheit ein Zeichen für die Jungfräulichkeit beziehungsweise sein Fehlen ein sicheres Indiz für das Gegenteil – so die Meinung vieler Mädchen und Frauen.*
*Doch diese Meinung ist schlicht falsch.*
Denn vielfach reißt das Hymen lange vor dem ersten Sexualverkehr ein. Das kann schon im Kleinkindalter passieren, wenn sich ein Mädchen – was keinesfalls selten vorkommt – einen Gegenstand in die Scheide steckt, aber auch später bei Spiel und Sport. Wenn ein Mädchen beispielsweise im Ballett- oder Turnunterricht häufiger Spagatübungen macht, hat sie meist bald kein intaktes Jungfernhäutchen mehr. Das Einreißen geschieht im Allgemeinen vollkommen unbemerkt und ist meist weder mit nennenswerten Schmerzen noch mit einer Blutung verbunden.
Tatsache ist also, dass ein nicht mehr vorhandenes Jungfernhäutchen keinesfalls ein sicherer Beweis dafür ist, dass die Betreffende bereits einmal Geschlechtsverkehr hatte. Selbst Gynäkologen können das nicht immer mit hundertprozentiger Sicherheit feststellen.

### Eine Jungfrau darf keine Tampons verwenden

*Bei manchen Mädchen wird die Scheide zum Zeitpunkt der ersten Regelblutung noch von einem intakten Jungfernhäutchen verschlossen. Dieses steht dann einem Tampon im Wege, den eine Frau sich ja tief in die Scheide einführen muss, um das austretende Blut aufzufangen. Das glauben viele Mütter und drängen ihre Töchter dementsprechend dazu, lästige Binden und Vorlagen zu verwenden.*
*Doch das ist unnötig.*

Denn abgesehen davon, dass viele Mädchen zum Zeitpunkt der ersten Monatsblutung gar kein intaktes Jungfernhäutchen mehr haben, kann das Blut auch bei den übrigen ja nur austreten, weil die dünne Membran nicht undurchdringlich ist, sondern in ihrer Mitte ein kleines Loch aufweist. Durch diese dehnbare Öffnung lässt sich in den meisten Fällen ohne weiteres ein Tampon einführen, sofern das Mädchen ein entsprechend kleines Modell verwendet und ein bisschen vorsichtig ist.
Aus demselben Grund ist auch die Furcht mancher junger Mädchen unbegründet, sie könnten bei einer frauenärztlichen Untersuchung »entjungfert« werden. Haben sie zu diesem Zeitpunkt noch ein unversehrtes Jungfernhäutchen, so geht der Gynäkologe äußerst behutsam vor und verwendet besonders grazile Instrumente, die durch die Hymenöffnung hindurchpassen.

## Die »Entjungferung« einer Frau geht nur sie selbst und ihren Partner etwas an

*Geschlechtsverkehr ist etwas durch und durch Intimes, und damit auch die »Entjungferung«, die ja ohne Koitus nicht möglich ist. Außer den beiden Beteiligten geht das Ganze niemanden etwas an, und daher gilt es auch als überaus unhöflich, ja, geradezu anzüglich, sich bei einem Mädchen zu erkundigen, ob es noch »Jungfrau« ist.*
*Doch das ist keinesfalls überall so.*
Denn in vielen patriarchalischen Kulturen – beispielsweise in etlichen islamischen Ländern – verbindet man noch heute die Ehre der Frau und ihrer ganzen Familie mit dem unversehrten Jungfernhäutchen. Dabei ist es durchaus üblich, die Defloration der Braut in der Hochzeitsnacht und damit ihre bis zu diesem Ereignis noch intakte Jungfräulichkeit durch das Präsentieren des blutigen Betttuchs vor der versammelten Hochzeitsgesellschaft zu beweisen. Es soll dabei allerdings durchaus vorkommen, dass die junge Frau dem Verlust ihrer Ehre dadurch entgeht, dass sie mit Blut von einem Huhn, einem Hammel oder einem anderen Tier diskret nachhilft.

## Maria hat Jesus als Jungfrau geboren

*Bei allen Säugetieren und damit auch beim Menschen ist eine Jungfrauengeburt – das heißt die Geburt eines Kindes durch eine Frau ohne männli-*

*che Beteiligung und somit ohne biologischen Vater durch Entwicklung aus einer unbefruchteten Eizelle – aus biologisch-medizinischer Sicht nicht möglich. Und selbst wenn es so etwa gäbe, könnte rein theoretisch aus einer weiblichen Eizelle, die ja kein Y-Chromosom enthält, nur ein Mädchen, aber niemals ein Junge hervorgehen.*
*Was also ist von dem Dogma der katholischen Kirche zu halten, wonach allein Gott und nicht etwa Joseph der Vater Jesu war?*
Über diese Frage streiten sich Theologen seit Jahrhunderten, ohne letztendlich auf einen gemeinsamen Nenner gekommen zu sein. Tatsache ist, dass im hebräischen Urtext des Matthäus-Evangeliums nicht von einer Jungfrau im heutigen Sinne, sondern lediglich von einer »jungen Frau« die Rede ist. Demzufolge könnte »Jungfrauengeburt« bedeuten, dass Maria, indem sie die Mutter Jesu wurde, sich nicht an einen irdischen Mann gebunden fühlte, sondern allein an Gott. Doch schon bei der ersten Übersetzung dieses Textes ins Griechische wurde aus der »jungen Frau« eine »Jungfrau«, und damit war der Streit vorprogrammiert.
Bemerkenswert ist außerdem, dass Markus, der erste Jünger, der ein Evangelium verfasst hat, die Jungfrauengeburt nicht einmal erwähnt, sondern schreibt, Gott habe »Jesus zu seinem Sohn erklärt«. Und auch der Apostel Paulus lässt viel Interpretationsspielraum, wenn er sagt, Jesus sei zum Sohn Gottes »eingesetzt« worden – zum Zweck seiner Auferstehung von den Toten.
Vieles spricht dafür, dass Johannes und Lukas die jungfräuliche Geburt des Jesus von Nazareth nur deshalb so explizit herausstellen, weil sie seiner Gegenwart auf Erden auf diese Weise größeres Gewicht verleihen wollen. Aber das sind alles nur Spekulationen, für die es keinerlei Beweise gibt.

## Nach der »Entjungferung« ist eine Frau ein für alle Mal keine Jungfrau mehr

*Egal, ob das Jungfernhäutchen beim ersten Geschlechtsverkehr zerreißt oder schon vorher zerstört wurde, eine Tatsache steht fest: Das Häutchen ist nicht mehr unversehrt. Und das ein für alle Mal.*
*Oder etwa nicht?*
Nein, es gibt nämlich einen chirurgischen Eingriff namens »Revirgination«, was man frei mit »Wieder-jungfräulich-Machung« übersetzen könn-

te. Dabei wird der betroffenen Frau ein künstliches Hymen eingesetzt. Bei uns in Westeuropa spielt die Operation praktisch keine Rolle. In Ländern jedoch, in denen von den Damen erwartet wird, unberührt in die Ehe zu gehen, gibt es Chirurgen, die sich geradezu darauf spezialisiert haben und fast ausschließlich davon leben. Vor allem in Japan, wo die Mädchen es mit der Keuschheit auch nicht mehr so genau nehmen wie früher, spielt die Revirgination eine höchst bedeutsame Rolle. Allein in Tokio werden Jahr für Jahr circa dreißig- bis vierzigtausend derartige Eingriffe vorgenommen.

Keuschheit: Die unnatürlichste aller Perversionen.

Aldous Huxley

# K

## Katastrophen

### Nach einer Katastrophe denken die Menschen an alles andere als an Sex

*Sicher ist die Sexualität neben der Nahrungsaufnahme ein fundamentales Bedürfnis des Menschen, das sein Verhalten ganz maßgeblich beeinflusst. Doch zu einer beglückenden Liebesbeziehung gehören Intimität, Ruhe und die Bereitschaft, die alltäglichen Sorgen und Nöte wenigstens für kurze Zeit zu vergessen. Wer beim Sex finanzielle Probleme wälzt oder sich in Gedanken mit einer unerfreulichen beruflichen Angelegenheit herumschlägt, wird kaum lustvolle Befriedigung finden. Deshalb wäre es mehr als verständlich, wenn in Zeiten extremer Sorgen und Nöte die Lust auf Sex nachließe.*

*Doch das Gegenteil ist der Fall.*

In einem Internet-Chat redete sich ein 32-jähriger amerikanischer Software-Entwickler nach dem Anschlag auf das World Trade Center vom 11. September 2001 das Staunen über sich selbst von der Seele: »Wie alle anderen rannte ich weg, weg von dem Inferno aus Staubwolken und Trümmerregen. Ich hatte wahnsinnige Angst. Doch mitten im panischen Getümmel sah ich junge Frauen, die ebenfalls flüchteten, sah ihre schlanken Beine, ihre wippenden Brüste und die Schweißtropfen, die dazwischen verschwanden. Und plötzlich musste ich daran denken, wie sie sich wohl anfühlen würden, wie es wohl mit ihnen wäre. Und ich bekam eine irre Lust. Heute schäme ich mich dafür.«

Doch diese Scham ist nach Ansicht führender Sexualwissenschaftler ganz und gar unbegründet. Dazu die amerikanische Dozentin Pepper Schwartz von der Universität Washington: »Nach den Terroranschlägen haben mir alle möglichen Leute ähnliche Empfindungen geschildert. Und das ist keinesfalls ungewöhnlich. Vielmehr ist das sprunghaft steigende Verlangen nach Sex in extremem Krisensituationen wie in Kriegen, nach Erdbeben oder Vulkanausbrüchen eine bei beiden Geschlechtern seit langem bekannte Reaktion.«

Wissenschaftliche Studien haben ergeben, dass sich fast die Hälfte aller Deutschen wünscht, beim Liebesakt zu sterben. Dahinter steckt der intensive Gedanke: Wenn der Tod naht, will ich noch einmal so lebendig sein wie nur irgend möglich. Gerade in Extremsituationen wird den Menschen, auch wenn sie nicht unmittelbar betroffen sind, oft ganz plötzlich bewusst, dass das Leben überaus wertvoll und nicht unendlich ist. Also wollen sie es wenigstens noch einmal in vollen Zügen auskosten.

Die Anthropologin und Buchautorin Helen Fisher von der Universität in New Jersey hat eine medizinische Begründung für das Phänomen, das auch als »Post-Desaster-Sex« (PDS) oder »Terror-Sex« (TS) bezeichnet wird. Sie macht dafür eine durch akute Überlebensängste ausgelöste Hormonreaktion verantwortlich. Nicht nur das Geschlechtshormon Testosteron werde in derartigen Situationen bei vielen Menschen vermehrt ausgeschüttet, sondern gleich »ein ganzer Cocktail anregender Hormone«.

Nachdem diese Erklärung in der »Los Angeles Times« veröffentlicht worden war, meldeten sich plötzlich zahlreiche Menschen, die Ähnliches an sich selbst erlebt und bislang aus Scham und Verwirrung darüber geschwiegen hatten. So bekannte eine 27-jährige Redakteurin in einer Boulevard-Zeitung: »Ich hatte irres Verlangen nach Sex, sehnte mich nach all seiner Willkür und Beliebigkeit. Und das ging nicht nur mir so. In der Woche nach dem Attentat zog ich mit meinen Freundinnen von Bar zu Bar. Wir hörten uns dort zwar gemeinsam die Nachrichten an, waren aber im Grunde nur ständig auf der Suche nach Männern.«

Auf den Punkt brachte das Terror-Sex-Feeling die Physiotherapeutin einer bei der Katastrophe eingesetzten Feuerwehreinheit: »Hätte ich Zeit und Gelegenheit gehabt, ich hätte mich um Kopf und Kragen gevögelt, nur um zu fühlen, dass ich noch am Leben bin. Was ist schon ein bisschen Gelegenheitssex, wenn wir morgen alle tot sein können!«

Doch nicht nur im Hinblick auf spontane sexuelle Abenteuer haben Krieg und Terror eine erstaunliche Wirkung; auch auf tiefere Liebesbeziehungen wirken sie sich außerordentlich positiv aus. Wie Psychologen der israelischen Bar-Ilan-Universität bei umfangreichen Studien ermittelten, fühlen sich Menschen im Angesicht der unmittelbaren Bedrohung besonders intensiv zu ihrem Partner hingezogen. Einerseits hilft eine intakte Beziehung, derartige Situationen besser zu überstehen, andererseits festigt die

Angst und das Bewusstsein der eigenen Sterblichkeit die Liebe zu einem anderen Menschen ganz erheblich.

## Kaviar

### Kaviar und Sekt steigern die sexuelle Vorfreude

*Kerzenlicht, verträumte Musik, schummriges Halbdunkel – alles Zutaten, um sich selbst und den Partner in Stimmung zu bringen. Und ein romantisches Mahl zu zweit mit erlesenen Köstlichkeiten und prickelndem Sekt sicher auch.*

*Doch Sekt und Kaviar haben daneben noch eine ganz andere Bedeutung.*

Denn »Sekt« – vor allem in der Umschreibung »Natursekt« – hat in sexueller Hinsicht die Bedeutung »Urin«, und »Kaviar« steht für »menschliche Exkremente«. Derlei Dinge sind für manche Menschen unverzichtbare Bestandteile des intimen Liebesspiels, ohne die sie kaum oder gar nicht erregt werden. Daneben werden aber auch durchaus noch andere menschliche Ausscheidungen wie Schweiß, Speichel oder das Menstruationsblut der Partnerin, deren Geruch und Geschmack entsprechend veranlagte Menschen als Zeichen besonderer Intimität werten, in die sexuelle Betätigung einbezogen. Da hierzu jedoch unbedingt zwei Gleichgesinnte vonnöten sind, suchen Personen, die auf »dirty« stehen – so nennt man das in Insiderkreisen – in Kontaktanzeigen nach ähnlich Empfindenden und verwenden dabei Schlüsselwörter wie die bereits erwähnten, aber auch »braun«, »Toilettensex« oder »Wetsex«, oder sie verstecken diese Bezeichnungen hinter verschämten Abkürzungen wie »KV« für »Kaviar« oder »NS« für »Natursekt«.

## Keuschheit

### Keuschheit bis zur Ehe ist heutzutage nicht mehr wichtig

*Zur Zeit unserer Großeltern galt es noch als erstrebenswerte Tugend, und die katholische Kirche propagiert es bis heute: »unberührt« in die Ehe zu gehen, mit dem Sex bis zur Hochzeitsnacht zu warten. Doch kaum jemand hält sich daran. Im Gegenteil: Paare, die den Bund fürs Leben*

*schließen, haben häufig schon jahrelang in »wilder Ehe« zusammengelebt, und nur sehr Mutige riskieren, einem Partner das Ja-Wort zu geben, mit dem man nicht zuvor ausprobiert hat, ob auch in sexueller Hinsicht Harmonie und Interessengleichheit bestehen. Gilt die Keuschheit, das Sich-Aufbewahren bis zur Ehe, also nicht mehr als erstrebenswert?*
*Für mehr als 3 Millionen Menschen weltweit durchaus.*
All diese Menschen sind Anhänger einer christlichen Bewegung namens »Wahre Liebe wartet« (WLW), die mittlerweile auch in Deutschland mehr als 10 000 Mitglieder hat. Gemeinsam ist ihnen, dass sie eine Verpflichtung unterschrieben haben, in der es heißt: »Durch die Gnade Gottes verpflichte ich mich ab heute vor Gott, mir selbst, meiner Familie, meinen Freunden und meinem zukünftigen Ehepartner, bis zum Tag meiner Heirat sexuell rein zu bleiben.«
Die Bewegung kommt – wie könnte es anders sein – aus den USA und findet auch in Europa immer mehr Anhänger. Wie bei jeder derartigen »Glaubensgemeinschaft« gibt es auch bei »Wahre Liebe wartet« eine Art Bibel, das heißt einen Verhaltenskodex. Darin wird potenziellen Mitgliedern versichert, dass es ein Mehr an Freiheit bedeute, bis zur Hochzeit jungfräulich zu bleiben. Daneben enthält die Broschüre eine Reihe alt- und neutestamentarischer Sprüche – »Der Leib ist aber nicht für die Unzucht da, sondern für den Herrn« – und propagiert erzkonservative Rollenbilder. So wirbt eine Kurzgeschichte für die Jungfräulichkeit der Frau mit den Worten: »Dann achtet der Mann sie, und sie hat eine ganz andere Stellung im Haus.« Mit den »Sieben Lügen über die Liebe« rückt die WLW-Bewegung die von ihr kritisierte »allgemeine Sexualisierung der Welt« sogar in einen bizarren Zusammenhang mit Hitlers Rassenwahn und der südafrikanischen Apartheits-Ideologie: »Das waren doch auch Lügen, die alle nicht wahrer wurden, nur weil viele Menschen daran geglaubt haben.«
Den Vorwurf, rückschrittlich zu sein, weist ein WLW-Mitglied – ein 22-jähriger Student – in einem Internetforum weit von sich: »Wir sind jung, dynamisch und progressiv und lassen uns nicht hinter Kirchenmauern abschieben. Ich habe keine Mangelerscheinungen und auch keinen Nachholbedarf. Ohnehin ist Sex ein in einer Beziehung überbewertetes Detail. Meine künftige Frau und ich werden wesentlich länger miteinander leben als miteinander schlafen müssen.«

**Im Mittelalter mussten Frauen Keuschheitsgürtel tragen**

*Auf alten Kupfer- oder Holzstichen kann man sie bewundern: metallene Gürtel, die um den Bauch herumgelegt werden und an der Rückseite ein Scharnier aufweisen, von dem aus ein Eisenband zwischen den Beinen hindurch nach vorne führt und dort mit einem Schloss befestigt wird. Angeblich legten Ritter ihren Frauen derartige Marterinstrumente an, wenn sie während einer längeren Abwesenheit sicherstellen wollten, dass die Angetraute nicht mit einem anderen Mann Verkehr hatte. Den Schlüssel nahmen sie natürlich mit.*

*Doch ob das stimmt, ist äußerst fragwürdig.*

Denn bis heute gibt es keinen stichhaltigen Beweis dafür, dass Keuschheitsgürtel von Frauen tatsächlich getragen wurden, zumindest nicht aus dem geschilderten Grund. Möglicherweise wurden sie lediglich in satirischer Absicht erfunden, vielleicht dienten sie auch dem Schutz vor einer Vergewaltigung während einer militärischen Belagerung. Über längere Zeit – vielleicht sogar während eines ganzen Kreuzzuges, wie immer wieder behauptet wird – kann eine Frau ein solches Gerät jedenfalls nicht getragen haben. Sonst hätte sich das Metall binnen weniger Tage durch die Haut gescheuert, und es wäre zu gefährlichen, möglicherweise tödlichen Infektionen gekommen; zudem hätte die Unmöglichkeit, die Genitalien nach dem Urinieren oder bei der Menstruation reinigen zu können, rasch zu massiven Entzündungen geführt. Außerdem konnten die Ritter nie wissen, ob ihre Frau nicht vielleicht schwanger war. Wie aber sollte sie mit einem Metallbügel zwischen den Beinen ein Kind gebären?

Tatsache ist, dass in der ersten Hälfte des 19. Jahrhunderts ähnliche Geräte, allerdings aus Leder, zur Verhinderung der Selbstbefriedigung erfunden und von Ärzten empfohlen wurden (→ Selbstbefriedigung). Und auch heute noch spielen ähnliche Geräte eine Rolle: als erotische Objekte bei sado-masochistischen Bestrafungs- und Unterwerfungsspielen. Ein italienisches Unternehmen, das seit etwa 15 Jahren Keuschheitsgürtel produziert, berichtete kürzlich sogar von einer enorm gestiegenen Nachfrage: Pro Jahr würden mehr als 1000 Exemplare verkauft, das Stück zu 67 Euro. Käufer seien vor allem Sammler und Freunde des Mittelalters. Daneben gebe es sogar einen ganz neuen Trend: Keuschheitsgürtel für Männer, die in Zeiten zunehmender Gleichberechtigung reißenden Absatz fänden.

## Kinder

### Kleine Kinder kennen noch keine Sexualität

*Kleine Kinder, so hört man oft, sind deshalb so liebenswert, weil sie noch keine Arglist kennen, weil sie geradeheraus sagen, was sie denken und auch danach handeln, kurz, weil sie ganz und gar »unschuldig« sind. Sie täuschen nichts vor, lachen, wenn es ihnen gut geht, und weinen hemmungslos, wenn ihnen danach zumute ist. Sie betrügen niemanden, sind nicht gewalttätig, und ihrem Verhalten liegen keinerlei sexuelle Motive zu Grunde.*

*Doch daraus zu folgern, dass kleine Kinder noch keine sexuellen Empfindungen hätten, ist nachweislich ein Irrtum.*

Denn kein Kind kommt als geschlechtsloses Wesen auf die Welt. Jungen haben sogar schon im Mutterleib Erektionen. Bei neugeborenen Mädchen kann man erleben, dass sie eine feuchte Scheide bekommen und dass ihre Schamlippen anschwellen, wenn sie satt und zufrieden sind oder wenn sie zärtlich liebkost oder gebadet werden. Derartige Reaktionen erfolgen ganz automatisch und sind Anzeichen eines allgemeinen, den ganzen Körper umfassenden Lustgefühls. Mit sexuellen Empfindungen und daraus resultierenden Wünschen und Absichten, wie Erwachsene sie kennen, darf man sie nicht verwechseln. Schon im Babyalter entdecken viele kleine Mädchen, dass die Berührung ihrer Scheidenregion und der sanfte Druck auf die Klitoris ein besonders wohliges Gefühl hervorrufen, und kleine Jungen spielen mit vergnügtem Gesichtsausdruck an ihrem Glied herum und pinkeln besonders gerne mit aufgerichtetem Penis.

Diese völlig unbefangene Selbsterkundung gehört wie jedes Spiel mit dem eigenen Körper zur gesunden Entwicklung eines Kleinkindes. Wird sie durch Verbote oder gar Strafen unterbunden, lernen kleine Jungen und Mädchen, ihre Geschlechtsorgane als Tabuzone oder gar als schmutzig zu betrachten, anstatt sie als schön und natürlich zu empfinden. Etwa ab dem dritten Lebensjahr beginnen die Kleinen dann, sich auch für die körperliche Beschaffenheit ihrer Spielkameraden zu interessieren, und zwar ganz besonders für diejenigen des anderen Geschlechts. »Doktorspiele« befriedigen ihre natürliche Wissbegier. Dies ist auch die Zeit, in der sie erstmals präzise Fragen zu Bau und Funktion der Geschlechtsorgane stellen. Wer hier als Mutter oder Vater falsch reagiert und dem Kind zu verstehen gibt, über so etwas rede man nicht, legt unter Umständen bereits zu diesem frühen Zeitpunkt den Grundstein für eine gestörte Sexualentwicklung und muss sich nicht wundern, wenn sich das eigene Kind später dem anderen Geschlecht gegenüber verklemmt, möglicherweise aber auch egoistisch und rücksichtslos verhält.

### Eine Frau kann in ihrem Leben höchstens 30 Kinder bekommen

*Theoretisch ist die Rechnung ganz einfach: Eine Schwangerschaft dauert rund neun Monate, nach denen aufgrund hormoneller Gegebenheiten eine erneute Befruchtung nicht sofort wieder möglich ist. Man kann also, wenn man sehr wohlwollend rechnet, von etwa einem Jahr pro denkbarer Schwangerschaft ausgehen. Das wären im Laufe der etwa 40 Jahre anhaltenden Geschlechtsreife einer Frau maximal 40 Kinder. Immer vorausgesetzt, dass alle Babys lebend geboren werden und dass die Frau nach jeder Entbindung sehr schnell wieder schwanger wird. Da das jedoch praktisch ganz und gar unmöglich ist, ist es realistisch, eine Obergrenze von etwa 30 Kinder anzusetzen.*

*Doch – man kann es kaum glauben – es gibt tatsächlich Frauen, die noch weitaus mehr Kinder zur Welt gebracht haben.*

So bekam die heute noch lebende Chilenin Leontina Espinosa mit 55 ihr letztes von 55 Kindern, darunter 15 zeitgleich mit zwei anderen Geschwistern geborene Drillinge. Allerdings starben 11 Säuglinge kurz nach der Geburt.

Den Rekord dürfte aber nach wie vor eine russische Bäuerin halten, über deren Gebärfreudigkeit das Kloster Mikolskaja bereits im Februar 1782 berichtete: Die Frau hatte sage und schreibe 69 Kinder zur Welt gebracht – in 27 Schwangerschaften 16-mal Zwillinge, 7-mal Drillinge und 4-mal Vierlinge.

## Kinderlosigkeit

### Bleibt ein Paar kinderlos, liegt die Schuld bei der Frau

*Wenn in früheren Zeiten ein Herrscherpaar kinderlos blieb, wenn sich also der ersehnte Thronfolger nicht einstellen wollte, dann versuchte man im Allgemeinen, das Problem dadurch zu lösen, dass der betroffene Mann sich ganz einfach von seiner Partnerin trennte und mit einer anderen sein Glück versuchte. Und das, ohne sich auch nur eine Sekunde lang Gedanken darüber zu machen, ob nicht vielleicht er selbst an der Misere schuld war.*

*Denn ebenso oft wie bei der Frau liegt der Grund für die Kinderlosigkeit beim Mann.*

Verteilt man die Ursache für die Unfruchtbarkeit auf beide Partner, so kommen einige Untersuchungen zu dem Ergebnis, dass es in 50 Prozent an der Frau, in 30 Prozent am Mann und in 20 Prozent an beiden liegt, wenn aus einer Ehe trotz entsprechender Bemühungen keine Kinder hervorgehen. Andere sprechen von einem Verhältnis von 40 – 40 – 20, weisen also dem Mann dieselbe »Schuldquote« zu wie der Frau. Welche Zahlen auch immer die exakteren sind, festzuhalten bleibt, dass es im Einzelfall unbedingt einer eingehenden Untersuchung beider Beteiligter bedarf, will man den Grund für die Unfruchtbarkeit einer Ehe ermitteln.

Bei der Frau sind die häufigsten Ursachen ungewollter Kinderlosigkeit diverse Missbildungen der inneren Geschlechtsorgane, entzündungsbedingte Eileiterverklebungen, hormonelle Störungen und dadurch bedingte Zyklus-Unregelmäßigkeiten, fehlende chemische Reaktionen beim Eindringen des Spermiums in die Eizelle und damit die Unmöglichkeit der Befruchtung, Immunreaktionen gegen eigenes Gewebe oder gegen den Embryo, Allgemeinerkrankungen wie Zuckerkrankheit oder Schilddrüsenleiden sowie seelische Störungen, beispielsweise ein Scheidenkrampf oder die vielleicht unbewusste Angst vor dem Geschlechtsverkehr.

Beim Mann stehen Hodenfehlbildungen an erster Stelle, gefolgt von Entzündungen und Verklebungen der Samenleiter, Störungen bei der Spermienbildung – beispielsweise die Produktion zu weniger oder zu unbeweglicher Samenfäden oder das Fehlen anderer wichtiger Substanzen in der Samenflüssigkeit –, Immunreaktionen gegen die eigenen Spermien, hormonelle Störungen und ebenfalls Allgemeinerkrankungen, die sich negativ auf die Fruchtbarkeit auswirken.

Sind schließlich beide Partner an der Kinderlosigkeit beteiligt, so liegt das nicht selten daran, dass die Frau das Sperma ihres Mannes nicht verträgt und es durch entsprechende chemische Abwehrmaßnahmen unfruchtbar macht, während sie vielleicht den Samen eines anderen Partners ohne Probleme aufnehmen und »verwerten« könnte.

### Kinderlosigkeit ist keine Frage des Berufes

*Dass es eine Reihe körperlicher Störungen und Fehlbildungen gibt, die einen Mann unfruchtbar machen können, ist bekannt. Und dass davon weit mehr Männer betroffen sind, als man früher annahm, ebenfalls. Dass aber auch der Beruf einen Einfluss auf die Fortpflanzungsfähigkeit hat, ist eine ziemlich neue und höchst beunruhigende Erkenntnis. Doch immer mehr Männer scheinen davon betroffen zu sein.*

Das Problem hängt mit Substanzen zusammen, mit denen die Männer bei ihrer beruflichen Tätigkeit in Berührung kommen. Dass hier ein enger Zusammenhang besteht, beweist eine umfangreiche italienische Studie, in der Männer, die 1976 als Jugendliche bei der Explosion einer Chemiefabrik im italienischen Seveso ausströmendes Dioxin eingeatmet hatten, später auf ihre Fortpflanzungsfähigkeit hin untersucht wurden. Dabei zeigte sich ein deutlicher Einfluss des Giftes auf die Beschaffenheit der Spermien, denn die betroffenen Männer hatten auffallend mehr Töchter als Söhne gezeugt.

Dioxin wird aber nicht nur bei Unfällen frei, sondern gelangt auch als Abfallprodukt bei der Kunststoffverarbeitung in geringen Mengen in die Umwelt und damit in die Nahrungskette, wo es sich vor allem in Fischen massiv anreichert. Vor diesem Hintergrund überrascht es nicht, dass Fischer aus dem Baltikum, die sich weitgehend vom eigenen Fang ernähren, ebenfalls weniger männliche als weibliche Nachkommen haben.

Doch nicht nur Dioxine beeinflussen die Spermienbildung, andere Umweltgifte haben eine ähnliche Wirkung: So ergab eine argentinische Untersuchung an 225 Männern, die in der Landwirtschaft arbeiteten und dabei häufig mit Pflanzenschutz- und Schädlingsbekämpfungsmitteln hantierten, dass sowohl die Anzahl der Spermien als auch deren Beweglichkeit ganz erheblich unter der Norm lagen. Zudem wiesen die Männer weit erhöhte Konzentrationen von Östradiol auf, einem weiblichen Geschlechtshormon, das die männliche Zeugungsfähigkeit ebenfalls negativ beeinflusst.

Und noch eine weitere Stoffgruppe wirkt sich offenbar sehr negativ auf die Fortpflanzungsfähigkeit aus: organische Lösungsmittel, wie sie in Klebstoffen, Lacken, Farben und Verdünnern enthalten sind. Als Forscher der kanadischen McGill-Universität 1200 Arbeiter untersuchten, die wegen Fruchtbarkeitsproblemen eine Klinik aufgesucht hatten, stellten sie

einen direkten Zusammenhang zwischen der Häufigkeit des Umgangs mit Lösungsmitteln und der Beeinträchtigung der Spermienqualität fest. Besonders Maler und Drucker scheinen in dieser Hinsicht überdurchschnittlich gefährdet zu sein.
Besorgnis erregend ist die Entwicklung aber auch in Deutschland, wo die durchschnittliche Spermienmenge in der männlichen Samenflüssigkeit – normalerweise etwa 3 bis 5 Prozent – in den letzten Jahrzehnten kontinuierlich abgenommen hat, seit den Sechzigerjahren auf weniger als die Hälfte dieses Wertes. Und auch mit der Beweglichkeit der Samenzellen steht es nicht zum Besten, wie eine Studie der Universität Oldenburg im Auftrag der Weltgesundheitsbehörde beweist. Deren Chemieexpertin Patricia Cameron gibt dazu Folgendes zu bedenken: »Es ist zu befürchten, dass neben Risikofaktoren wie Ernährungsgewohnheiten und Stress auch Umweltgifte für die abnehmende Fruchtbarkeit der Männer und die Zunahme von Erkrankungen an ihren Geschlechtsorganen verantwortlich sind.«
Neben den bereits erwähnten Pestiziden und Lösungsmitteln haben nach Einschätzung der Wissenschaftlerin unter anderem auch Stoffe für die Innenbeschichtung von Plastikflaschen, Weichmacher für Kunststoffe sowie industrielle Reinigungsmittel eine fatale Wirkung auf die männliche Fruchtbarkeit.

## Klistier

### Ein Klistier dient zur Behandlung einer Verstopfung

*Bei einem Klistier werden kleinere Flüssigkeitsmengen in den Enddarm gespritzt, um diesen – vor einer Darmspiegelung, einer Operation oder einer Röntgenuntersuchung – auszuspülen, um eine Verstopfung zu beseitigen oder um Medikamente einzubringen.*
*Daneben hat ein Klistier aber noch einen ganz anderen Effekt.*
Für viele Menschen wirkt es nämlich in hohem Maße sexuell erregend. Und das ist keineswegs eine neuzeitliche »Abnormität«, sondern war auch schon in der Vergangenheit so. Vor allem in der Renaissance herrschte eine regelrechte Klistiersucht. Hauptamtliche »Klistierer« verabreichten gegen Bezahlung Einläufe, und zwar weniger aus gesundheitli-

chen Gründen, sondern vor allem wegen des sexuell erregenden Effektes. Immerhin ähnelt die Verabreichung eines Klistiers dem Geschlechtsverkehr: Man führt eine Kanüle ein, verspritzt eine Flüssigkeit, und dann kommt die große Erleichterung.
Dass das Klistier auch heute noch zahlreiche Anhänger hat, erkennt man an der großen Zahl von Geräten wie Ballspritzen und Irrigatoren (Spülkannen mit Schlauchansatz), die in jedem Sexshop angeboten werden. Klistierfreaks – man spricht auch von »Klismaphilen« – spritzen sich gegenseitig alles Mögliche in den Darm: Sekt, weil der so schön prickelt, Wein, Milch, Kaffee oder auch mit Drogen versetzte Flüssigkeiten. In Amerika treffen sich Anhänger in speziellen Clubs, darunter nicht wenige, die behaupten, durch Klistiersex ausgelöste Orgasmen überträfen die »herkömmlichen« bei weitem.
Daneben spielt der Einlauf auch bei sadomasochistischen Sexpraktiken eine wichtige Rolle. Der oder die auf diese Weise Vollgepumpte wird bestraft, wenn er oder sie die Flüssigkeit nicht mehr halten kann. Das ist jedoch nicht ganz risikolos, weil ein zu häufiger und heftiger Klistiereinsatz nicht nur zu hartnäckigen Afterverletzungen führen kann, sondern auch dazu, dass Enddarm und Schließmuskel dauerhaft erschlaffen.

## Klitoris

### Nur die direkte Reizung der Klitoris erzeugt bei einer Frau sexuelle Lustgefühle

*Kann eine Frau allein durch Reizung ihrer Scheide, also durch die Stimulierung mit dem männlichen Penis während des Geschlechtsverkehrs, einen Orgasmus bekommen, oder ist dazu unbedingt die direkte Stimulation der Klitoris erforderlich? Über diese Frage tobte viele Jahre lang ein Streit zwischen Sexualwissenschaftlern. Man unterschied zwischen vaginalem und klitoralem Orgasmus und kam mehrheitlich zu dem Schluss, allein die Reizung des Kitzlers sei für eine Frau erregend und erzeuge bei ihr sexuelle Lustgefühle, wohingegen die Scheide im Grunde eher unempfindlich sei.*
*Doch das ist nach neueren Forschungen so nicht haltbar.*
Denn zum einen ist das ganz sicher von Frau zu Frau ebenso verschieden

wie die Erregbarkeit anderer erogener Zonen, zum anderen sind die äußeren weiblichen Geschlechtsorgane so konstruiert, dass sie bei sexueller Betätigung auch ohne unmittelbare Berührung einen Zug auf die Klitoris ausüben, den die meisten Frauen als überaus lustvoll empfinden. Vor allem die kleinen Schamlippen, unter deren Vereinigungsstelle der Kitzler wie unter einem Dach verborgen liegt, übertragen jede noch so leichte Bewegung auf das empfindliche Organ, und dieses verändert seinerseits durch An- und Abschwellen ständig seine Größe, um sich wohl dosiert an den Schamlippen zu reiben.
Das bedeutet jedoch nicht, dass die Klitoris beim Liebesspiel keiner besonderen Beachtung bedürfe. Die meisten Frauen kommen nämlich tatsächlich wesentlich leichter und zuverlässiger zum Orgasmus, wenn ihr Lustorgan Nummer eins intensiv stimuliert wird und ihr Partner nicht der irrigen Ansicht ist, es sei der sich in der Scheide bewegende Penis, der sie in höchstes Entzücken versetzt.

## Knutschfleck

**Knutschflecken entstehen durch Druck auf die Haut**
*Knutschflecken sind nicht besonders beliebt, machen sie doch offenkundig, dass der oder die Betroffene äußerst intensiven körperlichen Kontakt mit einem anderen Menschen hatte. Lieber behält man so etwas für sich oder weiht allenfalls eine besonders vertrauenswürdige Person ein. Deshalb versuchen viele Paare, derart auffällige Hautmale dadurch zu verhindern, dass sie peinlich darauf bedacht sind, beim »Knutschen« die Haut des anderen nicht zu stark zu drücken.*
*Doch das ist der falsche Weg.*
Denn ein Knutschfleck entsteht nicht durch Druck, sondern im Gegenteil durch heftiges Saugen an der Haut des Liebespartners. Im Grunde ist er nichts anderes als die leichte Form eines Blutergusses. Der Sog lässt einen Unterdruck entstehen, der dazu führt, dass kleine Gefäße platzen und Blut ins Gewebe fließt. Da dieses Blut vom Körper mit der Zeit über verschiedene Zwischenstufen wieder abgebaut wird, wechselt der Knutschfleck mehrmals die Farbe, bevor er nach ein, zwei Wochen wieder verschwindet.

## Koitus

### Ohne Scheide ist kein Koitus möglich

*Das Wort »Koitus« kommt aus dem Lateinischen und bedeutet so viel wie »Zusammentreffen« oder »Vereinigung«. Gemeint ist natürlich die sexuelle Vereinigung, das heißt das Einführen des männlichen Penis in die weibliche Scheide.*

*Daraus jedoch abzuleiten, ohne Scheide gäbe es keinen Koitus, ist nicht richtig.*

Denn da gibt es zum einen den so genannten »Mamma-Koitus«, wobei der Wortteil »Mamma« im medizinischen Sprachgebrauch die weiblichen Brüste bezeichnet. Presst eine Frau diese mit den Händen zusammen, so entsteht dazwischen ein tiefer Spalt, der durchaus Ähnlichkeit mit der Scheide hat und sich ohne weiteres an deren Stelle verwenden lässt.

Zum anderen ist seit der griechischen Antike eine Sexualpraktik bekannt, die man »Schenkelverkehr« nennt und bei der der Mann sein erigiertes Glied zwischen den geschlossenen Schenkeln der Frau bewegt. Auf diese Weise kann er ohne weiteres zum Orgasmus kommen, und überdies besteht kein Risiko einer ungewollten Schwangerschaft. Inwieweit dabei allerdings die Frau auf ihre Kosten kommt, steht auf einem anderen Blatt.

### Manche Frauen sind für den Koitus »zu eng gebaut«

*Vor allem kleine, zierliche Frauen machen sich, wenn sie einen auffällig großen und breiten Mann kennen und lieben lernen, bisweilen Sorgen darüber, ob sie mit diesem Hünen überhaupt Sex haben können, ob ihre Scheide dafür nicht zu klein ist, kurz, ob sie nicht vielleicht »zu eng gebaut« sind.*

*Doch diese Bedenken sind vollkommen unbegründet.*

Bezüglich der Weite der weiblichen Scheide kann es überhaupt nicht zu Schwierigkeiten kommen, denn diese ist ein äußerst dehnbarer Muskelschlauch, durch den bei einer Geburt immerhin Kopf und Rumpf des Kindes hindurchpassen müssen, und derartige Ausmaße hat selbst der Penis eines Hünen nie und nimmer. Und auch die Länge stellt normalerweise kein Problem dar; denn zum einen besitzen selbst sehr große Männer nur in seltensten Ausnahmefällen ein überlanges Glied, zum anderen weiten sich bei der Frau mit zunehmender Erregung die hinteren beiden Scheidendrittel ballonförmig aus und der Muttermund steigt leicht nach oben an, sodass noch mehr Innenraum entsteht. Sollte der Penis jedoch tatsächlich bis an die Gebärmutter heranreichen – was eine Frau übrigens durchaus nicht als unangenehm empfinden muss –, so gibt es ja immer noch die Möglichkeit, eine andere Stellung zu wählen, bei der die Frau selbst bestimmt, wie weit das Glied eindringen soll.

## Kollegen

### Liebesbeziehungen unter Kollegen sind nicht von Bestand

*Gregor Gysi, Oskar Lafontaine und Bill Gates haben eines gemeinsam: Sie fanden ihre große Liebe bei der Arbeit beziehungsweise im Büro. Dass sich dort häufig Verhältnisse anbahnen, ist bekannt, allerdings wird immer wieder behauptet, Liebesbeziehungen unter Kollegen hätten kaum Bestand.*

*Dabei sieht die Wahrheit ganz anders aus.*

Denn diverse Umfrageergebnisse belegen, dass jede fünfte Frau zwischen 25 und 35 schon einmal eine Bürobeziehung hatte und dass mehr als jede dritte Ehe aus Arbeitsplatzkontakten entsteht. Damit rangiert der Beruf als Partnerschaftsvermittlungsinstanz weit vor Sportvereinen, Discos oder gar Urlaubsbekanntschaften. Und eigentlich ist das ja auch nicht verwunderlich, lernt man doch nirgendwo sonst so zwanglos Angehörige des anderen Geschlechts kennen. Das ist besonders in jungen Jahren von Vorteil, in denen man vor sexueller Energie nur so strotzt, dabei aber aufgrund der massiven beruflichen Anforderungen nur wenig Freizeit hat. Anders als in Discos oder im Urlaub kennt man den potenziellen Partner weit besser, weiß über seinen Charakter, über spezielle Vorlieben und Abneigungen bestens Bescheid und kann daher recht gut beurteilen, mit wem man sich einlässt.

Aber auch für den Arbeitgeber sind intime Kontakte unter seinen Angestellten durchaus von Vorteil: Verliebte Arbeitnehmer kommen gut gelaunt und pünktlich ins Büro, sind hoch motiviert und machen gerne Überstunden. Deshalb haben in Japan etliche größere Unternehmen bereits eigene Heiratsinstitute gegründet, die sich allein der Anbahnung von Beziehungen zwischen Firmenangehörigen widmen. Auch amerikanische

und europäische Gesellschaften stehen dem Firmenflirt immer positiver gegenüber, anstatt ihn, wie früher üblich, strikt zu verbieten.
Auch die Amerikanerin Sharon Hite – Verfasserin des berühmten Sexualreports – bestätigt, dass in gut funktionierenden Teams häufig eine erotische Komponente vorhanden ist, die dafür sorgt, dass die Gruppenmitglieder gern zusammen arbeiten und bereitwillig aufeinander eingehen.
Problematisch kann eine berufliche Liebesbeziehung allenfalls werden, wenn die beiden Beteiligten in der Firmenhierarchie auf unterschiedlichen Ebenen stehen. Dann machen schnell Gerüchte die Runde, der in der Rangordnung Niedrigere habe nichts anderes im Sinn, als durch gezielten Einsatz sexueller Mittel seine berufliche Position zu verbessern. Vor einer Chef-Angestellten-Beziehung muss deshalb gewarnt werden, und das keinesfalls nur aus firmeninternen Gründen, da das Vorgesetzten-Untergebenen-Verhältnis auch privat oft einer wirklich gleichwertigen Partnerschaft im Wege steht.

# Kondom

siehe auch: **Empfängnisverhütung**

## Kondome dienen der Empfängnisverhütung

*Kondome schützen vor unerwünschtem Kindersegen, weshalb sie umgangssprachlich auch scherzhaft als »Verhüterli« bezeichnet werden. Sie verhindern, dass die männlichen Spermien die weibliche Eizelle erreichen, und machen damit eine Befruchtung unmöglich. Außerdem schützen sie zuverlässig vor ansteckenden Geschlechtskrankheiten, insbesondere vor AIDS.*
*Für so manche Frau sind sie jedoch noch aus einem ganz anderen Grund wichtig.*
Für diejenige nämlich, die unter einer Allergie auf das Sperma ihres Partners leidet. Das kommt zwar nicht besonders häufig vor, kann der Betroffenen jedoch die körperliche Liebe zur Hölle machen: Meist innerhalb weniger Minuten nach dem Samenerguss des Mannes breiten sich überall auf der Haut juckende Quaddeln aus, die Schamlippen werden rot und dick, und in schlimmen Fällen schwellen Mund- und Rachenschleimhaut

so stark an, dass die Frau keine Luft mehr bekommt und zu ersticken droht.
Schuld daran sind Eiweißstoffe im Sperma des Mannes, gegen die sich das Immunsystem der Frau zur Wehr setzt, weil sie grundsätzlich Fremdkörper darstellen. Normalerweise merkt sie davon nichts. Wenn sie jedoch auch sonst zu allergischen Erkrankungen wie Heuschnupfen oder Nahrungsmittel-Unverträglichkeit neigt, kann es sein, dass es zu einer Überreaktion des Abwehrsystems kommt, die sich dann in den geschilderten Symptomen äußert und schlimmstenfalls sogar einen »anaphylaktischen Schock«, einen lebensbedrohlichen Kreislaufzusammenbruch, auslöst.
Abhilfe schafft in einem derartigen Fall die konsequente Benutzung von Kondomen, denn wenn der Körper der Frau nicht mehr mit dem Sperma in Berührung kommt, besteht für ihr Immunsystem kein Anlass, sich dagegen zu wehren. Diese Vorsichtsmaßnahme ist allerdings nur dann sinnvoll, wenn die Betroffene nicht auch noch das Pech hat, an einer Latex-Allergie zu leiden.
Aber wie ist es, wenn sich das Paar ein Kind wünscht? Dann kann man versuchen, die Allergie durch Einsatz von Medikamenten oder durch allmähliche Gewöhnung des weiblichen Organismus an die irritierenden Eiweißstoffe zu mildern. Gelingt das nicht, ist eine Schwangerschaft auf natürlichem Wege kaum zu erreichen. Eine mögliche Lösung besteht dann darin, die Spermien des Mannes mit Hilfe eines speziellen Verfahrens zu »waschen« und anschließend in die Gebärmutter einzuspritzen.
Vor einer trügerischen Hoffnung muss man betroffene Frauen jedoch warnen: Andere Männer haben in ihrem Sperma ähnliche Eiweißstoffe; ein Partnerwechsel bleibt daher mit großer Wahrscheinlichkeit erfolglos.

## Kondome sind eine neuzeitliche Erfindung

*Kondome bestehen aus Latex und sind im Durchschnitt gerade mal 0,05 mm dick. Ihre Herstellung erfordert ein beachtliches technisches Knowhow sowie penible Qualitätskontrollen mit komplizierten elektronischen Messinstrumenten. Derartige Geräte gibt es aber noch nicht allzu lange. Deshalb könnte man denken, Kondome seien eine neuzeitliche Erfindung, die unseren Vorfahren bedauerlicherweise noch nicht zur Verfügung gestanden hätte.*
*Doch das ist ein Irrtum.*

Im umfangreichsten Buch über die Kulturgeschichte der Empfängnisverhütung, der »Medical History of Contraception« des Amerikaners Norman E. Himes, berichtet der Autor von dem wohl ältesten bekannten Kondom, zu sehen auf einer circa 6000 Jahre alten Wandzeichnung im ägyptischen Tempel von Dendera, die den Gott Bes zeigt. Doch bei dieser wie auch bei anderen antiken Darstellungen von Kondomen gehen Historiker davon aus, dass die Überzieher nicht der Empfängnisverhütung oder dem Schutz vor ansteckenden Krankheiten dienten, sondern eher Insektenstiche verhindern sollten und zudem als Körperschmuck galten. Auch im alten Japan kannte man nachweislich bereits kondomähnliche Gegenstände, die allerdings aus Schildpatt angefertigt waren und mit ihren Höckern und Noppen wohl mehr ein erotisches Reizinstrument als ein Mittel zur Verhinderung einer ungewollten Schwangerschaft waren.

Erst im 16. Jahrhundert gab es Präservative, die mit den heute gebräuchlichen vergleichbar waren. In seinem Buch »De morbo gallico« (»Über die französische Krankheit«) empfiehlt der italienische Anatom Gabriele Falloppio im Jahr 1564 säckchenartige Gebilde aus Leinen, die sich der Mann über seinen Penis streifen soll, als Schutz gegen ansteckende Krankheiten, vor allem gegen die Syphilis, die sich seinerzeit mit enormer Geschwindigkeit vor allem in den europäischen Bordellen ausbreitete. Gegen diese bakterielle Geschlechtskrankheit war man weitgehend machtlos, und es erscheint zumindest zweifelhaft, ob Falloppios Leinenbeutel – die man vor dem Gebrauch mit anorganischen Salzen, Holzkohleasche und anderen Substanzen füllen sollte – dagegen einen wirksamen Schutz boten.

Tatsache ist jedoch, dass damit das Kondom erfunden war und dass die Erfindung in der Folgezeit kontinuierlich weiterentwickelt wurde. Verwendete König Ludwig XIV. noch Spezialpräservative aus Samt, so wurden sie später aus Schafsdarm und im 18. Jahrhundert – wie heute die Wursthäute(!) – aus den Därmen von Ziegen, Kälbern und Lämmern hergestellt. Bis zu Beginn des 20. Jahrhunderts waren dann Kondome aus der Blase von Fischen in Mode, die angeblich weniger empfindlich und vor allem »gefühlsechter« waren.

Daneben lief aber auch schon die Produktion von Gummikondomen an, deren erstes die Firma Goodyear im Jahr 1855 auf den Markt brachte und die immer weiter verfeinert wurden, bis sie den heute gebräuchlichen weitgehend glichen. Nach dem ersten Weltkrieg begann dann die Massenproduktion, bei der sich besonders die Firma Fromms hervortat, die in den Zwanzigerjahren – man höre und staune – Tag für Tag mehr als 20 Millionen(!) Stück herstellte. 1930 wurde das erste Präservativ aus Latex entwickelt, das erheblich dehnbarer war als seine Vorgänger, und um das Jahr 1960 herum begann man, Kondome mit Spermien abtötenden Substanzen zu beschichten, wodurch die Sicherheit noch einmal merklich gesteigert wurde.

Die Entwicklung und rasante Verbreitung der Anti-Baby-Pille verdrängte in der Folgezeit das Kondom als beliebtestes Verhütungsmittel, bis die Angst vor AIDS dafür sorgte, dass es als effektiver Ansteckungsschutz wieder in den Vordergrund rückte.

## Kondome verschiedener Hersteller unterscheiden sich erheblich voneinander

*In Großstädten gibt es Läden, in denen man nichts anderes kaufen kann als Kondome: in den unterschiedlichsten Farben, mit Noppen und Höckern, in allen möglichen Geschmacksrichtungen – von Pfefferminz über Vanille und Himbeere bis hin zu Piña Colada –, ja sogar in Form von Leuchttürmen, Gartenzwergen oder tierähnlichen Fantasiegebilden.*

*Doch im Wesentlichen sind alle Kondome gleich.*

Dafür sorgt die 1996 eingeführte Euro-DIN-Norm EN 600, die in weiten Bereichen einer schon seit 1991 in Deutschland gültigen Einheitsvorschrift entspricht. Demnach muss ein Präservativ mindestens 170 Millimeter lang und in flach ausgestrichenem Zustand zwischen 44 und 56 Millimeter breit sein. Daneben muss es auch hinsichtlich Wanddicke, Dichtigkeit und Reißfestigkeit exakt festgelegte Mindestanforderungen erfüllen. Es muss sich mindestens um 650 Prozent dehnen lassen und darf erst platzen, wenn es mit mehr als 18 Litern Luft aufgeblasen wird; samt und sonders Werte, die beim Geschlechtsverkehr wohl nur in extremen Ausnahmefällen erreicht werden.

Erst wenn alle diese Bedingungen erfüllt sind, können sich Kondomdesigner austoben, wie etwa beim letzten Schrei aus den USA: das »singende« Präservativ, das – ähnlich wie akustische Glückwunschkarten – bei Berührung eine Melodie erklingen lässt. Damit hat nun endlich jeder

Mann die Möglichkeit, eine zum konkreten Anlass passende Begleitmusik zu wählen.

### Ein Kondom muss straff sitzen

*Dass ein Kondom keinen oder allenfalls einen höchst bescheidenen Nutzen hat, wenn es im entscheidenden Moment vom besten Stück des Mannes abrutscht, ist jedem klar, der sich eines derartigen Gummiüberzugs schon einmal bedient hat. Darum wird in einschlägigen Gebrauchsanweisungen auch stets darauf hingewiesen, dass unbedingt auf einen straffen Sitz geachtet werden muss.*

*Doch neuerdings gibt es ein Präservativ, das ganz anders konstruiert ist.*

Es kommt aus Großbritannien, heißt »Life Style Xtra Pleasure« und soll den Paaren dadurch mehr sexuelles Vergnügen bereiten, dass es während des Geschlechtsverkehrs Falten bildet, die durch vermehrte Reibung die lustvollen Empfindungen erhöhen können. Möglich wird dies durch einen überdimensionalen Kondomkopf.

Tatsächlich hat eine britische Studie ergeben, dass über 70 Prozent der befragten Paare beim Sex mehr Lust und Vergnügen verspürten, wenn sie dabei dieses spezielle Präservativ verwendeten.

### Nur Männer benutzen Kondome

*Wie ein Kondom benutzt wird, weiß heutzutage jedes Kind, das schon einmal Sexualkundeunterricht hatte oder anderweitig »aufgeklärt« wurde, und vor allem ist ihm eines klar: Es ist der Mann, der ein derartiges Hilfsmittel verwenden muss, um auf diese Weise eine ungewollte Schwangerschaft zu verhindern. Schließlich handelt es sich um eine Art Gummischlauch mit verschlossenem Ende, das die Spermien auffängt und ihnen den Weg in den weiblichen Körper versperrt.*

*Doch neben diesem altbekannten Kondom gibt es durchaus auch eines für Frauen.*

Es heißt »Femidom« und besteht aus einem Polyurethan-Beutel, den die Frau in ihre Scheide einführen muss. An der offenen Seite besitzt er einen großen, elastischen Ring, der außen auf dem Scheideneingang liegt, und am geschlossenen Ende einen zweiten, kleineren, der sich im Körperinneren wie eine Kappe über den Muttermund legt. Sowohl auf der Außen- als auch auf der Innenseite ist das Femidom mit einer Gleitflüssigkeit versehen: außen, um sich fest an die Scheidenwand anzulegen, innen, um die Reibung durch den Penis zu verringern. Im Gegensatz zum herkömmlichen Präservativ umhüllt er also nicht das männliche Begattungsorgan, sondern kleidet das weibliche aus.

Der Hersteller empfiehlt, den Sitz vor dem Koitus genau zu überprüfen, jedes Femidom nur ein einziges Mal zu verwenden und für den Fall, dass die dünne Hülle beim Geschlechtsverkehr knistert – was auf eine unzureichende Haftung an der Scheidenwand hinweist – noch etwas mehr Gleitflüssigkeit zu verwenden.

Ob es sich bei dem Kondom für Frauen allerdings um eine nützliche und empfehlenswerte Erfindung handelt, darf bezweifelt werden. Immerhin liegt die Sicherheit erheblich unter der üblicher Präservative, zudem ist es weitaus teurer, komplizierter in der Anwendung, erzeugt zum Teil lästige Geräusche und setzt bei manchen Frauen das sexuelle Empfinden herab. Als Vorteil gibt der Hersteller an, das Femidom könne auch bei einer Latex-Allergie verwendet werden. Allerdings kann man ja durchaus auch latexfreie Männerkondome kaufen.

## Auf der Benutzung eines Kondoms zu bestehen, nimmt dem Sexualpartner die Lust

*Das ist eines der in entsprechenden Umfragen meistgenannten Vorbehalte gegen Kondome: Das mühsame Überstreifen unterbricht abrupt das erregende Liebesspiel und macht die ganze Stimmung kaputt. Aus diesem Grund, und weil sie im Hinblick auf mögliche ansteckende Krankheiten nicht übertrieben misstrauisch wirken wollen, wagen viele Frauen nicht, ihren Partner, mit dem sie vielleicht das erste Mal Sex haben, um die Benutzung eines Präservativs zu bitten; und Männern geht es umgekehrt nicht wesentlich anders.*

*Dabei ist die Kondomverwendung durchaus geeignet, das gegenseitige partnerschaftliche Vertrauen zu stärken.*

Das ist zumindest das Ergebnis einer in der amerikanischen Fachzeitschrift »Journal of Adolescence« veröffentlichten Studie, an der 630 Studenten und Studentinnen beteiligt waren. Unter der Leitung von Wissenschaftlern der Universität von Georgia mussten die Probanden an Rollenspielen teilnehmen, bei denen sie sich den ersten Geschlechtsverkehr mit einem bestimmten Partner möglichst intensiv vorstellen sollten. Die Hälf-

te der Paare wurde verpflichtet, in ihre erregenden Gedanken die Verwendung eines Kondoms einzubeziehen, während der anderen Hälfte keine diesbezüglichen Vorschriften gemacht wurden. Zur Überraschung der Forscher respektierten die Teilnehmer der Präservativgruppe ihren Partner im Anschluss an den imaginären Sex mehr und waren eher an einer längeren Beziehung interessiert als die Probanden der Kontrollgruppe.
Dennoch bleibt die Tatsache bestehen, dass es oft Hemmungen sind, die der Kondombenutzung im Wege stehen. Vor allem wenn sich junge Frauen mit älteren und erfahreneren Männern einlassen, trauen sie sich nicht, das Thema Präservativ anzuschneiden. So ergab eine andere amerikanische Studie, dass Mädchen, deren Partner mehr als drei Jahre älter ist als sie selbst, das Risiko, auf ein Kondom zu verzichten, doppelt so häufig eingehen wie diejenigen mit gleichaltrigen Bettgenossen.
Im Interesse der AIDS-Verhütung kann daher nur dazu geraten werden, das Image des Kondoms weiter zu verbessern und Studienergebnisse wie das aus Georgia bereits in den schulischen Sexualkundeunterricht einzubeziehen, um unangebrachte Hemmungen gar nicht erst aufkommen zu lassen.

## Männer, die Kondome verwenden, verhalten sich ihrer Partnerin gegenüber liebevoll und verantwortungsbewusst

*Ein Mann, der ein Kondom benutzt, schützt damit seine Partnerin nicht nur vor einer ungewollten Schwangerschaft, sondern auch vor einer möglichen Ansteckung mit einer sexuell übertragbaren Krankheit. Insofern verhält er sich ihr gegenüber zweifellos äußerst verantwortungsbewusst und liebevoll.*
*So dachte man bisher, doch heute sieht man das differenzierter.*
Denn eine Forschergruppe der State University of New York machte bei der Auswertung einer Studie über das Sexualleben von fast 250 Studentinnen eine überraschende Entdeckung: Diejenigen jungen Frauen, die niemals mit dem Sperma ihres Partners in Berührung gekommen waren, weil dieser regelmäßig ein Kondom benutzt hatte, klagten weitaus häufiger über Niedergeschlagenheit, unerklärliche Traurigkeit oder sogar über Depressionen bis hin zu Selbstmordgedanken als ihre Kolleginnen, die von Zeit zu Zeit männliche Samenflüssigkeit in sich aufnahmen.
Der Zusammenhang zwischen Sperma und seelischem Wohlbefinden lässt

sich medizinisch sogar recht einfach erklären: Denn mit seinem Ejakulat bringt ein Mann in die weiblichen Geschlechtsorgane nicht nur Samenfäden ein, sondern daneben noch eine ganze Reihe anderer Substanzen, unter anderem einen ganzen Cocktail aus Geschlechtshormonen, die, nachdem sie in den Blutkreislauf der Frau übergetreten sind, ihre Stimmungslage durchaus positiv beeinflussen können.

### Wenn ein Kondom beim Geschlechtsverkehr platzt, kann nur noch die »Pille danach« helfen

*Es kommt zum Glück außerordentlich selten vor, dass ein Kondom nicht dicht hält, eher passiert es schon, dass es beim Herausziehen des Gliedes aus der Scheide vom Penis rutscht. Der Effekt ist jedoch derselbe: Männliches Sperma gelangt in die Geschlechtsorgane der Frau, wodurch die Gefahr einer ungewollten Schwangerschaft besteht. In dieser misslichen Lage glauben viele Frauen, allein die »Pille danach« könne ihnen jetzt noch helfen.*

*Dabei gibt es durchaus noch eine andere Möglichkeit.*

Gemeint ist die so genannte »Spirale danach«. Dabei handelt es sich um eine mit Kupfer beschichtete Spirale, die spätestens bis zum fünften Tag nach dem Malheur in die Gebärmutter eingeschoben werden muss. Dort verändert sie die Schleimhaut dergestalt, dass sich der befruchtete Keim nicht einnisten kann. Sie ist fast hundertprozentig sicher und damit der »Pille danach« sogar überlegen, die immerhin bei etwa 2 Prozent der Frauen trotz korrekter Anwendung nicht wirkt.

## Körpergeruch

### Körpergeruch stößt den Sexualpartner ab

*Beim Begriff »Körpergeruch« denkt man unwillkürlich an unangenehme Ausdünstungen, an den Gestank von Schweiß, ungewaschenen Füßen oder an das »Aroma«, das bei manchen Mitmenschen dem Mund entströmt. Derartige Duftstoffe sind sicher nicht dazu angetan, die Anziehungskraft des Betreffenden zu erhöhen, sondern wirken im Gegenteil in höchstem Maße abstoßend.*

*Und doch ist es eine Tatsache, dass der Geruch eines anderen Menschen uns mehr für seine Person einnimmt als Schönheit, Intelligenz und beruflicher Erfolg.*

Auch wenn wir uns dessen kaum einmal bewusst werden, sind Geruchsstoffe, die dem Körper eines Menschen entströmen, für die Entwicklung von Sympathie und Antipathie extrem wichtig. Das trifft für Liebesbeziehungen ebenso zu wie für Freundschaften unter Männern oder die Zuneigung zu den Eltern. Wer daher seine persönlichen »Ausdünstungen« – etwa durch übertriebene Reinlichkeit oder zu viel Parfum – nicht zur Entwicklung kommen lässt oder überdeckt, setzt einen fundamentalen menschlichen Erkennungsmechanismus außer Kraft.

Jeder hat das schon einmal erlebt: Man trifft einen alten Bekannten, den man seit einer Ewigkeit nicht mehr gesehen hat, und doch ist es so, als sei man erst gestern mit ihm zusammen gewesen. Das liegt maßgeblich an seinem individuellen Geruch, der sämtliche Erinnerungen, die wir an ihn haben, in uns wach werden lässt, ohne dass wir uns dessen bewusst werden. Wir sind auf Anhieb mit ihm »auf einer Wellenlänge«.

Umgekehrt läuft es genauso ab: Der – ebenfalls intuitiv wahrgenommene – Geruch mancher Zeitgenossen stößt uns mit solcher Macht ab, dass er in uns nicht selten ein geradezu unbezwingbares Verlangen auslöst, die Flucht zu ergreifen. Deshalb müssen aus Menschen, die gemeinsam gefährliche Abenteuer bestanden haben, keineswegs enge Freunde werden. Obwohl sie zusammen durch dick und dünn gegangen sind und füreinander durchaus tiefes Vertrauen, ja, oft sogar Dankbarkeit empfinden, schließt der Körpergeruch eine engere Beziehung von vornherein aus.

Geradezu entscheidend ist das Geruchsempfinden jedoch, wenn es um eine sexuelle Beziehung geht. Die meisten Männer sind gegenüber dem Duft der so genannten »Kopuline« – das sind Geruchsstoffe, die Frauen zur Zeit des Eisprungs ausströmen – geradezu machtlos. Sie sind dann nicht mehr in der Lage, klar zu denken und die äußerlichen Vorzüge oder die Intelligenz und den Charakter der Dame objektiv zu beurteilen. Umgekehrt schwärmen auch Frauen bei der Schilderung der Vorzüge ihres Liebhabers nicht selten: »Er duftet so gut!«

Dabei riechen die sexuellen Botenstoffe, die so genannten »Pheromone«, im Grunde nach gar nichts, jedenfalls nicht für unser übliches Geruchsempfinden. Und dennoch sind sie von Mensch zu Mensch unterschiedlich – nur eineiige Zwillinge riechen vollkommen identisch. Wissenschaftler gehen sogar von der Existenz eines eigenen Sinnesorgans zur Wahrnehmung derartiger Aromastoffe aus, das vermutlich beiderseits der Nasenscheidewand liegt. Möglicherweise handelt es sich dabei um den berühmten »sechsten Sinn«, der auf viele unserer Entscheidungen einen maßgeblichen Einfluss hat.

Wie sehr diese Pheromone gänzlich unbewusst unser Verhalten beeinflussen, konnten Forscher in einem Versuch nachweisen, bei dem sie einen Stuhl im Wartezimmer eines Gynäkologen mit für unsere Nase geruchlosen männlichen Sexualduftstoffen besprühten. Auf diesen Stuhl setzten sich die eintretenden Frauen, ohne eine Sekunde zu überlegen, viermal so häufig wie auf die ganz und gar identischen daneben. Umgekehrt bezeichneten Männer in einer anderen Untersuchung den Duft weiblicher T-Shirts als umso erregender, je länger die betreffenden Frauen die Kleidungsstücke um den Tag ihres Eisprungs herum getragen hatten (→ Fruchtbarkeit).

Auch andere Studien bestätigen die fundamentale Wirkung menschlicher Geruchsstoffe. So fanden Wissenschaftler der Universität von Chicago heraus, dass die aus männlichen Haaren, aber auch aus Schweiß, Samenflüssigkeit und Blut ausdünstende Substanz Androstadienon bei Frauen zahlreiche Gehirnaktivitäten auslöst und unter anderem Aufmerksamkeit und Gefühlstiefe erhöht, obwohl sie keinen wahrnehmbaren Geruch hat. Und österreichische Forscher stellten fest, dass die beim weiblichen Eisprung der Scheide entströmenden Duftstoffe bei Männern zum einen eine vermehrte Produktion des Geschlechtshormons Testosteron auslösen und andererseits dazu führen, dass die Herren der Schöpfung plötzlich auch Damen begehrenswert finden, die sie vorher als unattraktiv eingestuft hatten.

Dass sich aus diesen Erkenntnissen durchaus praktischer Nutzen ziehen lässt, bewiesen Wissenschaftler der Universität San Francisco, die weibliche Pheromone in die bevorzugten Parfums verschiedener Frauen mischten. Schon kurze Zeit später berichteten daraufhin zwei Drittel der Versuchspersonen, sie hätten häufiger Angebote für Verabredungen bekommen, hätten öfter und intensiver geküsst, heftiger geschmust und mehr Geschlechtsverkehr gehabt.

## Künstliche Befruchtung

**Das Einbringen von Sperma in die Eileiter mittels eines Gerätes ist eine künstliche Befruchtung**

*Heutzutage ist es für eine Frau kein Problem mehr, sich den Samen eines Mannes, mit dem sie keine sexuelle Partnerschaft unterhält, zu beschaffen und in die Eileiter, das heißt in die Nähe einer befruchtungsfähigen Eizelle spritzen zu lassen.*

*Das Verfahren wird oft als »künstliche Befruchtung« bezeichnet, doch diese Bezeichnung ist nicht korrekt.*

Denn unter »Befruchtung« versteht man die Verschmelzung einer Eizelle mit einer Samenzelle. Diese ist jedoch beim Einbringen von Sperma mittels eines Gerätes keinesfalls sichergestellt, wenn auch ihre Wahrscheinlichkeit im Vergleich zum »normalen« Geschlechtsverkehr erheblich größer ist. Eine künstliche Befruchtung liegt beispielsweise bei der »intracytoplasmatischen Spermiuminjektion« (ICSI) vor, bei der ein einzelnes Spermium unter dem Mikroskop mithilfe einer hauchdünnen Glaskapillare direkt ins Innere einer Eizelle gebracht wird. Beim bloßen Einbringen männlichen Spermas in den weiblichen Körper handelt es sich dagegen allenfalls um eine »künstliche Besamung«.

## Kuss

**Ein Kuss ist seit jeher ein Liebeszeichen**

*Wenn sich ein Mann und eine Frau näher kommen, ist der erste Kuss ein deutliches Zeichen gegenseitigen Wohlwollens und Interesses und somit ein wichtiger Schritt auf dem Weg zu einer möglichen sexuellen Partnerschaft. Liebende, die sich nicht küssen, gibt es nicht.*

*Doch nicht immer hatte ein Kuss diese Bedeutung.*

In früheren Zeiten galt der Kuss nämlich in erster Linie als Zeichen der Ehrerbietung und Unterwerfung gegenüber höher gestellten Personen, vornehmlich gegenüber Adligen und Vertretern der Kirche. Dabei gab es exakte Vorschriften: Je niedriger der soziale Rang des Küssenden war, desto tiefer hatte auch die Stelle zu sein, an der er den Kuss anbrachte; im Extremfall war das der Staub auf dem Boden vor dem Ranghöheren. Mit dem Status des Küssenden stieg auch der Kussort: von den Füßen über den Saum des Gewandes und das Knie bis hoch zur Hand. Begegneten sich gleichgestellte Persönlichkeiten, so mussten auch sie sich an ein festes Kussritual halten. So sah das Protokoll für das Zusammentreffen von Papst Stefan IV. und Ludwig dem Frommen nacheinander Küsse auf Augen, Lippen, Stirn, Brust und Hals vor.

## Ohne Lippen kann man nicht küssen

*»Rote Lippen soll man küssen ...«, der bekannte Schlager sagt es deutlich: Lippen und Küssen gehören untrennbar zusammen.*
*Oder etwa nicht?*

Nicht unbedingt. Zwar ist der Kuss auf den Mund weltweit der populärste, dennoch gibt es durchaus eine Variante ohne Lippenkontakt. In Lappland und Grönland, auf Papua-Neuguinea und in Melanesien ist nämlich bis heute der Nasenkuss üblich, bei dem die Beteiligten, wie der Name schon sagt, ihre Nasen aneinander reiben. Verhaltensforscher vermuten sogar, dass diese Art des Kusses in der Entwicklungsgeschichte des Menschen die ursprüngliche war, aus der sich erst später der Lippen- und Zungenkuss entwickelt hat. Der »Erfinder des Kusses«, meint der Verhaltensforscher Rudolph Lothar, »hat vermutlich entdeckt, dass das Berühren der Lippen weicher und angenehmer ist als das Aneinanderreiben der Nasen, ohne sich vom eigentlichen Zweck des gegenseitigen innigen Kontaktes zu entfernen. Das war eine großartige Entdeckung, die Abermillionen von Menschen unsägliches Vergnügen bereitet hat.«

## Küssen ist ungesund

*Es ist eigenartig: Reicht man einem anderen Menschen eine Flasche, aus der man soeben selbst getrunken hat, so kann man damit rechnen, dass dieser sie erst umständlich abwischt, bevor er sie an die Lippen setzt. Schließlich will er nicht mit Speichel und Bakterien des Vortrinkers in Berührung kommen. Wenn aber ein Mensch den anderen küsst, wobei ungleich mehr Speichel und Keime von einem Mund in den anderen wechseln, verzichten die Beteiligten großmütig auf derartige Vorsichtsmaßnahmen.*
*Das können sie auch getrost tun, denn das Gesundheitsrisiko beim Küssen ist minimal.*

Wenn man nicht gerade einen Partner küsst, der an einer ansteckenden Krankheit leidet, sind Küsse sogar außerordentlich gesund. Nach Ansicht namhafter Wissenschaftler verbessern sie auf Dauer nicht nur das Selbstbewusstsein, sondern bringen auch Herz und Kreislauf in Schwung. Wer regelmäßig küsst, so zeigen Langzeitstudien aus den USA, lebt etwa fünf Jahre länger als kussgeizige Mitbürger und muss zudem seltener zum Arzt. Das liegt möglicherweise daran, dass beim Küssen hormonähnliche Substanzen produziert werden, die unter anderem das Immunsystem stärken und zudem wie ein starkes Schmerzmittel wirken.
Dass sich beim sinnlichen, erotischen Küssen der Puls verdoppelt, ist jedem bekannt, der es schon einmal ausprobiert hat. Gleichzeitig schnellt der Blutdruck in die Höhe, die Sinne schwinden, und die Küssenden werden wie blind und taub. Außer dem Kuss hören, riechen, tasten und schmecken sie fast nichts mehr.
Zudem macht Küssen schlank und schön. Bei einem Zungenkuss werden fast 40 Gesichtsmuskeln gleichzeitig in Bewegung gesetzt und knapp 15 Kilokalorien verbraucht. Dadurch glätten sich Falten, und die Haut wird straffer.

### Der Reiz eines Kusses liegt in der gegenseitigen innigen Berührung

*Ein Mann und eine Frau, die sich küssen, können dies nicht tun, ohne sich ganz nah zu kommen. Warum sollte man auch jemanden küssen, dessen körperliche Nähe einem unangenehm ist? Auf Verliebte übt der intime Kontakt mit Gesicht, Lippen und Zunge des Partners jedenfalls einen so überwältigenden Reiz aus, dass sie bei jeder sich bietenden Gelegenheit Küsse austauschen.*
*Doch ein zärtlicher Kuss bewirkt noch weit mehr.*
Er führt nämlich im Organismus zur Ausschüttung mehrerer Substanzen: zum einen der so genannten Endorphine, sehr wirksamer körpereigener Rauschmittel; zum anderen des Oxytocins, das auch als »Glückshormon« bezeichnet wird; des DHEA (Dehydroepiandrosteron), aus dem der Körper Geschlechtshormone produziert und das unter anderem beim Orgasmus eine wichtige Rolle spielt; und schließlich des PEA (Phenylethylamin), das auch in Haschisch und Morphium enthalten ist und bei Verliebten in hoher Konzentration im Blut vorkommt. All diese Stoffe haben eine so stimmungsaufhellende und lustfördernde Wirkung, dass sie regelrecht

süchtig machen können – süchtig nach Liebe und Zärtlichkeit und nach vielen, vielen weiteren Küssen.

## Sex ist intimer als Küssen

*Was wäre ein Liebesfilm, bei dem sich die Protagonisten am Schluss nicht selig in die Arme sinken und sich – minutenlang im Großformat – ausgiebig küssen? Kaum vorstellbar! Und das war auch schon so, als man bei derartigen Darstellungen noch erheblich prüder und zurückhaltender war als heute. Den Kuss zeigte man, doch was danach kam, wurde allenfalls angedeutet, das musste sich der Zuschauer in seiner Fantasie selbst ausmalen. Denn ein Kuss ist sicher etwas Intimes, aber Sex ist natürlich noch viel intimer. Oder etwa nicht?*

Offenbar nicht für jeden. Denn es gibt Frauen, die zwar sofort und jederzeit zum Sex in allen nur denkbaren Varianten bereit sind, sich jedoch hartnäckig weigern, ihren Partner zu küssen. Gemeint sind die Prostituierten. Für sie ist Geschlechtsverkehr in all seinen Spielarten ihr Beruf, mit dem sie ihr Geld verdienen. Dabei sind sie jedoch streng darauf bedacht, ihrem Kunden »nicht zu nahe zu kommen«. Deshalb küssen sie ihn nicht. Prostituierte benötigen jene Körperteile, die für andere Frauen zum Intimbereich gehören, für die Arbeit mit ihren Freiern; daher erstreckt sich die Intimsphäre bei ihnen auf andere Körperbereiche, und zwar vor allem auf Kopf und Hals. Und zur Wahrung dieser Intimzone gehört eben auch die Weigerung, den Kunden zu küssen.

Dazu eine erfahrene Prostituierte: »Ich finde, ein Zungenkuss ist das Intimste, was es überhaupt gibt. Wenn ich heute Geschlechtsverkehr habe, dann mache ich da einen Präser drüber, das ist nicht so intim, als wenn ich mit einem Mann einen Zungenkuss austausche. Ich finde, ein Zungenkuss ist was ganz Intimes, das sollte man wirklich bloß mit seinem Partner machen und nicht mit irgendeinem, der ein Gebiss drin hat oder Knoblauch gegessen hat oder sonstiges.«

## Küssen ist kein Sport

*Sicher, bei einem ausdauernden Kuss kann man schon ins Schwitzen kommen, und auch der Herzschlag kann durchaus Werte erreichen, die denen eines Sportlers in nichts nachstehen. Trotzdem kann man Küssen wohl kaum als Sport bezeichnen.*

*Oder vielleicht doch?*

Ganz sicher wird Küssen zum Hochleistungssport, wenn man eine der Bestmarken für das Guinness-Buch der Rekorde brechen will. Dort steht die Höchstleistung im Dauerküssen nämlich bei sage und schreibe 34 Stunden und 11 Minuten, gehalten von einem Holländer und einer Spanierin. Um diese enorme Leistung angemessen zu würdigen, muss man die strengen Regeln kennen, unter denen sie erbracht wurde: Während der ganzen Zeit des Rekordversuchs müssen sich nämlich die Lippen des Paares ununterbrochen – das heißt ohne jegliche Pause! – berühren, die beiden müssen wach bleiben und – das grenzt schon an Schikane – sie müssen immerzu stehen. Irgendwelche Hilfsmittel, mit denen sie sich »zusammenhalten« können – etwa Kissen, Polster oder andere Personen – sind streng verboten.

Die bei anderen Kussmarathons aufgestellten Bestmarken wurden unter wesentlich einfacheren Bedingungen aufgestellt. So war es den Teilnehmern am bisher extremsten Kusswettbewerb, der 1998 in Brasilien stattfand, erlaubt, zwischendurch kurze Schlafpausen einzulegen. Bei dem seinerzeit aufgestellten gigantischen Rekord von mehr als 62 Tagen berührten sich die Lippen der Küssenden daher »nur« etwa 833 Stunden, was aber immer noch mehr als 34 Tagen entspricht.

Einen Weltrekord im Simultanküssen stellten im Jahr 2000 Männer und Frauen im spanischen Castelldefels auf: Sage und schreibe 2160 Pärchen pressten die Lippen aufeinander, zwar nur 10 Sekunden lang, dafür aber gleichzeitig. Damit war der Versuch gültig, denn Voraussetzung für einen Simultankussrekord ist, dass sich mindestens 1600 Paare exakt zur selben Zeit küssen.

## Seit jeher sind die Franzosen im Küssen Weltmeister

*Wer sich in Frankreich mit Freunden trifft, muss sich auf einiges gefasst machen: Immerhin erwartet man von ihm, dass er jeden nicht gleichgeschlechtlichen Bekannten dreimal auf die Wange küsst: rechts – links – rechts. Das kann bei größeren Gesellschaften ganz schön anstrengend werden. Doch nicht nur bei derartigen »Freundschaftsküsschen« gelten die Franzosen als führende Nation, auch bei weitaus erotischeren Lippenkontakten sagt man ihnen legendäre Fähigkeiten nach. Kurz, die Franzosen gelten in jeder Hinsicht als Kussweltmeister.*

*Doch das war nicht immer so.*

Im 15. und 16. Jahrhundert waren es nämlich weder Franzosen noch feurige Südländer wie Spanier oder Italiener, die im Küssen Weltmeister waren, sondern – man höre und staune! – die Engländer. Das, was bei uns heute der Handschlag ist, war bei ihnen der Kuss. Keine Begrüßung, kein Abschied war ohne gegenseitige Berührung der Lippen denkbar.

Wie verbreitet das allgegenwärtige Küssen war, geht aus einem Brief des jungen Erasmus von Rotterdam hervor, den er während eines England-Aufenthalts an einen Freund schrieb: »Hättest Du Kenntnis von den Segnungen Britanniens, Du eiltest mit großem Flügelschlag hierher. Es besteht eine Sitte, die nicht genug empfohlen werden kann. Wo auch immer Du hingehst, wirst Du von allen mit Küssen empfangen. Wenn Du fort gehst, wirst Du mit Küssen verabschiedet. Wenn Du zurückkehrst, werden Deine Begrüßungsküsse erwidert. Wenn ein Besuch abgestattet wird, ist der erste Akt der Gastfreundschaft ein Kuss, und wenn die Gäste fortgehen, wird die gleiche Geschichte wiederholt. Wo auch immer eine Begegnung stattfindet, gibt es Küsse in Fülle; glaub mir, wo immer Du Dich hinwendest, Du bist nie ohne sie.«

## Küssen ist menschlich

*Im Grunde ist der Vorgang sehr merkwürdig: Zwei Menschen kommen sich mit den Gesichtern immer näher, berühren sich dann gegenseitig mit den Lippen, pressen diese mehr oder minder fest aufeinander, öffnen sie kurz darauf und schieben sich gegenseitig ihre Zungen in den Mund, um sie darin hin- und herzubewegen. So etwas kann, sollte man denken, eigentlich nur eine menschliche Erfindung sein.*

*Ist es aber nicht.*

Denn auch Tiere küssen sich, allerdings selten unter Einsatz der Zunge. Das findet man nur bei den sexversessenen Bonobos, die sich unter anderem dadurch von den übrigen Affenarten unterscheiden, dass sie Angesicht zu Angesicht miteinander verkehren. Und dabei stimulieren sie sich tatsächlich gegenseitig mit Zungenküssen.

Bei den Schimpansen konnte die Forscherin Jane Goodall ebenfalls Küsse beobachten, und zwar sowohl Begrüßungsküsse als auch solche bei der Paarung. Bei den meisten anderen Säugetieren sind Küsse dagegen unbekannt. Eine Ausnahme machen Hausmäuse: Bei ihnen machen die Männchen die Weibchen dadurch gefügig, dass sie ihnen die Schnauze ablecken. Und Elefanten praktizieren zwar keine Zungen-, dafür aber Rüsselküsse: Vor der Begattung stecken sie sich gegenseitig ihren Rüssel ins Maul. Bei den südostasiatischen Spitzhörnchen schließlich hat der Kuss sogar die Bedeutung eines Eheversprechens: Haben sie sich einmal beleckt, bleiben sie für immer zusammen.

L

**Liebe ist eine tolle Krankheit –
da müssen immer gleich zwei ins Bett.**

Robert Lembke

## Lauschen

### Andere nur beim Liebesspiel zu belauschen ist unbefriedigend

*Dass es Menschen – Voyeure oder »Spanner« – gibt, denen eigener Sex weit weniger bedeutet als andere dabei zu beobachten, die von ihrer Lust am heimlichen Zusehen geradezu krankhaft besessen sind, ist allgemein bekannt. Dass aber das alleinige Belauschen von Paaren beim Geschlechtsverkehr bei entsprechend veranlagten Menschen enorme sexuelle Erregung bis hin zum Orgasmus auslösen kann, wissen nur wenige.*
*Und doch gibt es Zeitgenossen, die nur auf diese Weise geschlechtliche Befriedigung finden.*

Man nennt sie »Auditeure«, und sie sind gar nicht so selten. Was für einen Voyeur die Augen, sind für sie die Ohren. In extremen Fällen genügt ihnen schon das raschelnde Geräusch, das beim Ausziehen entsteht, um sexuell erregt zu werden, die meisten sind jedoch auf Körper- und Lustgeräusche, auf das Flüstern und Keuchen der Partner beim Liebesspiel aus. Um sich diesen Genuss zu verschaffen, greifen sie zum Telefonhörer und geben eine Menge Geld dafür aus, sich beim Klang professioneller Stöhnerinnen selbst zu befriedigen. Oder sie lauschen an den Wänden von Stundenhotelzimmern, wo Prostituierte ihren Freiern zu Willen sind.

Psychologen vermuten, dass die Ursache der ungewöhnlichen Leidenschaft in der Jugend zu suchen ist: Wer als Kind ein prickelndes Gefühl dabei verspürt hat, die Eltern beim Sex zu belauschen, kann später oft nicht mehr davon lassen und wird vom heimlichen Zuhören regelrecht besessen. Helfen könnte dann nur noch ein Psychiater, den die Betroffenen jedoch nur sehr selten aufsuchen, weil sie in der Regel gar nicht »geheilt« werden wollen.

## Lesben

siehe auch: **Homosexualität**

### Lesben sind Mannweiber

*Jemand, der eine Frau liebt, muss selbst anders sein als Frauen: männlicher, resoluter, zupackender – das ist eine oft gehörte Meinung. Und tatsächlich tragen nicht wenige lesbische Frauen zu dieser Meinung bei, indem sie sich betont maskulin kleiden und benehmen.*

*Dennoch ist die Vorstellung von der »männlichen« Lesbe nichts weiter als ein Klischee.*

Denn »die« lesbische Frau gibt es nicht. Der einzige Unterschied, der lesbische von anderen Frauen trennt, ist die Tatsache, dass sie auf ihresgleichen stehen. Unter ihnen gibt es gut aussehende und weniger attraktive, große und kleine, dicke und dünne – ganz so wie bei anderen Frauen auch. Und robuste Draufgängertypen gibt es natürlich ebenso wie furchtsame und schüchterne Angsthasen. Kurz, der gemeinsame Nenner aller Lesben, die sexuelle Orientierung, reicht keinesfalls aus, alle über einen Kamm zu scheren.

Gemeinsam ist lesbischen Frauen allenfalls, dass sie von vielen anderen Menschen misstrauisch beäugt werden. Oft müssen sie sich anhören, sie seien unreif oder verkehrten bloß deshalb mit anderen Frauen, weil sie sich vor Männern fürchteten oder »keinen abgekriegt« hätten. Körperliche Liebe zwischen Frauen wird vielfach nicht akzeptiert und als reines Durchgangsstadium im Reifungsprozess hin zur »richtigen« Frau diffamiert.

Dass einige Lesben tatsächlich manchmal so tun, als wären sie Männer, hat zum Teil durchaus pragmatische Gründe: Bis vor wenigen Jahrzehnten blieb ihnen nämlich gar nichts anderes übrig, als sich für Männer äußerlich so unattraktiv wie möglich zu machen. Da viele Herren der Schöpfung das sexuelle Anderssein einer lesbischen Frau nicht akzeptierten und kühne Behauptungen aufstellten wie »Die muss bloß mal richtig rangenommen werden!«, konnten sie sich nur so vor unerbetener Zudringlichkeit schützen.

### Heterosexuelle Frauen verabscheuen Lesben ebenso wie heterosexuelle Männer Schwule

*Heterosexuelle Männer haben für Schwule nichts übrig, sie tolerieren sie allenfalls, wollen aber mit ihnen möglichst wenig zu tun haben. Und Schwulenvideos sehen sie sich nicht an, weil sie das, was da gezeigt wird, in keinster Weise erregt.*

*Das ist bei heterosexuellen Frauen in Bezug auf lesbische Liebe ganz anders.*

Um das herauszufinden, führten amerikanische Psychologen 30 jungen Frauen Pornovideos vor und maßen dabei mit einer in die Scheide eingeführten Sonde deren sexuelle Erregung. Erstaunt stellten sie fest, dass die Damen auf lesbische Darbietungen, bei denen sich zwei Frauen miteinander vergnügten, ebenso heftig reagierten wie auf Sexszenen zwischen Mann und Frau.

Bei Männern war das tatsächlich vollkommen anders: Heterosexuelle wurden nur durch Videos erregt, die den Geschlechtsverkehr zwischen Mann und Frau zeigten, während Schwule ausschließlich auf homosexuelle Pornos ansprachen.

### Lesbische Paare können keine gemeinsamen Kinder bekommen

*Zweifellos kann die Liebe zwischen zwei Frauen ebenso tief und beglückend sein wie diejenige zwischen einem Mann und einer Frau. Doch eines kann eine gleichgeschlechtliche Partnerschaft nicht, nämlich gemeinsame Kinder hervorbringen.*

*Doch diese Einschränkung dürfte schon bald der Vergangenheit angehören.*

Denn derzeit testet das »Reproductive Genetics Institute« in Chicago die Übertragbarkeit einer bei Mäusen bereits erfolgreich angewendeten Methode der Reproduktion auf den Menschen. Als Ersatz für das männliche Spermium entnimmt man dabei einer der beiden Partnerinnen eine normale Körperzelle, deren halben Chromosomensatz man anschließend in die Eizelle der anderen Frau einspritzt. Diese bekommt dann – genau wie in einer heterosexuellen Beziehung – neun Monate später ein Kind, das je zur Hälfte ihre eigenen Gene und die ihrer Partnerin in sich vereinigt.

## Liebe

### Liebe ist Liebe, da gibt es kaum Unterschiede

*Dass die Liebe ein außerordentlich starkes Gefühl ist, das einen Menschen voll und ganz in Beschlag nehmen kann, weiß jeder, der sich schon einmal heftig verliebt hat und dessen Zuneigung mit gleicher Intensität erwidert wurde. Im Idealfall entwickelt sich aus einer derartigen Verliebtheit eine dauerhafte, von zärtlicher Zuneigung getragene Beziehung, in der beide Partner einander bedingungslos vertrauen und vollkommen aufeinander eingehen.*

*Doch es gibt auch andere Formen der Liebe, die kaum weniger beglückend sind.*

Der amerikanische Psychologe Robert Sternberg von der Yale-Universität, der sich intensiv mit der Theorie von Liebe und Partnerschaft beschäftigt hat, unterscheidet in seinem Buch »Das Dreieck der Liebe« verschiedene Liebestypen, die er auf unterschiedliche Kombinationen der drei Grundelemente Leidenschaft, Verantwortung und Intimität zurückführt.

Demnach umfasst der Begriff »Leidenschaft« das – durchaus nicht nur körperliche – gegenseitige Verlangen und Begehren, die Sehnsucht nach dem anderen, kurz, das Gefühl »Ich verzehre mich nach dir«. »Verantwortung« beschreibt den Grad der Entschiedenheit oder Verbindlichkeit für den anderen, aber auch das Maß, in dem ein Partner sich für den anderen aufopfert, für ihn »die Sterne vom Himmel holt«. Unter »Intimität« schließlich versteht Sternberg die Intensität der gemeinsamen Nähe, das Ausmaß gemeinsamer Gefühle, Ansichten und Aktivitäten.

Je nachdem, wie stark diese drei Komponenten in einer Beziehung ausgeprägt sind – oder vielleicht auch ganz fehlen –, ergeben sich sieben verschiedenartige Formen der Liebe, die im Folgenden tabellarisch dargestellt werden:

| Leiden-schaft | Verant-wortung | Intimität | Art der Liebesbeziehung |
|---|---|---|---|
| X | X | X | **Vollkommene Liebe**<br>Alle drei Elemente sind stark ausgeprägt. |
| X | X | | **Ewige Romanze**<br>Es fehlen die gemeinsamen Interessen.<br>Beispiel: Liebe im Film »Casablanca«. |
| X | | X | **Romantische Liebe**<br>Es fehlt die bedingungslose Entscheidung für den Partner. |
| | X | X | **Kameradschaftliche Liebe**<br>Es fehlt das heftige gegenseitige Verlangen.<br>Diese Form war früher weit verbreitet, bevor sich die Heirat aus Liebe durchsetzte. |
| X | | | **Erotische Affäre**<br>Dabei kann es sich um eine kurze Affäre handeln, aber auch um eine jahrelange intensive erotische Beziehung. |
| | X | | **Väterlich-fürsorgliche Liebe**<br>Die Partner würden füreinander alles tun, auch ohne Intimität und Begehren. |
| | | X | **Innige sympathische Freundschaft**<br>Eine Form, die in erster Linie auf gemeinsamen Überzeugungen und Aktivitäten basiert. |

Natürlich kann man nicht jedes Liebesverhältnis in eine dieser sieben Schubladen pressen, und sicher gibt es vielfache Überschneidungen, dennoch erscheint das Grundprinzip der Sternberg'schen Einteilung durchaus schlüssig und zutreffend. Wer seine eigene Partnerschaft einmal kritisch überdenkt, wird sie sicher – vielleicht mit geringfügigen Abweichungen – in einer dieser Kategorien wiederfinden.

## Liebe ist Gefühlssache

*Eines gleich vorweg: Natürlich ist Liebe Gefühlssache, daran gibt es nichts zu rütteln. Aber auch Gefühle entstehen im Körper nicht einfach aus sich selbst, sondern sind das Ergebnis komplizierter biochemischer Prozesse, von denen viele bis heute noch nicht abschließend erforscht sind.*

*Dennoch lässt sich das Gefühl der Liebe in vielerlei Hinsicht auf konkrete körperliche Vorgänge zurückführen.*

Das soll am Beispiel einer Frau deutlich gemacht werden, die einen Mann attraktiv findet und sich zu ihm hingezogen fühlt. Das Auge und vielleicht auch die Nase melden das begehrenswerte Objekt an das Großhirn. Dieses befiehlt über das vegetative, nicht unserem Willen unterworfene Nervensystem den Nebennieren, das Hormon Adrenalin auszuschütten, das den gesamten Organismus in einen Zustand maximaler Aktivität versetzt und sofort Blutdruck und Herzschlag in die Höhe treibt, mit der Folge, dass das berühmte »Herzflimmern« beginnt. Daraufhin sendet das übergeordnete Regelzentrum für die Hormontätigkeit, der so genannte »Hypothalamus«, an die entsprechenden Drüsen zahlreiche Befehle zur Ausschüttung weiterer Hormone: Östrogene lassen die Scheidenschleimhaut vorsichtshalber schon einmal feucht werden, die Schweißdrüsen arbeiten auf Hochtouren und sondern in Zusammenarbeit mit anderen Drüsen Duftstoffe, so genannte »Pheromone« ab, die den ins Auge gefassten Mann umnebeln und anlocken sollen.

Im Gehirn wird die Freisetzung des ansonsten eher gelassen machenden Stoffes Serotonin und des Schlafhormons Melatonin gebremst und dafür die Produktion der so genannten »Endorphine« angekurbelt, die regelrecht euphorisierend wirken und gewissermaßen für die »rosarote Brille« sorgen, durch die die betroffene Frau plötzlich die Welt sieht. Auch das Hungerzentrum schaltet sich ein und meldet – selbst, wenn die Frau gerade im Begriff ist zu essen – ein Gefühl der Sättigung. Nahrungsaufnahme wird auf einmal völlig zur Nebensache, dafür machen sich die bekannten »Schmetterlinge im Bauch« bemerkbar.

Daneben läuft noch eine Vielzahl von Prozessen ab, von der die Frau normalerweise nicht das Geringste bemerkt: Die vermehrt ausgeschütteten Endorphine setzen die Schmerzempfindlichkeit herab, und das Immunsystem mobilisiert verstärkt Substanzen, die die Abwehr krank machender Stoffe intensivieren. Dies ist der Grund, warum Liebe nicht nur blind, sondern auch relativ unempfindlich macht, sodass sich Verliebte Dinge zumuten können, die sie ihrem Körper im Normalzustand keinesfalls abverlangen dürften. Im Grunde geht es dem Menschen mit der Liebe genauso wie den Tieren: Bei kaum einer anderen Tätigkeit wird ihr Körper derart aktiv wie bei der Vorbereitung auf eine mögliche Fortpflanzung.

## Liebende können gar nicht oft genug zusammen sein

*Dass frisch Verliebte am liebsten Tag und Nacht miteinander verbringen, keine Minute allein sein, alles gemeinsam unternehmen und jeden Gedanken miteinander teilen wollen, ist ganz und gar normal. Dass sie es schon als quälend empfinden, wenn der oder die Geliebte auch nur für kurze Zeit abwesend ist, und sich auf nichts mehr freuen, als ihn oder sie wieder zu sehen, ebenfalls.*

*Doch das muss irgendwann einmal ein Ende haben.*

Falls nicht, ist man an eine »Klette« geraten, einen Menschen, der den anderen nicht loslassen kann. Und eine Beziehung mit einer solchen Klette ist wahrlich kein Honigschlecken. Allerdings ist es keinesfalls leicht, im Überschwang der Gefühle herauszufinden, ob man eine »Schlingpflanze« kennen gelernt hat oder nicht. Verräterische Anzeichen sind folgende Fragen:

– »Was denkst du gerade?« – Daraus spricht eine tiefe innere Unsicherheit. Die Klette hat ständig Angst, der Partner interessiere sich im Grunde gar nicht für sie, er sei in Gedanken vielleicht ganz weit fort, schlimmstenfalls gar bei einem anderen Menschen.

– »Wo warst du?« – Dabei geht es in der Regel nicht darum, herauszufinden, was der andere gerade getan oder wo er sich aufgehalten hat, vielmehr spricht aus der Frage – vor allem, wenn sie in aggressivem Ton gestellt wird – der Vorwurf: »Wie kannst du es wagen, etwas ohne mich zu unternehmen?!«

– »Was machst du da?« – Die Klette kann es nicht vertragen, dass der Partner neben ihr noch andere Interessen hat. Mit der fürsorglich klingenden Frage fordert sie in Wirklichkeit: »Hör auf damit, und kümmere dich um mich!«

– »Das tue ich alles nur für dich!« – Die Klette opfert sich ganz und gar für den Partner auf, vernachlässigt Freunde und Bekannte, geht niemals allein aus und verzichtet sogar auf ihre Lieblingsbeschäftigungen und Hobbys – auch wenn der andere das weder verlangt hat noch zu schätzen weiß. Und das Schlimmste: Im Grunde verlangt sie vom Partner dieselbe Aufopferung.

Der vielleicht eindeutigste Hinweis auf einen neurotischen Klammerer sind jedoch Fragen wie »Wollen wir nicht zusammenziehen?« oder »Willst du mich heiraten?«, wenn man sich gerade mal vier Wochen lang kennt.

Ursache für dieses Verhalten ist in der Regel keinesfalls eine besonders innige Zuneigung, sondern vielmehr ein erhebliches Defizit an Eigenliebe und Selbstvertrauen. Kletten glauben ständig, sich die Liebe des Partners »verdienen« zu müssen, weil sie massive Zweifel an der eigenen Anziehungskraft hegen. Das kann auf falscher Erziehung ebenso beruhen wie auf vorher gemachten schlechten Erfahrungen oder Enttäuschungen.

Neben dieser »schwachen« gibt es jedoch noch eine weit unangenehmere Art: die »dominante Klette«. Sie ist derart von ihrer Bedeutung, Schönheit und Attraktivität überzeugt, dass sie den Gedanken, ihr Partner könne außer ihr vielleicht noch etwas anderes oder gar eine andere mögen, schlichtweg nicht ertragen kann.

### Einfallslosigkeit tötet die Liebe

*Man liest es in jeder Frauenzeitschrift und jedem Herrenmagazin: Eine glückliche Beziehung lebt, was den Sex angeht, vor allem von der Fantasie der Partner, davon, dass sie aufeinander eingehen, die körperliche Liebe nicht zur Routine werden lassen und stets um Abwechslung bemüht sind. Die Tipps, die hierzu gegeben werden, sind vielfältig und reichen vom romantischen Candlelight-Dinner über das gegenseitige Entkleiden bei zärtlicher Musik bis hin zu den skurrilsten Sextechniken.*

*All diese Rezepte haben sicherlich ihre Berechtigung, ändern jedoch nichts an der Tatsache, dass es ganz andere Dinge sind, die die Liebe töten.*

Denn nach einer Umfrage des Cora-Verlages bei über 1000 sexuell aktiven Deutschen ist der Verführungskiller Nummer eins nicht mangelnde Fantasie oder stümperhafte sexuelle Technik, sondern schlicht und ergreifend Mundgeruch. Für neun von zehn Männern und Frauen gibt es nichts anderes, von dem sie sich derart abgestoßen fühlen. Egal, wie attraktiv

oder sexuell agil der Bettpartner auch sein mag, üble Ausdünstungen aus seinem Mund sind alles andere als sexy und meist dazu angetan, das Objekt der Begierde auf Dauer zu vergraulen.
An zweiter Stelle steht der Schweißgeruch, der bei beiden Geschlechtern – bei 80 Prozent der Frauen und 75 Prozent der Männer – die Lust auf Intimität zunichte macht und gegen den selbst ein noch so raffiniertes und betörendes Parfum nichts ausrichten kann. Eine fast ebenso durchschlagende Wirkung haben Socken, die der Partner beim kuscheligen Beisammensein unbedingt anbehalten will. 68 Prozent der Männer und 77 Prozent der Frauen fühlen sich dadurch massiv gestört.
Doch eines sei zum Schluss speziell den Männern ans Herz gelegt: Sie können noch so gepflegt sein, noch so verführerisch duften und noch so raffinierte Sextechniken auf Lager haben, all das nützt absolut gar nichts, wenn sie bei der Liebe ständig von der Exfreundin reden oder – die absolute Todsünde! – die momentane Partnerin sogar mit ihr vergleichen.

## Liebe auf den ersten Blick ist die beste Voraussetzung für eine glückliche Partnerschaft

*»Es war Liebe auf den ersten Blick!« Diesen Satz kann man eigentlich nur mit bebender Stimme und verzücktem Augenaufschlag aussprechen. Liebe auf den ersten Blick – das heißt einem Menschen zu begegnen, bei dessen Anblick einem die Luft wegbleibt und von dem man instinktiv spürt: Das ist der oder die Richtige!*
*Doch ist Liebe auf den ersten Blick wirklich ein Garant für eine glückliche Beziehung?*
Das scheint zumindest zweifelhaft. Bemerkenswert ist, dass vor allem die Deutschen von der unwiderstehlichen Anziehungskraft eines potenziellen Partners überzeugt sind. In der bereits erwähnten Umfrage des Hamburger Cora-Verlags antworteten immerhin 92 Prozent positiv auf die Frage: »Glauben Sie an Liebe auf den ersten Blick?«, und damit weit mehr als in anderen Ländern. Dabei geht es keinesfalls von Anfang an um sexuelle Vorstellungen oder Wünsche: Nur 6 Prozent der Männer und 1 Prozent der Frauen, die für eine Liebe auf den ersten Blick schwärmen, geben an, beim ersten Zusammentreffen Lust auf Sex verspürt zu haben.
Doch eine feste Beziehung wird aus der Liebe auf den ersten Blick eher selten: Nur jeder dritte Mann und jede vierte Frau bleiben nach einem

derart überwältigenden Erlebnis mit dem Traumpartner als Paar zusammen – mit oder ohne Trauschein.

### Gegensätze ziehen sich an

*Warum ein Mann sich gerade in eine ganz bestimmte Frau und in keine andere verliebt, warum eine Dame für einen Herren schwärmt, über den alle anderen nur den Kopf schütteln, das ist noch keinesfalls erforscht und wird sich wohl auch nie bis ins Letzte klären lassen. Manche haben einfach eine Vorliebe für einen ganz bestimmten Typ Mensch, und zwar erstaunlicherweise auch dann noch, wenn sie mit einem Vertreter dieser Gattung bereits schlechte Erfahrungen gemacht haben. Möglicherweise spielen dabei unbewusste Kindheitseindrücke eine Rolle, ganz sicher aber auch persönliche Vorstellungen von Attraktivität und nicht zuletzt vielfältige Geruchsstoffe (→ Körpergeruch). Wie steht es aber mit der altbekannten Regel, derzufolge Gegensätze sich anziehen?*
*Gilt nicht vielleicht eher: »Gleich und gleich gesellt sich gern?«*
Nach Erkenntnissen namhafter Sozialwissenschaftler scheint letzteres zuzutreffen. Die meisten Männer und Frauen legen bei der Partnersuche nämlich vor allem Wert auf Gemeinsamkeiten, wobei diese sich auf sehr unterschiedliche Kriterien, auf Alter, Bildung, finanzielle Möglichkeiten, Wohnort, Beruf oder Hobbys beziehen können. Dass ein Millionär ein Zimmermädchen heiratet, kommt ebenso selten vor wie die Ehe zwischen einer Universitätsprofessorin und einem Straßenreiniger, zwischen einem Oberbayern und einer Ostfriesin oder einer Leichtathletin und einem Sportmuffel. Die Soziologen sprechen in diesem Zusammenhang von einer »homogamen«, das heißt gleichartigen Beziehung, wobei sich die Gleichartigkeit durchaus auch auf Äußerlichkeiten erstreckt. So heiraten auffallend gut aussehende Männer sehr häufig besonders attraktive Frauen, und Damen verzichten auf die nähere Bekanntschaft eines ansonsten überaus liebenswürdigen Herren, nur weil dieser kleiner ist als sie selbst.
Aber keine Regel ohne Ausnahme: Zweifel am homogamen Prinzip stellen sich spätestens dann ein, wenn man – was keinesfalls selten vorkommt – einem eher unscheinbaren, untersetzten, dafür aber höchst wohlhabenden älteren Herren begegnet, der von einer jungen weiblichen Schönheit begleitet wird.

# Liebeskummer

## Jeder Mensch erlebt Liebeskummer anders

*Dass der Schmerz über eine zerbrochene Liebesbeziehung zu den schlimmsten seelischen Qualen gehört, die einen Menschen treffen können, weiß jeder, der schon einmal darunter gelitten hat: Von einem Tag auf den anderen erscheint die Welt grau in grau, an nichts kann man sich mehr freuen, sich auf nichts mehr konzentrieren, und am liebsten würde man sich schluchzend in eine Höhle verkriechen. Auch der Versuch, dem heulenden Elend mit Alkohol oder Drogen, mit Sport oder Sex zu entfliehen, ist von vornherein zum Scheitern verurteilt. Dabei muss doch das Leid entscheidend von der Intensität der zerbrochenen Liebe abhängen, von der Tiefe der Beziehung und vor allem auch von der persönlichen Eigenart des oder der Betroffenen, von der individuellen Fähigkeit, mit Niederlagen umzugehen und sie zu überwinden.*

*Das könnte man denken, doch das trifft nicht zu.*

In Wirklichkeit läuft echter Liebeskummer bei fast allen Betroffenen nach einem mehr oder minder einheitlichen Schema ab, das sich in vier aufeinander folgende Phasen einteilen lässt.

Die erste Phase ist gekennzeichnet vom Nicht-Wahrhaben-Wollen, von der trotzigen Behauptung: »Das wird schon wieder!« Der oder die Betroffene ist davon überzeugt oder redet sich zumindest ein, es handele sich keinesfalls um einen endgültigen Schluss, die Untreue des anderen sei ja nur ein kurzer Seitensprung gewesen und habe im Grunde nichts zu bedeuten, alles komme sicher bald wieder ins Lot. In dieser Anfangsphase sind die Emotionen schon sehr heftig, lassen sich aber noch einigermaßen unter Kontrolle halten.

Das ändert sich in Phase zwei, die geradezu durch einen »Sturm der Gefühle« gekennzeichnet ist. Wut und Aggression dem Expartner gegenüber spielen jetzt die Hauptrolle, daneben aber auch Trauer, Angst und Einsamkeit. Innerhalb von Minuten schwankt die Stimmung zwischen rasendem Zorn und tiefster Verzweiflung. Mit der quälenden Überzeugung, das Leben gehe nicht mehr weiter, verändern sich die Alltagsgewohnheiten: Männer vergraben sich entweder ganz tief in ihre Arbeit oder suchen Trost im Alkohol. Frauen greifen eher zu Medikamenten oder plündern hemmungslos den Kühlschrank.

Erst in der nachfolgenden dritten Phase kommt es dann zu einer echten gedanklichen Auseinandersetzung mit der Endgültigkeit der Trennung: Der oder die Betroffene – Frauen weitaus mehr als Männer – spricht mit Freund(inn)en darüber und unternimmt nicht selten eine letzte Anstrengung, in Briefen an den Expartner das Unvermeidliche doch noch abzuwenden. Nicht wenige versuchen, durch hektische Aktivität die erlittene Kränkung zu vergessen und das massiv angekratzte Selbstbewusstsein wieder aufzupolieren oder stürzen sich in rasch wechselnde sexuelle Abenteuer. Doch dazu, eine neue Beziehung einzugehen, ist in dieser Phase noch kaum jemand bereit.
Das ändert sich erst im vierten und letzten Zeitabschnitt, der in Einzelfällen schon nach wenigen Monaten, in der Regel aber erst nach ein bis zwei Jahren einsetzt und durch die definitive seelische Lösung vom früheren Partner gekennzeichnet ist. Erst jetzt akzeptiert der oder die Betroffene sowohl im Kopf als auch vom Bauch her, dass die Beziehung unwiderruflich zu Ende ist, erst jetzt ist er oder sie in der Lage, den Tatsachen halbwegs nüchtern ins Auge zu sehen, und erst jetzt ist die Bindung an einen neuen Partner möglich. Zwar ist das Vertrauen zu anderen Menschen noch immer äußerst zerbrechlich, und nur ganz allmählich gelingt es, den Expartner nicht mehr als den an allem Unglück Schuldigen zu sehen, sondern ohne verzehrenden Groll an ihn zu denken; dennoch wachsen allmählich Wille und Bereitschaft, sich auf eine neue Bindung einzulassen. Dass diese anfänglich noch sehr von ängstlicher Zurückhaltung geprägt ist, ist mehr als verständlich: Zu tief ist die Furcht, noch einmal dieselbe Erfahrung zu machen und den Trennungsschock ein zweites Mal erleben zu müssen.

## Unter Liebeskummer leiden Männer genauso wie Frauen

*Wenn – wie oben dargelegt – der Liebeskummer und seine Überwindung grundsätzlich nach bestimmten, immer wiederkehrenden Gesetzmäßigkeiten ablaufen, müssten doch eigentlich Männer darunter genauso leiden wie Frauen.*
*Das aber ist mitnichten der Fall.*
Einschlägige Untersuchungen sind nämlich zu der Erkenntnis gelangt, dass Männer Liebeskummer zwar genauso schlimm empfinden wie Frauen, aber ganz anders damit umgehen: Während die weitaus meisten Frau-

en dadurch Trost und Kraft finden, dass sie mit ihren Freundinnen über die Trennung und den damit verbundenen Schmerz reden, neigen Männer in der Regel dazu, ihren Kummer für sich zu behalten. Es fällt ihnen sehr viel schwerer, einem anderen Mann gegenüber ihre Kränkung zu offenbaren und einzugestehen, wie machtlos sie sind, wie wenig sie die Situation unter Kontrolle haben. Stattdessen ziehen sie sich in sich selbst zurück und versuchen, ohne fremde Hilfe mit ihrem Schicksal fertig zu werden.

Bei einer Repräsentativ-Umfrage des Meinungsforschungsinstituts Emnid gaben 43 Prozent der befragten Männer an, es fiele ihnen sehr schwer, mit ihren Freunden über das Verlassenwerden zu sprechen. Auch über den Grund für diese Zurückhaltung enthält die Studie Angaben: Demnach machen 76 Prozent der Männer derartige Probleme lieber mit sich selbst aus, 70 Prozent sind der Ansicht, ein Freund könne ihnen ohnehin nicht helfen, und 67 Prozent bekennen, das Thema gehe ihnen zu nahe. Daneben befürchten 59 Prozent der Befragten, der eingeweihte Freund könne vielleicht nicht dichthalten, und 52 Prozent – immerhin die Hälfte aller Männer – bekennen frank und frei, mit einem Freund über derart heikle Themen zu sprechen, sei ihnen zu peinlich.

Diese für die meisten Frauen unverständliche männliche Scheu, sich anderen mitzuteilen, Siege, aber auch Niederlagen einzugestehen, geht wohl auf ein schon kleinen Jungen eingeimpftes Rollenverhalten zurück: Männer weinen nicht, sie jammern und beklagen sich nicht; anderenfalls gelten sie als »Weichei«.

Der typisch männliche Rückzug in sich selbst ist jedoch nach Ansicht vieler Sexual- und Ehetherapeuten genau der falsche Weg. Denn gerade das Gespräch mit vertrauten Personen kann in hohem Maße mithelfen, die schmerzhafte Trennung schneller zu überwinden. Wer seine Gefühle nicht ausspricht, behält nicht selten tiefe seelische Narben zurück, die auch nach Jahren noch nicht verheilt sind.

## Liebeswahn

### Liebeswahn gehört zum Verliebtsein

*Wer schon einmal richtig verliebt war, kennt die Symptome: Den ganzen Tag denkt man nur noch an das Objekt der Begierde, hat Herzklopfen und Schweißausbrüche, kann nicht mehr schlafen und sich auf nichts anderes konzentrieren. Dieser Zustand geistiger Verwirrtheit wird umgangssprachlich vielfach als »Liebeswahn« bezeichnet.*

*Doch das ist falsch.*

Denn das, was man im medizinischen Sinn unter »Liebeswahn« oder dem Fachausdruck »Erotomanie« versteht, ist etwas ganz anderes, nämlich eine ausgeprägte psychische Störung, unter der bundesweit etwa einer von 10 000 Menschen leidet. Bevorzugt betroffen sind allein stehende Frauen zwischen 30 und 50 Jahren, deren Begehren sich von einem Tag auf den anderen ganz plötzlich auf eine ganz bestimmte Person fixiert. Das »Opfer« ist in der Regel ein sozial und finanziell besser gestellter Mann, der von der Betroffenen permanent mit Anrufen und Briefen oder oft sogar mit teuren Geschenken traktiert wird. Selbst wenn er sein Desinteresse offen bekundet, nützt ihm das nichts, weil die erotomanische Frau seine Ablehnung einfach nicht zur Kenntnis nimmt. Stattdessen lauert sie ihm vielleicht sogar auf und dringt dreist in seine Wohnung ein.

Das Leiden tritt manchmal zusammen mit anderen geistigen Störungen, oft aber auch ohne erkennbare Ursache auf. Da die Frauen sich meist gar keiner Krankheit bewusst sind, suchen sie von sich aus keinen Arzt auf und müssen zur Behandlung oft regelrecht überredet werden – einer Behandlung, die mühsam und langwierig ist und allenfalls bei der Hälfte der Betroffenen zu einer dauerhaften Heilung führt.

## Lustmord

### Ein Mann, der eine Frau nach einer Vergewaltigung umbringt, begeht einen Lustmord

*Viele Menschen denken, unter einem »Lustmord« sei ein Verbrechen zu verstehen, bei dem ein Mann sein weibliches Opfer im zeitlichen Zusammenhang mit einer Vergewaltigung umbringt, also vor oder nach Stillung seines Sexualtriebes.*

*Doch das ist so nicht richtig.*

Vielmehr ist es ein entscheidendes Kennzeichen eines Lustmordes, dass die vorsätzliche Tötung eines anderen Menschen dem Täter zur Befriedigung seines Sexualtriebes dient, dass er also im eigentlichen Akt des Tötens intensive Lust empfindet. Ein Vergewaltiger dagegen bringt eine Frau entweder deshalb um, weil er ihren Widerstand brechen oder weil er verhindern will, dass sie später mit ihrer Aussage oder durch irgendwelche Spuren dazu beiträgt, ihn dingfest zu machen. Die Tötung ist also gewissermaßen eine vermeintlich »notwendige«, nicht zu vermeidende Begleithandlung, erfolgt aber – anders als beim Lustmord – keinesfalls aus sexuellen Motiven.

**Mit einer verliebten Frau kann man alles tun, was sie will.**
Werner Mitsch

# M

## Macho

### Machos sind auch nicht potenter als andere Männer

*Ein Macho ist ein Mann, der sich übertrieben maskulin gibt und sich von vorne bis hinten – natürlich auch sexuell – bedienen lässt. Er ist der festen Überzeugung, um Klassen besser auszusehen als alle anderen, und fühlt sich daher wie der großartigste Mann auf Erden. Und weil er von sich dermaßen eingenommen ist, tönt er großspurig, jede Frau beziehungsweise jedes Mädchen, das er haben will, auch »bekommen« zu können. Besitzt eine Frau tatsächlich die unerhörte Dreistigkeit, ihm einen Korb zu geben, ist sie natürlich lesbisch. Dabei sind Machos auch nicht potenter als andere Männer.*

*Oder etwa doch?*

Wenn man den Ergebnissen einer amerikanischen Studie Glauben schenkt, dann könnte an dieser Selbsteinschätzung doch etwas dran sein. Wissenschaftler aus Massachusetts entdeckten nämlich im Rahmen ihrer »Male Aging Study«, an der immerhin 776 Männer teilnahmen, dass Potenzprobleme weder durch Depression noch Ärger, wohl aber durch unterwürfiges Verhalten gefördert werden. Diejenigen Männer, die auf einer Dominanz-Skala von 0 bis 16 Punkten die oberen Ränge belegten, waren demnach nicht einmal halb so stark gefährdet, impotent zu werden, wie diejenigen, die es nur auf maximal 9 Punkte brachten.

Wie lässt sich das erklären? Die Forscher spekulieren, dass wenig dominante Männer womöglich mehr Schwierigkeiten haben, mit Stress umzugehen als ihre machohaften Geschlechtsgenossen. Dadurch bedingte Reaktionsstörungen im Herz-Gefäß-System könnten dafür verantwortlich sein, dass die Erektionen immer kürzer und kraftloser werden. Seit längerem, darauf weisen die Forscher in ihrem Bericht hin, seien ja Zusammenhänge zwischen der Dominanz und der Menge des im Blut enthaltenen männlichen Geschlechtshormons Testosteron bekannt.

Sollten weitere Forschungen ähnliche Ergebnisse liefern, würden sich für die so genannte »Erektile Dysfunktion« vielleicht ganz neue Therapiemöglichkeiten ergeben: Verhaltenstherapie anstelle von Medikamenten wäre dann angesagt. Immerhin wäre es dann ja denkbar, dass sich ein armer, potenzschwacher Duckmäuser durch konsequentes Dominanztraining zum wilden Sexprotz wandelt.

## Männer

### Seit jeher gelten Männer als sexuell treibende Kraft

*»Jungen sind immer nur auf Sex aus« – eine pauschale Behauptung, mit der auch heute noch Mütter ihre Töchter vor den Gefahren warnen, die von angeblich stets lüsternen Jünglingen ausgehen. Demzufolge haben Männer nichts anderes im Sinn, als unschuldige Mädchen und Frauen gegen deren Willen zum Sex zu verführen, um sich, wenn sie Erfolg gehabt haben, ein neues Opfer zu suchen. Unseren Groß- und Urgroßmüttern wurde als Ideal sogar das Bild einer ausschließlich an Liebe, doch keinesfalls an Sex interessierten Frau eingeimpft, die sich zwar Kinder wünscht, diese aber am liebsten als Jungfrau empfinge. In der neueren Zeit gilt der Mann einfach als derjenige, der aus purer Lust unablässig auf Sex aus ist, während die Frau eher die Verführte ist, die dem männlichen Drängen mehr oder minder widerstrebend nachgibt.*

*Doch das war keinesfalls immer so.*

In alten Zeiten – und bei den meisten Völkern – hielt man die Frau für sinnlich, lüstern und unersättlich und für weitaus triebhafter als den Mann. Der sexuelle Appetit der Frauen – das belegen zahlreiche Quellen – wurde geradezu als selbstverständlich vorausgesetzt. Im Prolog zu den »Canterbury Tales« gesteht Chaucers »Weib von Bath« unumwunden: »Dass rein der Leib sei und die Seele reiner, ist zwar ein schöner Standpunkt, doch nicht meiner.« Auch in Rabelais' Märchen »Gargantua und Pantagruel« aus dem 16. Jahrhundert zieren sich die Frauen nicht: Ihre »Runzelpunzeln« sind ebenso »wohlfeil« wie die »Stoßzapfen« der Männer. Keine Frau werde sich jemals nur mit einem einzigen Mann begnügen, verkündet Rabelais, und deswegen müsse man jeden Mann schon vom Tag seiner Hochzeit an als betrogen betrachten. Aber daraus dürfe man den Frauen keinen Vorwurf machen, denn diese könnten gar nicht anders als ständig an Sex zu denken.

Glaubt man den zeitgenössischen Schriftstellern – so Eduard Fuchs in seiner »Illustrierten Sittengeschichte der Renaissance« –, dann waren Frauen, was den »Appetit in der Liebe« betraf, »unendlich häufiger als der Mann geradezu unersättlich«. Seinerzeit herrschte die allgemeine Überzeugung, das Interesse der Frau am Sex beginne schon mit der Pubertät, nämlich dann, »... wenn die Jungfrau einen Busen hat wie zwo Birn, und unter dem Nabel ist nicht mehr kahl«, und höre bis ins hohe Alter nicht auf, denn »... vom Gürtel abwärts altern die Frauen nicht«.

### Männer wollen immer nur das eine

*Zahlreiche Untersuchungen haben einwandfrei bewiesen, dass Männer in einer sexuellen Beziehung dem eigentlichen Geschlechtsverkehr eine wesentlich höhere Bedeutung zumessen als Frauen. Für diese haben Zärtlichkeiten wie Küssen und Schmusen in der Skala wichtiger sexueller Handlungen einen weitaus höheren Stellenwert als für ihre männlichen Partner.*

*Also stimmt offenbar das allseits bekannte Vorurteil, dass Männer immer nur das eine wollen?*

Wenn man einer groß angelegten Repräsentativbefragung der Forschungsstelle für Sexualwissenschaft und Sexualpädagogik an der Universität Landau Glauben schenkt, an der mehr als 2400 deutsche Männer und Frauen im Alter zwischen 14 und 92 teilnahmen, dann stimmt das so nicht. Bei dieser Umfrage gaben zwar 48 Prozent der Männer – im Gegensatz zu nur 26 Prozent der Frauen – an, der Geschlechtsverkehr stehe für sie beim Sex an erster Stelle, aber sogar noch mehr – nämlich 49 Prozent – meinten, wichtiger seien ihnen intime Zärtlichkeiten, während nur ganze 3 Prozent der Selbstbefriedigung den Vorzug vor allem anderen gaben. Das bedeutet, dass nur etwa die Hälfte aller Männer immer nur »das eine« will, während es die andere Hälfte eben vor allem auf Küssen, Schmusen und Petting abgesehen hat.

Aber selbst wenn man davon ausgeht, dass tatsächlich sehr viele Männer beim Kontakt mit einer Frau auf Sex aus sind, so heißt das noch lange nicht, dass ihnen der eigentliche Koitus über alles geht. Nach einer großen US-amerikanischen Befragung aus den Achtzigerjahren ist nämlich das, was ihnen am meisten zusagt, die orale Befriedigung durch eine Frau bis hin zum Orgasmus.

## Männer, die sich sexuell mäßigen, leben länger

*Sexuelle Betätigung, so viel Spaß sie auch macht, kann für einen Mann durchaus anstrengend sein. Nicht selten kommt er dabei gehörig außer Atem, sein Herz klopft bis zum Hals, und am ganzen Körper bricht ihm der Schweiß aus. Deshalb fürchten viele Männer, ihren Körper durch zu häufigen Sex übermäßig zu strapazieren, ja, vielleicht sogar früher zu sterben als enthaltsamere Geschlechtsgenossen.*

*Dabei ist genau das Gegenteil der Fall.*

Mehrere Studien haben sich mit dem Zusammenhang zwischen der sexuellen Aktivität und der Lebenserwartung von Männern beschäftigt, und alle kommen zu dem Resultat, dass häufige Orgasmen das Leben keinesfalls verkürzen, sondern eindeutig verlängern. So wurden bei einer britischen Untersuchung fast 1000 Männer im Alter zwischen 45 und 59 nach dem Grad ihres sexuellen Eifers in drei Kategorien eingeteilt: von »hohe Orgasmusfrequenz« bei mehr als zweimaligem Sex pro Woche bis zu »niedrige Orgasmusfrequenz« bei weniger als einem wöchentlichen Geschlechtsverkehr. In den folgenden zehn Jahren starben 150 der Studienteilnehmer, und dabei stellte sich heraus, dass das Sterblichkeitsrisiko der Sexmuffel doppelt so hoch war wie das der Orgasmusfreudigen. Am deutlichsten war dieser Effekt im Hinblick auf tödliche Gefäßkrankheiten: Hier zeigte sich, dass regelmäßiger Sex das Risiko, einen Herzinfarkt oder einen Schlaganfall zu erleiden, deutlich senkt. Auch wenn die Forscher andere Einflussfaktoren wie Rauchen, Bluthochdruck oder schon früher bestehende Herzleiden berücksichtigten, änderte sich an dem erfreulichen Aspekt munteren Geschlechtslebens gar nichts.

Bisher ging man davon aus, dass ein körperliches Ausdauertraining mit einer Mindestdauer von dreimal wöchentlich 20 Minuten erforderlich wäre, um fit und gesund zu bleiben; doch die Studie zeigt, dass sich dieselbe Wirkung auch mit weniger zeitaufwändiger Bettakrobatik erzielen lässt. Galten bisher Fitnessprogramme wie »Jogging 130« oder »Fünfmal am Tag Obst oder Gemüse« als am besten geeignet, dem Herztod ein Schnippchen zu schlagen, so muss man nach diesen Erkenntnissen der Lebensregel »Mindestens zweimal Sex pro Woche« wohl denselben Effekt zubilligen.

### Derjenige Mann ist der beste Liebhaber, der »am längsten kann«

*Für viele Männer hat diese Behauptung fast den Charakter eines Dogmas: Ausdauer ist beim Sex das A und O. Daran ist sicher auch die Pornoindustrie schuld, die konditionsstarke Herren dabei zeigt, wie sie ihre Partnerin stundenlang in allen möglichen Stellungen bearbeiten, bis sie endlich schweißüberströmt zum Höhepunkt kommen. Und natürlich geben die derart beglückten Damen durch ununterbrochenes Gestöhne zu erkennen, welche Lust ihnen ihr nimmermüder Partner bereitet.*

*Doch ist männliche Ausdauer wirklich so wichtig?*

Eines gleich vorweg: Ohne ein gewisses »Stehvermögen« kann ein Mann seine Partnerin schon allein deshalb schwer befriedigen, weil die meisten Frauen schlichtweg länger brauchen, um zum Orgasmus zu gelangen, als ihre männlichen Bettgenossen. Das bedeutet aber keinesfalls, dass vor allem die zeitliche Ausdehnung des Geschlechtsaktes bestimmt, ob eine Frau dabei auf ihre Kosten kommt oder nicht. Monotones »Rein-raus« über eine halbe Stunde oder länger ist ganz sicher nicht das, was eine Frau sich von ihrem Liebhaber wünscht. In einer amerikanischen Studie gaben die meisten befragten Frauen an, für sie sei Sex keinesfalls eine Art Sport, bei dem derjenige Mann Sieger würde, der »am längsten kann«, entscheidend für die Liebhaber-Qualitäten seien weit mehr Zärtlichkeit, Geduld, Einfühlungsvermögen und Fantasie.

Bestätigt wird dies durch eine aktuelle Umfrage der Zeitschrift »Glamour«. Von deren Leserinnen antworteten auf die Frage, wann ein Mann »gut im Bett« sei, nur 5 Prozent: »wenn er darauf achtet, dass seine Partnerin zum Orgasmus kommt«, immerhin 11 Prozent: »wenn er sie fragt, was ihr gefällt, und sich danach richtet«, 35 Prozent, also mehr als jede Dritte: »wenn er nicht nur auf den Geschlechtsakt und den Orgasmus fixiert ist« und 42 Prozent, also fast jede Zweite: »wenn er der Frau das Gefühl gibt, sie zu begehren«.

Es wäre ganz sicher kein Fehler, wenn sich etliche Herren der Schöpfung hierüber einmal ernsthaft Gedanken machen würden.

### Männer haben größere sexuelle Freiheiten als Frauen

*Es gibt Länder und Kulturen, da ist den Männern sexuell so gut wie alles erlaubt, während die Frauen in dieser Hinsicht überhaupt keine Freiheiten besitzen. Doch auch bei uns in Deutschland ist es im Grunde noch im-*

*mer so, dass ein Mann, der sich zahlreicher Affären rühmen kann, als »toller Hecht « gilt, wohingegen man eine sexuell ebenso freizügige Frau rasch als »Schlampe« abqualifiziert.*

*Doch es gibt einen Bereich der Sexualität, in dem sich Frauen weit mehr erlauben können als Männer.*

Die Rede ist vom sexuellen Missbrauch beziehungsweise dem, was dafür gehalten wird. Ausführlich hat sich damit der Sexualforscher Arnold Hinz beschäftigt, der jüngeren Menschen verschiedene Szenen vorspielte, in denen jeweils ein Erwachsener mit einem Kind oder einer anderen abhängigen Person die Hauptrolle spielte. Von all diesen Szenen gab es zwei Versionen mit identischem Handlungsablauf, die sich nur dadurch unterschieden, dass der Erwachsene einmal ein Mann und einmal eine Frau war. Die Testpersonen wurden gebeten, die einzelnen Handlungsweisen in Hinblick auf die Frage zu beurteilen, ob es sich dabei um sexuellen Missbrauch handelte oder nicht.

Die Auswertung ergab, dass die Probanden den Frauen mehrheitlich engere Berührungen und intimere Kontakte zubilligten als den Männern. So sah fast jede vierte Testperson in einem allein stehenden Lehrer, der eine Schülerin zu sich nach Hause einlädt, bereits einen klaren Fall von sexuellem Missbrauch, während das bei einer Lehrerin und ihrem männlichen Schüler nur jeder zehnte Befragte ähnlich bewertete. 78 Prozent fanden an dem Verhalten einer Frau nichts auszusetzen, die den nackten Sohn ihrer Freundin fotografiert, im umgekehrten Fall – knipsender Mann und nacktes Mädchen – argumentierten jedoch nur rund 40 Prozent für eine erlaubte Handlungsweise. Die Befragten gestatteten auch einer Mutter eher, den nackten Bauch ihres Sohnes zu streicheln, als einem Vater, dasselbe mit seiner Tochter zu tun.

Nur in einer einzigen Situation gestanden die Probanden einem Mann mehr zu als einer Frau: Das Verhalten eines 18-Jährigen, der ein fünf Jahre jüngeres Mädchen zum Geschlechtsverkehr verführt, empfand nicht einmal die Hälfte als anstößig, während im umgekehrten Fall 60 Prozent der Ansicht waren, eine 18-Jährige, die einen 13-jährigen Jungen in ihr Bett zieht, sei für ihr Verhalten zu verurteilen. Möglicherweise spielt hierbei das uralte gesellschaftliche Klischee eine Rolle, dass eine Beziehung dann eher zu tolerieren ist, wenn der Mann älter ist als die Frau, während das Gegenteil als abnorm angesehen wird.

Dass intime Handlungen eines Mannes mit einem abhängigen Mädchen weit eher als verwerflich eingestuft werden als die einer Frau mit einem Jungen, liegt nach Auffassung des Studienleiters wohl auch daran, dass bei der überwiegenden Zahl der Sexualstraftaten die Täter männlichen Geschlechts sind. Daher werden Mädchen von klein auf vor dem »bösen Mann« gewarnt, während man Jungen im Allgemeinen für erheblich weniger gefährdet hält. Im Fall eines Strafverfahrens mit unklarem Tathergang haben beschuldigte Männer daher von vornherein gegen weit mehr Vorurteile anzukämpfen als beschuldigte Frauen.

**Männer stehen auf junge Frauen**

*Dass ältere Männer auf der Straße gerne jungen Mädchen nachschauen, ist eine bekannte Tatsache. Auch dass viele Herren in fortgeschrittenem Alter sich ihre Männlichkeit dadurch beweisen, dass sie sich eine jüngere Geliebte nehmen, ist nichts Neues. Auch in der Natur ist es so, dass Tiermännchen jüngere Weibchen bevorzugen, und zwar vermutlich deshalb, weil diese mehr Junge zur Welt bringen, die obendrein meist auch noch gesünder sind.*

*Ist es also ein vollkommen natürliches Phänomen, dass Männer auf junge Frauen stehen?*

Nein, das ist es nicht. Denn weitaus wichtiger als das Alter ist den meisten Männern das Aussehen einer Frau. Britische Forscher zeigten jungen Männern Fotos von Frauen im Alter von 20 bis 45 Jahren und baten sie, eine davon als mögliche Lebenspartnerin auszuwählen. Neben Bildern weniger attraktiver Frauen Anfang 20 enthielt die Kollektion auch das Foto einer besonders gut aussehenden Dame, deren Alter die Wissenschaftler einmal mit 41, einmal mit 45 und einmal mit 36 Jahren angaben, wobei die letzte Zahl tatsächlich zutraf. Und siehe da, die meisten Männer entschieden sich für diese Frau, und zwar unabhängig von deren angeblichem Alter. Warum das so ist, kann man nur vermuten. Der britische Psychologe George Fieldman, der an dem Versuch maßgeblich beteiligt war, nimmt an, dass Männer von jüngeren Frauen zwar mehr Nachwuchs erwarten, dass sie sich aber von einer besonders schönen Frau offenbar gesündere und leistungsfähigere Kinder erhoffen.

Eine andere Untersuchung, die Mitarbeiter der Forschungsstelle für Sexualwissenschaften der Universität Landau durchführten, geht noch wei-

ter ins Detail und belegt, dass es gar nicht die eigentliche Schönheit, sondern vielmehr die Natürlichkeit ist, die Männer anzieht. In einer von den Forschern bei 1500 jungen Männern zwischen 14 und 19 durchgeführten Befragung gaben zwar 83 Prozent der Probanden an, für sie sei das hübsche Aussehen ihrer Partnerin wichtig, 94 Prozent kam es aber mehr noch als auf Schönheit auf ein natürliches Äußeres an.
Es stellt sich also die Frage, ob Frauen im Hinblick auf ihre Wirkung auf Männer tatsächlich gut daran tun, sich massiv zu schminken und aufzustylen, anstatt ganz einfach ihre natürliche weibliche Anmut zur Geltung kommen zu lassen.

## Männer bevorzugen sehr schlanke Frauen

*Wenn man einen Blick in die diversen Frauen- und Modemagazine wirft, muss man zwangsläufig zu dem Schluss gelangen, eine Frau sei um so attraktiver, je dünner sie ist. Vor allem junge Mädchen und Frauen sind sehr häufig dieser Meinung und tun alles, um ja kein überflüssiges Pfund auf die Waage zu bringen.*
*Dabei haben Männer es gern ein bisschen molliger.*
Zu diesem Schluss kommt zumindest die Psychologin Erica Miller von der Universität New Mexico in einem Bericht, den sie in der Zeitschrift »Psychologie heute« veröffentlicht hat. Sie legte 138 Männern, die in einer Kontaktanzeige eine »schlanke« oder gar »sehr schlanke« Partnerin gesucht hatten, Bilder unterschiedlicher Frauen vor – von ausgesprochen mageren bis zu stark übergewichtigen – und bat sie, ihre Favoritin herauszusuchen. Dabei zeigte sich, dass sich selbst die Männer, die nach einer »sehr schlanken« Dame Ausschau gehalten hatten, nicht für extrem dünne Frauen, sondern fast einhellig für etwas kräftigere entschieden, und dass die meisten Männer Damen auswählten, die noch deutlich voller waren. Sie bevorzugten ganz eindeutig weibliche Körper, die die Frauen selbst schon nicht mehr als »schlank« bezeichnen würden. Bemerkenswert war zudem, dass es eher die besonders wohlhabenden Männer waren, die sich für sehr schlanke Frauen entschieden, während die Männer, denen eine fülligere Frau mehr zusagte, im Allgemeinen über ein höheres Bildungsniveau verfügten.

## Jeder heterosexuelle Mann hat in seinem Leben mindestens mit einer Frau Sex

*Der Drang nach sexueller Betätigung ist ein menschliches Grundbedürfnis wie das Verlangen nach Nahrungsaufnahme oder das Streben nach Sicherheit und Wohlstand. Deshalb macht jeder Mann im Laufe seines Lebens mehr oder weniger zahlreiche sexuelle Erfahrungen. Verkehren manche Herren mit vielen unterschiedlichen Partnerinnen, so reicht anderen eine einzige geliebte Frau aus, der sie ihr ganzes Leben lang treu bleiben. Diese eine ist also das absolute Minimum.*

*Oder gibt es vielleicht Männer, die zeitlebens auf Sex verzichten, die irgendwann sterben, ohne auch nur ein einziges Mal mit einer Frau Geschlechtsverkehr gehabt zu haben?*

Ja, die gibt es tatsächlich. Bekannt ist beispielsweise die sexuelle Abstinenz etlicher Berühmtheiten, wobei einige während ihres sonst überaus aktiven Lebens nur äußerst selten und andere überhaupt nie Sex hatten. So weiß man von Sir Isaac Newton, dem wir die Formulierung der Gesetze der Schwerkraft verdanken, dass er im Jahre 1727 im Alter von 85 Jahren starb, ohne auch nur ein einziges Mal mit einer Frau intim geworden zu sein. Ob das vielleicht der Grund für seine chronische Schlaflosigkeit war, kann man nur vermuten.

Auch der berühmte Philosoph Immanuel Kant hatte in seinem ganzen Leben keinen Geschlechtsverkehr, ja, er gab nie auch nur ansatzweise zu erkennen, dass sexuelle Bedürfnisse für ihn überhaupt eine Rolle spielten. Zwar machte er sich zweimal Gedanken um eine mögliche Heirat, aber jedes Mal grübelte er über dem Problem so lange, bis die betreffende Frau anderweitig vergeben war. Der dänische Märchendichter Hans Christian Andersen hatte zwar durchaus sexuelle Wünsche, aber zu tatsächlichen Kontakten mit einer Frau brachte er es zeitlebens nicht. Sosehr er sich auch bemühte, er vermochte keine der Damen, zu denen er sich hingezogen fühlte, für sich zu erobern. Man weiß von ihm, dass er während kurzer Paris-Reisen dort bisweilen ein Bordell besuchte, aber auch in diesem Etablissement erschöpfte sich sein Kontakt mit den spärlich bekleideten Damen auf höfliche Gespräche. Schlug eine von ihnen vor, doch einmal mehr zu tun als nur zu reden, reagierte er schockiert, ja, geradezu angeekelt. So blieb ihm als Ventil für seinen Geschlechtsdrang nur die Selbstbefriedigung, die in ihm aber furchtbare Schuldgefühle auslöste.

Der große irische Dichter George Bernhard Shaw schließlich machte zwar sexuelle Erfahrungen, aber erst im Alter von fast 30 Jahren, als er von einer alternden Witwe verführt wurde. Dieses Erlebnis erweckte in ihm aber keinesfalls den Wunsch nach weiteren Intimkontakten, sondern erschreckte ihn im Gegenteil dermaßen, dass er weitere 15 Jahre auf jeglichen Geschlechtsverkehr verzichtete.

## Männer können das sexuelle Interesse einer Frau gut an ihrem Verhalten abschätzen

*Ein Mann sitzt in einem Restaurant und trinkt einen Kaffee. Dabei beobachtet er mehr oder minder verstohlen die rassige Brünette am Nachbartisch, die so tut, als sei sie in eine Illustrierte vertieft. Sie schenkt ihm aber, als sie bei einem raschen Aufsehen seinen Blick bemerkt, ein flüchtiges Lächeln. Von diesem Moment an ist die Angelegenheit für den Mann klar: Die Dame findet ihn attraktiv und hat soeben ihr sexuelles Interesse bekundet.*

*Doch mit dieser Auffassung liegt er ganz und gar daneben.*

Zu diesem Ergebnis kamen Wissenschaftler der Universität Princeton, die an 285 Versuchspersonen derartige Wahrnehmungen und Empfindungen analysierten. Dabei mussten die Teilnehmer detaillierte Beschreibungen typischer Verhaltensweisen lesen und anschließend auf einer Sieben-Punkte-Skala das sexuelle Interesse einer sich entsprechend benehmenden Person abschätzen. Nach Auswertung der Ergebnisse stellte die Leiterin des Versuchs, die Psychologin Robyn Le Boeuf, auf dem Jahrestreffen der »Gesellschaft für Persönlichkeits- und Sozialpsychologie« eine »Projektionstheorie« zur Erklärung des männlichen Verhaltens auf, derzufolge die meisten Herren das eigene Interesse offenbar schlicht und einfach auf die andere Person übertragen. Lächeln sie eine Frau an, um ihr sexuelles Interesse kundzutun, gehen sie automatisch davon aus, ein eventuelles Zurücklächeln signalisiere Einverständnis.

Vor allem bei Männern, deren Liebesleben nach eigenem Bekunden unbefriedigend war, stellten die Psychologen ein krasses Missverhältnis zwischen Realität und Wahrnehmung fest. Auch dieses Ergebnis lässt sich mit der Projektionstheorie erklären: Wer viel an Sex denkt, überträgt entsprechendes Interesse, ohne lang zu überlegen, ganz einfach auf sein Gegenüber. Dagegen waren Männer, die angaben, ein erfülltes Sexualleben zu

haben, in der Regel weitaus eher in der Lage, die weibliche Reaktion richtig zu interpretieren.
Die Frauen ihrerseits hatten keinerlei Probleme, das Verhalten der Männer korrekt einzuschätzen: Wenn sie einen Mann für interessiert hielten, war er es in der Regel auch.

## Geld und Erfolg machen ältere Männer »sexy«

*Wenn ein älterer Herr mit einer erheblich jüngeren Freundin sich die Frage stellt, was die Dame an ihm wohl so attraktiv findet, so sollte er sich keinen Illusionen hingeben. Es ist bestimmt weder der Bauchansatz noch die schwindende Haarpracht, die bei der jungen Frau erotisches Prickeln auslöst, sondern schlicht und einfach die Tatsache, dass der Mann es im Leben geschafft hat, dass er mit den Widrigkeiten des Daseinskampfes fertig geworden ist und sich dabei einen gewissen Wohlstand erworben hat. Die Gründe hierfür liegen in der Urzeit: Ein älterer Mann hat bereits gezeigt, dass er im Stande ist, eine Familie zu ernähren – ein junger muss das erst noch beweisen.*
*Doch ist das schon alles, oder steckt hinter der merkwürdigen Vorliebe junger Frauen für gesetzte Herren vielleicht noch mehr?*
Ja, und zwar das, was Psychologen den »Papa-Effekt« nennen. Denn oft sind es wenig selbstsichere und von unterschwelliger Lebensangst beherrschte Frauen, die Schutz und Stärke an der Schulter eines reifen Mannes suchen. Dieser nimmt für seine Freundin die Stelle des eigenen Vaters ein, zu dem sie großes Vertrauen hatte und von dem sie sich nie ganz lösen konnte. Von dem erfahrenen Mann erwartet sie, dass er ihr die Verantwortung für ihr eigenes Leben zum großen Teil abnimmt. Er sagt ihr, wo es langgeht, und sie hört nur allzu gern auf ihn, denn sie fühlt sich bei ihm sicher und geborgen.

## Manche Männer sind besonders ausdauernde Liebhaber

*Wenn Männer untereinander mit ihrer sexuellen Leistungsfähigkeit prahlen, geht es in der Regel neben der Penisgröße vor allem um die Häufigkeit der geschlechtlichen Aktivitäten und natürlich um die Ausdauer.*
*Dabei sind selbst die leistungsfähigsten menschlichen Liebhaber im Vergleich zu ihren tierischen Kollegen nichts weiter als jämmerliche Stümper.*

Wer nun aber glaubt, es seien vor allem die besonders großen Tiere, die einen Menschenmann hinsichtlich ihrer sexuellen Kraft in den Schatten stellen, der irrt. Zwar dauert ein Geschlechtsakt bei Bären fast eine ganze Stunde und bei Nashörnern sogar noch dreißig Minuten länger, dafür ist er aber bei Elefanten nach nur knapp zwei Minuten und bei den mächtigen Gorillas sogar noch schneller vorbei. Dagegen kopulieren Kröten bis zu zehn und winzige Beutelmäuse sage und schreibe zwölf Stunden miteinander. Ungekrönter König aber ist die Präriewühlmaus, die es sage und schreibe auf eine Paarungsdauer von bis zu 40 Stunden bringt.
Und was die Häufigkeit des Geschlechtsaktes angeht, so kann selbst der potenteste Sexprotz auch auf diesem Gebiet vielen Tieren nicht das Wasser reichen. Während ein Schafbock bis zu 50-mal am Tag zur Paarung fähig ist, bringt es ein Schimpanse auf 60 Begattungen am Tag und ein Moorhuhn-Männchen sogar auf 100. Aber das ist alles nichts gegen den sexuellen Appetit und die Kopulationsfreudigkeit einer männlichen Wanderratte: Innerhalb von gerade mal sechs Stunden besteigt es die Weibchen seiner Sippe bis zu 500 Mal!

## Männerärzte

### Es gibt zwar Frauen-, aber keine Männerärzte

*Dass Frauen eindeutig das unterlegene Geschlecht sind, weil sie für ihre Leiden einen eigenen Arzt benötigen, wohingegen es einen Männerarzt nicht gibt, ist ein alter und keinesfalls besonders origineller Scherz.*
*Und unzutreffend ist er obendrein.*
Denn Männerärzte gibt es sehr wohl. Im Gegensatz zu den »Gynäkologen« der Frauen spricht man bei ihnen von »Andrologen«. Sie beschäftigen sich mit den Erkrankungen der männlichen Geschlechtsorgane, also beispielsweise mit Entzündungen von Penis und Hoden, Vorhautverengung, Erektionsstörungen, Zeugungsunfähigkeit, hormonellen Problemen und sexuell übertragbaren Krankheiten. Der einzige Unterschied zu den Frauenärzten besteht darin, dass die Andrologie, das heißt die »Männerheilkunde«, oft von anderen Fachärzten – meist Urologen oder Spezialisten für Haut- und Geschlechtskrankheiten – mitbetrieben wird. In einigen Großstädten und vor allem an den Universitätskliniken findet man

aber durchaus auch Andrologen, die sich ausschließlich um Diagnostik und Therapie typisch männlicher Leiden kümmern.

## Massagesalon

**In einem Massagesalon werden Kranke behandelt**

*Der »Pschyrembel«, das klassische Nachschlagewerk für Mediziner, definiert den Begriff »Massage« als »physikalisch-therapeutische Behandlung von Gewebe und Muskeln durch Druck- und Zugreize« und erklärt den Effekt einer solchen Behandlung mit dadurch ausgelösten Spannungsänderungen und einer verstärkten Durchblutung der Muskulatur. Demzufolge wäre ein Massagesalon ein Institut zur Behandlung orthopädischer Leiden.*

*Doch das ist ein Trugschluss.*

Denn in einem Massagesalon werden ganz andere körperliche Bedürfnisse gestillt, handelt es sich dabei doch in der Regel um den Decknamen für eine spezielle Art von Bordell. Dabei werden die angebotenen Dienstleistungen nach einem feststehenden Code verschlüsselt, die dem Insider jedoch präzise Auskunft darüber geben, ob er mit dem, wonach es ihn gelüstet, rechnen kann.

So befriedigen »kräftige Masseusen« stets die masochistischen Bedürfnisse ihrer Kunden, während sich hinter dem Begriff »Doppelmassage« sexuelle Aktivitäten zu dritt verbergen. Richtiger Geschlechtsverkehr wird allerdings kaum angeboten, stattdessen findet in der Regel höchstens eine manuelle Befriedigung statt.

Um den – doch recht erheblichen – Unterschied zwischen einem derartigen Etablissement und einer seriösen Massagepraxis herauszustellen, in der es tatsächlich um medizinische Heilbehandlungen geht, und um Missverständnisse von vornherein zu vermeiden, hat es sich eingebürgert, in der Umgangssprache streng zwischen »Masseuse« und »Masseurin« zu unterscheiden.

## Masturbation

### »Masturbation« bedeutet »Selbstbefriedigung«

*Bei einer kürzlich von einer Männerzeitschrift veröffentlichten Umfrage unter Männern und Frauen von 15 bis 70 Jahren, was der Begriff »Masturbation« bedeute, konnten etwa 30 Prozent der Interviewten keine Antwort geben, die anderen stimmten fast einhellig für »Selbstbefriedigung«. Doch das ist nur die halbe Wahrheit.*

Denn grundsätzlich bedeutet Masturbation »sexuelle Befriedigung mit der Hand«; und tatsächlich ist es in der Regel die eigene Person, die man auf diese Weise zum sexuellen Höhepunkt bringt. Grundsätzlich spricht man aber auch von Masturbation, wenn man den Partner beglückt, indem man Hand an ihn legt. Dafür kommt prinzipiell jede Körperstelle infrage, deren Reizung sexuelle Lust verschafft, wobei man, wenn man ganz genau sein will, noch »Genitalmasturbation« – also die Stimulierung der Geschlechtsorgane mit der Hand – und »Analmasturbation« – das heißt die manuelle Reizung der Aftergegend, unterscheiden kann.

## Medien

### Der offene Umgang mit sexuellen Fragen in den Medien trägt wesentlich zu glücklichen Beziehungen bei

*Vom Autoreifen bis zur Tütensuppe – alles macht die Werbung den Menschen mit mehr oder minder deutlichen sexuellen Anspielungen schmackhaft. Die Darsteller der scheinbar heilen Welt sind jung, dynamisch und faltenlos. Auch in Illustrierten und Talkshows nimmt das Thema Sex eine beherrschende Stellung ein. Das hat zweifellos den großen Vorteil, dass man heute offen über Dinge redet, über die man früher nur hinter vorgehaltener Hand getuschelt hat.*

*Aber für viele Menschen bedeutet die sexuelle Enttabuisierung auch Stress pur.*

Denn durch die unablässige Konfrontation mit Veröffentlichungen und Statistiken über Koitus- und Orgasmushäufigkeit fühlen sich nicht wenige Männer und Frauen einem enormen Leistungsdruck ausgesetzt, der den unbefangenen Genuss von Liebe und Zärtlichkeit erheblich beeinträchtigt. Bewusst oder unbewusst setzen sie sich unter Zwang, den angeblichen Normen zu entsprechen, und fühlen sich minderwertig, wenn sie die scheinbar geforderten Leistungen nicht bringen können. Frauen fürchten, ihren Partner zu verlieren, wenn sie nicht so makellos sind wie die strahlenden Schönheiten in der Werbung, und Männer haben Angst davor, mit ihrer sexuellen Leistungsfähigkeit hinter offenbar stets potenten und liebesbereiten Kraftpaketen zurückzustehen.

Doch auch die umgekehrte Konsequenz kommt vor: Sexuell zufriedene Männer und Frauen lesen mit wachsendem Neid, wie viele Beziehungen dieser oder jener Hollywoodstar schon hatte, und meinen, dem nacheifern zu müssen. Ihr Partner, mit dem sie bis dahin durchaus glücklich waren, genügt ihnen plötzlich nicht mehr, und sie glauben, etwas zu versäumen, wenn sie nicht ebenfalls von einem Bett ins andere springen, um mit der Zahl ihrer Eroberungen prahlen zu können.

In beiden Fällen trägt der offene, manchmal schon fast aufdringlich wirkende Umgang mit sexuellen Themen keinesfalls dazu bei, eine Partnerschaft glücklicher zu machen, sondern verunsichert Mann und Frau so massiv, dass ihre Beziehung daran letztlich sogar zerbrechen kann.

## Medikamente

### Medikamente können zwar die Erektion, nicht jedoch das sexuelle Verlangen beeinflussen

*Viagra war das erste Arzneimittel auf dem Markt mit nachweislich positiver Wirkung gegen Erektionsstörungen. Allerdings beeinflusst es nicht das sexuelle Verlangen, ist also nur bei ansonsten intakter Libido hilfreich. Diese lässt sich jedoch nach wie vor nicht auf medikamentösem Weg herbeiführen.*

*Doch es gibt zahlreiche Arzneimittel, die sehr wohl in der Lage sind, den Geschlechtstrieb zu beeinflussen.*

Allerdings durchweg im negativen Sinn. Fatal ist dabei, dass selbst die verschreibenden Ärzte den Zusammenhang zwischen einem Medikament und dem Nachlassen der Libido oft nicht kennen, sodass der Triebverlust fälschlicherweise der eigentlichen Erkrankung oder einfach dem Älterwerden zugeschrieben wird.

Zu den Präparaten, die eine derartig lustmindernde Wirkung haben können, gehören neben Medikamenten gegen Depressionen und gegen das Erbrechen unter anderem auch Appetitzügler, Alkohol-Entwöhnungsmittel, Entzündungshemmer, Cholesterinsenker, Beruhigungs- und Schlafmittel, Herzmedikamente und Arzneimittel gegen Nervenleiden. Da man am ehesten mit triebdämpfenden Effekten rechnen muss, wenn ein solches Medikament direkt am Gehirn angreift, sind in dieser Hinsicht alle Präparate besonders verdächtig, in deren Beipackzettel vor einer Herabsetzung der Reaktionsfähigkeit oder vor dem Müdewerden gewarnt wird. Deshalb sollte jeder, der nach Einnahme eines bestimmten Arzneimittels das Nachlassen seines sexuellen Verlangens feststellt, darüber offen mit seinem Arzt reden. Oft hilft schon ein Wechsel des Medikaments, um die alten Verhältnisse wieder herzustellen.

## Wer ein Nasenspray verwendet, hat Schnupfen

*Menschen, die sich kleine Spritzfläschchen in die Nase stecken, um sich in jedes Nasenloch eine Sprayladung zu verabreichen, sieht man allenthalben. In der Regel leiden sie unter Schnupfen oder einer Erkrankung der Kieferhöhlen, die zum Anschwellen der Schleimhaut und damit zu einer behinderten Atmung führt.*

*In nicht allzu ferner Zukunft jedoch könnte hinter dem Gebrauch eines Nasensprays auch etwas ganz anderes stecken.*

Dann nämlich, wenn ein von amerikanischen Wissenschaftlern entwickeltes Nasenspray auch in einer für Menschen wirksamen Variante auf dem Markt ist. Bisher wurde es nur bei Ratten getestet, und zwar mit verblüffendem Erfolg: Weibliche Exemplare hatten nach Einspritzen des Mittels mit dem unscheinbaren Namen »PT – 141« sechs- bis achtmal so oft Verkehr mit einem Männchen wie die Geschlechtsgenossinnen einer Vergleichsgruppe. Bis zu viermal pro halbe Stunde kopulierten sie mit einem Männchen. Die Wirkung des Sprays, das in einem bestimmten Gehirnteil die Ausschüttung von Sexualhormonen anregt, tritt innerhalb von 10 bis 15 Minuten ein. Beim Menschen wurde es bisher allerdings nur ansatzweise getestet, wobei die Tatsache, dass einige der männlichen Probanden spontane Erektionen erlebten, durchaus hoffnungsvoll stimmt.

Daneben gibt es noch einen anderen in Nasenspray-Form applizierten Wirkstoff, der im weiteren Sinne ebenfalls eine sexuelle Wirkung hat: In

Versuchen war er in der Lage, sowohl die körperlichen als auch die seelischen Symptome einer Gesundheitsstörung zu beseitigen, die medizinisch als »Prämenstruelles Syndrom« bezeichnet wird. Gemeint ist das vielen Frauen geläufige Erscheinungsbild psychischer und körperlicher Beeinträchtigungen im Vorfeld der Regelblutung. Der Effekt, durch den die Beschwerden vollständig verschwinden, tritt fast augenblicklich ein und hält 2 bis 4 Stunden an.
Sollten sich beide Nasensprays auch beim Menschen als wirksam erweisen, so hätten die Mediziner zwei Medikamente zur Verfügung, mit denen sich einerseits das geschlechtliche Verlangen steigern und andererseits das körperliche und seelische Befinden von Frauen vor ihrer Periode einfach und effektiv verbessern ließe.

## Menstruation

### Der normale Menstruationszyklus dauert 28 Tage

*»Alle vier Wochen hat eine Frau ihre Regelblutung«, bringen Mütter ihren Töchtern bei.*
*Doch das ist eine ebenso weit verbreitete wie falsche Meinung.*
Denn es ist nicht nur so, dass ein »normaler« Zyklus bei der einen Frau 24 und bei einer anderen 36 Tage dauern kann, sondern auch bei ein und derselben Frau ist die Zeitspanne vom ersten Tag der Menstruation bis zum Beginn der nächsten durchaus nicht immer identisch. Eine Folge des Irrglaubens, der Zyklus müsse immer gleich sein, nämlich 28 Tage lang, ist die unbegründete Befürchtung vieler Frauen, schwanger zu sein, wenn ihre Periode einmal etwas länger auf sich warten lässt. Vermutlich beruht das Gerücht größtenteils darauf, dass die meisten Frauen den perfekten »Pillenzyklus« zu Grunde legen, der von einer Blutung zur nächsten – bedingt durch die regelmäßige Hormoneinnahme – tatsächlich immer exakt 28 Tage umfasst.

### Die Menstruation ist ein notwendiges Übel, mit dem eine Frau sich abfinden muss

*Nicht wenige Männer bekennen freimütig, sie möchten allein deswegen keine Frau sein, weil ihnen die monatliche Regelblutung lästig wäre. Und*

*auch viele Frauen empfinden die regelmäßige Menstruation als unangenehm, zumal sie nicht selten mit körperlichen und seelischen Missempfindungen verbunden ist. Doch seit der Pubertät hat man ihnen beigebracht, das gehöre nun einmal zum Frau-Sein, damit müsse man sich abfinden, da man »ohnehin nichts dagegen tun« könne.*
*Doch diese Behauptung ist nicht nur unwahr, sie wird auch in weitaus mehr Fällen widerlegt, als die meisten Menschen annehmen.*
So etwa bei Frauen, die hormonelle Empfängnisverhütungsmittel in Form der Pille verwenden. Denn von den 28 Tabletten einer Packung enthalten nur die ersten 21 entsprechende Wirkstoffe, anstelle der letzten sieben könnte die Frau genauso gut Würfelzucker oder gar nichts einnehmen. Die Unterbrechung der Hormonzufuhr sorgt für eine Art »Pseudomenstruation«, die ausschließlich den Sinn hat, der Frau das Gefühl zu geben, mit ihrem Körper sei trotz Pille alles wie eh und je. Dabei hat die auf diese Weise ausgelöste Blutung mit der »natürlichen« überhaupt nichts gemein und wird keinesfalls durch die Abstoßung der aufgebauten und nicht benötigten Gebärmutterschleimhaut ausgelöst. Entfernt die Frau die hormonlosen letzten sieben Tabletten beziehungsweise geht nach der einundzwanzigsten gleich zu einer neuen Packung über, so bekommt sie keine Blutung. Und das ist keinesfalls schädlich, sondern nach Meinung des brasilianischen Reproduktionsbiologen Elsimar Coutinho, der ein Buch mit dem Titel »Ist die Menstruation überflüssig?« geschrieben hat, für die betroffene Frau sogar ausgesprochen vorteilhaft. Immerhin ist sie auf diese Weise nicht nur in ihrer persönlichen Freiheit weit weniger eingeschränkt, sondern sie muss sich auch nicht Monat für Monat mit den zwar individuell verschiedenen, aber doch vielfach höchst lästigen Menstruationsbeschwerden herumschlagen. Hinzu kommt eine nicht unerhebliche Geldersparnis, weil sie keine Binden oder Tampons mehr benötigt.
In der amerikanischen Zeitschrift »Lancet« berichteten kürzlich zwei Autorinnen, der wirtschaftliche Schaden, der durch die Menstruation und den damit verbundenen Arbeitsausfall angerichtet werde, liege bei sage und schreibe 8 Prozent der Gesamtlohnsumme; hinzu kommt laut einer Untersuchung der Firma Texas Instruments eine menstruationsbedingte Produktivitätseinbuße von etwa 25 Prozent.
In einer amerikanischen Fachzeitschrift für Frauenheilkunde und Geburtshilfe berichteten Forscher der Universität Seattle über eine Studie,

bei der Frauen mit typischem 28-Tage-Zyklus ein Jahr lang mit solchen verglichen wurden, die die Pille zwei Perioden nacheinander – ohne die wirkungslosen letzten sieben der ersten Packung – einnahmen und damit auf einen 49-Tage-Zyklus kamen. Diese Versuchsteilnehmerinnen sparten nicht nur die Hälfte der Hygienekosten, sondern fühlten sich auch erheblich wohler. Negative Auswirkungen auf die Gesundheit traten nicht auf. Die Hälfte der betroffenen Frauen gab an, auch nach Versuchsende bei dieser vorteilhaften Art der Pilleneinnahme zu bleiben, und fast jede fünfte Frau der Kontrollgruppe wollte die Methode ebenfalls ausprobieren.

Zahlreiche Sportlerinnen, die am Wettkampftag fit sein müssen, sowie Frischvermählte, die sich nicht gerade während der Flitterwochen mit der Menstruation herumschlagen wollen, haben das Verfahren schon erprobt, ohne dass nachteilige Folgen aufgetreten wären. Deshalb zeigen sich die Autorinnen in der eingangs erwähnten »Lancet«-Studie geradezu empört: Keiner anderen Erkrankung oder Unpässlichkeit, die so viele Leute mit solcher Regelmäßigkeit befalle, stünden die Ärzte mit derartiger Gleichgültigkeit gegenüber, obwohl das Problem mühelos aus der Welt zu schaffen sei, beschweren sie sich.

Erstaunlich ist jedoch, dass etliche Frauen auf ihre Menstruation entschieden Wert legen, obwohl sie ihnen andererseits durchaus lästig ist. Sie scheinen der Meinung zu sein, die Blutung sei für sie wichtig oder sie seien ohne Menstruation keine richtigen Frauen mehr. Tatsächlich ist es aber so, dass es für irgendwelche vorteilhaften Auswirkungen der vielen Regelblutungen – im Leben einer modernen westlichen Frau sind es durchschnittlich etwa 450 – keinerlei Anhaltspunkte gibt. Nicht einmal die häufig gehörte Überzeugung trifft zu, das regelmäßige Abstoßen der Schleimhaut schütze die Gebärmutter vor Krebs, da diejenige Schicht, aus der sich bösartige Tumoren entwickeln, von der Menstruation gar nicht betroffen ist.

Die amerikanischen Autorinnen verlangen deshalb, jede Frau müsse selbst entscheiden dürfen, ob sie ihre Regelblutung haben will oder nicht oder ob sie vielleicht einige Perioden zusammenfassen und ihre Menstruation nur alle zwei bis drei Monate bekommen möchte.

## Bei der Menstruation scheidet die Frau Abfallprodukte aus

*Um das Jahr 100 nach Christus beschrieb der Römer Plinius die schreckliche Wirkung des Menstruationsblutes: »Nicht leicht wird man etwas finden, das ungeheuerlichere Wirkungen als der Wochen- oder Monatsfluss der Frauen hervorbringen kann. Denn kommen sie während der Zeit ihres Unwohlseins in die Nähe eines Gefäßes mit Wein oder schreiten darüber hinweg, so wird er augenblicklich sauer, mag er noch so jung sein. Die Feldfrüchte verdorren durch ihre Berührung und kommen um.«*
*Doch nicht genug damit: Nach damaliger Auffassung lassen menstruierende Frauen Spiegel matt, Eisen stumpf und rostig und Elfenbein dunkel werden. Hunde, die Menstruationsblut lecken, werden toll; und wenn eine Frau während ihrer Regelblutung mit einem aufgeschürzten Gewand durch Felder und Gärten geht, verjagt sie dort Raupen, Käfer und Würmer. Selbst auf das Wetter hat die Menstruation – glaubt man früheren Darstellungen – einen Einfluss: Die im Weingarten vergrabene Monatsbinde einer erstmalig menstruierenden Jungfrau ist demnach sogar in der Lage, Hagelwolken zu vertreiben.*
*Noch 1920 (!) behauptete der Wiener Arzt Bela Schick in einer Fachzeitschrift, Frauen würden mit ihrer Regelblutung einen Giftstoff ausscheiden, der Schnittblumen in ihrer Hand umgehend verwelken ließe.*
*Doch all das ist purer Blödsinn.*
Denn das, was da aus der Scheide fließt, ist ganz normales Blut, wie es sonst auch überall im Körper vorkommt – nicht mehr und nicht weniger. Allenfalls enthält es winzige Schleimhautfetzen aus der Gebärmutter. Schlacken- oder sonstige Abfallstoffe – wie sie beispielsweise in Schweiß und Urin vorkommen – sind jedenfalls nicht dabei. Deshalb hat es auch dieselben Auswirkungen auf die Umgebung wie das übrige Blut im Körper, nämlich überhaupt keine.

## Bei der Menstruation verliert eine Frau eine Menge Blut

*Ein Mädchen, das zum ersten Mal seine Tage bekommt und darauf nicht vorbereitet ist, erschrickt in der Regel nicht nur, weil es glaubt, krank zu sein, sondern befürchtet vor allem zu verbluten. Aber auch erwachsene Frauen sind häufig der Meinung, sie verlören mit jeder Periode erhebliche Blutmengen.*
*Doch das ist ganz und gar nicht der Fall.*

Denn insgesamt sind es – von Frau zu Frau schwankend – nicht mehr als etwa 40 bis 50 Milliliter Blut, die während der Dauer einer Menstruation aus der Scheide fließen. Das ist gerade mal eine halbe Tasse voll und nur knapp ein Hundertstel des Gesamtblutvolumens, ganz sicher also keine Menge, derentwegen ein Mädchen oder eine Frau verbluten könnte.

### Frauen sollen während ihrer Menstruation keinen Sport treiben, nicht baden und sich nicht die Haare waschen

*Zugegeben, die heutigen Frauen und Mädchen gehen mit ihrer Menstruation natürlicher und selbstverständlicher um als ihre Mütter und Großmütter. Bei denen herrschten Anschauungen, über die wir heute nur noch lachen können.*

*Dennoch hat sich das eine oder andere Vorurteil in Bezug auf die weibliche Periode bis in unsere Tage gehalten.*

Zurückzuführen ist der Menstruations-Aberglaube vor allem auf die Tatsache, dass unsere Großmütter noch nicht über derart bequeme Hilfsmittel wie Wegwerfbinden und Tampons verfügten, sondern sich stattdessen mit immer wieder ausgewaschenen Stoffläppchen behelfen mussten, die zudem oft noch von Mutter und Töchtern gemeinsam benutzt wurden. Deshalb blieb ihnen gar keine andere Wahl, als während ihrer Tage auf Sport zu verzichten und die Scheide täglich brav mit der Dusche auszuspülen. Viele Frauen waren vor ihrer ersten Regel nicht aufgeklärt und erschraken dementsprechend, wenn sie in ihrer Hose Blut bemerkten. Und weil sie das Ganze für krankhaft hielten, befolgten sie willig alle möglichen unsinnigen Regeln: Sie badeten nicht, schreckten vor dem Haarewaschen zurück und vermieden es ängstlich, ihre Hände in kaltes Wasser zu tauchen, da das angeblich ein vorzeitiges, höchst schmerzhaftes Ende der Blutung nach sich ziehen könnte. Allenthalben herrschte die Meinung, eine Frau solle sich während ihrer Menstruation so gut wie möglich schonen und auf sämtliche beschwerlichen Tätigkeiten verzichten, sogar auf das Lesen eines Romans, weil das eine zu große geistige Anstrengung erfordere.

Dass derart überkommene und natürlich völlig abwegige Vorstellungen zum Teil noch immer von Müttern an ihre Töchter weitergegeben werden, beweisen die Anfragen verunsicherter Mädchen, die bei entsprechenden Ratgebern in Illustrierten und im Internet nachfragen, ob sie während ihrer Periode schwimmen, Sport treiben, sich die Haare waschen oder – man höre und staune – einen Jungen küssen dürfen.

### Geschlechtsverkehr während der Menstruation ist schädlich

*Während der Menstruation ist der Muttermund leicht geöffnet, damit das Blut aus der Gebärmutter durch die Scheide nach außen fließen kann. Das bedeutet, dass Krankheitskeime durch diese Öffnung in die Gebärmutter gelangen können. Und ein männlicher Penis kann nun einmal nicht völlig keimfrei gemacht werden, transportiert also beim Koitus immer einige Bakterien in den weiblichen Körper.*

*Deshalb ist es wohl besser, während der Menstruation auf Sex zu verzichten, oder?*

Nein, das ist es nicht. Zwar bestehen diese Risiken durchaus, machen aber den Geschlechtsverkehr während der Regelblutung nicht gefährlicher als in der übrigen Zeit. Voraussetzung ist nur, dass sich beide Partner – die Frau ebenso wie der Mann – im Intimbereich peinlich sauber halten. Vor allem der Mann muss sein Glied vor dem Geschlechtsverkehr gründlich waschen und besonders darauf achten, dass er die sich unter der Vorhaut bildende grauweiße Ablagerung – das so genannte »Smegma« – vollständig entfernt. Denn dieses Smegma stellt einen möglichen Nährboden für krank machende Keime dar, die dann tatsächlich über den geöffneten Muttermund in den weiblichen Körper gelangen und durch die Eileiter bis zu den Eierstöcken aufsteigen können.

Der Mann ist seinerseits durch eventuell im weiblichen Blut enthaltene Mikroorganismen eigentlich nur dann gefährdet, wenn die Frau unter einer sexuell übertragbaren Krankheit leidet. (→ Geschlechtskrankheiten) Diese Gefahr besteht aber auch außerhalb der Monatsblutung und kann nur durch die Verwendung eines Kondoms mit einiger Sicherheit ausgeschlossen werden. Ansonsten schadet dem Mann das weibliche Blut absolut nicht; es enthält keinerlei giftige Substanzen und ist allemal »sauberer« als das aus einer blutenden Verletzung stammende, in das ja massenhaft Keime von außen gelangt sein können.

Bemerkenswert ist in diesem Zusammenhang das Ergebnis einer neueren Untersuchung der amerikanischen Yale-Universität, bei der 2000 Frauen zu ihrem Liebesleben befragt und anschließend gynäkologisch untersucht wurden. Dabei zeigte sich, dass Sex während der Monatsblutung offenbar gegen Menstruationsbeschwerden hilft und zudem eine vorbeugende Wirkung gegen Entzündungen der Gebärmutterschleimhaut hat. Die Forscher führen das darauf zurück, dass durch die Muskelkontraktionen beim Orgasmus mit dem Menstruationsblut möglicherweise entzündliche Schleimhautteile aus der Gebärmutter herausgeschwemmt werden.

## Während ihrer Menstruation kann eine Frau nicht schwanger werden

*Mit der monatlichen Regelblutung beginnt einer neuer Zyklus, in dessen ungefährer Mitte es normalerweise zum Eisprung kommt. Und dieser Eisprung ist nun einmal unabdingbare Voraussetzung für eine mögliche Befruchtung. Daher ist während der Menstruation garantiert keine befruchtungsfähige Eizelle vorhanden.*

*Die ideale Zeit also für ungeschützten Sex ohne jegliches Schwangerschaftsrisiko?*

Normalerweise ja. Aber eben nur normalerweise. Denn zum einen kann der Zeitpunkt des Eisprungs von Periode zu Periode durchaus schwanken und im Extremfall – das wurde durch eine Forschergruppe aus North Carolina bei der Untersuchung der Monatszyklen von 213 Frauen erst vor kurzem bestätigt – bereits am sechsten bis achten Tag nach Einsetzen der Menstruation stattfinden. Zum anderen kommt es – wenn auch sehr selten – vor, dass sich bereits in den letzten Blutungstagen am Muttermund ein zäher Schleim bildet, in dem männliche Spermien ohne weiteres bis zu sechs Tagen überleben können. Sie brauchen dort gewissermaßen nur zu warten, bis sich der Schleim verflüssigt und ihnen die Passage durch die Gebärmutter hindurch bis in die Eileiter ermöglicht. Dort treffen sie dann auf die »vorzeitig« reif gewordene Eizelle, mit der sie verschmelzen können.

Wie gesagt, das kommt nur in sehr seltenen Fällen vor, ist aber immerhin möglich, sodass sich vor allem Frauen mit unregelmäßiger Zyklusdauer keinesfalls darauf verlassen können, beim Sex während der Menstruation vor einer ungewollten Schwangerschaft sicher zu sein.

## Mormonen haben mehrere Ehefrauen gleichzeitig

*Nicht wenige Männer träumen von einem Leben als Mormone, denn diese dürfen – das hört man doch immer wieder – gleichzeitig mit mehreren Frauen verheiratet sein und können sich darum jede Nacht eine andere ins Bett holen.*

*Doch diese Wunschvorstellung hat mit der Wirklichkeit schon lange nichts mehr zu tun.*

Tatsache ist, dass die Vielweiberei bei den Mormonen früher einmal gestattet war. Dabei beriefen sich die Angehörigen der Glaubensgemeinschaft auf die Bibel – schließlich hatten Abraham und David ja auch mehrere Frauen. Selbst der Kirchengründer Joseph Smith war nicht nur mit einer einzigen Frau verheiratet. Aber als der Mormonenstaat Utah im Jahr 1886 den USA beitrat, hatten deren Regierung und Justiz doch massive Einwände gegen die legale Polygamie. So blieb den Angehörigen der »Kirche Jesu Christi der Heiligen der Letzten Tage« – so der offizielle Name der Glaubensgemeinschaft – im Jahr 1890 gar nichts anderes übrig, als das Privileg abzuschaffen. Seither ist es auch einem Mormonenmann nicht mehr gestattet, mit mehr als einer Frau die Ehe einzugehen. Erst nach deren Tod oder nach einer eventuellen Scheidung darf er erneut heiraten. Demjenigen, der sich nicht an dieses Verbot hält, drohen neben der Exkommunikation empfindliche Strafen.

Allerdings geht man davon aus, dass es noch circa 30 000 Mormonen gibt, die sich mit der Nachgiebigkeit ihrer Kirchenführung nicht abfinden wollen und die Vielehe – in aller Heimlichkeit – weiter praktizieren. Aufsehen erregte in diesem Zusammenhang der Fall des tief gläubigen Mormonen Tom Greene, der im Jahr 2001 wegen Vielweiberei verurteilt wurde. Er war mit fünf Frauen gleichzeitig verheiratet – darunter auch ein Schwesternpaar – und soll mit diesen sowie diversen Frauen aus früheren Ehen 29 Kinder gezeugt haben. Außerdem wurde Greene schuldig gesprochen, an neun Kinder aus verflossenen Ehen zu wenig Unterhalt zu zahlen.

Und hier liegt wohl auch die Kehrseite der Medaille: So verlockend es für den einen oder anderen Mann auch sein mag, vollkommen legal mal mit dieser und mal mit jener Ehefrau Sex zu haben – billig ist die Angelegenheit auf keinen Fall.

## Mumps

### Mumps hat nichts mit Sex zu tun

*Mumps oder Ziegenpeter ist eine Entzündung der Ohrspeicheldrüse, die bei Kindern zwischen 6 und 15 Jahren auftritt und durch eine typische Wangenschwellung mit charakteristisch abstehenden Ohrläppchen gekennzeichnet ist. Die Krankheit ist für die Betroffenen sicher nicht angenehm, aber auf ihr späteres Sexualleben und ihre Fortpflanzungsfähigkeit hat sie keinen Einfluss.*

*Das denken viele, doch das ist falsch.*

Zwar trifft es zu, dass die Krankheit so leicht verlaufen kann, dass der oder die Betroffene überhaupt nichts davon bemerkt, aber es gibt durchaus auch Fälle, in denen es zu ernsten Komplikationen kommt. Und dabei können unter anderem auch die Fortpflanzungsorgane betroffen sein. Bei Jungen, die an Mumps erkranken, spielt es eine wichtige Rolle, in welchem Alter das passiert. In ganz jungen Jahren sind die Auswirkungen nämlich im Allgemeinen gering, bekommt aber ein junger Mann die Krankheit, der die Pubertät schon hinter sich hat, so besteht die Gefahr, dass sich eine begleitende Hodenentzündung entwickelt, die in besonders schlimmen Fällen zur Unfruchtbarkeit führen kann. Grundsätzlich kann man sagen, dass das Risiko umso größer wird, je später ein Junge an Mumps erkrankt.

Bei Mädchen sind schwere Komplikationen zwar weitaus seltener, dennoch treten bei ihnen bisweilen begleitende Erkrankungen auf, vor allem Eierstock- und Brustdrüsenentzündungen. Erkrankt eine Schwangere an Mumps, so kann eine Fehlgeburt die Folge sein. Allerdings sind, da heutzutage die meisten Kinder gegen die Krankheit geimpft werden, derart ernste Folgen außerordentlich selten geworden.

**Nichts ist trauriger als eine Frau, die sich aus anderen Gründen auszieht als für die Liebe.**

Juliette Greco

## Necking

**»Necking« ist ein anderer Ausdruck für »Petting«**

*»Necking« und »Petting« – beide Begriffe stammen aus dem Englischen. Und beide haben mit intimen Berührungen, mit Schmusen und Knutschen zu tun.*

*Bedeuten sie dann ein und dasselbe? Oder gibt es da einen Unterschied?*

Was die wörtliche Überstzung angeht, eigentlich nicht. Denn sowohl »to neck« als auch »to pet« kann man mit »knutschen« oder »streicheln« übersetzen. Der Unterschied besteht im Ausmaß: Während »Petting« den ganzen Körper, also auch die Geschlechtsorgane umfasst, endet das Liebkosen beim »Necking« an der Gürtellinie. Somit kann man Necking getrost als Vorstufe zum Petting auffassen.

Onanie ist Sex mit einem, den man wirklich liebt.
Woody Allen

O

## Ödipus-Komplex

**Unter »Ödipus-Komplex« versteht man die übermäßige Bindung eines Jungen an seine Mutter**

*Ödipus war ein König der griechischen Mythologie, der, weil er ein Orakel missverstand, unwissend seinen Vater umbrachte und seine Mutter heiratete. Nach ihm ist der von Sigmund Freud in die Psychoanalyse eingeführte Begriff »Ödipus-Komplex« benannt, mit dem nach allgemeiner Auffassung eine überzogene Bindung eines Jungen an seine Mutter bezeichnet wird.*

*Doch Freud meinte damit weit mehr.*

Er verstand unter »Ödipus-Komplex« die in einer bestimmten Entwicklungsphase – zwischen dem dritten und siebten Lebensjahr – bei Kindern häufig entstehenden, zum Teil äußerst intensiven Liebesgefühle in Bezug auf den gegengeschlechtlichen Elternteil, die gleichzeitig mit einer Abwendung des Jungen vom Vater und des Mädchens von der Mutter einhergehen. Nach Freud empfinden Jungen in diesem Alter ihren Vater als übermächtigen Rivalen, der sie daran hindert, die Mutter ganz für sich zu besitzen und später einmal zu heiraten. Aber auch bei Mädchen ist der Ödipus-Komplex zu beobachten: Nicht wenige lieben ihren Vater so sehr, dass sie sich von ihm ein Kind wünschen. Derartige Neigungen sind vollkommen normal und verlieren sich in der Regel während der Pubertät durch die Hinwendung an das andere Geschlecht.

Die moderne Psychologie fasst den Begriff »Ödipus-Komplex« noch wesentlich weiter und versteht darunter ganz allgemein die Gesamtheit der Liebes- und Hassgefühle eines Kindes – egal ob Junge oder Mädchen – seinen Eltern gegenüber. Allerdings gibt es für die Liebesgefühle eines Mädchens zu seinem Vater noch einen anderen, spezifischeren Begriff: Man spricht in solchen Fällen auch vom »Elektra-Komplex«.

## Onanie

**Die Onanie ist nach Onan benannt, weil der sich selbst befriedigt hat**

*Dass Onan gemäß Altem Testament der Sohn des Juda und seiner Frau Schua war, weiß kaum jemand. Dennoch kennt man ihn. Immerhin ist er es, der dem Begriff »Onanie« den Namen gegeben hat. Und »Onanie« ist gleichbedeutend mit »Selbstbefriedigung«.*

*Also hat Onan ja wohl selbst Hand an sich gelegt.*

Nein, hat er nicht. Denn nachdem Gott seinen Bruder mit dem merkwürdigen Namen »Er« kurzerhand hatte sterben lassen, weil er an ihm einiges auszusetzen hatte, war dessen Frau Tamar plötzlich allein. Dazu heißt es in einer modernen Bibelübersetzung: »Da sagte Juda zu seinem zweiten Sohn Onan: ›Du weißt, was Deine Pflicht ist. Dein Bruder hat seine Frau kinderlos hinterlassen. Du musst sie heiraten und für Deinen Bruder einen Sohn zeugen, damit sein Geschlecht nicht ausstirbt.‹ Onan aber gefiel es nicht, dass das Kind nicht ihm gehören sollte. Deshalb ließ er jedes Mal, wenn er mit Tamar schlief, seinen Samen auf die Erde fallen.«

Onan hat sich also keinesfalls selbst befriedigt, sondern – da er seiner Schwägerin kein Kind gönnte – lediglich eine Methode der Empfängnisverhütung angewandt, die man heute mit dem medizinischen Fachbegriff »Coitus interruptus« oder umgangssprachlich schlicht »Aufpassen« nennt: Er hat sein Glied vor dem Samenerguss aus Tamars Scheide gezogen.

Derjenige, der Onans Namen später zur Bezeichnung der Selbstbefriedigung missbrauchte, wollte Judas Sohn also entweder bewusst eins auswischen, oder – und das ist wahrscheinlicher – er hatte einfach keine Ahnung.

## One-Night-Stand

**One-Night-Stands sind heutzutage viel häufiger als früher**

*Die sexuelle Freizügigkeit, gepaart mit der im Vergleich zu früher wesentlich unkomplizierteren Empfängnisverhütung, hat dazu geführt, dass junge Menschen dem Thema »körperliche Liebe« weitaus unbefangener ge-*

*genüberstehen als ihre Eltern und Großeltern. Sexuelle Erfahrungen vor der Ehe sind Standard, und viele Paare leben ohne Trauschein zusammen, ohne dass irgendjemand darüber die Nase rümpft. Natürlich sind auch spontane sexuelle Kurzkontakte viel häufiger als früher.*
*Oder etwa nicht?*
Nein, im Vergleich zu den Sechziger- und Siebzigerjahren werden One-Night-Stands – das ist das Ergebnis mehrerer Umfragen – heutzutage weitaus seltener praktiziert. Schuld daran ist hauptsächlich die Angst vor AIDS. Zwar ließe sich eine Ansteckung durch die Verwendung eines Kondoms sicher verhindern, doch nicht jeder Mann trägt ständig Präservative mit sich herum, und viele junge Leute empfinden die dabei notwendigen Manipulationen als störend. Da bevorzugt man dann doch lieber – und sei es nur für einige Monate – einen festen Partner, bei dem man sich vor gesundheitlichen Risiken weitgehend sicher wähnt. Und schließlich gibt es auch unter den jungen Leuten von heute noch sehr viele, für die Sex ohne Liebe undenkbar ist. Insofern haben sich die Moralvorstellungen seit den Zeiten unserer Großeltern im Grunde gar nicht so sehr verändert.

## Oralverkehr

### Oralverkehr ist fast so beliebt wie der Koitus

*Bill Clinton liebte ihn genauso wie die meisten anderen Männer: den so genannten »Blowjob«, den man mit dem wissenschaftlichen Ausdruck als »Fellatio« und mit einem derberen Wort als »Blasen« bezeichnet. Gemeint ist die Stimulation des Gliedes durch den Mund der Partnerin. Umgekehrt spricht man, wenn man sich ganz korrekt ausdrücken will, von »Cunnilingus« und, wenn man es eher umgangssprachlich mag, von »Lecken«. Dass sowohl Männer und Frauen es gern haben, auf diese Weise vom Sexpartner verwöhnt zu werden, ist hinlänglich bekannt.*
*Wer jedoch denkt, Oralverkehr rangiere in der Beliebtheit gleich hinter dem Koitus, täuscht sich.*
Denn laut einer umfangreichen Studie an amerikanischen Studenten und Studentinnen ist Oralsex für die meisten das Höchste überhaupt. 96 Prozent der weiblichen und 80 Prozent der männlichen Interviewpartner gaben an, die mündliche Stimulation ihrer Geschlechtsorgane mehr zu ge-

nießen als die genitale. Bei den Frauen bekannten 84 Prozent, durch Fellatio sicherer und schneller zum Orgasmus zu kommen als durch das Eindringen des männlichen Penis, während die meisten Männer erklärten, sie fänden es überaus erregend, wenn sie zusähen, wie der Mund der Frau an ihrem Penis spielt.

Oralsex spielt demnach nicht nur beim Vorspiel vor der eigentlichen Vereinigung eine wichtige Rolle, sondern wird in vielen Betten auch genüsslich ausgekostet – bis zum beiderseitigen erlösenden Orgasmus.

**Beim Oralverkehr kann eine Frau nicht schwanger werden**

*Zwischen dem Mund einer Frau und ihren Geschlechtsorganen besteht keinerlei Verbindung. Also können die beim Oralverkehr ausgestoßenen Spermien auch nicht zur Eizelle gelangen, die möglicherweise im Eileiter auf ihre Befruchtung wartet. Und doch behauptete Boris Becker steif und fest, mit der Londonerin Angela Ermakowa keinen »richtigen Sex« gehabt zu haben, obwohl sie eindeutig von ihm schwanger wurde.*

*Ist das denn denkbar?*

Rein technisch könnte es funktionieren. Denn die Frau, die ihrem Liebhaber vielleicht eins auswischen möchte oder sich gegen seinen Willen ein Kind von ihm wünscht, könnte das männliche Sperma in ein eisgefülltes Glas spucken und eingefroren bis zum nächsten Eisprung konservieren, um es dann eigenhändig in die Scheide einzuführen. Das ist allerdings eine eher theoretische Möglichkeit (→ Samenraub).

Es geht aber auch viel skurriler. Über einen fast unglaublichen Fall einer Schwangerschaft nach Oralsex berichtete im Jahr 1988 die britische Zeitschrift »British Journal of Obstetrics and Gynecology«: Betroffen war eine 15-jährige Bardame, die unter einer äußerst seltenen Missbildung litt; sie besaß nämlich keine Scheide. Trotz dieser so genannten »Vaginalaplasie« wurde sie schwanger, und zwar deshalb, weil es zwischen ihrem alten und ihrem neuen Liebhaber zu einer Messerstecherei kam, in deren Verlauf sie selbst am Oberbauch schwer verwundet wurde. Im Krankenhaus fand der Chirurg zwei durch einen einzigen Messerstich verursachte Schnitte im Magen, die er zunähte, nachdem er den leeren Magen mit Kochsalzlösung ausgespült hatte. Und dabei müssen zuvor geschluckte Spermien über den Bauchraum in den Eileiter geschwemmt worden sein, wo sich eine befruchtungsfähige Eizelle befand.

Doch abgesehen von derart bizarren Fällen gibt es nach Ansicht australischer Wissenschaftler um die Reproduktionsbiologin Sarah Robertson von der Universität Adelaide möglicherweise tatsächlich einen Zusammenhang zwischen Oralverkehr und Schwangerschaft. Im Wissenschaftsmagazin »New Scientist« veröffentlichten die Forscher eine – zugegeben umstrittene – These, wonach häufiger Sex und insbesondere orale Praktiken in den Monaten vor der Zeugung eines Kindes die Chancen auf eine Schwangerschaft erhöhen könnten. Ausgangspunkt dieser Theorie ist die Tatsache, dass das männliche Sperma vom Immunsystem der Frau als fremdes Eiweiß erkannt wird und entsprechende Abstoßungsreaktionen auslösen kann. Robertson und ihre Kollegen argumentieren nun, dass sich das Immunsystem durch vorhergehenden häufigen Kontakt der Mutter mit dem Samen des Vaters in den Monaten vor der Zeugung besser auf die fremden Eiweißstoffe einstellen könne. Orale Sexpraktiken seien dabei besonders effektiv, da der Körper mit fremden Substanzen am besten fertig werde, wenn sie durch den Mund aufgenommen würden.

Ob das tatsächlich funktioniert, mag dahingestellt sein; für Paare, die sich bisher vergeblich ein Kind gewünscht haben, ist die Methode jedenfalls unbedingt einen Versuch wert.

## Durch Oralverkehr kommt ein Mann am schnellsten zum Orgasmus

*Dass die meisten Männer die orale Stimulation ihres Gliedes über alles lieben, wurde schon erwähnt, ebenso wie die Tatsache, dass sie es ganz besonders erregend finden, wenn sie ihrer Partnerin bei ihren Bemühungen zusehen können. Da sollte man doch eigentlich annehmen, Männer kämen auf diese Weise am schnellsten zum Orgasmus.*

*Doch das trifft erstaunlicherweise nicht zu.*

Denn in Wirklichkeit haben gar nicht wenige Männer erhebliche Schwierigkeiten, durch Fellatio, also die Reizung des Penis mit dem Mund der Frau, zum Orgasmus zu kommen. Das heißt nicht, dass sie Oralsex nicht mögen; sie lieben ihn vielleicht sogar ganz besonders, aber sie erreichen damit eben nicht den Höhepunkt. Woran das liegt, ist weitgehend unklar. Möglicherweise ist die Reizung des Penis mit dem Mund nicht kräftig genug, oder der betreffende Mann lehnt – vielleicht unbewusst – die aktive

Rolle der Frau ab und sehnt sich heimlich danach, selbst die Regie zu übernehmen.
Wie dem auch sei, am besten ist es, wenn Frau und Mann gegebenenfalls diese Tatsache akzeptieren und in der oralen Stimulation nur einen Teil der sexuellen Aktivität sehen, der dann noch der eigentliche Geschlechtsverkehr folgt.

## Oralverkehr bedeutet »blasen«

*Die orale Reizung des männlichen Gliedes durch die Frau nennt man umgangssprachlich »blasen«, das weiß jeder. Dass jedoch diese missverständliche Bezeichnung, wenn sie auf den umgekehrten Fall angewendet wird, also auf die Stimulation der Frau mit dem Mund des Mannes, fatale Folgen haben kann, ist offenbar vielen Menschen unbekannt.*
Gemeint sind Frauen, die jahrelang über Bauchschmerzen klagen, ohne dass der Arzt der Ursache auf die Spur kommt. Der Grund für die Beschwerden liegt nämlich nicht selten darin, dass der Geschlechtspartner in dem Bemühen, der Dame seines Herzens höchstes sexuelles Vergnügen zu bereiten, tatsächlich in deren Scheide »geblasen« hat. Von dort kann die Atemluft auf verschiedenen Wegen – vorzugsweise über Gebärmutter und Eileiter, während der Schwangerschaft, aber auch über Gebärmuttervenen – in die Bauchhöhle gelangen, wo sie nicht etwa sofort vom Körper aufgenommen wird, sondern unter Umständen bis zu einer Woche an Ort und Stelle verbleibt und eine höchst schmerzhafte Störung verursacht, die der Mediziner als »Pneumoperitoneum« bezeichnet.
Besonders das Einströmen von Luft über die Gebärmuttervenen während einer Schwangerschaft ist höchst gefährlich: 17 auf diese Weise verursachte und in der Fachliteratur beschriebene Todesfälle sind dafür der Beweis.

## Sperma schlucken ist ungesund

*Es ist noch gar nicht lange her, da machten zwei Witze die Runde: »Warum hat Monica Lewinsky so dicke Backen? – Sie hält Beweismaterial zurück ...« – und: »Monica Lewinsky beim Quiz. Frage: Was ist Ejakulat? Antwort: Moment – es liegt mir auf der Zunge ...«*
*Es lässt sich nun einmal nicht vermeiden, dass ein Mann bei einem durch Oralverkehr ausgelösten Orgasmus sein Ejakulat in den Mund der Frau*

*entleert, sofern diese sich nicht rechtzeitig zurückzieht. Und es ist eine Tatsache, dass viele Frauen durchaus Spaß daran fänden, das Sperma des Partners zu schlucken, wenn sie nicht Bedenken hätten, das sei ungesund. Doch diese Bedenken sind vollkommen unbegründet.*

Männliches Ejakulat enthält eine Fülle von Bestandteilen – unter anderem die Vitamine C und B 12, Milchsäure, Kalzium, Fruchtzucker und Fette –, die jedoch samt und sonders gesundheitlich unbedenklich sind. Möglich ist allenfalls, dass der merkwürdige Geruch und Geschmack sowie die schleimige Konsistenz für eine Frau unangenehm sind und bei ihr vielleicht sogar ein Ekelgefühl auslösen.

Was den Geschmack angeht, so bleibt dieser übrigens keinesfalls immer gleich, sondern ist erheblich von der aufgenommenen Nahrung abhängig. Die Hamburger Sexualtherapeutin Angelina Borgaes bat rund 50 Frauen im Rahmen einer wissenschaftlichen Studie, den Sperma-Geschmack ihres Partners zu beurteilen, und zwar jeweils, nachdem dieser bestimmte Nahrungsmittel zu sich genommen hatte. Die Teilnehmer an der Untersuchung waren zwischen 20 und 40 Jahre alt und hatten auch vorher schon Oralverkehr ausgeübt. Die Männer durften nicht krank sein und weder Medikamente noch Drogen einnehmen, weil dadurch der Sperma-Geschmack möglicherweise beeinflusst werden könnte. Das Ergebnis sieht folgendermaßen aus, wobei die meistgenannten Geschmacksurteile aufgelistet sind:

| **Nahrungsmittel** | **Geschmack** |
|---|---|
| übliche Mischkost | neutral, salzig, milchig, nussig |
| viel Knoblauch | säuerlich, faulig, muffig |
| Aspirin (5 Tabletten) | herb, fies, bitter |
| Ananas-Saft (1,5 Liter) | schal, fade, abgestanden |

## Orgasmus

siehe auch: **Samenerguss, Sex, Spermien**

### Je intensiver die Hingabe, desto größer die Chance auf einen Orgasmus

*Ein Orgasmus ist im Grunde etwas sehr Passives: Voraussetzung, ihn zu erleben, ist, sich ganz und gar den wohligen Gefühlen zu überlassen, die der Partner in einem auslöst, sich nicht dagegen zu sträuben, dass diese Empfindungen einen immer mehr ausfüllen, bis sie schließlich so übermächtig werden, dass sie sich in einem mächtigen Höhepunkt entladen. Die Wahrscheinlichkeit, einen Orgasmus zu erleben, steigt also mit der Fähigkeit, sich hinzugeben.*

*Das könnte man meinen, doch das ist nach neueren Forschungen ein Trugschluss.*

Denn oft liegt der Grund für Orgasmusprobleme weniger an mangelnder Hingabebereitschaft als vielmehr an zu wenig Selbstbewusstsein. Das ergab eine Studie unter der Leitung von Carol Darling von der Universität Florida und einer Forschergruppe der Universität Helsinki. Die Wissenschaftler befragten 2250 Erwachsene im Alter zwischen 18 und 74 nach ihrem Sexualleben, wobei sie die Probanden in vier Gruppen aufteilten: in je eine Frauen- und Männergruppe im Alter zwischen 18 und 49 Jahren und zwei weitere Gruppen mit 50- bis 74-Jährigen. In allen Gruppen zeigte sich, dass Personen, die sich selbst für gute und erfahrene Liebhaber hielten, die also über ein ausgeprägtes Selbstbewusstsein verfügten, erheblich leichter zum Orgasmus kamen.

Dieses Selbstvertrauen besaßen vorwiegend die jüngeren Männer, wohingegen ein Großteil der Frauen sich selbst als weniger gute Liebhaberinnen bezeichnete und für sich allenfalls das Attribut »sexuell attraktiv« gelten ließ. Und tatsächlich hatten diejenigen Frauen, die sich in der Liebe für erfahren hielten und sich zutrauten, einem Mann jederzeit höchste Liebeswonnen zu bereiten, nach eigenen Angaben weitaus regelmäßiger einen Orgasmus als die zurückhaltenden. Insgesamt zeigte sich, dass sich ältere Menschen in Bezug auf ihre sexuellen Qualitäten weniger zutrauen: Dementsprechend lag die Zahl ihrer sexuellen Höhepunkte auch deutlich niedriger.

Bedeutend für die Selbstsicherheit scheinen vor allem die allerersten sexuellen Erfahrungen zu sein: Wer angab, bei der körperlichen Liebe von Anfang an intensive Gefühle verspürt zu haben, klagte auch später kaum über mangelnde Befriedigung. Daneben spielt – vor allem für jüngere Frauen – offenbar die Sicherheit in der Beziehung eine wichtige Rolle. Viele von ihnen erklärten, in einer festen Partnerschaft leichter zum Orgasmus zu kommen als bei oberflächlichen Abenteuern. Auch die meisten älteren Männer bekannten, sich in einem festen Verhältnis wesentlich wohler zu fühlen. Das könnte damit zusammenhängen, dass etliche von ihnen ständig mit der Angst leben, impotent zu werden. Und in einer stabilen Beziehung trauen sie sich offenbar eher, ihrer Partnerin gegenüber diese Befürchtung zu offenbaren.

## Je heftiger der Orgasmus, desto lauter das Lustgestöhne

*In den Filmen, die das Fernsehen erst nach Mitternacht zeigt, ist es immer dasselbe: Je mehr sich ein Paar gegenseitig in Ekstase versetzt, desto lauter wird die ganze Angelegenheit, bis sie schließlich in einem Höhepunkt gipfelt, bei dem das Gestöhne den Brunftschreien eines röhrenden Hirsches in nichts nachsteht.*

*Lust gleich Lautstärke also?*

Nein, da besteht keinesfalls ein direkter Zusammenhang. Denn zum einen ist die Intensität des Orgasmus von Mensch zu Mensch und von Geschlechtsverkehr zu Geschlechtsverkehr sehr unterschiedlich, zum anderen reagieren keinesfalls alle Menschen bei höchster sexueller Erregung gleichartig. Während einige tatsächlich in höchsten Tönen stöhnen, wimmern, schreien und kreischen, sind andere eher still und wirken fast unbeteiligt. Selbst scheinbar albernes und höchst unpassendes Gekicher kommt beim Orgasmus vor. Und während die einen heftig zucken und ihren Partner, ohne es zu merken, kneifen, kratzen oder sogar beißen, werden andere eher schlaff und machen einen fast gelangweilten Eindruck.

Schließlich gibt es sogar Menschen, die beim sexuellen Höhepunkt in Weinkrämpfe verfallen, die sich zu wahren Tränenfluten steigern können. Und das kommt keinesfalls nur bei Frauen vor, die auch sonst »nahe am Wasser gebaut haben«, sondern durchaus auch bei ansonsten ganz und gar »coolen« Männern. Schließlich ist sexuelle Betätigung ja immer auch mit – wenn auch sehr vergnüglichem – Stress verbunden. Und wie manche Menschen nach dem Überstehen extremer Stresssituationen in befreites

Weinen ausbrechen, so kommt das eben auch vor, wenn sich die sexuelle Anspannung in einem erlösenden Höhepunkt entlädt.

### Die meisten Frauen erleben deswegen keinen Orgasmus, weil der Mann zu früh »kommt«

*Davor haben viele Männer Angst: mit einem frühzeitigen Samenerguss dem Geschlechtsverkehr ein Ende zu setzen, schon lange bevor die Partnerin zum Höhepunkt kommt. Sicher ist diese Befürchtung nicht unbegründet, sie geht jedoch oft am eigentlichen Problem vorbei.*

*Denn weitaus mehr Frauen erleben aus einem ganz anderen Grund keinen Orgasmus als wegen des zu kurzen Geschlechtsaktes.*

Und zwar deshalb, weil der Mann ihrem Hauptlustorgan, der Klitoris, zu wenig Aufmerksamkeit schenkt. In ihrem Buch »Wie man eine Frau befriedigt« schreibt Naura Hayden, sehr viele Frauen kämen nur dann zum Orgasmus, wenn sie sich entweder selbst befriedigten oder beim Geschlechtsverkehr zusätzlich eigenhändig ihre Klitoris stimulierten. Sie geht sogar so weit zu behaupten, das rhythmische Rein-raus des männlichen Penis könne eine Frau gar nicht zum Höhepunkt bringen.

Das mag ein wenig übertrieben sein, aber Fakt ist, dass offenbar wirklich nur sehr wenige Frauen in der Lage sind, ohne Reizung der Klitoris zum Orgasmus zu gelangen. Im »Hite-Report« aus den Siebzigerjahren, der bis heute umfangreichsten Untersuchung zum Thema Orgasmus, gaben mehr als 70 Prozent der Frauen an, beim »normalen« Geschlechtsverkehr mit einem Mann keine vollständige Befriedigung zu erleben, und eine deutsche Studie des Inra-Institutes kommt zu ähnlichen Ergebnissen: Während 75 Prozent der Männer beim Sex regelmäßig zum Höhepunkt gelangen, sind es bei den Frauen gerade einmal 29 Prozent.

Zwar haben Sexualwissenschaftler die einstmals strikte Trennung zwischen dem »vaginalen« – beim Geschlechtsverkehr erreichten – und dem »klitoralen« – vorrangig durch Reizung der Klitoris herbeigeführten – Orgasmus inzwischen aufgegeben, da die Klitoris auch durch den Zug stimuliert wird, den die Bewegung des männlichen Gliedes auf die Schamlippen ausübt (→ Klitoris); Tatsache bleibt jedoch nach wie vor, dass die meisten Frauen durch direkte Berührung ihres unmittelbaren Lustorgans wesentlich leichter und schneller zum sexuellen Höhepunkt gelangen als allein durch die Reibung des Penis in ihrer Scheide.

## Der weibliche Orgasmus ist keine Frage der Schulbildung

*Beim Sex einen berauschenden Höhepunkt erleben will jede Frau, wenn's geht sogar mehrere. Ob dieser Wunsch erfüllt wird, hängt von ihrer persönlichen Empfindungsfähigkeit, vom individuell sehr verschiedenen zeitlichen Erregungsablauf und natürlich vor allem davon ab, wie gut ihr Partner auf sie eingeht.*
*Aber von ihrer Schulbildung?*
Tatsächlich haben mehrere Untersuchungen ergeben, dass für die Regelmäßigkeit, mit der eine Frau beim Sex zum Orgasmus kommt, ihre Erziehung, ihr angelerntes Rollenverhalten und vor allem ihre Schulbildung eine ganz entscheidende Rolle spielen. Frauen mit höherem Schulabschluss erleben demnach mehr als doppelt so häufig einen sexuellen Höhepunkt wie Hauptschulabsolventinnen. Denn wie bereits ausgeführt, ist es weniger die Hingabefähigkeit als vielmehr das Selbstbewusstsein, mit dem der Orgasmus steht und fällt.
Ganz besonders ausgeprägt ist der Zusammenhang zwischen Bildung und sexueller Erlebnisfähigkeit – der empfundenen Zufriedenheit, der Fähigkeit, Lust zu verspüren und Orgasmen zu haben – bei über 50-jährigen Frauen. Offenbar sind bei ihnen Versagensängste weniger häufig, und ihr Selbstvertrauen ist stärker ausgeprägt als bei ihren weniger gebildeten Geschlechtsgenossinnen.

## Nur Frauen spielen ihrem Partner einen Orgasmus vor

*In dem Film »Harry und Sally« behauptet Harry, noch nie habe ihm eine Frau einen Orgasmus vorgetäuscht. Doch dann beweist ihm Sally, dass er sich womöglich irrt, indem sie ihm – mit einer gehörigen Portion Selbstbewusstsein – mitten in einem gut besetzten Lokal einen sexuellen Höhepunkt mit allem Drum und Dran vorspielt. Tatsächlich ist bekannt, dass nicht wenige Frauen und natürlich vor allem solche, die einen Orgasmus nur mit Mühe erreichen, ihren Partner in dieser Hinsicht gelegentlich oder regelmäßig hinters Licht führen, und zwar keinesfalls aus Egoismus, sondern um ihn glücklich zu machen, ihm das Gefühl zu geben, sie voll und ganz befriedigt zu haben.*
*Männer haben derartige schauspielerische Darbietungen doch nicht nötig, oder?*
Doch, das haben sie sehr wohl. Eine französische Studie hat nämlich er-

geben, dass nicht nur fast alle Frauen, sondern auch jeder zweite Mann seiner Partnerin schon einmal einen Orgasmus vorgetäuscht hat. Denn entgegen der weit verbreiteten Meinung ist es keinesfalls so, dass Männer immer nur das eine wollen und auf Sex Tag und Nacht Lust haben. Nach einem aufreibenden Arbeitstag würden sie sich vielleicht abends im Bett lieber auf die Seite drehen und schlafen, anstatt dem mehr oder minder sanften Drängen ihrer Partnerin nachzugeben. Da sie dies aber nicht zugeben und ihre Bettgenossin nicht enttäuschen wollen, spielen sie das Spiel mit, ohne dazu eigentlich in Stimmung zu sein. Im Grunde geschieht das also aus selbstloser Liebe, und wenn dabei keine rechte Lust aufkommt, wollen sie wenigstens in der Partnerin keine Schuldgefühle auslösen und tun dann eben so, als ob.

Nachzuweisen ist die Täuschung nur schwer, denn kaum eine Frau kann ganz genau beurteilen, woher die Flüssigkeit an und in ihren Geschlechtsorganen stammt. Allenfalls geruchlich könnte sie Verdacht schöpfen, aber welche Frau möchte sich nach dem Sex schon als Detektivin betätigen?

## Wenn Mann und Frau sexuell zueinander passen, kommen sie gemeinsam zum Orgasmus

*Wenn Mann und Frau beim Sex gleichzeitig zum Höhepunkt kommen, ist das ein Zeichen des »innigen Aufeinander-Eingehens«, der »vollkommenen gegenseitigen Verschmelzung« – derartige Dinge liest und hört man in einschlägigen Illustrierten und Talkshows immer wieder. Nur ein gemeinsamer Orgasmus sei ein »perfekter Orgasmus«, nur er beweise, dass Mann und Frau im Bett wirklich zueinander passen.*

*Doch diese Auffassung ist grundfalsch.*

Tatsächlich ist es eher die Ausnahme, dass beide Partner gleichzeitig »kommen«, beziehungsweise der Normalfall, dass es nicht so ist. Der Grund liegt in den stark differierenden Reaktionsweisen und Erregungskurven von Mann und Frau, mit denen sich bereits im Jahr 1926 der niederländische Frauenarzt van de Velde in seinem Buch »Die vollkommene Ehe« eingehend auseinander gesetzt hat. Demnach steigt die Erregung beim Mann in der Regel wesentlich schneller an als bei der Frau, sodass er sich oft bewusst bemühen muss, nicht zu früh zum Orgasmus zu gelangen und stattdessen erst den seiner Partnerin abzuwarten. Aber auch der umgekehrte Fall, dass nämlich die Frau sehr rasch zum Höhepunkt kommt, während der Mann dazu erheblich länger braucht, kommt durchaus vor und ist keinesfalls als außergewöhnlich oder gar krankhaft zu werten. All das sind vollkommen normale Körpervorgänge, die man am besten als gegeben hinnehmen und über die man sich keine Gedanken machen sollte. Konzentrieren sich die Sexualpartner nämlich zu sehr darauf, den Orgasmus bewusst zu synchronisieren, so besteht die große Gefahr, dass sie dabei die durch den engen Körperkontakt ausgelösten lustvollen Empfindungen vernachlässigen, was langfristig eher kontraproduktiv wirken und zu hartnäckigen Orgasmusstörungen führen kann. Außerdem kann es in höchstem Maße erregend sein, den Höhepunkt des Partners bewusst mitzuerleben, was bei einem gemeinsamen Orgasmus nahezu unmöglich ist.

## Je länger ein Orgasmus anhält, desto besser

*Ein Orgasmus ist ein außerordentlich wohltuendes, bisweilen sogar überwältigendes Erlebnis, das nur einen einzigen Nachteil hat: Es dauert nur kurze Zeit und ist rasch vorüber. Deshalb haben »Spezialisten« sich zu allen Zeiten darüber den Kopf zerbrochen, ob und gegebenenfalls wie sich dieses Ereignis verlängern lässt, wie man das beglückende Hochgefühl, das den ganzen Körper erfasst, ausdehnen, ja, vielleicht sogar nach Belieben in die Länge ziehen kann. Doch so etwas ist natürlich ganz und gar undenkbar.*

*Oder etwa nicht?*

Nicht, wenn man der amerikanischen Sexualtherapeutin Vera Bodansky Glauben schenkt. Von ihr kann man angeblich lernen, wie ein Paar den Orgasmus zu einem stundenlangen ekstatischen Lusterlebnis ausdehnen kann. Zu diesem Zweck hat sie ein Video aufgenommen, auf dem sie von ihrem Partner durch spezielle Manipulationen zu einem dreistündigen (!) sexuellen Höhepunkt gebracht wird.

Auch wenn nicht bekannt ist, wie viele Paare an ihren Kursen teilnehmen und ob diese das Seminar erfolgreich – vielleicht sogar mit praktischer Abschlussprüfung – abschließen, ist die Frage zu stellen, ob ein derart langer Orgasmus überhaupt erstrebenswert ist. Denn gerade die explosionsartige Lösung der aufgestauten Erregung und Lust und die wohlige Entspannung danach sind es doch, die den sexuellen Höhepunkt zu etwas Unvergleichlichem machen. Im Grunde ist das Ganze ähnlich wie beim

Niesen: Während ein sich immer mehr steigerndes Kribbeln in der Nase, das sich in einem heftigen und geräuschvollen Ausschnauben entlädt, durchaus ein sehr angenehmes Gefühl sein kann, lässt sich das von einem unaufhörlichen Kitzeln im Geruchsorgan schwerlich behaupten. Der bekannte Sexualexperte Oswald Kolle berichtet in einer seiner Veröffentlichungen von einem halbstündigen Dauerorgasmus, der die betroffene Frau nicht nur vollkommen erschöpfte, sondern sie in Angst und Schrecken versetzte, sie könne daran sterben.

Insofern erscheint es mehr als fraglich, ob Mann und Frau beim Sex ein derartiges Vergnügen miteinander hätten, wenn sie wüssten, dass dem Liebesspiel ein abschließendes Erlebnis folgt, das nicht nur ihre gesamte körperliche Energie verbraucht, sondern zudem auch noch von völlig unbestimmter Dauer ist.

### Der Orgasmus der Frau ist für eine mögliche Empfängnis ohne Bedeutung

*Dass der Orgasmus die Krönung des sexuellen Erlebens darstellt, ist unbestritten. Beim Mann ist er daneben jedoch auch noch mit dem Samenerguss verbunden, der wiederum für eine mögliche Fortpflanzung unentbehrlich ist. Eine Frau kann dagegen ohne weiteres schwanger werden, ohne zum sexuellen Höhepunkt gelangt zu sein.*

*Und dennoch ist auch bei ihr der Orgasmus einer möglichen Empfängnis durchaus förderlich.*

Zum einen, weil natürlich auch für eine Frau die lustvollen Empfindungen beim Orgasmus einen starken Anreiz zum Geschlechtsverkehr darstellen und so indirekt der Fortpflanzung dienen. Zum anderen aber auch, weil sich während des Orgasmus an ihren Geschlechtsorganen muskuläre Veränderungen abspielen, die zur Aufrichtung der Gebärmutter und damit vor allem dazu führen, dass sich der Gebärmutterhals von der hinteren Scheidenwand entfernt. Dadurch entsteht ein freier Raum, der der Aufnahme der Samenfäden dient und damit die Bedingungen für eine Befruchtung deutlich verbessert. Natürlich kann also eine Frau auch ohne Orgasmus schwanger werden, mit Orgasmus wird sie es aber leichter.

### Ein Mann hat beim Sex nur einen einzigen Orgasmus

*Anders als die Frau, die mehrere sexuelle Höhepunkte nacheinander erleben kann, ist der männliche Orgasmus mit der Ejakulation, also dem Ausstoß der Samenflüssigkeit verbunden. Danach erschlafft der Penis, und erst nach einer mehr oder minder langen Pause ist dann wieder ein Geschlechtsverkehr mit einem erneuten Höhepunkt möglich.*

*Das mag in der Regel so sein, doch es gibt durchaus Männer, die zu mehreren Orgasmen nacheinander fähig sind.*

Gemeint sind hier nicht die – meist jüngeren – Männer, die in der Lage sind, nach einem Samenerguss rasch wieder eine neue Erektion zu bekommen und mit dem Liebesspiel fortzufahren, sondern es geht tatsächlich um Männer, die mehrere Orgasmen nacheinander erleben, wobei es erst beim letzten zur Ejakulation kommt. In ihrem Buch »Jeder Mann kann« beschreiben die Autoren William Hartmann und Marilyn Fithian eine Technik, mit der ein Mann sich die Fähigkeit zu mehreren aufeinander folgenden Orgasmen ohne Samenerguss und ohne die ansonsten notwendigen Verschnaufpausen aneignen kann, sodass er zum »multiorgasmischen Mann« wird. Dazu sei ein längeres Training und die »perfekte Beherrschung der Ejakulationsunterdrückung« notwendig, was wiederum durch die »Presstechnik«, das »Anspannen der Harnleiter-Schließmuskeln« oder das »Untenhalten der Hoden« erreichbar sei.

Die Frage ist allerdings, ob sich die Männer überhaupt mehrere Orgasmen in Folge wünschen. Nach einer Untersuchung des Hamburger Kehrmann-Instituts weckt das Wohlgefühl nach einem normalen Orgasmus nämlich allenfalls bei jeder sechsten Frau und bei jedem achten Mann das Verlangen, gleich weiterzumachen.

### Ein Mann hat beim Orgasmus immer einen Samenerguss

*Für den »normalen« Mann, der beim Sex einen einzigen Höhepunkt erlebt, ist dieser mit dem Ausstoß des Spermas verbunden. Doch auch wenn ein Mann gelernt hat, seine Ejakulation zu unterdrücken und auf diese Weise mehrere Orgasmen nacheinander zu erleben, kommt irgendwann der Punkt, wo er den Samenerguss nicht mehr zurückhalten kann. Somit gibt es im Grunde keine männlichen Orgasmen ohne Ejakulation.*

*Oder etwa doch?*

Ja, die gibt es tatsächlich. Ein solches Ereignis kann zu Ende einer heißen

Liebesnacht auftreten, in deren Verlauf der Mann mehrere Ejakulationen hatte. Dann ist es möglich, dass er einen sexuellen Höhepunkt erlebt, bei dem so gut wie keine Flüssigkeit mehr austritt und den man daher auch als »trockenen Orgasmus« bezeichnet.

Daneben gibt es noch die so genannte »retrograde Ejakulation« – den Begriff kann man mit »rückläufiger Samenerguss« übersetzen –, bei der das Sperma durch ein kompliziertes Zusammenwirken verschiedener Muskeln nicht nach außen abgegeben, sondern in die Harnblase zurückgeleitet wird, um später mit dem Urin ausgeschieden zu werden. Es gibt sogar Männer, die eine derartige Form des Samenergusses bewusst herbeiführen und als – sicher nicht sehr zuverlässige – Methode der Empfängnisverhütung einsetzen können.

### Wenn eine Frau keinen Orgasmus bekommt, ist daran ihr Sexualpartner schuld

*Er geistert durch die Köpfe der meisten Damen: der perfekte Liebhaber, der es mit unendlicher Einfühlsamkeit und raffinierten sexuellen Techniken versteht, jeder Frau im Bett die höchsten Wonnen zu bereiten und sie zuverlässig zum Höhepunkt zu bringen. Und oft schieben Frauen die Schuld an ihrer sexuellen Empfindungslosigkeit und an fehlenden Orgasmen kurzerhand der Tatsache zu, dass sie einem solchen »Mega-Lover« bisher noch nicht begegnet sind.*

*Dabei liegt es keinesfalls immer am Partner, wenn die Frau beim Sex unbefriedigt bleibt.*

Die Mediziner sprechen in diesem Zusammenhang von »Orgasmusstörung« und kennen dafür eine ganze Reihe von Ursachen. Dabei sind die fehlende sexuelle Attraktivität des Partners, die mangelnde Zuneigung, das unzureichende Einfühlungsvermögen oder zu geringe Kenntnisse über Techniken und Stellungen jedoch nur Teilaspekte. Häufig spielen seelische Ursachen, schwelende innere Konflikte oder manchmal sogar unverarbeitete Kindheitserlebnisse eine Rolle. Daneben ist zu prüfen, ob vielleicht körperliche Ursachen wie Nerven- oder Hormonstörungen vorliegen oder ob die Lustlosigkeit möglicherweise auf einem Drogen-, Alkohol- oder Medikamentenmissbrauch beruht. Schließlich ist es auch denkbar, dass die betroffene Frau sich viel zu intensiv auf den Orgasmus konzentriert, dass sie gewissermaßen bemüht ist, »mit Gewalt« einen sol-

chen zu erreichen, sich dadurch innerlich verspannt und sich nicht mehr genussvoll ihren Empfindungen hingeben kann.
Lassen sich keine der genannten Ursachen finden, so braucht die Frau jedoch nicht zu verzweifeln, denn die Orgasmusfähigkeit lässt sich durchaus wirkungsvoll trainieren. Eine große Rolle spielt dabei die Beherrschung der Beckenbodenmuskeln. Frauen mit gestörter oder schwacher Orgasmusfähigkeit sind nämlich häufig nicht in der Lage, die Muskulatur um die Scheide fest zusammenzuziehen. Das kann auf einer körperlichen Schwäche beruhen, aber auch Folge einer Entbindung sein oder einfach auf unbewusste Hemmungen zurückgehen. Dieses Problem lässt sich jedoch im Allgemeinen durch gezieltes Training der Beckenbodenmuskulatur unter fachkundiger Anleitung wirksam beheben.
Erstaunlicherweise haben viele Frauen, die beim Geschlechtsverkehr nicht zum Höhepunkt kommen, in dieser Hinsicht keinerlei Probleme, sobald sie sich selbst befriedigen. Wenn sie nun das, was sie dabei als besonders lustvoll empfinden, ihrem Partner erzählen oder vielleicht sogar mit ihm zusammen »üben«, bestehen gute Chancen, die Orgasmusstörungen dauerhaft aus der Welt zu schaffen.

## Einen Orgasmus auf Knopfdruck gibt es nicht

*Dass vor allem Frauen gelegentlich Probleme haben, beim Sex zum erlösenden Höhepunkt zu kommen, ist allgemein bekannt. Klappt es auch mit anderen Partnern nicht und bringt selbst das oben erwähnte Orgasmustraining keinen Erfolg, so bleibt den bedauernswerten Damen nur die Möglichkeit, sich mit ihrem Schicksal abzufinden und ohne sexuellen Höhepunkt zu leben, denn einen Orgasmus kann man eben nicht nach Belieben ein- und ausschalten.*
*Doch das könnte sich schon bald ändern.*
Dann nämlich, wenn sich die Pläne, einen elektronischen »Orgasmusauslöser« zu konstruieren, als realisierbar erweisen. Ausgangspunkt für ihre Entwicklung war ein medizinischer Fehlgriff, bei dem ein amerikanischer Arzt eine Patientin durch Einpflanzen von Elektroden ins Rückenmark, die in bestimmten Nervenbahnen Schmerzsignale verändern, von ihren Qualen befreien wollte. Dabei blieb die Frau bei vollem Bewusstsein, um so dem Arzt die wirkungsvollste Position der Impulsgeber mitteilen zu können. Plötzlich habe die Frau aufgestöhnt, berichtet die britische Fach-

zeitschrift »Scientist«, und auf die Frage des erschrockenen Arztes, was mit ihr los sei, geantwortet: »Genau das müssen Sie meinem Mann beibringen!« Ungewollt hatte der Mediziner Nervenbahnen stimuliert, die eine wichtige Rolle beim Zustandekommen des sexuellen Höhepunktes spielen, und damit – sozusagen auf Knopfdruck – einen überaus intensiven Orgasmus ausgelöst.

Jetzt prüfen Wissenschaftler in Zusammenarbeit mit einer Firma, die sonst Herzschrittmacher produziert, ob sich mit einem speziellen Stimulationsgerät Orgasmusschwierigkeiten beheben lassen und ob dies auch bei Männern möglich ist. Es könnte sein, dass in nicht allzu ferner Zukunft eine derartige Vorrichtung in das Gesäß des Patienten eingepflanzt und mit einer Fernbedienung in Betrieb gesetzt wird. Dabei wird schon jetzt die Frage diskutiert, ob man einen Missbrauch des Gerätes nicht besser von vornherein ausschließen soll, indem man die Zahl der täglich möglichen Orgasmen beschränkt.

## Orgie

### Eine Orgie ist etwas höchst Lasterhaftes

*Wenn man heutzutage von einer Orgie spricht, meint man im Allgemeinen eine ausschweifende Festivität, bei der nicht selten Partnertausch und Gruppensex eine entscheidende Rolle spielen.*

*Doch damit verfälscht man den eigentlichen Sinn des Wortes.*

Der Begriff »Orgie« stammt nämlich aus dem Lateinischen und bedeutet neben »Feier« auch »Gottesdienst«. Daraus wird deutlich, dass eine Orgie ursprünglich eine religiöse Zeremonie war, bei der sexuelle Handlungen jedoch durchaus von Bedeutung sein konnten. So war es in einigen Kulturen üblich, dass sich Frauen in einem Tempel mindestens einmal einem Fremden hingeben oder von einem heiligen Tier begatten lassen mussten. Das alles jedoch nicht aus Lustgewinn, sondern ausschließlich zeremonieller und religiöser Motive wegen.

Aus der Tatsache, dass Glaubensfragen bei den heutigen Orgien sicher keine Rolle mehr spielen, wird ersichtlich, wie weit sich der Begriff von seiner ursprünglichen Bedeutung entfernt hat.

**Phantasie und Einfühlungsvermögen sind nichts anderes als Formen der Liebe.**

Hermann Hesse

P

## Pädophilie

### Pädophilie und Päderastie sind ein und dasselbe

*Die Bezeichnungen »Pädophilie« und »Päderastie« hat wohl jeder schon einmal gehört. Allgemein bekannt ist, dass sie ähnliche Bedeutungen haben und irgendwie sexuelle Beziehungen zu Kindern bezeichnen. Vielfach herrscht sogar die Auffassung, Pädophilie und Päderastie seien ein und dasselbe.*

*Doch das sind sie nicht.*

Der Begriff »Pädophilie« ist der umfassendere. Es setzt sich aus den Bestandteilen »päd-« für »Kind« und »-philie« für »Liebe« zusammen, bedeutet also »Kinderliebe«. Gemeint ist damit die sexuelle Vorliebe Erwachsener – wobei Männer eine weitaus wichtigere Rolle spielen als Frauen – für kleine Kinder beiderlei Geschlechts.

Dagegen ist ein Päderast – der zweite Wortteil kommt aus dem Griechischen und bedeutet »Liebhaber« – ein erwachsener, oft älterer Mann, dessen sexuelles Interesse vorzugsweise heranwachsenden Knaben gilt. Vor allem mädchenhaft wirkende, schüchterne und eher zarte Jungen sind häufig das Ziel seiner Begierde.

Päderastie ist somit eine Sonderform der Pädophilie. Gemeinsam ist beiden, dass die Betroffenen in der Regel an einer neurotischen Störung leiden, die häufig aus dem Mangel an in der Jugend empfangener Liebe resultiert und sich unter anderem in der Unfähigkeit zeigt, einen gleichwertigen Sexualpartner zu finden. Während die Päderastie im klassischen Griechenland weit verbreitet war und die beteiligten »Lustknaben« nicht selten hohes gesellschaftliches Ansehen genossen, gelten sexuelle Beziehungen zwischen einem Mann und einem Kind heute als Verbrechen, das streng bestraft wird.

## Papst

### Ein Papst braucht keine Geschlechtsorgane

*Um das Jahr 850 n. Chr. geschah etwas Ungeheuerliches: Ein Papst bekam ein Baby! Zumindest behauptete das der mittelalterliche Chronist Martin von Troppau, und auch wenn sich die katholische Kirche heftig sträubt, diese Geschichte als wahr anzuerkennen, gilt sie bis heute nicht als widerlegt. Zuletzt hat sich Donna W. Cross in ihrem Historienroman »Die Päpstin« eingehend mit der Legende beschäftigt.*
*Seitdem braucht ein Papst unbedingt Geschlechtsorgane.*
Ob es sich bei Papst Johannes VIII. nun tatsächlich um eine verkleidete Frau gehandelt hat oder nicht, mag dahingestellt bleiben. Fakt ist jedenfalls, dass der Päpstinnen-Skandal dazu geführt hat, dass in der Folgezeit kein Papst mehr den Thron bestieg, der nicht nachgewiesen hatte, dass er ein Mann war und über männliche Geschlechtsorgane verfügte. Vom 11. bis zum 16. Jahrhundert wurde also jeder Papst einer »Hodenprobe« unterzogen – und das, obwohl er ja seine Keimdrüsen zu ihrem eigentlichen Zweck gar nicht benötigte. Dazu verwendete man einen roten Stuhl mit einem Loch in der Sitzfläche, durch das ein Juniorkleriker die Genitalien des gewählten Papstes ertasten musste. Wenn er gefunden hatte, was er suchte, rief er: »Testiculos habet et bene pendentes«, was man mit »Er hat schön hängende Hoden« übersetzen könnte. Erst danach durfte der neue Papst geweiht werden.

## Partnerschaft

### Je besser sich die Geschlechtspartner kennen, desto erfüllter ist ihr Sexualleben

*Eine spontane sexuelle Beziehung kann durchaus erregend und lustvoll sein, ihr fehlt jedoch eine wichtige Komponente: das Wissen um die Vorlieben und Abneigungen des Partners. Deshalb verlaufen derartige »One-Night-Stands« auch nicht selten ziemlich enttäuschend: Jeder der beiden Beteiligten hatte sich vom anderen mehr oder zumindest anderes erhofft. Aber das konnte der natürlich nicht wissen. Erst innige Partnerschaft, in der offen über die jeweiligen sexuellen Wünsche gesprochen wird, kann hier Abhilfe schaffen; und tatsächlich berichten nicht wenige Paare davon, dass ihr Sex im Lauf der Zeit immer beglückender und befriedigender geworden ist.*

*Das gilt zumindest für Frauen, bei Männern sieht es dagegen oft anders aus.*

Schuld daran ist der so genannte »Coolidge-Effekt«, demzufolge die sexuelle Befriedigung eines »Männchens« vom Partnerwechsel abhängt. So ist bekannt, dass ein Stier auch noch die siebte oder zehnte Kuh mit großer Leidenschaft bespringt, während er an ein und derselben schnell das Interesse verliert. Und ein Mäuserich, der nach mehreren Geschlechtsakten mit einer Maus irgendwann keine Lust mehr hat, wird sofort wieder aktiv, wenn man ihm eine andere Gespielin vorsetzt.

Benannt ist dieses Verhalten nach dem 30. Präsidenten der USA namens Calvin Coolidge, der angeblich einmal gemeinsam mit seiner Frau eine Farm besuchte, wo ein Hahn gerade eine Henne begattete. Als Mrs. Coolidge erfuhr, der Hahn vollzöge diesen Akt bis zu zwölfmal täglich, soll sie geäußert haben: »Bitte, sagen Sie das meinem Mann.« Als man dem Präsidenten daraufhin von dem nimmermüden Hahn berichtete und er ihm bei seinem Treiben zusah, fragte er: »Immer mit derselben Henne?« Das sei nicht der Fall, erfuhr er, es sei jedes Mal eine andere. Daraufhin der Präsident: »Sagen Sie das bitte meiner Frau.«

Intensiv mit diesem Phänomen auseinander gesetzt hat sich die Amerikanerin Laura Zigmander in ihrem Bestsellerroman »Alte Kuh – neue Kuh«. Darin macht die Protagonistin dieselbe bittere Erfahrung: Nach Wochen gemeinsamen Liebestaumels, in denen sich die Partner immer besser kennen lernen und sogar beginnen, konkrete Zukunftspläne zu schmieden, wendet sich der Mann plötzlich von der Frau ab, stammelt unglaubwürdige Erklärungen und wird kurz darauf mit einer anderen, eben einer neuen »Kuh« gesehen.

So verabscheuenswürdig ein solches Verhalten sein mag, aus der Sicht der Evolutionsbiologie stellt es eine sinnvolle Fortpflanzungsstrategie dar: Da ein Männchen durch wiederholten Sex mit derselben Partnerin nicht mehr Nachkommen zeugen kann, läuft in seinem Gehirn mehr oder minder automatisch ein Vorgang ab, der die Libido nach einer Weile auf eine andere Dame lenkt. Den biochemischen Grundlagen dieses Prozesses kam der kanadische Psychologe Dennis D. Fiorano von der

Universität Vancouver vor kurzem auf die Spur, als er nachwies, dass bei Ratten der Botenstoff Dopamin im Gehirn eine entscheidende Rolle für die auf- und abschwellende Lust spielt. Bei der Begegnung mit einer Rattendame steigt der Pegel dieser »Glücksdroge« schlagartig an, um dann allmählich wieder auf den Ausgangswert abzufallen, bis ein neues Weibchen auf der Bildfläche erscheint, die das Dopamin wieder in Strömen fließen lässt.
Ob der Vorgang allerdings bei Menschenmännern genauso abläuft, muss in umfangreichen Forschungen erst noch geklärt werden.

## Penis

### Das männliche Glied nennt man Penis

*Dass »Penis« der korrekte Ausdruck für das männliche Glied ist, lernen Kinder im Sexualkundeunterricht; und dass das im Grunde sogar stimmt, beweist das Lexikon, das den Begriff folgendermaßen definiert: »Begattungsorgan vieler Tiere und des Menschen, männliches Glied«.*
*Doch Hand aufs Herz: Wer sagt schon Penis?*
Selbst in der so genannten »ernsten Literatur« ist kaum einmal von »Penis« die Rede. Stattdessen verwenden die Autoren eine ganze Reihe teils witziger, teils derber, kindlicher oder auch literarischer Begriffe. Das gilt noch weit mehr in der Umgangssprache, in der der Ausdruck »Penis« ebenso wie andere neutrale Begriffe, beispielsweise »Glied«, »Geschlechtsteil« oder »männliches Fortpflanzungsorgan«, praktisch überhaupt nicht existiert.
Stattdessen hört man die verschiedensten Bezeichnungen, von denen nachfolgend nur die gebräuchlichsten aufgelistet werden sollen: Mit kleinen Kindern spricht man von Gießkännchen, Pillermann, Piephahn, Piepel, Pipimann oder schlicht vom »kleinen Freund«. In der Umgangssprache unter Erwachsenen sind derbere Bezeichnungen üblich, zum Beispiel Pimmel, Schniedel, Dödel, Nudel, Eumel, Lümmel, Bengel, Schniepel, Schniedelwutz, Nille, Zipfel und – besonders beliebt – ganz einfach »Schwanz«.
Bemerkenswert ist dabei, dass diese Wörter in der Regel nur für das nicht erigierte Glied verwendet werden, während man, wenn man das aufge-

richtete Begattungsorgan meint, eher Begriffe wie Latte, Ständer, Rohr, Stange, Steifer, Riemen, Kolben oder Keule verwendet.
Namen, die früher üblich waren und heute allenfalls noch humoristisch verwendet werden, sind: Gemächt, Zebedäus, Johannes, Wonnepfropfen oder gar »drittes Bein«. Schließlich existieren noch einige ausgesprochen literarische Ausdrücke wie »Adams Speer«, »Siegessäule«, »Liebesknochen«, »Pinsel der Liebe« oder – von Goethe, von wem sonst? – »Meister Iste«.
In Goethes berühmtem »Tagebuch« finden sich nämlich folgende hübsche Zeilen:

> Doch Meister Iste hat nun seine Grillen
> Und lässt sich nicht befehlen noch erachten.
> Auf einmal ist er da, und ganz im Stillen
> Erhebt er sich zu allen seinen Prachten.

## Das männliche Glied ist ein Sexual- und Ausscheidungsorgan

*Wozu ein männlicher Penis gut ist, ist hinlänglich bekannt: Einerseits dient er dem Geschlechtsverkehr, das heißt der Einbringung von Sperma in die weibliche Scheide und damit der Fortpflanzung, andererseits ist ein Junge oder Mann ohne ihn nicht in der Lage, Urin auszuscheiden.*
*Daneben hat er aber durchaus noch eine andere Funktion.*
Er diente und dient nämlich auch als männliches Imponier- und Drohinstrument. Und das keinesfalls nur bei Affen – wie den Nasenaffen und Pavianen, die mit erigiertem Glied Wache sitzen –, sondern auch bei griechischen Hermen, das sind Götterstatuen in Häusern und an Weggabelungen, sowie bei balinesischen Feld-, Haus- oder Dorfwächtern, die irdischen und überirdischen Feinden ihr erigiertes Glied entgegenstrecken. Dieselbe Funktion kommt den überdimensionalen Schamkapseln der Ritterrüstungen sowie den Landsknechthosenlatzen und Penisfutteralen und -stulpen zu. Sie alle sind gewissermaßen als »eingefrorene Dominanzerektion« aufzufassen, als Macht- und Drohzeichen, das – frei von allem Geschlechtlichen – lediglich Kraft und Durchsetzungsvermögen des Besitzers zum Ausdruck bringen soll. Somit sind sie keinesfalls mit den in Schwimmbädern häufig zu beobachtenden Auswölbungen unter extrem knappen Badehosen zu vergleichen, die ganz eindeutig ein sexuelles Signal darstellen.

**Penisse sind mehr oder weniger alle gleich**

*Im Grunde kann man den Penis eines Mannes kaum mit dem eines anderen vergleichen – dafür ist das Organ viel zu wandelbar: Einmal ist es groß und fest, dann wieder klein und dick und ein andermal eher länglich und dünn.*

*Das ist eine weit verbreitete, aber falsche Auffassung.*

Denn es gibt völlig unterschiedliche Penistypen, und diese haben nichts mit der Körpergröße oder dem Gewicht des Mannes zu tun. Es ist also nicht etwa so, dass ein kleiner, dicklicher Mann ein ebensolches Glied und ein hoch aufgeschossener hagerer einen besonders langen Penis hätte.

Zumindest zwei Grundtypen männlicher Geschlechtsorgane lassen sich unterscheiden, wobei es natürlich zahlreiche Zwischenformen gibt: Der so genannte »Fleischpenis« ist in schlaffem Zustand schon recht groß und dick und wächst bei der Erektion nur noch geringfügig. Umgekehrt ist der »Blutpenis« im nicht erregten Zustand recht klein, nimmt aber bei der Erektion ganz erheblich an Länge und Umfang zu. In aufgerichtetem Zustand lassen sich die beiden Typen dann kaum noch unterscheiden.

**Der durchschnittliche deutsche Penis ist im erigierten Zustand 18 Zentimeter lang**

*So wie viele Frauen Sorge haben, ihr Busen könnte zu klein sein, um männliche Aufmerksamkeit auf sich zu ziehen, so befürchten zahlreiche Männer, ihr bestes Stück halte womöglich dem Vergleich mit Geschlechtsgenossen nicht stand. Ob zwischen Jungen beim Duschen nach dem Schulsport oder Männern im Pissoir – heimliche Blicke zur Beurteilung des Nachbarn sind gang und gäbe. Und wenn Männer sich über dieses Thema unterhalten, taucht immer wieder – warum, ist völlig unklar – die magische Zahl 18 auf. 18 Zentimeter sollten es schon sein, im erigierten Zustand versteht sich.*

*Doch mit den 18 Zentimetern ist das so eine Sache.*

Um die Frage zu klären, welche Penislänge und -dicke denn nun »normal« ist, führte die Familienberatung »Pro Familia« zusammen mit der Universitätsklinik Essen zwei Studien durch, bei denen die guten Stücke von 111 Männern im Alter zwischen 18 und 19 sowie von 32 Männern im Alter zwischen 40 und 68 Jahren vermessen wurden. Und dabei zeigte sich, dass der durchschnittliche deutsche Penis in aufgerichtetem Zustand exakt 14,48 Zentimeter lang ist, keinen Millimeter länger! Allerdings gibt es tatsächlich Prachtexemplare, die es auf fast 20 Zentimeter bringen, nicht selten zeigt das Maßband aber auch kaum mehr als 10 Zentimeter an. Der Durchmesser schwankt zwischen 3 und 5 Zentimetern und beträgt im Mittel 3,95 Zentimeter, wobei jüngere Penisse in der Regel eine breitere Basis und eine voluminösere Eichel aufweisen als ältere Exemplare.

Eine andere Studie kam zu schmeichelhafteren Werten, was aber möglicherweise mit einer abweichenden Messmethode zusammenhing. Urheber war die »Deutsche Gesellschaft für Rationelle Psychologie«, die bei sage und schreibe 2800 Männern zwischen 18 und 45 Jahren Maß nahm und auf eine Durchschnittslänge von immerhin 16,4 Zentimetern kam. Bemerkenswert waren dabei Unterschiede zwischen verschiedenen Städten: Brachte es der Durchschnitts-Dresdener auf beachtliche 17,4 Zentimeter, so waren es in Düsseldorf nur noch 17, in Hamburg 16,8, in Frankfurt 15,9 und in Stuttgart gar nur 15,6 Zentimeter.

»Böse Zungen könnten denken, dass versprengte Erbanlagen der Wikinger den Wettlauf zu Gunsten des Nordens entschieden haben«, kommentiert der Hamburgern Urologe Dr. Hartmut Porst die nackten Fakten, fügt jedoch hinzu, dass die Länge des Gliedes mit der persönlichen Wertschätzung des jeweiligen Mannes keinesfalls korrelieren muss. Denn einer Umfrage zufolge sind nur knapp 30 Prozent der Männer mit ihrer diesbezüglichen Ausstattung einverstanden, während 54 Prozent die Frage nach der persönlichen Zufriedenheit mit einem unentschiedenen »Jein« und stolze 16 Prozent mit einem klaren »Nein« beantworteten. So groß ist der Frust der penismäßig Minderbemittelten, dass etliche von ihnen tatsächlich bereit sind, für eine operative Penisvergrößerung mehr als 10 000 Euro auszugeben – wobei sie bestimmt nicht auf ein absolutes Rekordmaß erpicht waren. Das liegt nämlich – verbürgt von einem amerikanischen Urologen – bei gewaltigen 34,3 Zentimetern!

### Wie die Nase des Mannes, so auch sein »Johannes«

*Wer hat ihn nicht schon einmal gehört, diesen Spruch, wonach die Länge der Nase Rückschlüsse auf das Ausmaß des männlichen Gliedes zulässt. Tatsächlich hat es in der Geschichte immer wieder Männer gegeben, bei denen diese Korrelation angeblich ganz offensichtlich war. Und nicht we-*

*nige Frauen haben bei Befragungen zugegeben, der Form und Größe der männlichen Nase durchaus eine gewisse Bedeutung beizumessen.*
*Zu Recht?*
»Ja, sicher«, behauptet die amerikanische Sexualwissenschaftlerin Helen Adams, die diesem Thema eine umfangreiche Untersuchung gewidmet hat. Demnach hat ein Mann mit einer großen, knolligen Nase einen Penis, der im erigierten Zustand mindestens 17,5 Zentimeter misst. Aber auch ein Stiernacken oder eine Schuhgröße über 47, so Frau Adams, weisen auf ein prachtvoll entwickeltes männliches Organ hin.
Doch mit dieser Auffassung steht die Amerikanerin allein da. Eine weit umfassendere Studie koreanischer Wissenschaftler der Pusan National University kam nämlich zu dem Ergebnis, dass es zwischen der Penisgröße und sonstigen körperlichen Merkmalen so gut wie keine Zusammenhänge gibt. Bei mehr als 650 Männern bestimmten die Forscher Länge und Umfang des Gliedes und verglichen die Messwerte dann mit dem Ausmaß anderer Körperteile, unter anderem mit der Finger-, Ohren- und Nasenlänge sowie der Körpergröße, dem Gewicht und der Kopfbehaarung. Dabei fanden sie minimale Zusammenhänge zwischen der Penis- und Körpergröße – was ja auch nicht allzu sehr überrascht – sowie, man höre und staune, zwischen der Länge des Gliedes und der des ersten und dritten Zehs. Die Forscher räumten allerdings ein, dass die seltenen und geringfügigen Korrelationen keinesfalls ausreichen, um daraus irgendwelche verbindlichen Rückschlüsse auf die Penisgröße ziehen zu können.
Die umfangreichste Datensammlung zu diesem Thema wurde im Internet erhoben. Für die Seite »The Definitive Penis Size Survey« vermaßen mehr als 3000 Männer weltweit ihr bestes Stück und übermittelten zusätzlich noch andere Körpermerkmale wie Nasenlänge und Schuhgröße. Auch hier ergab die Auswertung all dieser Angaben keinerlei signifikante Zusammenhänge zwischen Penislänge und irgendwelchen anderen Messwerten.
Fazit: Frauen sollten Männern, an denen sie interessiert sind, doch besser in die Augen oder, wenn ihnen das lieber ist, auf den Po sehen: Die Nase mag groß oder klein, schmal oder breit, knollig oder spitz sein – wie der »Johannes« aussieht, lässt sich daraus leider nicht erkennen.

## Ein Penis hat keinen Knochen

*Wer einen erigierten Penis betrachtet oder gar anfasst, könnte durchaus auf den Gedanken kommen, in seinem Inneren sei ein Knochen verborgen – so hart ist er. Aber jeder weiß natürlich, dass das nicht so ist. Oder etwa doch?*

Beim Menschen gibt es tatsächlich keinen Penisknochen, obwohl im Hinblick auf die nicht immer zuverlässig eintretende Versteifung aus biologischer Sicht durchaus einiges dafür spräche. Doch etliche Tierarten – sogar unsere nächsten Verwandten unter den Affen, die Schimpansen – können eine derartige Dauerverstärkung des Begattungsorgans vorweisen. Neben dem Walross sind es vor allem Raubtiere – Wolf, Fuchs, Waschbär, Marder, aber auch Hunde –, die ebenfalls Penisknochen besitzen. Diese erleichtern die Paarung, und zudem stellt ihre individuelle Form sicher, dass sich nur Männchen und Weibchen derselben Art vereinigen können.

Warum aber haben Menschenmänner so etwas nicht? Immerhin würde ein Knochen – wie Burghard Müller in seinem Buch »Das Glück der Tiere« schreibt – »die launische Hydraulik der Erektion überflüssig machen«.

Hierzu hat der berühmte britische Zoologe Richard Dawkins eine Theorie entwickelt, die er in seinem Werk »Das egoistische Gen« darlegt: »Es ist nicht undenkbar, dass eine Frau, wenn die natürliche Auslese ihre diagnostischen Fähigkeiten verfeinert hat, alle möglichen Hinweise auf Gesundheit und psychische Belastbarkeit eines Mannes aus der Spannung und der Haltung des Penis ablesen könnte. Aber ein Knochen könnte dies zunichte machen! Jeder kann einen Knochen in seinem Penis wachsen lassen, man bracht dazu nicht besonders gesund oder widerstandsfähig zu sein. Daher hat der Selektionsdruck seitens der Frauen die Männer gezwungen, den Penisknochen zu verlieren, weil dann nur wirklich gesunde und starke Männer einen wirklich steifen Penis präsentieren und Frauen ungehindert eine Diagnose vornehmen können.«

Ob Dawkins mit dieser Vermutung Recht hat, sei dahingestellt. Tatsache ist, dass die Menschenmänner nun einmal ohne knöcherne Erektionshilfe auskommen müssen, ob ihnen das gefällt oder nicht. Und immerhin muss man zugestehen, dass sich die Menschheit auch ohne Penisknochen mehr als ausreichend fortgepflanzt hat und noch immer fortpflanzt.

## Ein Penis hat keinen Knochen, also kann er auch nicht brechen

*Dass ein Arm oder Bein bei Gewalteinwirkung brechen kann, ist nichts Neues und zumindest Skifahrern und Fußballspielern nur zu gut bekannt. Aber genau genommen bricht dabei ja gar nicht der Arm oder das Bein, sondern nur der darin verborgene Röhrenknochen. Und da der männliche Penis einen solchen Knochen – wie weiter oben erläutert – nun einmal nicht besitzt, kann er logischerweise auch nicht brechen.*
*Oder etwa doch?*

Ja, das kann er tatsächlich. Der Mediziner spricht in einem solchen – zugegeben nicht sehr häufigen – Fall von einer »Penisfraktur«. Schuld daran ist eine übermäßige Verbiegung während des Geschlechtsaktes, wie sie zum Beispiel entstehen kann, wenn die Frau oben sitzt und zu viel Druck auf das männliche Glied ausübt oder sich aus Versehen auf den erigierten Penis setzt und ihn dabei gewaltsam nach unten biegt. Mit einem hörbaren Knall zerreißen dann der Schwellkörper und die umgebende Bindegewebshülle. In der Folge schwillt der Penis durch das einströmende Blut unförmig an und verfärbt sich dunkelviolett. Wird dieser Bluterguss nicht schnellstmöglich operativ entfernt und der verletzte Schwellkörper wieder vernäht, kann eine dauerhafte Schädigung des Gliedes zurückbleiben.

## Man kann zwar den Busen einer Frau vergrößern, aber nicht den Penis eines Mannes verlängern

*Dass eine Frau nur genügend Geld und etwas Mut braucht, um sich ihren Wunschbusen auszusuchen und von einem geschickten Operateur unter Zuhilfenahme von Silikonkissen verwirklichen zu lassen, ist hinlänglich bekannt, und fast jedem fallen auf Anhieb die Namen mehrerer prominenter Damen ein, die sich einem solchen Eingriff unterzogen haben. Wie aber steht es mit den Männern? Sind sie gezwungen, sich mit dem, was ihnen die Natur mitgegeben hat, zufrieden zu geben? Warum können nicht auch sie sich gegen teures Geld einen Wunschpenis anfertigen lassen?*
*Das können sie durchaus, und das tun auch etliche von ihnen.*

Wer in einschlägigen Internetseiten surft, könnte tatsächlich auf den Gedanken kommen, der Großteil aller Männer wünsche sich nichts sehnlicher als ein möglichst voluminöses Glied. Tausende von Angeboten findet man dort, in denen internationale Kliniken und Chirurgen ihre diesbezüglichen Dienste anbieten. Zwar fehlen zuverlässige Zahlen, doch man kann getrost davon ausgehen, dass sich bis heute allein in den USA mehr als 10 000 Männer einem solchen Eingriff unterzogen haben. Dabei wird ein Bindegewebsband durchtrennt, mit dem der Penis an der vorderen Bauchwand befestigt ist, anschließend wird das Glied nach vorne gezogen und dort fixiert. Im Grunde wird also nur ein Teil des normalerweise im Körper »versteckten« Penis nach außen verlagert. Doch nicht nur verlängern (durchschnittlich um knapp 3,5 Zentimeter) lässt sich das männliche Glied, auch im Hinblick auf den Umfang ist operativ einiges möglich. Dazu werden neben den Schwellkörpern netzartige Implantate eingebracht, und zusätzlich wird die Eichel mit einem aus der Leistengegend stammenden Fettpolster verdickt.

Ob eine derartige Operation dem unter mangelndem Selbstbewusstsein leidenden Mann tatsächlich etwas bringt, hängt sicher vom Einzelfall ab. Lohnend ist sie auf jeden Fall für den Chirurgen, denn eine Penisverlängerung kostet immerhin etwa 3000 und eine Verdickung sogar 4000 Euro. Doch außer dem hohen Preis sprechen noch andere Gründe gegen die Operation am gesunden Penis, und die meisten Urologen und Chirurgen lehnen sie daher ab. So stört es den Frankfurter Privatdozenten Dr. Horst Schuldes vom Universitätsklinik für Urologie vor allem, dass man in der wissenschaftlichen Literatur so gut wie keine Informationen über operative Penisvergrößerungen findet. Gerade mal zwei seriöse Studien seien in den Jahren 1990 bis 1996 publiziert worden: die eine von einem Chinesen, der die Technik vorstellte, die andere von einer amerikanischen Arbeitsgruppe, die sich mit den Komplikationen beschäftigte. Letztere berichtete von Männern, die nach dem Eingriff über unschöne Narben, eine hodensackähnliche Penishaut, Sensibilitätsstörungen, unregelmäßige Fettverteilung und ähnliches klagten. In einigen Fällen war nach der Operation sogar der Geschlechtsverkehr unmöglich geworden. Dr. Schuldes räumt ein, dass die genannte Studie, die sich nur auf wenige Fälle stützt, nichts über die tatsächliche Komplikationsrate der Penisverlängerung aussagt, dennoch mahnt sie seiner Ansicht nach zur Vorsicht.

Unterstützt werden die Bedenken von einer Pressemeldung aus dem Jahr 1998, in der von einer misslungenen Penisoperation berichtet wird, nach der dem Betroffenen 31 000 Dollar Schmerzensgeld zugesprochen wurden. Der 43-Jährige hatte 1986 in einer Show des Senders SAT 1 von einem auf derartige Eingriffe spezialisierten Chirurgen gehört und zu ihm

Kontakt aufgenommen, und bald darauf fand die Operation im Zimmer eines Berliner Hotels (!) statt. Nach dem Eingriff verschwand der Arzt – er hatte angeblich eine Penisverlängerung um 8 Zentimeter (!) in Aussicht gestellt und dafür 16 000 DM verlangt –, ohne sich weiter um den Patienten zu kümmern. Der aber wollte nicht bezahlen, sondern verklagte den Chirurgen stattdessen auf Schmerzensgeld, da der operierte Penis nach dem Eingriff ständig nach oben gebogen und ein normaler Geschlechtsverkehr schmerzbedingt nicht mehr möglich war.

In der Pressemeldung heißt es weiter, bei dem Fall handele es sich keineswegs um ein einmaliges Ereignis. Chirurgische Eingriffe zur Penisvergrößerung häuften sich, da viele Männer sich davon mehr Potenz und Jugendlichkeit erhofften, doch die Operation sei keinesfalls unproblematisch. Dass nicht mehr Misserfolge an die Öffentlichkeit kämen, läge vor allem daran, dass die Opfer ärztlicher Kunstfehler sich oftmals schämten und deshalb keine Anzeige erstatteten.

## Frauen wünschen sich Männer mit möglichst langem Penis

*Wenn Frauen sich einen größeren Busen wünschen, dann vor allem, weil sie glauben, damit mehr Erfolg bei den Herren zu haben. Und wenn Männer sich – wie weiter oben erläutert – einer teuren und riskanten Operation zur Verlängerung ihres besten Stückes unterziehen, dann im Grunde aus demselben Motiv: Sie wollen den Frauen imponieren, wollen ihnen ihre Fähigkeiten als Liebhaber schon rein äußerlich vor Augen führen. Doch den meisten Frauen kommt es auf ganz andere Qualitäten an.*

Im Jahr 2001 wurden 50 amerikanische Studentinnen im Alter zwischen 18 und 25 nach ihrem »Wunschpenis« befragt, und dabei stellte sich heraus, dass es 45 Damen – also 90 Prozent – weit mehr auf den Umfang, also auf die Dicke des männlichen Gliedes, als auf dessen Länge ankam, nur für fünf war die Länge entscheidend. Die Autoren der Studie interpretieren das Ergebnis dahingehend, dass ein an der Basis breiterer Penis beim Sex die weibliche Klitoris besser stimuliert als ein schmalerer. Zudem liegen die Nervenenden, die im weiblichen Körper einen sexuellen Reiz übertragen, fast alle im vorderen Drittel der Scheide, genauer gesagt, auf den ersten 7 bis 8 Zentimetern. Eine darüber hinausgehende Penislänge trägt also kaum zu einem lustvolleren Empfinden bei, lediglich der visuelle Reiz für die Frau ist ein anderer.

Fest steht, dass die Penislänge auf die sexuelle Befriedigung einer Frau nur einen vergleichsweise geringen Einfluss hat; vielmehr spielen nach Aussagen befragter Frauen, die unter anderem im »Kinsey-Report« veröffentlicht wurden, vor allem Fantasie und Einfühlungsvermögen des Mannes die entscheidende Rolle. Oder wie eine interviewte Dame es prägnant formulierte: »Auf die Länge des Penis kommt es überhaupt nicht an, sondern einzig und allein darauf, wie der Mann damit umgeht.«

### Farbige haben einen besonders langen Penis

*Wer hat nicht schon eines dieser Fotos gesehen, auf denen ein nackter Farbiger – wahrscheinlich ein Afrikaner – abgebildet ist, dessen Glied ihm fast bis ans Knie reicht? Und welcher Mann hat daraus noch nicht den – vielleicht neiderfüllten – Schluss gezogen, dunkelhäutige Männer hätten eben in der Regel besonders lange Penisse, das sei gewissermaßen ein Rassekennzeichen.*

*Unterstützt wird dieses Vorurteil durch mehrere Veröffentlichungen. So findet sich in einem Buch des deutschen Anthropologen Johann Friedrich Blumenbach aus dem Jahr 1795 folgender Passus: »Man kann generell sagen, dass der Penis der Neger sehr groß ist.« Und Louis Jacolliet, ein französischer Autor des 19. Jahrhunderts, der sich 30 Jahre lang (!) mit den Geheimnissen der Penislänge beschäftigt hat, schrieb: »Bei keiner menschlichen Rasse sind die männlichen Organe mehr entwickelt als bei den afrikanischen Negern.«*

*Doch die Wirklichkeit sieht anders aus.*

Das geht unter anderem aus dem in wissenschaftlicher Hinsicht durchaus seriösen Kinsey-Report hervor, in dem der berühmte amerikanische Sexualforscher Alfred C. Kinsey der durch Messungen verifizierten Penislänge bei verschiedenen Völkern und Nationen einen breiten Raum widmet. Dabei zeigt sich, dass Farbige ebenso oft ein besonders langes, aber eben auch ein besonders kurzes Glied aufweisen wie hellhäutige Männer, dass sie sich in dieser Hinsicht also nicht von ihren europäischen Geschlechtsgenossen unterscheiden.

Bereits früher – im Jahr 1935 – listete der Niederländer D. R. Jacobus in der nach ihm benannten Studie die jeweils längsten und kürzesten gemessenen Penisse verschiedener Nationalitäten auf. Hierbei lagen Schwarzafrikaner allenfalls im Mittelfeld, das heißt, sie unterschieden sich hinsichtlich ihrer Penislänge keinesfalls auffällig von anderen Männern.

Warum kamen dann aber die eingangs erwähnten Autoren zu ihrer Fehleinschätzung? Vermutlich deshalb, weil sie nur bei dunkelhäutigen Volksstämmen Männer antrafen, die nackt umherliefen, die ihr Glied nicht schamhaft verhüllten. Und beim Vergleich dessen, was sie da unbekleidet vor sich sahen, mit dem, was sie bei ihren Geschlechtsgenossen sonst nur erahnen konnten, spielte ihr Urteilsvermögen ihnen offenbar einen Streich.

## Innerhalb der weiblichen Scheide ist der Penis gerade aufgerichtet

*Ein erigierter Penis ist im Wurzelbereich gekrümmt, weiter oben aber mehr oder minder gerade. Und in dieser Form führt der Mann ihn beim Geschlechtsverkehr in die weibliche Scheide ein. Also sollte man annehmen, der Penis behalte auch innerhalb der Frau seine gestreckte Form bei. Das aber ist nach neueren Untersuchungen nicht der Fall.*

Um Gewissheit darüber zu bekommen, was sich beim Koitus genau abspielt, forderten holländische Wissenschaftler unter der Leitung von Professor Willibrord Schultz acht Paare auf, in der Röhre eines großen Kernspintomografen zu kopulieren, und fertigten während des Geschlechtsverkehrs Aufnahmen an. Dabei kamen verblüffende Details ans Tageslicht: Der Penis nimmt nämlich innerhalb der weiblichen Scheide die Form eines Bumerangs an, ist also bis zu einem Winkel von 120 Grad abgekrümmt. Und noch etwas ist sehr bemerkenswert: Während des Koitus verlängert sich das männliche Glied noch einmal ganz erheblich und kann – wie die gestochen scharfen Bilder beweisen – auf bis zu 22 Zentimeter anwachsen.

Aber auch in Bezug auf die Frau muss eine alte Auffassung revidiert werden: Um 1960 hatten die beiden amerikanischen Sexualforscher Masters und Johnson nämlich behauptet, die Gebärmutter vergrößere sich während der Kopulation mehr und mehr. Die Bilder von Professor Schultz zeigen jedoch, dass dem nicht so ist; in Wirklichkeit verändert die Gebärmutter während des Aktes weder ihre Form noch ihre Größe.

## Erst die Penisverhärtung ermöglicht den Geschlechtsverkehr

*Will ein Mann mit einer Frau Sex haben, muss sich sein Glied versteifen. Tut es das nicht, leidet der Betreffende – zumindest in diesem Moment –*

*unter Impotenz, und der Koitus ist nicht möglich. Demnach ist die Penisversteifung also eine unabdingbare Voraussetzung für den Geschlechtsakt.*
*Die Versteifung ja, aber nicht die Verhärtung.*
Denn unter »Penisverhärtung« – mit dem medizinischen Fachausdruck »Induratio penis plastica« genannt – versteht man eine Krankheit, an der nicht wenige Männer über 40 leiden und die auf einem fortschreitenden bindegewebigen Umbau der Schwellkörper des Gliedes beruht. Dadurch knickt dieses, wenn es sich aufrichtet, schmerzhaft zur Seite, was in fortgeschrittenen Fällen einen Geschlechtsverkehr vollkommen unmöglich macht. Die Ursache der Störung ist unbekannt. Auffällig ist, dass die Betroffenen nicht selten auch unter einer krankhaften Beugestellung eines oder mehrerer Finger leiden.
Dass die Krankheit weitaus häufiger vorkommt, als bisher angenommen wurde, zeigt eine neuere Studie der urologischen Universitätsklinik Köln, bei der über 4400 Männer befragt wurden: Fast 6 Prozent der über 70-Jährigen bekannten, an tastbaren Verhärtungen, schmerzhaften Erektionen und Verbiegungen ihres Penis zu leiden. Bei den 60- bis 69-Jährigen waren es immer noch 4 und bei den 40- bis 59-Jährigen knapp 3 Prozent. Hingegen berichteten nur 1,5 Prozent der jüngeren Männer über Veränderungen im Sinne der Penisverhärtung, die im Übrigen gelegentlich ganz von selbst wieder ausheilt. Ansonsten kann man oft durch eine leichte Röntgenbestrahlung, durch die Gabe von Vitamin E und durch Behandlung mit Kortisonpräparaten eine Besserung der Situation erreichen. Bleiben diese Maßnahmen erfolglos, muss die Störung operativ beseitigt werden.

## Solange sich die Vorhaut des Penis zurückschieben lässt, ist sie nicht zu eng

*Der »Pschyrembel«, das Standardwörterbuch für Mediziner, unterscheidet bei der Vorhautverengung oder »Phimose« eine vollständige Form, bei der sich die Vorhaut des erschlafften Gliedes nicht über die Eichel zurückstreifen lässt, von einer unvollständigen Art, bei der dies nur in erigiertem Zustand unmöglich ist. Daraus könnte man den Schluss ziehen, die Vorhaut sei weit genug, wenn ein Mann sie unter allen Umständen vollkommen zurückziehen kann.*

*Doch das ist so nicht richtig.*

Denn auch eine Vorhaut, die sich nur mit beträchtlicher Anstrengung über die Eichel des erigierten Penis streifen lässt, ist unter Umständen schon zu eng. In einem solchen Fall besteht nämlich die Gefahr, dass es zum so genannten »Spanischen Kragen« mit Einklemmung der Vorhaut hinter der Eichel kommt, was neben einer starken Eichelschwellung schlimmstenfalls eine massive Behinderung der Durchblutung und in deren Folge das Absterben von Organteilen nach sich ziehen kann. Überdies ist bei der Vorhautverengung die Gefahr eines Peniskrebses erhöht. Gelingt es nicht, das Übel durch Ausdrücken der geschwollenen Eichel zu beseitigen, muss der Arzt die zu enge Vorhaut durch einen kleinen Schnitt operativ erweitern.

## Den längsten Penis hat der Wal

*Mit einer Länge von bis zu 30 Metern ist der Blauwal mit Abstand das größte Säugetier. Dementsprechend gewaltig sind die Ausmaße seines Begattungsorgans: Sage und schreibe 3 Meter lang kann es werden und ist damit der längste Penis im gesamten Tierreich.*

*Doch nimmt man als Maßstab nicht die absolute Länge, sondern das Verhältnis der Penis- zur Körpergröße, so muss sich der Wal hinter weitaus kleineren Tieren verstecken.*

Man mag es kaum glauben, aber es stimmt tatsächlich: Die Penisse mancher Fliegenarten kommen in ihrer Länge der Körpergröße gleich. Und einige Muschelarten bringen es sogar auf einen Penis, der anderthalbmal so lang ist wie ihr Leib. Unangefochtener Tabellenführer aber ist die Schnecke »Ariolimax dolichophallus« mit einer Körperlänge von 15 Zentimeter und einem fünfmal (!) so langen Penis. Auf den Menschen übertragen würde das ein etwa acht bis neun Meter langes männliches Glied bedeuten. Jeder Mann mag selbst entscheiden, ob er das für erstrebenswert und vor allem für praktisch hält.

## Petting

### Petting ist kein Geschlechtsverkehr

*Unter »Petting« versteht man laut Lexikon »das gegenseitige Liebkosen, Berühren, Streicheln und Küssen des ganzen Körpers einschließlich der Geschlechtsorgane, ohne dass das Glied in die Scheide eingeführt wird«. Damit ist die Sache doch eigentlich klar: Petting und Geschlechtsverkehr sind zweierlei.*

*Doch diese Schlussfolgerung ist so nicht ganz richtig.*

Denn was sagt das Lexikon zum Begriff »Geschlechtsverkehr«? Der »Schülerduden Sexualität« definiert den Begriff folgendermaßen: »Geschlechtsverkehr im weiteren Sinne ist jede Form des intimen sexuellen Kontakts zwischen zwei oder mehr Personen. Nach dieser erweiterten Definition, die von der modernen Sexualwissenschaft überwiegend vertreten wird, zählen zum Geschlechtsverkehr beispielsweise auch Petting, Analverkehr oder das Liebkosen der Geschlechtsorgane mit dem Mund.«

Dem ist nichts hinzuzufügen.

### Beim Petting kann ein Mädchen nicht schwanger werden

*Zweifellos ist Petting, also das gegenseitige intime Liebkosen ohne Einführung des Penis in die Scheide, für junge Menschen eine ideale Möglichkeit, sexuelle Erfahrungen zu machen, ohne gleich bis »zum Letzten« gehen zu müssen. Und es hat natürlich den Vorteil, dass dabei für das Mädchen keinerlei Risiko besteht, schwanger zu werden.*

*Oder etwa doch?*

Sicher, die Gefahr einer ungewollten Schwangerschaft ist beim Petting gering, aber ganz ausgeschlossen ist sie nicht. Denn auch schon vor dem männlichen Orgasmus ist es möglich, dass am Ausgang der Harn-Samen-Röhre ein wenig spermienhaltige Flüssigkeit – der so genannte »Lusttropfen« – erscheint. Dieses Sekret kann aber sowohl beim Reiben des Penis an den äußeren weiblichen Geschlechtsorganen – dem so genannten »Genitalpetting« – als auch über die Finger in die Scheide des Mädchens gelangen – und dann ist die Befruchtung einer eventuell vorhandenen Eizelle und damit der Beginn einer Schwangerschaft nicht mehr ausgeschlossen.

## Perversion

### Erst seit wenigen Jahren steht man sexuellen »Perversionen« offener gegenüber

*Zappt man im Fernsehen durch die verschiedenen Talkshows, so gewinnt man den Eindruck, die überaus beliebten Sendungen könnten ohne sexuelle Abnormitäten gar nicht existieren. Fetischisten, Exhibitionisten und Voyeure sind ebenso gefragte Gesprächspartner wie Sado-Masochisten und Transvestiten. Wer von sich behauptet, er stehe ausschließlich auf Frauen in Gummikleidung, hat ebenso gute Chancen, ins Studio eingeladen zu werden, wie derjenige, der allein durch heimliches Reiben seiner Genitalien an einer anderen Person sexuelle Befriedigung findet oder am liebsten auf einem Bett aus rohem Hackfleisch kopuliert. Zur Begründung hört man immer wieder das Argument, wir lebten eben in einer sexuell aufgeklärten Zeit, in dem es Tabus wie in früheren Epochen nicht mehr gebe.*

*Doch das stimmt nur sehr bedingt.*

Denn im Lauf der Menschheitsgeschichte gab es durchaus schon Phasen, in denen man das, was später als pervers galt, offen ausleben durfte, ohne Gefahr zu laufen, verhaftet oder auch nur bespöttelt zu werden. Vor allem im Altertum existierten Kulturen, in denen sexuelle Handlungen in nahezu jeder Form als göttlich inspiriert und darum als natürlich und erlaubt galten. Jeder konnte seine erotischen Neigungen – egal welcher Art – ausleben, ohne mit nachteiligen Folgen rechnen zu müssen, solange er nur nicht die Rechte seiner Mitmenschen verletzte.

Diese liberale und tolerante Einstellung hielt sich jedoch nicht allzu lange. Im Alten Testament wurde beispielsweise gefordert, homosexuelle Aktivitäten und geschlechtliche Handlungen mit Tieren mit der Todesstrafe zu ahnden. Und viel später, im 19. Jahrhundert, führten Sexualforscher und Psychiater dann den Begriff der »sexuellen Geisteskrankheit« oder »Psychopathia sexualis« ein, mit dem »natürliche« von »krankhaften« Formen intimer Praktiken unterschieden wurden. Vor allem die Homosexualität galt als pervers und wurde von der Weltgesundheitsorganisation noch bis zum Jahr 1992 (!) als Krankheit eingestuft.

Im Laufe der weiteren Sexualforschung stellte sich dann jedoch heraus, dass man Abermillionen von Menschen als »pervers« bezeichnen müsste, würde man die sexuellen Neigungen zu Grunde legen, die sie hin und wieder ausleben. Da es in dieser Hinsicht praktisch nichts gibt, was es nicht gibt, kehrt man heutzutage wieder weitgehend zur antiken Anschauung zurück, wonach zwischen Mann und Frau – aber auch zwischen gleichgeschlechtlichen Partnern – in erotischer Hinsicht alles erlaubt und »normal« ist, solange andere Menschen dadurch nicht belästigt oder gar geschädigt werden.

## Sexuelle »Perversionen« bedürfen ärztlicher Behandlung

*Wörtlich übersetzt bedeutet der Begriff »pervers« nichts anderes als »verdreht«, was jedoch im Allgemeinen im Sinne von »nicht normal«, »abartig« oder gar »krankhaft« verstanden wird. Und was krankhaft ist, bedarf nun einmal einer Behandlung. So die Auffassung früherer Zeiten, als man Menschen mit sexuell ungewöhnlichen Neigungen zwangsweise in psychiatrische Kliniken einwies, um sie dort zu »heilen«.*

*Zum Glück hat sich die Sicht der Dinge heutzutage geändert.*

Denn seit einiger Zeit hat sich die Einsicht durchgesetzt, dass es weder für den Betroffenen noch für seine Mitmenschen sinnvoll ist, seine sexuellen Neigungen in völlig andere Bahnen lenken zu wollen. Der Versuch, einen Homosexuellen für das andere Geschlecht zu begeistern, muss ebenso scheitern wie das Bemühen, einem Fetischisten das Objekt seines Verlangens als nicht begehrenswert darzustellen. Stattdessen versucht man, Menschen mit abnormen sexuellen Vorlieben mit ihren Neigungen zu »versöhnen«, das heißt die oft immensen Gewissensbisse und Hemmungen zu reduzieren. Derjenige, der unter einer »Perversion« am meisten leidet, ist nämlich häufig der Betroffene selbst. Und nicht selten führt die seelische Qual bei solchen Menschen zu neuen, zum Teil weitaus schwereren psychischen Störungen.

Solange vom Üblichen abweichende sexuelle Interessen niemand anderen belästigen oder gar gefährden, ist nach Ansicht der modernen Sexualforschung nichts dagegen einzuwenden. Erst wenn der Betroffene unter einer regelrechten Zwangsneurose leidet und seinen Impuls trotz immenser Willensanstrengung nicht bezähmen kann, wenn die »Abweichung« destruktiv ist, das heißt andere Menschen körperlich oder seelisch beeinträchtigt, oder für den Betroffenen selbst derart belastend wird, dass er Ekel vor sich selbst empfindet oder gar Selbstmordabsichten hegt, wird fachärztliches beziehungsweise psychotherapeutisches Eingreifen als zwingend erforderlich angesehen.

## Pille

siehe auch: **Empfängnisverhütung, Kondom**

### Die Pille ist das meistbenutzte Verhütungsmittel

*Die Pille hat das Sexualleben revolutioniert. Nicht mehr an eine mögliche Schwangerschaft denken zu müssen, ohne gezwungen zu sein, vor oder während des Liebesspiels irgendwelche Manipulationen durchzuführen – das macht spontanen, lustvollen Sex überhaupt erst möglich. Also sollte man annehmen, dass die Pille alle anderen Verhütungsmittel aus dem Rennen geworfen hat.*

*Doch das ist bei weitem nicht so.*

Denn weltweit liegt die Pille bei den Maßnahmen und Mitteln, mit denen sich eine ungewollte Schwangerschaft vermeiden lässt, weit hinter dem Kondom. Mit einer Beliebtheitsrate von 40 Prozent behauptet dieses unangefochten die Spitzenposition und wird damit von mehr als doppelt so vielen Liebespaaren angewandt wie die Pille, die es gerade mal auf 19 Prozent bringt.

Vor allem junge Menschen verwenden Präservative gerne: Von den 16- bis 20-Jährigen benutzen sie weltweit fast zwei Drittel, wohingegen bei den über 45-Jährigen nur jeder fünfte darauf zurückgreift. Besonders beliebt sind Kondome in Japan mit 76, in Griechenland mit 64 und in Spanien mit 58 Prozent. Dagegen steht die Pille vor allem in Deutschland hoch im Kurs: Jedes zweite Liebespaar gibt ihr den Vorzug vor allen anderen Methoden – und das gilt hier auch schon für junge Menschen: Im Gegensatz zum Durchschnitt der Weltbevölkerung nehmen in Deutschland etwa 6 von 10 jungen Frauen im Alter zwischen 16 und 24 bereits Präparate zur hormonellen Empfängnisverhütung ein.

### Die Pille verhindert den Eisprung

*Die Pille enthält Hormone, die dafür sorgen, dass es nicht zu einer Schwangerschaft kommen kann – das weiß jede Frau. Dass man sie regelmäßig einnehmen muss und dass sie den Eisprung verhindert, natürlich auch.*

*Doch hier beginnt bereits der Irrtum.*
Denn die einzelnen Pillenarten haben durchaus unterschiedliche Wirkungen, und keinesfalls alle verhindern den weiblichen Eisprung. Und weil nicht jede Frau jede Pille verträgt, sollte man über die unterschiedlichen Wirkungsmechanismen schon ein bisschen Bescheid wissen.
Da gibt es erstens die so genannten »Einphasenpräparate«. Diese enthalten in jeder Pille die gleiche Menge der beiden Hormonen Östrogen und Gestagen. Dadurch wird der Gebärmutter der Frau eine Schwangerschaft vorgetäuscht, woraufhin der Eisprung unterdrückt wird. Außerdem hat der Gestagen-Anteil noch weitere Wirkungen: Der Schleim am Gebärmuttereingang wird zäher, sodass die Spermien nicht hindurchgelangen können; der Aufbau der Gebärmutterschleimhaut verändert sich und erschwert dadurch die Einnistung eines befruchteten Keimes; und schließlich wird die Eileiterbeweglichkeit und damit der Transport der Eizelle zur Gebärmutter beeinträchtigt.
»Zweiphasenpräparate« enthalten dagegen in der ersten Zyklusphase ausschließlich Östrogen und erst in der zweiten Phase auch Gestagen. Dadurch versucht man, die natürlichen Vorgänge im weiblichen Körper besser nachzuahmen. Die Wirkung ist jedoch dieselbe wie bei den Einphasenpräparaten.
Mit »Dreistufenpräparaten« geht man noch exakter auf die natürlichen Hormonschwankungen der Frau ein, indem sich bei ihnen die Zusammensetzung der Hormone alle 5 bis 6 Tage ändert. Dadurch werden sie von manchen Frauen besser vertragen, auf die Wirkmechanismen hat dies jedoch keinen wesentlichen Einfluss.
Das gilt im Prinzip auch für die so genannte »Mikropille«: Sie unterscheidet sich von den anderen Pillen lediglich durch die enthaltene Hormonmenge, die – wie schon aus der Bezeichnung hervorgeht – erheblich geringer ist. Das beeinträchtigt jedoch weder ihre Wirkungsweise noch ihre Sicherheit: Eine Schwangerschaft lässt sich damit genauso zuverlässig verhüten wie mit den hormonreicheren Präparaten.
Während also alle bisher genannten Pillenformen tatsächlich den weiblichen Eisprung unterdrücken, ist das bei der »Minipille« ganz anders: Sie enthält nämlich kein Östrogen, sondern ausschließlich Gestagen, und auch das nur in minimaler Konzentration. Und dieses Gestagen ist allein gar nicht in der Lage, den Eisprung zu hemmen, sondern verändert aus-

schließlich die Gebärmutterschleimhaut und macht vor allem den Schleim im Gebärmutterkanal zäher und klebriger. Die Folge: Die Spermien können nicht hindurch, erreichen dadurch die Eizelle nicht und können sie folglich auch nicht befruchten. Da die Minipille die körpereigene Hormonproduktion am wenigsten beeinflusst, ist sie besonders gut für junge Mädchen geeignet. Da sie jedoch auf der anderen Seite eine äußerst pünktliche und regelmäßige Anwendung voraussetzt – zwischen der Einnahme von zwei Pillen sollten möglichst exakt 24 Stunden vergehen –, ist sie weit weniger sicher als die anderen Pillenarten. Dies und die Tatsache, dass die Minipille trotz der äußerst geringen Hormonkonzentration immer wieder Nebenwirkungen – vor allem Zyklusstörungen – hervorruft, hat dazu geführt, dass sich diese Art der Anti-Baby-Pille bei uns nie richtig durchsetzen konnte.

## Die Pille ist hundertprozentig sicher

*Wie sicher eine Verhütungsmethode ist, darüber gibt der so genannte »Pearl-Index« Auskunft: Dieser besagt, wie viele von 100 Frauen, die ein Jahr lang ein bestimmtes Verfahren oder Mittel anwenden, schwanger werden. Je kleiner die Zahl, desto sicherer die Methode. Für die Pille liegt der Pearl-Index zwischen 0,2 und 0,7, das heißt, sie ist tatsächlich sehr sicher.*

*Doch dies galt und gilt nicht unter allen Umständen.*

Denn Voraussetzung für die zuverlässige Wirkung ist die regelmäßige Einnahme. Und hier haperte es zumindest am Anfang der Pillenära ganz gewaltig. Über seine diesbezüglichen zum Teil geradezu skurrilen Erfahrungen berichtete vor kurzem ein englischer Frauenarzt in der Zeitschrift »Lancet«. Demnach hatte er es mit Patientinnen zu tun, die die Pille nicht pro Tag, sondern pro Mann oder Geschlechtsverkehr einnahmen, und eine Frau verbrauchte innerhalb von drei Monaten die Pillenration für ein halbes Jahr. Zu den Gründen befragt, gab sie schließlich zu, sie habe jeden Tag zwei Pillen genommen – eine für den Ehemann, die andere für den Liebhaber.

Doch auch noch heute, wo eigentlich jede Frau weiß, wie die Pille korrekt anzuwenden ist, gibt es Pannen. Nicht selten beruhen diese auf gleichzeitig eingenommenen Arzneimitteln, die die Hormonwirkung beeinträchtigen. So entdeckten amerikanische Wissenschaftler bei der Analyse von

knapp 200 Fachartikeln, die zwischen 1966 und 1999 zu diesem Thema erschienen waren, dass vor allem bestimmte Antibiotika in der Lage sein können, die Sicherheit der Pille herabzusetzen: Immerhin berichteten fast 20 Prozent der Frauen, die eine Abtreibungsklinik aufsuchten, von einer vorhergehenden Antibiotika-Einnahme.
Vor kurzem sorgte zudem eine Warnung der schwedischen Arzneimittelbehörde »Medical Products Agency« für Unruhe, in der auf die mögliche Beeinflussung der Pillenwirkung durch Johanniskraut-Präparate hingewiesen wurde. Diese werden häufig zur Behandlung leichter Depressionen empfohlen und enthalten unter anderem auch die Substanz »Hyperforin«, die die Leberfunktion ankurbelt. Dadurch werden aber viele pharmakologische Wirkstoffe schneller abgebaut – auch die der Anti-Baby-Pille. Pillen schluckende Frauen, die auf die regelmäßige Einnahme anderer Medikamente angewiesen sind, sollten sich deshalb vorsichtshalber bei ihrem Frauenarzt nach möglichen Wechselwirkungen erkundigen.

## Jedes Mädchen kann sich beim Frauenarzt die Pille verschreiben lassen

*Wenn ein Mädchen fortpflanzungsfähig ist und sich zunehmend für das andere Geschlecht interessiert, sorgt sich so manche Mutter darum, dass ihre Tochter eines Tages ungewollt schwanger werden könnte. Vor allem, wenn die Kleine bereits einen festen Freund hat, ist es für die Mutter sehr beruhigend, wenn sie sich beim Frauenarzt die Pille verschreiben lässt. Doch dieser Bitte darf der Frauenarzt keinesfalls immer entsprechen.*
Dann nämlich nicht, wenn das Mädchen noch keine vierzehn Jahre alt ist. Andernfalls macht er sich – man glaubt es kaum – der »Beihilfe zu einem Verbrechen« schuldig. Der Frauenarzt verstößt dann nämlich gegen Paragraph 176 StGB, der nicht nur den sexuellen Missbrauch eines Kindes unter Strafe stellt, sondern auch demjenigen empfindliche Bußen androht, der einem Kind Sexualverkehr ermöglicht. Der ausdrückliche Wunsch der Mutter ändert daran ebenso wenig wie die Tatsache, dass das Mädchen bereits ein Verhältnis mit einem Jungen hat, was in diesem Alter gar nicht so selten ist.
Die Rechtsprechung ist in derartigen Fällen sehr streng. Allenfalls wenn ein Mädchen in einer total verwahrlosten Umgebung aufwächst, in der es

sich fortwährend gegen sexuelle Übergriffe wehren muss, werden Ausnahmen akzeptiert.

### Die Pille muss jeden Tag zur gleichen Zeit genommen werden

*Wohl die größte Befürchtung einer Frau bei der Verwendung der Pille ist, dass sie vergessen könnte, sie regelmäßig einzunehmen, und dass dann die sichere Wirkung nicht mehr gewährleistet ist. Schließlich läuft nicht jeder Tag so gleichförmig ab, dass man die Pilleneinnahme immer mit bestimmten anderen regelmäßigen Verrichtungen – etwa dem Abendessen – verknüpfen könnte. Deshalb gehört schon eine Menge Selbstdisziplin dazu, stets exakt zur gleichen Uhrzeit an das Hormonpräparat zu denken.*

*Doch ist eine derart regelmäßige Einnahme überhaupt erforderlich?*

Eigentlich nur bei der »Minipille«. Ihre Zuverlässigkeit bei der Empfängnisverhütung steht und fällt tatsächlich mit der möglichst stundengenauen Einnahme. Die anderen Pillenformen – Ein-, Zwei- und Dreiphasenpräparate sowie die »Mikropille« – verzeihen dagegen gelegentliche Unregelmäßigkeiten: Solange die übliche Einnahmezeit nicht mehr als 12 Stunden überschritten wird, ist die zuverlässige Wirkung durchaus gegeben. Erst nach dieser Zeitspanne müssen bis zur nächsten Monatsblutung der Frau andere Verhütungsmethoden angewandt werden.

### Von Zeit zu Zeit sollte eine Frau eine »Pillenpause« einlegen

*Immer wieder hört man von angeblichen Nebenwirkungen der Pille: von Zyklusstörungen, Kopfschmerzen, einem erhöhten Thromboserisiko, ja sogar von der Gefahr, durch langjährige Einnahme Gebärmutter- oder Eierstockkrebs zu bekommen. Deshalb ist in den Medien auch immer wieder von der Notwendigkeit einer gelegentlichen Pillenpause zu lesen.*

*Doch diese Notwendigkeit besteht nicht.*

Nur wenn der Frauenarzt aus speziellen medizinischen Gründen dazu rät, die Pille für eine gewisse Zeit abzusetzen, sollte eine Frau diesem Rat folgen. Ansonsten kann sie die Pille getrost über Jahre hinweg einnehmen, ohne sich Sorgen um ihre Gesundheit machen zu müssen. Weder ist bei längerer Einnahme mit Hautproblemen zu rechnen, noch stellt das Thromboserisiko eine ernste Gefahr dar. Und was den Krebs angeht, so ergab eine kürzlich veröffentlichte Studie, die amerikanische Wissenschaftler der Duke University an 390 Frauen durchgeführt haben, genau das Gegenteil: Abhängig von der Art der enthaltenen Hormone und ihrem Mischungsverhältnis senkt die Pille das Risiko von Eierstock- und Gebärmutterkrebs sogar. Und beim Brustkrebs besteht zumindest kein erhöhtes Risiko.

Auch für das oft gehörte Argument, nach langjähriger Pilleneinnahme könne eine Frau unfruchtbar werden oder es dauere dann zumindest sehr lange, bis sie schwanger werde, gibt es keinen stichhaltigen Beweis. Das einzige Argument, das möglicherweise gegen die Pille spricht, ist eine geringfügige Gewichtszunahme, die auf einer hormonbedingten Wassereinlagerung im Körper beruht. Doch dieser Effekt lässt sich durch eine hin und wieder eingelegte Pillenpause auch nicht verringern, und außerdem gibt es heutzutage Pillen, die derartigen Wassereinlagerungen entgegenwirken.

Dagegen birgt der zeitweilige Verzicht auf die Pille ein weit ernsteres Risiko: das Risiko nämlich, ungewollt schwanger zu werden.

## Während Erbrechen dazu führen kann, dass die Pille nicht wirkt, ist Durchfall ohne Bedeutung

*Eines ist den Frauen, die gewissenhaft Tag für Tag die Pille nehmen, im Allgemeinen völlig klar: Wenn sie kurz nach der Einnahme erbrechen müssen, ist das Risiko hoch, dass dabei die zugeführten Hormonsubstanzen gleich wieder ausgeschieden werden, und folglich ist eine sichere Empfängnisverhütung nicht mehr gewährleistet.*

*Aber Durchfall ist in dieser Hinsicht doch kein Problem, oder?*

Doch, zu einem solchen kann er durchaus werden. Vor allem, wenn eine Frau mehrfach am Tag Durchfall hat, besteht die Gefahr, dass die über den Magen in den Darm gelangte Pille dort nicht so lange verbleibt, bis ihre Wirkstoffe restlos ins Blut übergegangen sind. Dieses Risiko ist besonders bei bis zu drei Stunden nach der Einnahme auftretendem Durchfall nicht zu unterschätzen. In einem solchen Fall sollte die betroffene Frau am besten gleich die nächste Pille ihrer Packung einnehmen. Bleibt sie anschließend drei Stunden lang von Durchfall verschont, ist die Verhütungssicherheit wieder hergestellt.

**Die Pille ist das einzige hormonelle Empfängnisverhütungsmittel**

*Zweifellos ist die Verwendung der Pille bislang die bequemste Art der Empfängnisverhütung. Sie bedarf keines großen Aufwandes, stört das Liebesspiel nicht durch umständliche Verrichtungen und ist zudem weitaus sicherer als andere Methoden. Der einzige Nachteil einer hormonellen Verhütung ist, dass die Frau jeden Tag daran denken muss, eine Tablette zu schlucken.*

*Doch selbst dieses Problem lässt sich seit einiger Zeit ausschalten.*

Denn seit neuestem gibt es ein »Anti-Baby-Pflaster«, das auf die Haut geklebt und nur einmal wöchentlich gewechselt werden muss. Ebenso wie die Pille versorgt es den Körper mit Hormonen, die einen Eisprung und damit eine nicht beabsichtigte Schwangerschaft verhindern. Bei einer amerikanischen Studie, über die im Fachjournal »Obstetrics and Gynecology« berichtet wurde, klebten mehr als 1600 Frauen jeweils drei Wochen lang das Pflaster auf ihre Haut und machten anschließend eine Woche Pause, um eine Blutung auszulösen. Nach 13 derartigen Zyklen kam es nur in 0,5 Prozent der Fälle zu einem Versagen, eine Zahl, die sogar geringfügig unter der der Pille liegt. Da auch unerwünschte Nebenwirkungen wie Kopfschmerzen, Übelkeit oder Brustbeschwerden nicht häufiger vorkamen als bei der herkömmlichen Methode, äußerten sich die beteiligten Frauen sehr zufrieden; die meisten von ihnen kündigten an, künftig dem Pflaster den Vorzug zu geben.

Doch auch das wöchentliche Pflasterkleben könnte schon bald der Vergangenheit angehören. Dann nämlich, wenn eine ganz neue Methode der hormonellen Empfängnisverhütung auf den Markt kommt: ein kleines Kunststoffstäbchen, das in den Oberarm der Frau eingesetzt wird. Nach Herstellerangaben ist es nicht nur einfacher in der Handhabung, sondern auch noch sicherer und mit weniger Nebenwirkungen behaftet als die Pille. Ist es erst einmal eingepflanzt, kann man das Thema Empfängnisverhütung mindestens für die nächsten drei Jahre vergessen. Die Hormone, die kontinuierlich abgegeben werden, sind Gestagene und entsprechen damit denen der Minipille, ohne deren entscheidenden Nachteil zu haben, nämlich absolut zuverlässig stets zur gleichen Zeit eingenommen werden zu müssen. Die Wirkstoffe hemmen einerseits den Eisprung und verdicken andererseits den Schleim am Gebärmutterhals, sodass die männlichen Spermien nicht mehr hindurchdringen können.

Nachteil der Methode ist die Notwendigkeit eines kleinen, unter örtlicher Betäubung durchgeführten Eingriffs, bei dem das Stäbchen auf der Innenseite des Oberarms – bei Rechtshänderinnen links und bei Linkshänderinnen rechts – eingepflanzt wird, woraufhin einen Tag lang ein Druckverband angelegt wird, der die Bildung eines Blutergusses verhindern soll. Ein ähnlicher Eingriff ist erforderlich, wenn die Frau schwanger werden will: Dann wird das Stäbchen entfernt, wobei eine kleine Narbe zurückbleibt. Die Frau ist danach sofort wieder fruchtbar.

Bei internationalen Studien haben bislang mehr als 3000 Frauen in rund 76 000 Zyklen das Hormonstäbchen getestet, und – man glaubt es kaum – nicht eine einzige von ihnen ist während dieser Zeit schwanger geworden. Damit ist das Hormonstäbchen deutlich sicherer als die Pille, was zum einen daran liegen dürfte, dass Einnahmefehler unmöglich sind, zum anderen aber auch daran, dass Erbrechen, Durchfall oder Wechselwirkungen mit anderen Medikamenten keine Rolle spielen, da das Stäbchen seinen Wirkstoff über das umgebende Gewebe direkt ins Blut abgibt.

Als Nachteil könnte eine Frau – neben der notwendigen Minioperation – allenfalls einen deutlichen Einfluss auf die Menstruation empfinden. Diese blieb nämlich bei fast einem Viertel der Probandinnen ganz aus und trat bei einem weiteren Viertel nur sehr selten auf. Das sei zwar in keinster Weise schädlich, meint der Studienleiter dazu, und werde von vielen Frauen auch durchaus als angenehm empfunden, habe aber bei der einen oder anderen Versuchsteilnehmerin ein – im Übrigen völlig unangebrachtes – Gefühl erzeugt, keine richtige Frau mehr zu sein (→ Menstruation).

## Die Pille steigert das sexuelle Verlangen

*Unsere Mütter und Großmütter wissen das aus eigener Erfahrung: Das geschlechtliche Begehren, die Lust am Liebesspiel, kann erheblich in Mitleidenschaft gezogen werden, wenn ständig das Damoklesschwert einer ungewollten Schwangerschaft über der Frau schwebt. Demnach ist die zuverlässig wirkende Pille nicht nur ein Mittel zur Empfängnisverhütung, sondern auch eine Art Aphrodisiakum, die das sexuelle Verlangen und den Spaß am Geschlechtsverkehr erhöht.*

*Doch das ist keineswegs immer der Fall.*

Denn es kommt vor, dass die in der Pille enthaltenen Hormone die sexuelle Lust einer Frau nicht steigern, sondern im Gegenteil deutlich herabsetzen. Vor allem bei Pillen mit hohem Gestagengehalt kann die Libido, das Verlangen nach Sex, erheblich nachlassen. Oder die Begierde ist zwar da, aber die Erregung bleibt wesentlich flacher, und die Frau kommt nicht oder nur mit erheblicher Mühe zum Orgasmus. In derartigen Fällen sollte sie keine Hemmungen haben, das Problem mit ihrem Frauenarzt zu besprechen. Oft hilft schon der Wechsel auf ein anderes, östrogenhaltigeres Präparat, und nur in seltenen Fällen muss auf die Pille als Verhütungsmittel ganz verzichtet werden. Schließlich macht die Verhinderung einer ungewollten Schwangerschaft wenig Sinn, wenn die Frau ohnehin keine Lust auf Sex hat.

In jedem Fall sollte sich die betroffene Frau aber ehrlich die Frage beantworten, ob sie nicht vielleicht eine unausgesprochene Abneigung gegen diese Form der Empfängnisverhütung hat, ob vielleicht heimlich doch der Wunsch nach einem Kind besteht oder ob sie es tief in ihrem Inneren satt hat, den Schutz vor einer ungewollten Schwangerschaft allein übernehmen zu müssen. Schließlich ist es auch denkbar, dass der Partner im Wissen, kein ungewolltes Kind zu zeugen, die Frau sexuell überfordert, sodass diese mit innerlicher Abwehr reagiert und die Lust am Liebesspiel mehr und mehr verliert.

## Bald wird es auch die Pille für den Mann geben

*Nicht wenige Frauen sind unglücklich bei dem Gedanken, dass stets sie es sind, die für die Verhinderung einer ungewollten Schwangerschaft Verantwortung übernehmen müssen, beispielsweise indem sie zuverlässig an die regelmäßige Pilleneinnahme denken, während sich ihr männlicher Partner darüber keine Sorgen machen muss. Da die Frauen in der Regel aber nicht so weit gehen, vom Mann eine Sterilisation, also einen chirurgischen Eingriff zu verlangen, richtet sich die Hoffnung vieler Damen auf die baldige Einführung der Pille für den Mann.*

*Doch diese Hoffnung bleibt wohl noch längere Zeit unerfüllt.*

Nicht etwa deswegen, weil die Männer daran kein Interesse hätten. Immerhin gab fast die Hälfte von ihnen bei Umfragen an, die Pille für den Mann als Hauptmethode der Empfängnisverhütung in Betracht ziehen zu wollen, wobei interessanterweise vor allem Singles sich sehr aufgeschlossen zeigten.

Das Problem liegt jedoch ganz woanders: Die Verhütung beim Mann stellt sich nämlich erheblich schwieriger dar als bei der Frau. Bei dieser muss pro Monat ja nur eine einzige Eizelle daran gehindert werden, auszureifen oder beim Eisprung den Eierstock zu verlassen. Beim Mann produzieren die Hoden aber jeden Tag Millionen befruchtungsfähiger Spermien, die alle gebremst werden müssen, da schon ein einziger überlebender Samenfaden die Bemühungen zunichte machen könnte.

Zwar kann man auch bei Männern mit hoch dosierten Hormongaben eine Zeugungsunfähigkeit erreichen, dabei bleiben dann aber nicht selten auch das sexuelle Verlangen und die Erektionsfähigkeit auf der Strecke. Auch andere Risiken, vor allem die Entwicklung eines Prostatakrebses, sind bei einer derartigen Methode der Empfängnisverhütung absolut nicht tragbar. Eine weitere Schwierigkeit besteht zudem darin, dass die Hormone, um voll wirksam zu werden, nicht in Tablettenform zugeführt werden können, sondern gespritzt werden müssen. Unter diesen Umständen sieht es mit der männlichen Bereitschaft zur hormonellen Empfängnisverhütung schon erheblich schlechter aus. Bis heute ist noch nicht absehbar, ob und wann sich all diese Probleme lösen lassen. Nach Angaben der Firma Schering, die sich auf dem Gebiet der hormonellen Schwangerschaftsverhütung einen Namen gemacht hat, könnte die erste Spritze für den Mann frühestens im Jahr 2007 auf den Markt kommen.

Was es allerdings schon heute gibt, ist ein jahrelang wirkendes Verhütungsmittel für den Mann in Form einer Spermien vernichtenden Substanz, die in die Samenleiter eingespritzt wird und deren Wände auskleidet. Dadurch können keine lebenden, befruchtungsfähigen Samenfäden mehr nach außen gelangen. In einer indischen Studie an 500 Freiwilligen hat sich die Methode als außerordentlich wirksam erwiesen. Und was das Beste ist: Möchte der auf diese Weise unfruchtbar gemachte Mann irgendwann doch ein Kind zeugen, so lässt sich der Spermienkiller durch eine Spülung mit Natriumbikarbonat schnell und einfach wieder aus den Samenleitern herausschwemmen. Man darf wirklich gespannt sein, wann die revolutionäre Methode zugelassen wird und auch bei uns zur Verfügung steht.

## Pille danach

### Die »Pille danach« ist eine Abtreibungspille

*Schon so manche Frau hat es der »Pille danach« zu verdanken, dass sie nicht unbeabsichtigt schwanger geworden ist. Sei es, dass sie ohne Verhütungsmaßnahmen Verkehr hatte, dass ein Kondom »geplatzt« ist, dass der Mann nicht zuverlässig »aufgepasst« hat oder dass sie sich zu spät der Tatsache bewusst wurde, dass sie die Einnahme der Pille vergessen hatte. Besonders wenn ein solches Malheur um die Mitte des Zyklus herum passiert, zu einer Zeit also, in der die meisten Frauen ihre fruchtbaren Tage haben, ist die »Pille danach« ideal geeignet, ungewollte Konsequenzen zu verhindern. Doch viele Frauen scheuen sich, auf sie zurückzugreifen, weil sie der Meinung sind, die »Morning-After-Pill« beende – wenn auch zu einem sehr frühen Zeitpunkt – eine bereits bestehende Schwangerschaft, löse also im Grunde bereits eine Abtreibung aus.*

*Doch diese Frauen irren sich.*

Voraussetzung für eine Abtreibung beziehungsweise einen Schwangerschaftsabbruch ist nämlich logischerweise, dass überhaupt eine Schwangerschaft eingetreten ist. Dazu ist aber die Einnistung des befruchteten Keims in der Gebärmutter erforderlich. Und eben diese Einnistung macht die »Pille danach« unmöglich, indem sie den Aufbau der Gebärmutterschleimhaut stört. Ebenso wie die normale Anti-Baby-Pille verhindert sie eine Schwangerschaft und beendet sie nicht. Daran ändert auch die Tatsache nichts, dass es bei manchen Frauen im Anschluss an die Einnahme zu schwangerschaftsähnlichen Symptomen wie Unwohlsein, Übelkeit und Erbrechen kommt. Voraussetzung für die zuverlässige Wirkung ist allerdings, dass die erste von zwei »Morning-After-Pills« möglichst frühzeitig – am besten innerhalb der ersten 24 Stunden nach dem ungeschützten Verkehr – eingenommen wird, die zweite folgt dann 12 bis 24 Stunden später.

## Platonische Liebe

**Unter »platonischer Liebe« versteht man eine Beziehung zwischen Mann und Frau ohne Sex**

*Behauptet man von einem Verhältnis zwischen Mann und Frau, es sei rein platonisch, so meint man damit, dass es sich um eine Beziehung handelt, bei der die Liebe allein seelischer und nicht körperlicher Natur ist, kurz, bei der die Partner keinerlei Wert auf Sex legen.*

*Doch ursprünglich war der Begriff viel enger gefasst.*

Platon selbst hielt nämlich vom weiblichen Geschlecht so wenig, dass er behauptete, eine Frau zu sein, käme einem Fluch der Götter gleich. Deshalb war er weder auf ein sexuelles Verhältnis noch überhaupt auf eine Liebesbeziehung zu einer Frau aus. Wahre Liebe gab es für ihn nur unter Männern. Demzufolge ist platonische Liebe im Grunde ein inniges Verhältnis zwischen einem reiferen Mann und einem jugendlichen Geliebten, wobei sich die Liebe des Älteren zwar mit voller Intensität auf den Jüngeren richtet, sich jedoch zugleich zurückhält, das Begehren also nicht körperlich auslebt. Nach Platons Überzeugung liegt das wahre Wesen der Liebe in der Sehnsucht nach dem Schönen, und dieses Schöne sieht er ausschließlich in der Seele eines Menschen, nicht in dessen Körper.

Würde man den Begriff »platonische Liebe« heute noch in seiner ursprünglichen Bedeutung verwenden, so müsste man damit eine homosexuelle Beziehung bezeichnen, die allein auf gegenseitiger Achtung und Zuneigung beruht und auf körperlichen Sex bewusst verzichtet. Insofern ist im Grunde eine platonische Liebesbeziehung nur bei Schwulen möglich.

## Polygamie

**Unter Polygamie versteht man eine »Vielehe«, bei der ein Mann mehrere Frauen hat**

*Wenn man beliebige Personen fragt, was sie unter dem Begriff »Polygamie« verstehen, so werden die meisten mit »Vielehe« antworten. Und das stimmt auch tatsächlich. Bohrt man weiter nach, so erfährt man, »Polygamie« bedeute, dass ein Mann mehrere Frauen hat.*

*Doch das ist allenfalls die halbe Wahrheit.*

Diese Form der Vielehe, bei der ein Mann gleichzeitig mit einer ganzen Reihe von Frauen verheiratet ist, kommt in weiten Teilen Afrikas sowie des Nahen und Mittleren Ostens, aber auch in Indonesien und bei verschiedenen Indianergruppen Nord- und Südamerikas vor. Korrekterweise bezeichnet man sie als »Polygynie«, was so viel bedeutet wie »Vielfrauen-Ehe«. Derartige Ehegemeinschaften zeichnen sich in der Regel durch eine stark ausgeprägte Rangordnung und Rivalität zwischen den einzelnen Frauen aus. In einigen Fällen – beispielsweise bei einigen Indianerstämmen Südamerikas – hat nur der Häuptling das Recht, mehrere Frauen zu heiraten und mit ihnen Kinder zu zeugen. Auf diese Weise kann er Verwandtschaftsbeziehungen strategisch manipulieren und so seine Macht und seinen Einfluss ausweiten.

Daneben gibt es aber auch die so genannte »Polyandrie«, bei der eine Frau gleichzeitig mit mehreren Männern verheiratet ist. Man findet sie in Teilen Indiens, insbesondere im Himalaya, in verschiedenen Ländern Afrikas, aber auch bei den Kandyan-Singhalesen auf Sri Lanka und einigen Südseeinsulanern. Nicht selten ist diese Form der Ehegemeinschaft auf die schlechte wirtschaftliche Situation zurückzuführen, die eine Beschränkung der Nachkommen erzwingt. Allerdings lässt sich die Trennlinie zwischen der echten Polyandrie und der Ausweitung sexueller Dienste auf mehrere Männer nicht immer genau ziehen und hängt letztlich davon ab, wie man den Begriff »Ehe« definiert.

Nimmt man es damit nicht allzu genau, so muss man feststellen, dass auch in unserem Kulturkreis polygyne Beziehungen zwischen einem Mann und mehreren Frauen, aber auch umgekehrt polyandrische zwischen einer einzigen Frau und mehreren Männern gar nicht so selten sind.

## Pornografie

### Pornos machen nur Männer an

*Beobachtet man einmal, wer die einschlägigen Etablissements besucht, in denen man in diskreten Kabinen unter mehr als 100 Pornovideos wählen kann, so wird man nur ausnahmsweise einmal eine Frau entdecken. Tatsächlich verdienen derartige Sextempel ihr Geld fast ausschließlich an*

*Männern, die dort nicht selten zwei- bis dreistellige Eurobeträge ausgeben.*

*Doch daraus den Schluss zu ziehen, Frauen hätten für Pornos grundsätzlich nichts übrig, ist falsch.*

Richtig ist, dass sie fast einhellig Primitiv-Pornos ablehnen, in denen Frauen als allzeit willige Objekte stets geiler Männer hingestellt werden. Aber eine Studie der Zeitschrift »Petra« ergab, dass immerhin 11 Prozent der befragten Damen »geschmackvollen« Pornos keinesfalls ablehnend gegenüberstehen, sondern sich von ihnen durchaus angezogen fühlen. An den einschlägigen Primitivprodukten – leider machen sie die überwiegende Mehrzahl der käuflichen Pornos aus – haben Frauen demnach Folgendes auszusetzen:

- Die Darstellerinnen wirken unnatürlich, lustlos und oft sogar regelrecht gequält; sie sind schlicht miese Schauspielerinnen.
- Die Männer sehen auch nicht besser aus.
- Die dargestellten Situationen wirken in höchstem Maße unrealistisch.
- Frauen spielen nur als »Objekte« eine Rolle.
- Die Dialoge – »O ja, mach's mir, Baby!« – sind furchtbar.
- Es findet keinerlei Handlung statt.
- Kulissen und Kostüme sind langweilig, die ganze Aufmachung wirkt billig, frauenfeindlich und erniedrigend.

Auch Firmen, die angeblich Pornos speziell für Frauen herstellen, konnten die weiblichen Erwartungen nicht erfüllen. Die Filme unterscheiden sich – von den horrenden Preisen abgesehen – durch nichts von den herkömmlichen Produktionen.

Doch hin und wieder findet man ein Video, das aus dem üblichen Rahmen fällt, in dem vor hübschen Kulissen gut aussehende Damen und Herren eine geschmackvolle Erotik zelebrieren, mit dezenter Hintergrundmusik und ohne aufdringliches Gestöhne. Und von derartigen Darstellungen – das haben entsprechende Umfragen ergeben – lassen sich durchaus auch Frauen anregen. Bemerkenswert ist in diesem Zusammenhang auch, dass sie nach dem Ergebnis einer neueren amerikanischen Studie weit mehr als Männer auch an Filmen mit gleichgeschlechtlichem Sex Gefallen finden, und zwar unabhängig von ihrer eigenen sexuellen Vorliebe.

## Als Wirtschaftsfaktor spielt Pornografie keine Rolle

*Es gibt wohl kaum einen Mann, der sich nicht irgendwann im Leben mal ein Pornoheft oder -video kauft beziehungsweise Geld dafür ausgibt, einen derartigen Film in einem entsprechenden Etablissement zu betrachten. Dennoch ist schwer vorstellbar, dass Hersteller oder Anbieter pornografischer Erzeugnisse mit ihren Umsätzen gesamtwirtschaftlich gesehen eine wichtige Rolle spielen.*

*Und doch ist es so.*

Bereits im Jahr 1990 wurde nach Untersuchungen der Zeitschrift »Emma« allein in den USA mit Pornografie ein Umsatz von mehr als 7 Milliarden Dollar erzielt, und dieser Betrag dürfte sich bis heute schätzungsweise verzwei- oder gar verdreifacht haben. Und in Dänemark, wo die Verbreitung der Pornografie so gut wie keiner gesetzlichen Beschränkung unterliegt, ist sie sogar der drittgrößte (!) Industriezweig überhaupt. Auch durch die Verbreitung des Internets, in dem es von einschlägigen Angeboten nur so wimmelt, hat sich nichts Entscheidendes geändert, da der Zugriff auf die wirklich »lohnenden« Seiten nur gegen Entgelt möglich ist. Für derartige kostenpflichtige Angebote sind nach seriösen Schätzungen im Jahr 2000 etwa 1,8 Milliarden Dollar ausgegeben worden, davon rund 1,3 Milliarden für mehr oder minder erotische Fotos. Einzelne Anbieter kassieren mit ihren Sex-Seiten mehr als 120 Millionen Euro jährlich.

In Deutschland machen allein die beiden größten Pornofilm-Produzenten Videorama und Magma jährlich einen Umsatz von 30 bis 40 Millionen Euro, und nach einem Bericht der Berliner Zeitschrift »Zitty« leben hierzulande mehr als 10 000 Menschen direkt oder indirekt von der Pornografie – vor und hinter der Kamera sowie in diversen Sexläden. Der Jahresumsatz hat die Milliardengrenze inzwischen längst überschritten.

## Häufiger Pornokonsum führt zu sexueller Aggressivität

*In den meisten Pornofilmen werden Frauen als stets willige Objekte männlicher Lust dargestellt. Männer, die sich derartige Machwerke häufig ansehen, bekommen dadurch möglicherweise den Eindruck, das sei in der Realität genauso, und benehmen sich Frauen gegenüber, die nicht auf diese Weise mit sich umspringen lassen, aggressiv oder vielleicht sogar gewalttätig. Diese Theorie hört und liest man immer wieder.*

*Doch bislang fehlt dafür jeglicher Beweis.*

Zugegeben, über die genauen Auswirkungen häufigen Pornografie-Konsums gibt es bislang nur sehr wenige Untersuchungen, die zudem kaum etwas über Langzeiteffekte aussagen. Am ehesten kann man zur Klärung dieser Frage wohl das Buch »Erotika und Pornografie« von Henner Ertel, Mitarbeiter am »Institut für Rationelle Psychologie« in München, heranziehen, das allerdings bereits 1990 erschien. Darin veröffentlicht der Autor die Ergebnisse einer Umfrage unter fast 10 000 Männern und Frauen zum Thema Pornografie und stellt unter anderem folgende Thesen auf:

- Das in Pornos Gezeigte erzeugt beim Betrachter kein neues Frauenbild, sondern ist in der Regel bereits Teil seiner sexuellen Fantasien und Träume, sodass es auf sein Verhalten Frauen gegenüber kaum einen Einfluss hat.
- Die immer wieder postulierte »Pornospirale«, wonach derjenige, der mit Softpornos anfängt, irgendwann bei brutalen Hardcore-Pornos landet, existiert nur in Ausnahmefällen. Meist haben die Männer eindeutige Vorlieben, denen sie dauerhaft treu bleiben. Allenfalls gibt es so etwas wie eine »Konsumspirale«, das heißt, Männer, die einmal an Pornos Gefallen gefunden haben, neigen dazu, mit der Zeit immer wieder neue anzusehen und dafür zunehmend Geld auszugeben.
- Sofern die Männer nicht schon vor ihrer Vorliebe für Pornos aggressiv gegen Frauen oder Kinder waren, verändern sich ihre sexuellen Handlungsweisen durch die Betrachtung derartiger Videos nicht. Keinesfalls neigen Porno-Konsumenten öfter zu sexuell aggressivem Verhalten als andere Männer.

## Potenz

siehe auch: **Impotenz**

### Wenn ein Mann beim Sex zuverlässig eine Erektion bekommt, ist er potent

*Wer schon einmal einen Pornofilm gesehen hat, weiß, wie der ideale männliche Penis beim Sex auszusehen hat: machtvoll aufgerichtet, kräftig und stets einsatzbereit. Daher sind Pornodarsteller für viele der Inbegriff potenter Männlichkeit.*

*Aber sind sie das wirklich?*

Nicht unbedingt, denn die Eingangsbehauptung stimmt allenfalls umgekehrt: Ein Mann, der nie eine Erektion bekommt, ist impotent.

Aber auch der, dessen Penis sich jedes Mal zuverlässig versteift, kann im medizinischen Sinne durchaus impotent sein. Denn die Erektionsschwäche ist nur eine Seite der Medaille, und diese bezeichnet man als »Impotentia coeundi«, also als »Unfähigkeit, den Beischlaf auszuüben«.

Grundsätzlich gilt aber ein Mann genau dann als impotent, wenn er nicht in der Lage ist, ein Kind zu zeugen. Und dazu gehört eben mehr als die bloße Fähigkeit zum Geschlechtsverkehr, nämlich vor allem eine ausreichende Menge einwandfreien Spermas.

Männer, die davon zu wenig produzieren, die an Prostata, Hoden oder Nebenhoden erkrankt sind, die keinen Samenerguss haben oder bei denen die Samenfäden Defekte aufweisen, leiden – auch wenn sie es vielleicht selbst gar nicht wissen – unter der »Impotentia generandi«, der »Unfähigkeit, sich fortzupflanzen«.

Daher können sogar Pornodarsteller mit eindrucksvollen Erektionen und erstaunlicher sexueller Ausdauer impotent sein, während ein älterer Mann, der vielleicht nur noch ein einziges Mal im Monat zu einer halbwegs brauchbaren Erektion im Stande ist und dabei eine größere Menge befruchtungsfähiger Samenfäden ausstößt, im medizinischen Sinne durchaus potent ist.

## Ein Mann, der seinen Penis überstrapaziert, braucht sich über nachlassende Potenz nicht zu wundern

*Alles mit Maß und Ziel, sagen sich viele Männer, auch ein Penis braucht Erholungspausen, um sich wieder regenerieren zu können und einsatzfähig zu bleiben. Sonst wird er überstrapaziert und funktioniert von Mal zu Mal schlechter, bis er dann eines Tages ganz schlapp macht.*

*Männer, die so denken und schweren Herzens danach handeln, kann man beruhigen.*

Denn das genaue Gegenteil ist der Fall: Auch für das männliche Zeugungsorgan gilt: »Wer rastet, der rostet«. Die Schwellkörper, deren Blutfülle für die Erektion verantwortlich sind, bleiben nämlich durch häufige Beanspruchung in optimalem Trainingszustand und verrichten ihre Aufgabe weit besser, als wenn sie nur hin und wieder zum Einsatz kommen.

Wie Universitätsdozent Andreas Jungwirth von der Landesklinik für Urologie in Salzburg beim »Dritten Grazer Andrologie-Symposium« darlegte, herrscht im schlaffen Glied Sauerstoffmangel, der seinerseits über einen komplizierten biochemischen Mechanismus die vermehrte Einlagerung von Kollagen, eines speziellen Bindegewebes, in die Schwellkörper fördert. Und jedes bisschen Mehr an Bindegewebe macht die Schwellkörper starrer und behindert sie bei der Arbeit. Dagegen entsteht bei hohem Sauerstoffdruck im erigierten Penis vermehrt Prostaglandin, eine hormonähnliche Substanz, die der Kollageneinlagerung entgegenwirkt. Fazit: Häufige Erektionen verbessern die Sauerstoffversorgung der Schwellkörper und bekämpfen gleichzeitig die unerwünschte Bindegewebseinlagerung.

Hierin liegt möglicherweise auch der Hauptgrund für das unwillkürliche nächtliche Sich-Aufrichten des Gliedes, das jeder Mann kennt: Die Natur sorgt damit für eine optimale Penisgesundheit. Und tatsächlich leiden Männer mit Erkrankungen, die die Sauerstoffversorgung des Körpers beeinträchtigen, besonders häufig unter Potenzstörungen.

Eine Langzeitstudie an 188 Paaren hat diesen Zusammenhang ebenfalls belegt: Je aktiver ein Mann in sexueller Hinsicht in seinen jungen Jahren war, desto besser klappt es auch im Alter, wohingegen enthaltsamere junge Männer später weitaus häufiger mit Erektionsproblemen zu kämpfen haben.

## Professoren sind klüger, Arbeiter dafür potenter

*Universitätsprofessoren sind schwächliche und im Allgemeinen reichlich zerstreute Menschen, die nur für ihre Wissenschaft leben und ansonsten eher etwas weltfremd sind. Sie sind zweifellos überdurchschnittlich intelligent, können aber in puncto Sex einem muskelbepackten, schweißglänzenden Arbeiter, der vor lauter Manneskraft kaum laufen kann, nicht das Wasser reichen – so die landläufige Meinung.*

*Doch die ist schlicht falsch.*

In einer Studie, die amerikanische Wissenschaftler aus Massachusetts an 800 Männern durchführten, stellte sich nämlich heraus, dass von denjenigen Probanden, die mit zunehmendem Alter Probleme mit der Potenz bekamen, auffallend viele hinsichtlich Bildung, Beruf und Einkommen eher am unteren Ende der Skala rangierten. Verglich man Arbeiter mit ihren gebildeteren Geschlechtsgenossen, so wiesen sie ein mehr als 1,5-fach höheres Risiko auf, schon in relativ jungen Jahren keine Erektion mehr zu Stande zu bringen.

Die Forscher vermuteten zunächst, dieses Phänomen könne mit problematischen Lebensumständen wie Rauchen, Zuckerkrankheit oder erhöhtem Blutdruck zu tun haben. Doch das erwies sich als falsch: Selbst nach Berücksichtigung von Alter, Lebensstil und momentanen Erkrankungen blieb der Einfluss von Bildung und Beruf auf die Manneskraft bestehen.

## Prostitution

### Prostitution ist das älteste Gewerbe der Welt

*Wenn von Prostitution die Rede ist, fällt häufig das Schlagwort vom »ältesten Gewerbe der Welt«. Damit soll offenbar ausgedrückt werden, dass es seit dem frühesten Altertum Frauen gibt, die ihren Körper gegen entsprechende Bezahlung männlicher Lust und Begierde zur Verfügung stellen und damit ihren Lebensunterhalt verdienen.*

*Wenn das auch sicherlich zutrifft, so ist die Mär vom »ältesten Gewerbe« dennoch falsch.*

Denn nach Ansicht des Wiener Soziologen Roland Girtler kam die gewerbsmäßige Ausübung von Liebesdiensten erst nach dem Beginn der Sesshaftigkeit der Menschen auf. Zwar hätten Frauen auch schon vorher durch Hingabe ihres Körpers Vorteile erlangt, von Gewerbsmäßigkeit könne dabei aber noch keine Rede sein. Laut Girtler ist das Gewerbe der Töpfer und der Steinwerkzeug-Hersteller eindeutig älter als das der Prostituierten. Nach Auffassung anderer Wissenschaftler waren es die Schamanen der späten Eiszeit, die das älteste Gewerbe der Welt ausübten. Ihr Aufgabengebiet war in etwa mit der heutigen Seelsorge zu vergleichen, in Verbindung mit Hypnose, medizinischen Maßnahmen und Suggestion.

Tatsache ist jedenfalls, dass es die Prostitution schon vor einigen tausend Jahren gab. So war im alten Babylonien in vielen Tempeln die »Tempel-Prostitution« gang und gäbe. Damals waren es tatsächlich Priesterinnen – hoch geachtete, reiche und berühmte Frauen –, die für Gold und andere Kostbarkeiten ihre Liebesdienste anboten. Glaubt man dem berühmten griechischen Historiker Herodot, so musste sich damals jede Babylonierin mindestens einmal in ihrem Leben in einem solchen Tempel aufhalten, um sich einem Fremden hinzugeben, und erst wenn der Fremde ihr als Belohnung für den Liebesakt eine Silbermünze in den Schoß geworfen hatte, durfte sie den Tempel wieder verlassen.

Im alten Japan wurden Mädchen regelrecht zu Liebesdienerinnen erzogen, von denen es zwei Arten gab: Geishas, hoch gebildete Prostituierte, die aber auch Massagen und die Kunst der Konversation beherrschten, und Imbai, die oft von ihren Eltern als »gewöhnliche« Dirnen an Freudenhäuser verkauft wurden. Das älteste historisch erwähnte Bordell wurde im Jahr 549 v. Chr. von dem Gesetzeshüter Solon in Athen eingeweiht, und kurz darauf entstanden in allen größeren Städten ähnliche Etablissements. Eines davon kann man noch heute in Pompeji bewundern: Es ist in seinen Grundfesten erhalten geblieben und an einem erigierten Steinpenis über der Eingangstür deutlich erkennbar.

Die erste schriftliche Erwähnung europäischer Bordelle fällt in das 12. Jahrhundert, und im Jahr 1414 dankte Kaiser Sigismund dem Magistrat der Stadt Bern dafür, dass dieser anlässlich eines Konzils den Angehörigen des kaiserlichen Hofs alle Freudenhäuser mit rund 1500 Huren unentgeltlich zur Verfügung gestellt hatte. Im späten Mittelalter waren Bordelle die wichtigsten Orte der Syphilis-Übertragung, woraufhin sich die Geschlechtskrankheit binnen kurzer Zeit in ganz Europa ausbreitete. In der Mitte des 19. Jahrhunderts gab es nach Schätzungen der Polizei allein in Paris etwa 30 000 Frauen, die ständig als Prostituierte tätig waren, und dazu noch rund 120 000, die diesem Gewerbe nur gelegentlich nachgingen.

Die Zahlen sprechen eine eindeutige Sprache: Mag die Prostitution auch nicht das älteste Gewerbe der Welt sein, ein überaus florierendes ist sie allemal.

## Hetären, Mätressen und Kurtisanen waren Prostituierte

*Dirne, Hure, Nutte, Mätresse, Hetäre, Kurtisane – all diese Begriffe werden als Synonym für ein und dasselbe verwendet: für eine Prostituierte. Doch da gibt es erhebliche Unterschiede.*

Beginnen wir mit den Hetären. So nannte man im alten Griechenland die bezahlten Geliebten bedeutender Männer. Der Name leitet sich vom griechischen Wort »heteira« ab, das so viel bedeutet wie »Gefährtin«. Im Gegensatz zu den eigentlichen Dirnen, bei denen es sich in dieser Zeit in der Regel um Sklavinnen handelte, waren Hetären musisch und philosophisch ausgebildete Halbweltdamen, die sich einer hohen sozialen Stellung erfreuten und die einzigen Frauen waren, die als den Männern ebenbürtig angesehen wurden, was damals schon sehr viel bedeutete. Sie nahmen Anteil am gesellschaftlichen und intellektuellen Leben ihrer Zeit, blieben jedoch unverheiratet, um ihre Besitzrechte vor den patriarchalischen Ehegesetzen zu schützen. Im Gegensatz zu den verheirateten Frauen stand es ihnen frei, Schulen zu besuchen und regelmäßige Gesellschaften zu geben.

Den Unterschied zwischen den verschiedenen Frauen-Typen der hellenistischen Welt hat der große Dichter Demosthenes in einem prägnanten Satz zusammengefasst: »Wir haben Ehefrauen für das Kinderkriegen, Hetären für die Geselligkeit und Sklavinnen für die Lust.«

Bei den Kurtisanen des 16. bis 19. Jahrhunderts war es ähnlich. Im Gegensatz zu den gewöhnlichen, billigen Straßen- und Bordellhuren, die – wie es die Geistlichen formulierten – als »notwendiges Ventil für die sexuelle Triebkraft des Mannes« gebraucht und als »unehrliche Weiber« von ihren Mitbürgern zum Abschaum der menschlichen Gesellschaft erklärt wurden, ließen sie sich ihre Dienste erheblich teurer bezahlen, waren dafür aber auch vielseitig gebildet und daher in den höheren Ständen überaus geachtet und beliebt. Diese »Edelhuren« fanden ihre Klientel vor allem in der hohen Geistlichkeit, bei Bischöfen, Erzbischöfen und Kardinälen, dem niederen und hohen Adel, im reichen Patriziat und bei den Dichtern und Künstlern, denen sie obendrein gelegentlich Modell standen. Die bekannteste Kurtisane des 17. Jahrhundert war Ninon de Lenclos, deren Pariser Salon Treffpunkt bedeutender Literaten war. Unter anderem verkehrten dort Molière, Scarron und La Rochefoucauld. Im 17. und 18. Jahrhundert wuchs die Zahl der Kurtisanen in dem Maße, in dem es für die Herren der europäischen Oberschicht üblich, ja geradezu notwendig wurde, neben oder anstelle einer Ehefrau eine Geliebte aus dem musischen Bereich, also aus Theater, Oper oder Ballett zu haben.

Der Begriff »Mätresse« schließlich geht auf die französische Bezeichnung für »Herrin« zurück, woraus schon die enorme Bedeutung jener Damen ersichtlich wird, die keinesfalls billige Prostituierte waren, sondern als Geliebte eines Fürsten oder Königs zum Teil hohen politischen Einfluss hatten. Eine besonders berühmte Mätresse war Madame de Pompadour, die fast 20 Jahre lang – von 1745 bis 1763 – ganz offiziell am Hof Ludwigs XV. lebte. Durch geschicktes Kalkül und Ausbildung eines Netzwerks, das über den engen höfischen Bereich hinausreichte, vor allem aber durch Übernahme heikler politischer Aufgaben und eine geschickte Selbstdarstellung gelang es ihr, bis zu ihrem Tod an der Macht zu bleiben. Und an diesen Verhältnissen hat sich ja im Grunde bis heute nichts geändert: Oft sind es die Frauen hinter einem Herrscher oder Politiker, die die bedeutsamen Entscheidungen treffen. Zwar nennt man sie nicht mehr Mätressen, doch ihr Einfluss ist ähnlich groß wie seinerzeit an den Höfen der Mächtigen.

## Prostituierte sind weiblich

*Beim Begriff »Prostitution« fallen einem spontan Begriffe wie »Dirne«, »Hure« oder »Nutte« ein – Bezeichnungen für Frauen, die ihren Körper für bezahlte Liebesdienste anbieten.*

*Dass es auch männliche Prostituierte gibt, übersieht man da leicht.*

Man bezeichnet sie als »Strichjungen« oder kurz »Stricher«, und nur sehr wenige von ihnen – man nennt sie auch »Callboys« – bieten bezahlten Gelegenheitssex für Frauen an. Die meisten arbeiten in der homosexuellen Szene, viele ausschließlich des Geldes wegen, andere aus einer Notlage als Schwule ohne Partner heraus. Noch weitaus mehr als weibliche Prostituierte brechen sie mit gesellschaftlichen Normen: Neben dem Tabu Prostitution haben sie es mit Homosexualität zu tun und sind obendrein häufig noch so jung, dass auch das Thema Jugendsexualität eine wichtige Rolle spielt. Im Gegensatz zu ihren weiblichen Kolleginnen arbeiten sie fast ausschließlich im Verborgenen, an einschlägig bekannten Plätzen, Bahnhöfen und in öffentlichen Toiletten und ganz am Rande der Gesellschaft – denn offizielle Stricher-Bordelle gibt es praktisch nicht. Da sie häufig weder einen Schulabschluss noch eine abgeschlossene Berufsausbildung vorweisen können, ist es ihnen fast unmöglich, aus der Stricherszene auszusteigen, die durch drei Begriffe gekennzeichnet ist: Körper, Kohle und Kripo. »Körper«, weil der das ganze Kapital eines Strichers darstellt; »Kohle«, weil er sein Elend in der Regel allein des Geldes wegen auf sich nimmt, und »Kripo«, weil er in ständiger Angst vor der Polizei beziehungsweise der Strafverfolgung lebt und »arbeitet«.

## Es sind nur wenige Männer, die immer wieder Prostituierte aufsuchen

*Fragt man Männer, ob sie schon einmal ein Bordell aufgesucht oder an anderer Stelle mit einer Prostituierten sexuellen Kontakt gehabt haben, so antworten die meisten mit einem entrüsteten »Nein«. Es gilt eben nicht als schicklich, die Dienste einer käuflichen Liebesdienerin in Anspruch zu nehmen, daher bekennt man sich nicht dazu.*

*Tatsächlich ist die Zahl der Bordellbesucher jedoch enorm hoch.*

Im Kinsey-Report aus den Fünfzigerjahren bekannten sich fast 70 Prozent der befragten weißen Amerikaner dazu, schon mindestens einmal ein Erlebnis mit einer Prostituierten gehabt zu haben. Das deckt sich weitgehend mit einer neueren Untersuchung der Huren-Beratungsgruppe »HYDRA«, die auf 75 Prozent, also drei Viertel aller erwachsenen Männer kommt. Und eine Studie der Bundeszentrale für gesundheitliche Aufklärung ergab, dass von 2000 befragten Männern im vorhergehenden Jahr jeder vierte mindestens einmal käuflichen Sex hatte.

## Die meisten Kunden einer Prostituierten haben ausgefallene sexuelle Wünsche

*Was ist es, das einen gut aussehenden Mann, der durchaus auch andere Frauen haben könnte, zu einer Prostituierten treibt? Die Lust auf Abwechslung? Die sexuelle Unverbindlichkeit, der keine wie immer geartete langfristige Verpflichtung folgt? Oder haben vielleicht die Frauen Recht, die bei einer Umfrage vermuteten, Antriebsfeder sei das Verlangen nach ausgefallenen Sexualpraktiken, die die »normale« Partnerin gar nicht oder nur höchst widerwillig erfüllt?*

*Das Bedürfnis nach »abartigem« Sex spielt jedoch bei den meisten Männern keine große Rolle.*

Mitte der Neunzigerjahre veröffentlichten die Psychologen Doris Velten und Dieter Kleiber die Ergebnisse einer Untersuchung, bei der sie 600 Männer, die regelmäßig Prostituierte aufsuchten, über ihre speziellen Wünsche befragt hatten. Demnach spielt sich in Bordellen in knapp 80 Prozent der Fälle ganz gewöhnlicher Geschlechtsverkehr ab, bei 71 Prozent der Begegnungen zwischen Hure und Freier kommt es zu oralen Kontakten, während Analverkehr mit gerade mal 10 und sado-masochistische Praktiken mit 18 Prozent nur eine untergeordnete Rolle spielen.

Die Dauer der sexuellen Aktionen beträgt in der Mehrzahl der Fälle zwischen 15 und 30 Minuten, bei einem Drittel der Befragten auch schon mal bis zu einer Stunde. Kürzer als eine Viertel- oder länger als eine volle Stunde sind die Beteiligten nur höchst selten zugange. Und entgegen landläufiger Meinung ist die »Hauptgeschäftszeit« einer Prostituierten keinesfalls die Nacht: Fast 40 Prozent ihrer Tätigkeit spielen sich in den Nachmittagsstunden ab.

## Käuflicher Sex ist überall gleich teuer

*Konkurrenz belebt das Geschäft, heißt es, und sorgt dafür, dass sich die Preise für bestimmte Waren oder Dienstleistungen angleichen. Denn wer gibt schon für irgendetwas eine Menge Geld aus, wenn er dasselbe woanders erheblich preisgünstiger bekommen kann?*

*Das ist sicher in vielen Bereichen richtig, für die käufliche Liebe haben derartige ökonomische Überlegungen jedoch nur sehr bedingt Gültigkeit.*

Tatsache ist nämlich, dass die Preise, die Prostituierte für ihre Dienste verlangen, erheblich schwanken, und zwar nicht nur je nach Art des Gebotenen, sondern auch von Region zu Region, ja, sogar von Stadt zu Stadt. Am kostspieligsten ist der käufliche Sex in Süddeutschland, am billigsten im deutsch-tschechischen und deutsch-polnischen Grenzgebiet, wo ein Freier schon für weniger als 15 Euro zum Zug kommt. Knapp 20 Minuten Telefonsex kosten im Mittel 30 Euro, also etwa so viel wie Sex auf dem Autostrich, wo er mit 20 bis 25 Euro für oralen und 30 bis 40 Euro für »normalen« Verkehr erheblich billiger zu haben ist als in einem Nobelbordell. Callgirls, die einen Mann auf Wunsch zu Hause oder im Hotel bedienen, nehmen dafür durchschnittlich 50 bis 100 Euro plus Anfahrtkosten.

Richtig teuer aber wird die Sache für Männer mit ausgefalleneren sexuellen Ansprüchen. So kostet der einstündige Besuch einer »Domina« im Sado-Maso-Studio 200 Euro und mehr, und wer es ganz nobel haben und eine käufliche Dame für einen ganzen Abend inklusive Opernbesuch mieten will, muss dafür mindestens 500 Euro berappen.

## Käufliche Liebe war seit jeher erschwinglich

*Was die Dienste einer Prostituierten – je nach Wünschen, Umgebung und Dauer – auch immer kosten, erschwinglich sind sie für einen Freier alle-*

*mal. Selbst eine Nacht mit einem Nobelcallgirl liegt für die meisten Männer durchaus im Bereich ihrer finanziellen Möglichkeiten.*
*Doch das war keinesfalls immer so.*
Gehört Robert Redfords Offerte über 1 Million Dollar für eine Affäre mit Demi Moore im Film »Ein unmoralisches Angebot« auch in den Bereich der Fiktion, so darf man sie doch keinesfalls als gigantisch überhöht bezeichnen. Im Vergleich zu einer Begebenheit aus der griechischen Antike sind 1 Million Dollar sogar äußerst preiswert. Zumindest, wenn man dem griechischen Historiker Plutarch Glauben schenkt: Der berichtet nämlich über den mazedonischen König Demetrios Poliarketes: Dieser sei derart in eine wunderschöne griechische Hetäre verliebt gewesen, dass er für ihre Liebesdienste 150 Talente, also etwa 3800 kg Gold, ausgegeben habe – auf heutige Verhältnisse umgerechnet sind das sage und schreibe 60 Millionen Euro.

## Prostituierte haben keine Lobby

*Mit Beginn des Jahres 2002 trat ein Gesetz in Kraft, das die Situation der Prostituierten deutlich verbesserte, indem es ihre Tätigkeit nicht mehr als sittenwidrig einstufte. Seitdem können die Liebesdienerinnen problemlos der Sozialversicherung beitreten und haben die Möglichkeit, ihre Rechte einzuklagen. Dennoch bleibt die Tatsache bestehen, dass sie als Randgruppe der menschlichen Gesellschaft gelten und keine gewerkschaftsähnliche Organisation besitzen, die ihre Interessen vertritt.*
*Oder etwa doch?*
In der Tat, so etwas gibt es, und zwar die so genannte »HYDRA«. Das ist ein gemeinnütziger Verein mit Sitz in Berlin, der sich bemüht, den Prostituierten in jeder Hinsicht mit Rat und Tat zur Seite zu stehen. Gemäß seiner Satzung hat er zwei Hauptziele: zum einen die »Förderung des sozialen Schutzes und der kulturellen Integration von Prostituierten«, zum anderen die »Förderung der beruflichen Bildung von Prostituierten als Hilfe zum Umstieg in andere Berufe«. Zu diesem Zweck führt HYDRA für ihre Mitglieder Bildungs- und Informationsveranstaltungen durch, bei denen es um Themen wie »Umstieg in eine andere Erwerbstätigkeit«, »AIDS und andere sexuell übertragbare Krankheiten«, »Beziehungskonflikte« und spezielle Arbeitsgebiete geht – beispielsweise Telefon- und Internetsex sowie sado-masochistische Praktiken. Daneben unterhält der Verein einen

Hilfsfonds, mit dessen Geld er Prostituierten bei Rechtsstreitigkeiten und individuellen Notfällen unter die Arme greift. HYDRA organisiert regelmäßig Veranstaltungen für Sexarbeiterinnen, so beispielsweise jeden Freitag ein Frauen-Frühstück, einmal im Monat einen »Offenen Abend« zum gegenseitigen Meinungsaustausch und circa alle sechs Wochen einen »Tag der offenen Tür«, bei dem sich jedermann über die Ziele und das Wirken des Prostituiertenvereins informieren kann.

## Als Wirtschaftsfaktor spielt die Prostitution keine Rolle

*Sicher, Prostituierte werden von weitaus mehr Männern besucht, als man gemeinhin annimmt, und selbst Herren, von denen man das nie dächte und die das auch nie zugeben würden, gehören zu ihren Kunden. Dennoch kann der Umsatz der Liebesdienerinnen nicht so groß sein, dass er als Wirtschaftsfaktor relevant wäre.*

*Das könnte man vermuten, doch das stimmt nicht.*

Denn allein in Deutschland nehmen Prostituierte Jahr für Jahr rund 6 Milliarden Euro ein, also mehr als beispielsweise der gesamte Tchibo-Konzern! Diesen enormen Umsatz erwirtschaften sie mit etwa 250 Millionen sexuellen Handlungen aller Art, neben der eigentlichen Prostitution auch Begleitservice und Telefonsex. Nach Schätzungen des Bundesfamilienministeriums sind es jeden Tag immerhin etwa 100 000 Prostituierte, die diese Dienstleistungen anbieten, und 1,2 Millionen Männer, die sie in Anspruch nehmen.

## Prostituierte gehen nicht zur Schule

*Wenn man bei uns an Huren denkt, dann an mehr oder minder junge Frauen, die in einschlägigen Etablissements, in Stundenhotels oder in einer Privatwohnung ihrem Gewerbe nachgehen. Minderjährige Schulmädchen kommen in diesen Gedanken eigentlich nicht vor.*

*Oder etwa doch?*

Bei uns in Deutschland sicher nur ausnahmsweise, regelmäßig dagegen in Japan. Dort verdient sich nach Expertenschätzungen jede dritte Schülerin ab 16 Jahren, aber auch so manche jüngere, ein Extrataschengeld, indem sie willigen Liebeshungrigen ihren Körper anbietet. Doch häufig geht es den jungen Damen gar nicht um Geld, sondern um ein teures Make-up, um schicke Kleidung oder ansonsten unerschwingliche Kleinmotorräder.

Um sich diese Wünsche erfüllen zu können, lassen die Mädchen in der Regel nur ganz bestimmte finanzstarke und spendable Männer an sich heran. Erstaunlicherweise erzählen sie in der Schule freimütig von ihren Erlebnissen und können sich dabei der Bewunderung ihrer Mitschülerinnen sicher sein. Nicht selten wissen sogar die Eltern vom Treiben ihrer Töchter, doch da sie selber nicht über das nötige Geld verfügen, den Mädchen ihre Wünsche zu erfüllen, schreiten sie nicht dagegen ein – und das, obwohl auch in Japan Sex mit Kindern gesetzlich verboten und mit harten Strafen bedroht ist.

Vor allem japanische Geschäftsmänner scheinen den bezahlten Sex mit Schülerinnen über alles zu lieben, aber vorsichtshalber knüpfen sie die Verbindungen nicht auf offener Straße, sondern über Kontaktanzeigen, die per Handy abrufbar sind. »Eine 14-jährige Schülerin für das Schäferstündchen in einem Stundenhotel zu finden, ist denkbar einfach«, offenbarte kürzlich ein Zuhälter in einer japanischen Zeitung. Er könne über sein Handy ohne weiteres eine ganze Reihe von Webseiten mit einschlägigen Angeboten aufrufen. Wer bereit sei, 300 bis 500 Euro für drei Stunden hinzublättern, könne die Schülerinnen eine halbe Stunde später im »Love-Hotel« empfangen.

»In Japans Gesellschaft besteht nach wie vor ein großer Graben zwischen Gesetz und gesellschaftlichem Bewusstsein«, sagt Koki Abe, Rechtsprofessor an der Kanagawa-Universität. »Sex mit Minderjährigen, die dem Geschlechtsakt zustimmen, wird als Gentlemandelikt betrachtet.« Und Junko Miyamoto, Sprecherin der japanischen Sektion des Bündnisses gegen Kinderprostitution, weiß auch warum: »Vielen Japanern fehlt die Sicherheit im Umgang mit den erstarkenden Frauen; sie erkennen die Gleichheit der Geschlechter nicht an und haben auch heute noch ein traditionelles Besitzdenken gegenüber Kindern und Minderjährigen. Vor allem Männer fortgeschrittenen Alters suchen nach Minderjährigen. Oft sind es gar Familienväter, die zu Hause Töchter im selben Alter erziehen. Dabei ist eine eindeutige Schuldzuweisung eher schwierig, weil die Ehefrauen oft vom Verhalten ihrer Gatten wissen. Die traditionell starke Stellung der Frau im eigenen Heim wird von den Männern zwar akzeptiert, doch im Zuge des gesellschaftlichen Wandels haben sie Schwierigkeiten, die stärkere Position junger Frauen am Arbeitsplatz zu ertragen. Diese Verunsicherung führt zur sexuellen Ausbeutung der Minderjährigen, was oft als Rache an den Frauen empfunden wird.«

### Tiere kennen keine käufliche Liebe

*Sex gegen Bezahlung – das gab es bei den Menschen schon immer, bei unseren frühen Vorfahren gegen Naturalien, später gegen Geld. Und schon immer gab es Frauen, die ganz oder teilweise davon lebten, den Männern ihren Körper zur Verfügung zu stellen und sich dafür bezahlen zu lassen. Eine typisch menschliche Form des Broterwerbs, könnte man meinen. Doch Prostitution gibt es auch im Tierreich.*

Zwar nicht gegen bare Münze, aber dennoch gegen eine Form von Entlohnung. Bekanntestes Beispiel sind die Pinguine: Bei ihnen hat man beobachtet, dass einige Weibchen sich kurz nacheinander mit mehreren Männchen paaren und sich dafür mit kleinen Steinchen belohnen lassen. Diese benötigen sie zum Bau eines Nestes, das die Eier und später die Jungvögel auch in Zeiten beständigen Tauwetters schön trocken hält. Die Steinchen sind aber nur sehr schwer zu bekommen und müssen höchst mühsam Stück für Stück aus dem Eis herausgepickt werden. Um sich diesen Kraftakt zu ersparen, lassen sich etliche Weibchen mit mehreren Junggesellen ein und watscheln dann nach vollzogenem Liebesakt um einige Steinchen reicher zu ihrem festen Partner zurück.

Auch Bonobos – diejenigen Affen, die den Menschen im Sexualverhalten am meisten ähneln – kennen die Prostitution. In freier Wildbahn haben Forscher beobachtet, wie Weibchen ihren Körper mehreren Männchen anboten, die sie dafür mit Futter entlohnten. Ähnliches hat man auch schon im Zoo erlebt. So berichtet der Verhaltensforscher Frans de Waal von einer Bonobo-Dame aus dem Zoo von San Diego, die einem bestimmten Männchen immer gern zu Diensten war, sofern dieser ihr etwas Schmackhaftes mitbrachte. Manchmal konnte die Affenfrau sich bereits während des Geschlechtsaktes nicht mehr zügeln und riss ihrem Partner das Futter aus den Händen, meist wartete sie jedoch, bis der Freier bekommen hatte, was er wollte, und ließ sich erst anschließend entlohnen.

Man kann wohl davon ausgehen, dass sexuelle Dienste gegen irgendeine Form von Bezahlung auch bei anderen Tierarten vorkommen, und darf gespannt sein, was die Forscher in dieser Hinsicht in Zukunft noch zu Tage fördern.

# Prügel

## Wer seinen Partner liebt, verprügelt ihn nicht

*Der größte Teil der Frauen, die in speziellen Anstalten Schutz vor ihrem Mann suchen, flüchten dorthin, weil ihr Partner seine körperliche Überlegenheit ausgenutzt und sie geschlagen hat. Doch diese Frauen sind mit Sicherheit nur ein kleiner Teil der Betroffenen. Wie hoch die Dunkelziffer derjenigen Ehen ist, in denen die Männer körperliche Gewalt gegen ihre Partnerinnen ausüben, vermag niemand zu sagen, Tatsache ist jedenfalls, dass in einer derartigen Beziehung von wahrer und inniger Liebe keine Rede sein kann.*

*Doch es gibt durchaus Männer – und auch Frauen –, die ihrem Partner gerade aus Liebe und Leidenschaft ab und zu eine ordentliche Tracht Prügel verabreichen.*

Die Rede ist vom so genannten »Spanking«. Unter diesem englischen Begriff – ein deutsches Pendant existiert nicht – versteht man sämtliche Arten des Schlagens, die einen sexuellen Hintergrund haben, sprich, dem Lustgewinn dienen. Es scheint, dass diese Form sexueller Betätigung in letzter Zeit immer mehr Anhänger findet, denn die Anzeigenteile entsprechender Zeitschriften, in denen Spanking-Anhänger gleich gesinnte Partner suchen, werden immer umfangreicher.

Aus medizinischer Sicht lässt sich sogar erklären, warum etwa Schläge auf das nackte Hinterteil – die natürlich nicht jedermanns Sache sind – eine erotisierende Wirkung haben können: Neben der demonstrativen Zurschaustellung des Gesäßes spielt dabei sicher die Tatsache eine Rolle, dass Hinter- und Geschlechtsteile eng beieinander liegen, sodass sich die beim Spanking entstehende Wärme wohltuend auf die Genitalien ausbreitet. Daneben werden bei dem Geschlagenen Stressreaktionen ausgelöst und bestimmte körpereigene Substanzen, die so genannten »Endorphine«, freigesetzt, die nachgewiesenermaßen eine drogenähnliche Wirkung haben und lustbetonte Körperempfindungen auslösen können.

Fest steht jedenfalls, dass gegen derartige »Prügel« so lange nichts einzuwenden ist, als die Partner freiwillig bei der Sache sind und auf diese Weise »in gegenseitigem Einvernehmen« ihre sexuelle Erregung steigern.

# Pubertät

## Die Pubertät beginnt mit 12 Jahren

*Das Lexikon definiert den Begriff »Pubertät« als »Entwicklungsperiode des Menschen, die mit der Ausprägung der Geschlechtsmerkmale beginnt und vom Eintritt der Geschlechtsreife gekennzeichnet ist«. Vereinfacht kann man auch sagen, dass in der Phase der Pubertät das Mädchen zur Frau und der Junge zum Mann wird. Dieser Lebensabschnitt begann in den Fünfzigerjahren bei den Mädchen mit etwa 14 Jahren und bei den Jungen in der Regel mit 15. Dreißig Jahre später bekamen die Mädchen ihre erste Menstruation bereits durchschnittlich mit 12 Jahren, eine Tatsache, die seinerzeit bei Ärzten und Eltern, aber auch bei den betroffenen Kindern selbst Besorgnis auslöste, weil man der Ansicht war, die seelische Entwicklung hinke der körperlichen weit hinterher.*

*Doch heute sind es nur noch sehr wenige Mädchen und Jungen, die erst mit 12 beziehungsweise 13 Jahren in die Pubertät kommen.*

Forscher des »Bristol University's Institute of Child Health« in England haben sich eingehend mit dieser Frage beschäftigt und bei umfangreichen Untersuchungen festgestellt, dass von den kurz nach 1990 geborenen Mädchen jedes sechste bereits mit acht Jahren Anzeichen einer beginnenden Pubertät zeigt. Eine Generation vorher war es nur jedes hundertste!

Aber auch bei den Jungen verschiebt sich der Eintritt der Geschlechtsreife immer mehr nach vorne: Während von den Vätern der heute 10- bis 13-Jährigen nur einer von 150 in diesem Alter bereits Schamhaare hatte, ist es zur Zeit jeder vierzehnte.

Über die Gründe für diese Entwicklung kann man nur spekulieren. Eine entscheidende Rolle spielt vermutlich die bei den heutigen Kindern im Vergleich zu ihren Eltern deutlich verbesserte Ernährung und das dadurch bedingte höhere Gewicht. Der weibliche Körper verfügt nämlich über einen höchst flexiblen Regelungsmechanismus, der erkennt, ab wann eine Schwangerschaft sinnvoll ist. Sind die Lebensbedingungen der Frau gut, steht ihr ausreichend Nahrung zur Verfügung und muss sie keine schwächenden Abwehrkämpfe gegen ernste Krankheiten führen, so sind die Voraussetzungen für die erste Schwangerschaft sehr günstig. Liegen diese Bedingungen jedoch nicht vor, wie es beispielsweise in der Nachkriegszeit der Fall war, sorgt der weibliche Organis-

mus dafür, dass die betreffende Frau nicht zu früh empfängnisbereit wird.
Andere Wissenschaftler machen daneben die weitgehend sitzende Lebensweise, den Einfluss von Chemikalien sowie den immer früheren und häufigeren Kontakt der Kinder mit der Sexualität in den Medien verantwortlich. Selbst Faktoren wie die ständige Abwesenheit der heutzutage beruflich extrem beanspruchten Väter könnten eine Rolle spielen, da diese Tatsache sowohl für Mädchen als auch für Jungen mit Stress verbunden ist, der wiederum nachweislich hormonelle Veränderungen auslösen kann und dadurch möglicherweise auch einen Einfluss auf den Beginn der Pubertät hat. Für diese Theorie spricht eine Studie aus Neuseeland, in der nachgewiesen wurde, dass Mädchen, die ein ausgesprochen liebevolles Verhältnis zu ihrem Vater haben, später in die Pubertät kommen als solche, die ohne Vater aufwachsen oder von ihm sehr streng behandelt werden.
Wieder andere Forscher – vor allem eine Gruppe von Wissenschaftlern der amerikanischen Lebensmittelbehörde in New Orleans – sehen die Ursache für die frühe Pubertät der Mädchen in einer speziellen genetischen Konstellation, durch die das auch im weiblichen Körper vorhandene männliche Geschlechtshormon Testosteron blockiert wird. Allerdings können sie nicht erklären, warum diese Veränderung der Erbanlagen heute häufiger vorkommt als zu Zeiten unserer Eltern und Großeltern und warum auch Jungen immer früher geschlechtsreif werden.
Über eines sind sich aber alle Forscher einig: Dafür, dass sich der Beginn der Pubertät nach vorne verlagert, ist nicht nur ein einziger Grund, sondern vermutlich ein ganzes Ursachenbündel verantwortlich. Ob und wann diese Entwicklung zum Stillstand kommt, lässt sich aus heutiger Sicht jedenfalls überhaupt noch nicht abschätzen.

## Während bei Mädchen die erste Periode ein eindeutiges Zeichen für den Eintritt der Geschlechtsreife ist, gibt es bei Jungen ein derartiges Zeichen nicht

*Während der Pubertät bekommt ein Mädchen zum ersten Mal ihre Menstruation, ein eindeutiges Indiz dafür, dass sie von nun an geschlechtsreif ist, dass sie jetzt – biologisch gesehen – kein Mädchen mehr ist, sondern eine Frau. Bei Jungen ist das anders. Etwas der Regelblutung Vergleichbares gibt es bei ihnen nicht.*

*Oder etwa doch?*

Ja, und zwar die so genannten »Pollutionen«: unwillkürliche nächtliche Samenergüsse, die immer mit erotischen Träumen verbunden sind. Zur weiblichen Menstruation besteht jedoch ein großer Unterschied: Während jedes gesunde Mädchen früher oder später ihre erste Blutung bekommt, gibt es Jungen und Männer, die zeitlebens niemals einen nächtlichen Samenerguss erleben, nicht einmal nach langer sexueller Enthaltsamkeit. Das sind allerdings seltene Ausnahmefälle. Die allermeisten Jungen werden irgendwann im Lauf der Pubertät von der ersten Pollution ebenso überrascht wie ein Mädchen von der ersten Menstruation. Für beide bedeutet dieses Ereignis, dass sie von nun an ganz eindeutig fortpflanzungsfähig sind.

# Q

Qual ist alle Liebe, Lieblosigkeit ist Tod.
Marie von Ebner-Eschenbach

## Quickie

**Ein Koitus von drei Minuten Dauer ist ein »Quickie«**

*Quickie – ein kurzes Vergnügen, gleichsam ein Geschlechtsakt zwischen Tür und Angel. Dauer: zwei, drei Minuten, höchstens vier.*
*Doch ist das dann wirklich noch ein Quickie?*

Nein, keinesfalls, denn das ist die durchschnittliche Dauer eines Koitus, auch wenn viele das nicht wahrhaben wollen und der Meinung sind, erheblich länger zu Gange zu sein. Vor allem Männer neigen dazu, die Zeit, die sie mit dem Geschlechtsakt beschäftigt sind, erheblich zu überschätzen und eine Ejakulation nach bereits drei bis fünf Minuten als vorzeitigen Samenerguss zu bezeichnen.

Dazu Dr. Chris Mahon vom Australischen Zentrum für Sexualgesundheit: »Die meisten Männer halten einen Geschlechtsverkehr von 20 bis 30 Minuten für normal und alles, was darunter liegt, für zu kurz.« Aber auch Experten liegen in ihrer Einschätzung weit daneben: Bei einem internationalen Kongress zur Impotenzforschung wurden die anwesenden Urologen befragt, welcher Zeitraum ihrer Ansicht nach im Durchschnitt zwischen dem Eindringen des Penis und dem Samenerguss vergehe. Nur etwas mehr als die Hälfte tippte auf die richtige Zahl: ganze drei bis fünf Minuten!

Wissenschaftler der Urologischen Universitätsklinik Köln unter Leitung von Frank Sommer wollten es genau wissen: Sie maßen bei drei Gruppen von Paaren die Dauer des Geschlechtsverkehrs mit der Stoppuhr, wobei die Männer der Gruppe eins über vorzeitigen Samenerguss klagten, diejenigen der zweiten Gruppe in dieser Hinsicht keine Probleme hatten und die Probanden der Gruppe drei samt und sonders Urologen waren. Dabei ergab sich, dass der Koitus bei den Männern mit vorzeitigem Erguss im Durchschnitt zweieinhalb Minuten und bei den gesunden Vergleichspersonen nicht einmal eine halbe Minute länger dauerte. Am längsten brauchten die Fachleute: Bei den Urologen vergingen bis zum Orgasmus durchschnittlich fast sechs Minuten!

Erstaunlich ist, dass die beteiligten Damen in den meisten Fällen mit der Leistung ihres Partners durchaus zufrieden waren und bei der Beurteilung der Dauer des Aktes in der Regel ebenfalls erheblich daneben lagen: Einige von ihnen tippten bei einem Koitus von gerade mal 2 Minuten und 50 Sekunden auf eine Dauer von fünfeinhalb Minuten!

Die Forscher schließen daraus, dass es bei der Frage, wie lang ein »normaler« Geschlechtsverkehr dauern soll, beziehungsweise wann man von vorzeitigem Erguss sprechen muss, weit weniger auf die tatsächlichen Zahlenwerte als vielmehr auf die Erwartungshaltung des Mannes und seiner Partnerin ankommt.

R Richtig interessant wird der Sexualkundeunterricht erst, wenn man Hausaufgaben bekommt.

Robert Lembke

## Radfahrer

### Radfahrer sind gesundheitlich fit und daher besonders potent

*Radfahren ist Sport, und Sport macht fit. Deshalb sind Radfahrer besonders leistungsfähig und ausdauernd und in puncto Muskelkraft, Atemvolumen und Herzarbeit ihren weniger aktiven Geschlechtsgenossen zweifellos überlegen.*
*Aber auch beim Sex?*
Nein, ganz im Gegenteil. Denn der Druck des harten Sattels kann zu einer erheblichen Behinderung der Durchblutung im Genitalbereich führen. So haben Kölner Sportmediziner bei der Untersuchung von 40 jüngeren Männern gemessen, dass der Blutdurchfluss durch den Penis bereits nach einer einzigen Stunde Radfahren um bis zu 70 Prozent (!) abnimmt. Zugleich sinkt der Sauerstoffdruck, was sich in einem mehr oder minder ausgeprägten Taubheitsgefühl bemerkbar macht.
Zu einem ähnlichen Ergebnis kommt eine amerikanische Studie – die so genannte »Male Agent Study« –, an der 1200 Männer zwischen 40 und 70 Jahren teilnahmen. Je nach Fahrgewohnheiten wurden die Probanden in Nicht-Radfahrer, moderate Radler – mit weniger als 3 Fahrtstunden pro Woche – und Sport-Radfahrer – mit mehr als 3 Stunden pro Woche – eingeteilt. Dabei zeigte sich, dass die letzte Gruppe das größte Risiko hatte, Potenzstörungen zu bekommen, die jedoch nicht von allzu langer Dauer waren. Allerdings weisen die Autoren der Studie darauf hin, dass das Ergebnis wegen der recht kleinen Probandenzahl nicht verallgemeinert werden könne und sportliche Männer nicht vom Radeln abhalten solle. Mit ernsten Problemen müssten allenfalls Berufsrennfahrer rechnen, die täglich viele Stunden im Fahrradsattel verbringen.
Wer dem Risiko, das Radfahren mit Potenzproblemen zu bezahlen, mit Sicherheit aus dem Weg gehen will, dem raten die Mediziner, vorsichtshalber jede halbe Stunde für einige Kilometer stehend in die Pedale zu treten oder kurz zu pausieren und vom Rad zu steigen. Hilfreich sind über-

dies breite, weiche Sättel, wie sie bei Damenfahrrädern zu finden sind: Messungen haben ergeben, dass sie die Penisdurchblutung, und das auch nur kurzfristig, allenfalls um 20 Prozent herabsetzen. Wem selbst das zu viel ist, dem bleibt noch eine andere Möglichkeit, nach Herzenslust zu radeln und dennoch nicht um die Potenz fürchten zu müssen: ein Spezialrad, mit dem man sich liegend und ohne schädigenden Druck auf die Genitalien fortbewegt.

## Rauchen

### Raucher sind besonders männlich

*Man kennt ihn noch aus der – mittlerweile verbotenen – Zigarettenwerbung: den »Marlboro-Mann«, einen kernigen, unerschütterlichen Cowboy, der zwischen seinen reiterischen Höchstleistungen vor imponierender Kulisse immer wieder lässig zur Zigarette greift. Wenn er das tut, wenn er den Rauch genussvoll in die untergehende Sonne bläst, schlagen Frauenherzen höher.*

*Doch bevor eine Frau sich mit einem solchen Typen einlässt, sollte sie sich die Sache ganz genau überlegen.*

Denn Rauchen kann nachweislich impotent machen. Wie ein Forscherteam der amerikanischen Northwestern University in umfangreichen Untersuchungen ermittelte, verstärkt Rauchen die negativen Auswirkungen durchblutungsbedingter Herzleiden auf die Potenz ganz erheblich. Auch Erektionsstörungen, die auf einem zu hohen Blutdruck beruhen, werden durch Bestandteile des Zigarettenrauches verschlimmert.

Aber nicht nur Männer mit bestehenden Herz-Kreislauf-Erkrankungen müssen beim Rauchen um ihre Potenz fürchten, auch bei vollkommen gesunden besteht ein signifikanter Zusammenhang zwischen Zigarettenkonsum und Erektionsschwäche. Eine amerikanische Studie, an der allerdings nur knapp 60 Männer teilnahmen, kommt sogar zu dem Ergebnis, dass Zigaretten das Risiko, keine Erektion zu bekommen, um das 26-fache erhöhen!

Die Ursache dieser Effekte ist noch nicht vollständig aufgeklärt. Die Forscher vermuten, dass das Rauchen die Produktion von Stickstoffmonoxid beeinträchtigt, das für die Blutfüllung der Schwellkörper im Penis von entscheidender Bedeutung ist. Allerdings haben sie auch Tröstliches zu berichten: Hört ein Mann mit dem Rauchen auf, stellt sich mit großer Wahrscheinlichkeit auch die Potenz wieder ein.

## Eine schwangere Frau soll mit dem Rauchen aufhören

*Dass Rauchen alles andere als gesund ist, dass es die Lunge angreift, die Haut schneller altern lässt und sogar der Gehirnleistung abträglich ist, das alles ist längst bekannt. Den meisten Frauen ist zudem bewusst, dass die Bestandteile des Tabakqualmes einem ungeborenen Kind schwer zu schaffen machen, ja sogar zu einer Fehlgeburt führen können, und nehmen sich deshalb vor, während der Schwangerschaft auf das Rauchen zu verzichten.*

*Doch das sollten sie besser schon früher tun, sonst werden sie vielleicht gar nicht schwanger.*

Wissenschaftler der Universität Oxford haben nämlich herausgefunden, dass Raucherinnen, die sich ein Kind wünschen, im Durchschnitt erheblich länger brauchen, bis sie schwanger werden. Bei ihren Untersuchungen an 570 rauchenden und nicht rauchenden Frauen sowie an solchen, die der Zigarette abgeschworen hatten, ermittelten sie, dass Frauen, die noch nie gequalmt hatten, im Mittel zwei Monate früher schwanger wurden als Raucherinnen. Da es sich hierbei um einen Durchschnittswert handelt, muss man davon ausgehen, dass Raucherinnen mit Kinderwunsch im Einzelfall noch viel länger warten müssen, bis sie sich über einen positiven Schwangerschaftstest freuen können. Marcus Munafo, der Leiter der Oxforder Forschergruppe, sieht denn auch einen deutlichen Zusammenhang zwischen Zigarettenkonsum und weiblichen Fruchtbarkeitsstörungen. Allerdings weist er darauf hin, dass durch rechtzeitige Abkehr von der Nikotinsucht die Chance auf eine Schwangerschaft wieder ansteigt, was für eine Frau, die sich ein Baby wünscht, ein starker Anreiz sein sollte, ihr Laster nicht erst aufzugeben, wenn sie endlich eines erwartet.

Im Übrigen besteht zwischen Rauchen und Schwangerschaft noch ein weiterer Zusammenhang: Wissenschaftler der Fukuda-Frauenklinik im japanischen Hyogo kamen bei der Befragung von fast 12 000 Elternpaaren nach ihren Rauchgewohnheiten zu dem Schluss, dass Paare, die häufig zur Zigarette greifen – sofern die Frau überhaupt schwanger wird –, mit größerer Wahrscheinlichkeit ein Mädchen als einen Jungen bekommen. Die Forscher führen das darauf zurück, dass die Spermien mit Y-Chromosom, die zu männlichem Nachwuchs führen, auf Bestandteile des Zigarettenrauches offenbar empfindlicher reagieren als die, die ausschließlich X-Chromosomen tragen.

Zusammenfassend lässt sich also feststellen, dass rauchende Frauen mühsamer schwanger werden und dann, wenn sie es endlich sind, eher mit einem Mädchen zu rechnen haben als ihre enthaltsamen Geschlechtsgenossinnen.

S **Sex ohne Liebe ist ein hohles Erlebnis – aber von den hohlen Erlebnissen ist es eines der schönsten.**

Woody Allen

## Sado-Masochismus

### Sadismus und Masochismus sind pervers

*Für viele Menschen ist es nur sehr schwer nachzuvollziehen, warum Männer und Frauen sexuelle Lust verspüren, wenn sie sich gegenseitig quälen, warum sie nur dann richtig in Stimmung kommen, wenn sie dem Partner Schmerzen zufügen oder solche selbst erleiden. Schnell ist man dann mit dem Urteil zur Hand, derartige Menschen seien wohl nicht ganz richtig im Kopf – was sie trieben, sei pervers.*

*Doch damit tut man den Betroffenen Unrecht.*

Denn die Begriffe »abartig« oder »pervers« setzen ja die Annahme voraus, es gebe ein von Natur aus »richtiges« Sexualverhalten. Das aber ist mitnichten der Fall. Vielmehr betrachtet man sowohl Sadismus als auch Masochismus heutzutage als eine von zahlreichen Spielarten der Sexualität, die genauso »normal« ist wie etwa Oral- und Analverkehr oder die Vorliebe für erotische Unterwäsche. Zwar weisen Sexualwissenschaftler und Psychologen darauf hin, dass sado-masochistische Neigungen möglicherweise auf unverarbeitete Kindheitserlebnisse zurückgehen, die eine ungestörte Sexualentwicklung beeinträchtigt haben könnten, dennoch betrachten sie eine derartige Vorliebe keineswegs als behandlungsbedürftige Krankheit.

Entscheidend ist, dass beide Partner derartige Praktiken aus freien Stücken ausüben, dass sie dabei Lust verspüren und – vor allem – dass dabei keine unbeteiligten Personen in ihrem Wohlbefinden und ihrer Menschenwürde beeinträchtigt werden.

### Sado-Masochisten sind gewalttätige Menschen

*Sado-Masochisten empfinden sexuelle Lust, wenn sie ihre Partner demütigen, beleidigen und vor allem, wenn sie ihnen Schmerzen zufügen. Geschlechtliche Befriedigung erreichen sie nur, wenn sie sich gegenseitig absichtlich quälen. Unbeteiligte Menschen, die diese Neigung nicht nach-*

*vollziehen können – und das sind weitaus die meisten –, halten Sadisten daher in der Regel für gewalttätig, nicht selten sogar für ausgesprochen grausam.*

*Doch das sind sie keinesfalls.*

Sado-Masochismus hat mit Gewalt genauso wenig zu tun wie Liebe mit Vergewaltigung. Aggression und Machtausübung einerseits sowie Unterwerfung und Erduldung andererseits sind bei Sado-Masochisten nur Teil ihres Sexuallebens. Privat und im Berufsleben sind sie in der Regel völlig unauffällig. Es ist also durchaus möglich, dass ein fröhlicher, allzeit freundlicher und hilfsbereiter Mensch, einer, den man einfach gern haben muss, in der Intimität des Sexuellen plötzlich Wesenszüge offenbart, die ihm niemand zugetraut hätte, dass er mit größtem Vergnügen und aufs Höchste erregt sado-masochistische Magazine betrachtet und dabei vielleicht ausgiebig masturbiert, ja, vielleicht sogar, dass er einen wesensgleichen Partner gefunden hat, den er mit Vergnügen quält und von dem er sich ebenso gerne peinigen lässt.

Dass Sado-Masochisten keinesfalls besonders gewalttätig sind, beweist die Tatsache, dass diejenigen unter ihnen, die straffällig geworden sind, wegen verschiedenster Delikte angeklagt werden, aber so gut wie nie wegen Gewalttaten, beispielsweise Körperverletzung oder Totschlag.

## Sado-Masochisten verletzen sich niemals ernsthaft

*Dass gegen sado-masochistische Praktiken im Grunde nichts einzuwenden ist, solange die Partner dabei Lust verspüren und andere Menschen nicht behelligen, wurde bereits erläutert. Wie ist es aber, wenn sich die Beteiligten gegenseitig in Gefahr bringen oder gar ernsthaft verletzen? Das komme nicht vor, meinen viele, da würden die Akteure schon aufpassen.*

*Das ist eine zwar weit verbreitete, doch deshalb nicht minder falsche Vermutung.*

Sicher handelt es sich bei sado-masochistischen Begegnungen um ritualisierte Veranstaltungen, bei denen die beiden Beteiligten ihre Rollen – die des dominanten und die des erleidenden Parts – konsequent durchhalten und bei denen Codewörter wie »Stop« oder »Mayday« vereinbart werden, die zum sofortigen Abbruch aller Handlungen führen, sobald der untergebene Partner sie ausruft. Dennoch kommt es bei bestimmten Praktiken – die allerdings nicht allzu verbreitet sind – immer wieder zu gefährlichen Verletzungen. Dazu gehört das so genannte »Branding«, bei dem der dominante seinem unterwürfigen Partner Hautverbrennungen zufügt, die nicht selten zu schweren Narbenbildungen führen; das »Cutting«, das heißt das Einschneiden in die Haut mit einem scharfen Messer oder einer Rasierklinge; oder das »Fisting«, bei dem der Überlegene seinem Partner die Faust in Scheide oder After einführt und dadurch unter Umständen Quetschungen oder gar Zerreißungen provoziert. Durch die Presse gegangen ist in diesem Zusammenhang der Fall eines 32-jährigen homosexuellen Mannes, dem sein sadistischer Geschlechtspartner mit einer rostigen Eisenkette derart übel mitgespielt hatte, dass er nur noch durch eine sofortige Notoperation gerettet werden konnte.

## Samenbank

### Eine Frau, die mit Sperma aus einer Samenbank schwanger wird, weiß nichts über den Vater ihres Babys

*In den USA und in Skandinavien gibt es sie in größerer Anzahl: Samenbanken, in denen männliches Sperma in kleinen Plastikröhrchen eingefroren wird, um bei Bedarf wieder aufgetaut zu werden und eine weibliche Eizelle zu befruchten. Wenn eine Frau darauf zurückgreift – beispielsweise weil ihr Partner unfruchtbar ist oder einfach, weil sie zwar ein Baby, aber keinen Mann will –, ist es für sie eine Art Lotteriespiel, ob sie mit dem Sperma die Erbanlagen erwirbt, die sie sich erträumt, oder ob sie vielleicht an den Samen eines Tunichtgutes oder gar eines notorischen Verbrechers gerät oder – noch schlimmer – ob die Spermien, die sie bekommt, vielleicht sogar die Anlagen einer schlimmen Erbkrankheit enthalten.*

*Das denken viele, doch das trifft nicht zu.*

Die Frau kann sich nämlich darauf verlassen, dass nur solche Spender ihren Samen einfrieren lassen dürfen, die ein strenges Auswahlverfahren durchlaufen haben. Dabei werden der Gesundheitszustand und das Vorliegen eventueller Erbkrankheiten oder ernster Leiden in der Familie ebenso überprüft wie zahlreiche Persönlichkeitseigenschaften und natürlich die Qualität der Spermien. Außerdem muss sie keinesfalls das Sperma nehmen, das gerade »an der Reihe« ist oder sich vielleicht dem Mindesthaltbarkeitsdatum nähert, sondern kann den Samen nach persönlichen Vorlieben auswählen: nach der künstlerischen Begabung des Spenders etwa, nach dessen Körpergröße, Augen- und Haarfarbe, Zahnzustand oder Religiosität. So hat sie durchaus Einfluss auf die zu erwartenden Eigenschaften ihres geplanten Kindes. Das Einzige, was sie nicht erfährt, ist der Name des »Vaters«.

## Samenbläschen

### Die männlichen Samenbläschen dienen als Spermienspeicher

*Die meisten Männer wissen gar nicht, dass sie so etwas wie Samenbläschen besitzen. Doch wenn sie es aus irgendeinem Grund erfahren, vermuten sie in der Regel, es handele sich dabei – so wie es ja auch der Name zu sagen scheint – um blasenförmige Organe, in denen die Samenflüssigkeit vor der Ejakulation zwischengespeichert wird.*
*Doch so nahe liegend diese Annahme ist, sie ist falsch.*
Vermutlich sind die ersten Anatomen, die die beiden sackartigen Ausstülpungen der Samenleiter zwischen Harnblase und Mastdarm entdeckt haben, demselben Trugschluss unterlegen, sonst hätten sie dafür sicher eine andere Bezeichnung gewählt. Seit man die tatsächliche Funktion der Organe erkannt hat, geht man daher immer mehr davon ab, sie Samenbläschen zu nennen, und spricht stattdessen von »Bläschendrüsen«. Sie sind immerhin 5 bis 10 Zentimeter lang und 2 bis 3 Zentimeter dick, und ihre Aufgabe besteht darin, ein gelbliches, dickflüssiges, leicht alkalisches, eiweiß- und fruchtzuckerhaltiges Sekret zu produzieren, das bei der Ejakulation zusammen mit der Prostataflüssigkeit in die Samenleiter gepresst wird, um als Nahrung für die Spermien auf ihrem langen Weg zur Eizelle zu dienen. Aus diesem Grund sind die »Samenbläschen«, auch wenn sie weder Samenzellen produzieren noch speichern, für die Fruchtbarkeit eines Mannes von enormer Bedeutung.

## Samenerguss

siehe auch: **Orgasmus, Spermien**

### Beim Samenerguss scheidet ein Mann Samen aus

*Spermien werden auch Samenfäden genannt, und die Ejakulation heißt auf deutsch Samenerguss.*

*Doch das, was ein Mann zum Zweck der Befruchtung einer weiblichen Eizelle ausscheidet, ist, genau genommen, gar kein Samen.*

Denn Samen, wie wir ihn von den Pflanzen her kennen, entsteht ja erst nach der Verschmelzung einer männlichen und einer weiblichen Keimzelle, das heißt erst nach der Bestäubung einer Blüte. Aus dieser entwickelt sich dann eine Frucht, die in ihrem Inneren die Samen verbirgt, aus denen dann wiederum neue Pflanzen hervorgehen. Anders als die männlichen Spermien enthalten pflanzliche Samen also einen kompletten Chromosomensatz, das heißt bereits sämtliche Erbanlagen, während der »Samen« eines Mannes nur dessen eigene Gene trägt.

Die in diesem Zusammenhang gebrauchte Bezeichnung »Samen« geht wohl auf die altertümliche Vorstellung zurück, der Mann pflanze der Frau beim Geschlechtsverkehr ein bereits komplettes Kind ein, das im weiblichen Körper nur noch heranzuwachsen brauche. Schließlich spricht man selbst heute noch von einer »Leibesfrucht«.

### Ohne männlichen Samenerguss kann eine Frau beim Geschlechtsverkehr nicht schwanger werden

*Dass zum Schwangerwerden die Verschmelzung einer Ei- mit einer Samenzelle unabdingbar erforderlich ist, versteht sich von selbst. Und dass das Spermium – zusammen mit unzähligen anderen – beim Geschlechtsverkehr vom Mann abgegeben wird, ist ebenso unstrittig.*

*Doch dass es hierzu unbedingt eines Samenergusses bedarf, ist ein fataler Trugschluss, der schon zu unzähligen ungewollten Schwangerschaften geführt hat.*

Denn bereits einige Zeit vor dem Orgasmus und der damit verbundenen Ejakulation kann ein Mann durchaus schon befruchtungsfähige Samenfäden ausscheiden. Das ist zum einen durch kaum oder gar nicht spürbare Muskelzusammenziehungen möglich, durch die einzelne Spermien in die Harn-Samen-Röhre und von dort nach außen transportiert werden, zum

anderen aber auch durch das so genannte »Lusttröpfchen«. Dieses besteht aus dem klaren, fadenziehenden Sekret der Cowper-Drüsen und erscheint bei vielen Männern an der Spitze der Eichel, sobald die sexuelle Erregung ein gewisses Maß erreicht hat. Es kann ebenfalls lebende Spermien enthalten und darf daher, wenn eine Schwangerschaft vermieden werden soll, auf keinen Fall in die weibliche Scheide gelangen.
Deshalb ist es mehr als riskant, sich zur Empfängnisverhütung auf das rechtzeitige Zurückziehen des männlichen Gliedes vor dem Samenerguss, den so genannten »Coitus interruptus«, zu verlassen.

### Es kann passieren, dass ein Mann beim Samenerguss Urin ausscheidet

*Entgegen einer weit verbreiteten Auffassung entleeren sich Urin und Samenflüssigkeit bei einem Mann keinesfalls durch getrennte Kanäle, sondern durch einen einzigen Gang, der deshalb als Harn-Samen-Röhre bezeichnet wird. Er beginnt innerhalb der Prostata, wo der Samenleiter in die von der Blase kommende Harnröhre einmündet.*
*Muss ein Mann also befürchten, beim Samenerguss zusammen mit dem Ejakulat auch Urin auszuscheiden?*
Nein, diese Befürchtung ist Gott sei Dank unbegründet. Und zwar deshalb, weil ein kompliziertes, ventilartiges Gebilde an der Einmündung des Samenleiters in die Harnröhre dafür sorgt, dass immer nur eine der beiden Flüssigkeiten in den dünnen Schlauch und damit nach außen gelangt. Da dieses Ventil nach einem Samenerguss eine Weile braucht, um sich wieder umzustellen, kann ein Mann sogar noch eine kurze Zeitspanne nach einem Orgasmus kein Wasser lassen.

### Jeder Mann hat »tausend Schuss«

*Ob ein-, zwei- oder dreitausend Schuss – die Behauptung, jeder Mann hätte im Leben nur eine begrenzte Zahl von Samenergüssen, wird seit Generationen von Vätern an ihre Söhne weitergegeben und kursiert in Stammtischgesprächen und anderen Männerrunden. Demnach ist es angebracht, mit der Samenflüssigkeit hauszuhalten und keinen Tropfen davon unnötig zu vergeuden.*
*Doch das ist absoluter Blödsinn.*
Eher das Gegenteil ist der Fall: Je häufiger ein Mann ejakuliert – egal, ob

beim Sex oder indem er masturbiert –, desto intensiver wird die Samenbildung in den Hoden angeregt. Insofern ähneln die Hoden durchaus anderen Organen wie Herz und Gehirn: Je mehr man sie beansprucht, desto leistungsfähiger werden sie. Überfordert sind sie allenfalls ein bisschen, wenn ein Mann häufig kurz hintereinander Sex hat. Dann sinkt nicht nur die Anzahl der Spermien, sondern auch die Gesamtmenge des Ejakulats ein wenig ab, ein Zustand, der sich jedoch schon nach wenigen Tagen wieder normalisiert.

## Einen vorzeitigen Samenerguss kann ein Mann nicht verhindern

*Nach einer Untersuchung der Medizinischen Hochschule Hannover leidet fast jeder dritte Mann gelegentlich oder regelmäßig unter vorzeitigem Samenerguss. Damit gehört dieses Problem sowohl bei jüngeren als auch bei reiferen Männern zu den häufigsten sexuellen Störungen.*

*Das ist insofern verwunderlich, als jeder Betroffene durchaus etwas dagegen unternehmen kann.*

Zuerst muss allerdings geklärt werden, ob es sich tatsächlich um einen »vorzeitigen«, das heißt ungewöhnlich raschen Samenerguss handelt. Welche Unklarheit über die Zeit zwischen Eindringen des Penis und Ejakulation herrscht, beweist die Tatsache, dass beim 9. Weltkongress zur Impotenzforschung mehr als die Hälfte der anwesenden Urologen mit ihrem Tipp zu hoch lagen. In Wahrheit vergehen durchschnittlich gerade mal drei bis fünf Minuten, bis ein Mann »kommt«. Wer also an sich selbst die Anforderung stellt, 20 bis 30 Minuten durchzuhalten, sollte diese Auffassung schleunigst revidieren und sich von seinen falschen Vorstellungen verabschieden (→ Quickie).

Von vorzeitigem Samenerguss – medizinisch »Ejaculatio praecox« genannt – sprechen Sexualwissenschaftler erst, wenn der Mann in weniger als einer Minute zum Orgasmus kommt und diesen nicht länger hinauszögern kann. Liegt ein solcher Fall vor, gibt es jedoch durchaus Möglichkeiten, das Problem in den Griff zu bekommen: Da man davon ausgeht, dass vor allem psychische Faktoren – Leistungsdruck, Versagensängste und ähnliches – zum vorzeitigen Samenerguss führen, helfen oft eine fachkundige Verhaltenstherapie oder – besonders Erfolg versprechend – praktische Übungen zur Orgasmuskontrolle, allein oder gemeinsam mit der Partnerin. Wer derartige Techniken – beispielsweise die so genannte

»Stop-Start-Methode« – erlernen will, kann sich darüber in diversen Veröffentlichungen umfassend informieren, unter anderem in dem Buch »Die neue Sexualität der Männer – Was Sie schon immer über Männer, Sex und Lust wissen wollten« von Bernie Zilbergeld. Ansonsten gibt es Medikamente, mit denen sich bestimmte Nervenübertragungsstoffe im Gehirn blockieren lassen, die möglicherweise für das Übel verantwortlich sind.
Auf einem Jahrestreffen führender Psychiater in London wurde kürzlich ein völlig neues Hilfsmittel propagiert: ein Latex-Ring, den die betroffenen Männer weniger als eine halbe Stunde täglich, aber keinesfalls beim Sex, um ihren Penis herum tragen sollen. Bei einer Studie an allerdings nur sechs Männern berichteten alle Probanden, die sich eines solchen Ringes bedienten, von einer deutlichen Verbesserung der Situation bereits nach einer Woche.
Abzuraten ist hingegen von Cremes, die die Empfindlichkeit der Eichel und damit die übermäßige Erregung des Mannes dämpfen sollen. Zum einen sind sie oft nahezu unwirksam, zum anderen können sie beim Koitus auch Klitoris und Scheide der Partnerin betäuben, was ja ganz gewiss nicht Sinn der Sache ist.

## Je länger ein Mann seinen Samenerguss hinauszögern kann, desto besser

*Liest man entsprechende Artikel in den Medien oder verfolgt die Berichterstattung im Rundfunk – wobei vor allem Talkshows sich gerne mit derartigen Themen befassen –, so bekommt man den Eindruck, ein Mann sei ein umso besserer Liebhaber, je länger er seinen Samenerguss hinauszögern kann.*
*Das hat aber durchaus seine Grenzen.*
Denn zum einen ist es keinesfalls immer so, dass eine Frau, nachdem sie selbst schon zum Orgasmus gekommen ist, die hartnäckigen Bemühungen ihres Partners noch als lustvoll empfindet, zum anderen gibt es auch einen »verzögerten Samenerguss«, der zumindest für den Mann außerordentlich lästig sein kann. Mediziner sprechen in einem solchen Fall von »Ejaculatio tarda«, wobei die Grenze zwischen »noch normal« und »krankhaft« beziehungsweise »behandlungsbedürftig« nur schwer zu ziehen ist. Ein verzögerter Samenerguss liegt auf jeden Fall vor, wenn der Mann grundsätzlich außer Stande ist, einen schnellen Höhepunkt zu er-

reichen, wohingegen eine gelegentlich sehr spät eintretende Ejakulation, wie sie unter anderem nach dem Genuss von Alkohol oder infolge von Übermüdung vorkommt, kein Grund zur Besorgnis ist.
Im Extremfall kommt der Mann überhaupt nicht zum Höhepunkt; dann liegt eine so genannte »Anorgasmie« vor, die ebenso wie der verzögerte Samenerguss zu den sexuellen Funktionsstörungen zählt und in der Regel durchaus erfolgreich behandelt werden kann.

## Samenraub

### Samenraub ist strafbar

*»War es Samenraub?«, titelte die Bild-Zeitung am 17. Januar 2001 in großen Lettern über die »Wäschekammer-Affäre« zwischen Boris Becker und der Londonerin Angela Ermakowa. Diese war von dem Tennisstar schwanger geworden, obwohl sie mit ihm angeblich nur Oralsex hatte. Flugs kam das Gerücht auf, die Dame habe das mit dem Mund aufgefangenen Sperma in Eis tiefgekühlt und später während ihrer fruchtbaren Tage in ihre Scheide eingeführt. Und eben dies sei als Samenraub zu werten. Doch würde es sich tatsächlich um Raub handeln, dann wäre es eine Straftat und Boris Becker könnte vielleicht sogar gerichtlich gegen seine Partnerin vorgehen.*
*Das würde er vielleicht gern tun, doch so einfach ist die Sache nicht.*
Denn bei dieser Art der Befruchtung handelt es sich um eine ganz und gar theoretische Möglichkeit, die in Wirklichkeit allein schon deswegen kaum funktionieren dürfte, weil die Spermien, die einer Frau bei einer künstlichen Besamung in die Gebärmutter eingebracht werden, einer höchst komplizierten Vorbehandlung bedürfen, um mit der Eizelle verschmelzen zu können. Ließe sich eine Schwangerschaft tatsächlich so einfach herbeiführen, könnte sich ja jede Prostituierte mit dem im benutzten Kondom enthaltenen Sperma eines Prominenten schwängern lassen und anschließend Geld von ihm verlangen. Professor Wolfgang Schumann, Lehrstuhlinhaber für Genetik an der Universität Bayreuth, hält denn auch die Möglichkeit einer Befruchtung nach einem derartigen Samenraub schlichtweg für eine »freie Erfindung«. Davon abgesehen handelt es sich bei diesem Fall juristisch gesehen ohnehin nicht um Raub, denn dieser

setzt laut Paragraph 249 StGB die »Gewalt gegen eine Person oder Anwendung von Drohungen mit gegenwärtiger Gefahr für Leib oder Leben« voraus, und davon kann beim Oralverkehr ja wohl kaum die Rede sein. Eine andere Form dieses »Deliktes« ist hingegen durchaus möglich und auch tatsächlich schon vorgekommen: die Befruchtung einer weiblichen Eizelle mit den konservierten Spermien eines Mannes gegen dessen Willen. Und zwar hatte eine Frau, deren Ehepartner sich von ihr getrennt hatte, weil sie weder auf natürlichem Wege noch nach künstlicher Besamung mit seinem tiefgefrorenen Sperma schwanger geworden war, ohne dessen Wissen einen vierten Versuch durchführen lassen. Und dabei war es dann tatsächlich zur Schwangerschaft gekommen. Der Bundesgerichtshof in Karlsruhe entschied daraufhin, der mittlerweile geschiedene und wieder verheiratete Mann müsse für seine Exfrau Unterhalt zahlen, da sie sich durch die Schwangerschaft »nicht mutwillig über wesentliche Vermögensinteressen des Ehemannes hinweggesetzt« habe.

## Scham

### Es gibt ein natürliches Schamgefühl

*Dass jedes Kind früher oder später anfängt, sich zu genieren, und sich nicht mehr ganz so unbefangen wie vorher vor anderen Personen nackt zeigt, können sogar Eltern bestätigen, die selbst ein völlig unverkrampftes und natürliches Körpergefühl besitzen und daher ohne Hemmungen unbekleidet vor ihrem Kind herumspazieren und sich ohne weiteres auch anfassen lassen. Dieses Schamgefühl ist uns Menschen – im Gegensatz etwa zu den uns nahe stehenden Affen – angeboren und zeigt sich früher oder später bei jedem von uns.*

*Dennoch kann man keinesfalls von einem »natürlichen«, bei allen Menschen gleichen Schamgefühl sprechen, denn je nach kultureller Zugehörigkeit und Erziehung entwickelt es sich von Mensch zu Mensch höchst unterschiedlich.*

Kleine Kinder kennen noch kein Schamgefühl. Ungeniert spielen sie mit ihren Geschlechtsorganen und geben sich nicht die geringste Mühe, leiser zu sprechen oder gar die Hand vor den Mund zu halten, wenn sie sich nach sexuellen Dingen erkundigen. Doch irgendwann stellt sich bei ihnen nach und nach ein deutliches Unbehagen ein, sich vor den Familienangehörigen nackt zu zeigen. Wenn sie auf die Toilette gehen, schließen sie die Tür hinter sich und reden fortan nur noch mit vertrauten Bezugspersonen über Geschlechtliches. Das passiert bei Kindern, deren Eltern in dieser Hinsicht selbst gehemmt sind, oft schon im 3. bis 4. Lebensjahr, während es bei anderen, die innerhalb des häuslichen Bereichs Nacktheit gewohnt sind, oft erst im Lauf der Pubertät zum Vorschein kommt.

Doch der Inhalt des Schamgefühls, das Verhalten, in dem es sich äußert, ist keinesfalls angeboren, sondern hängt vor allem davon ab, was im sozialen Umfeld als angemessen und was als ungehörig angesehen wird. So fällt auf, dass sich die Angehörigen nackt lebender Völker auch Bekleideten gegenüber ihrer Blöße nicht schämen; ist bei ihnen aber eine Bauchschnur – wie bei den Amazonas-Indianern – oder eine Hülle über dem Penis – wie bei den Papua-Männern – vorgeschrieben, so schämen sie sich, wenn sie diese verlieren. Und umgekehrt schämen sich viele islamische Frauen, die von Kind auf gewöhnt sind, ihr Gesicht vor fremden Männern zu verbergen und sich bis auf einen schmalen Augenschlitz zu verschleiern, ganz erheblich, wenn sie den Schleier aus irgendeinem Grund lüften müssen.

Da es also eine allgemein verbindliche Schamhaftigkeit nicht gibt, sollte man sich unbedingt davor hüten, persönliche Moralvorstellungen kurzerhand auf andere Menschen zu übertragen und diese – je nachdem wie sie auftreten und sich benehmen – kurzerhand als »schamlos« oder als »verklemmt« zu bezeichnen.

Bei der sexuellen Scham spielen zudem auch noch stammesgeschichtliche Aspekte eine Rolle. Bei manchen Affenarten – von denen wir schließlich abstammen – bauen Männchen und Weibchen eine relativ feste Bindung zueinander auf. Sie suchen die Nähe des anderen, teilen mit ihm die Nahrung und verstehen sich offenbar besonders gut mit ihm. Aus dieser Beziehung, die man getrost als »Verliebtheit« bezeichnen kann, entwickelt sich nicht selten ein sexuelles Verhältnis. Fänden nun die geschlechtlichen Aktivitäten völlig ungehemmt inmitten der Affenhorde statt, in der eine strenge Rangordnung herrscht, bestünde die Gefahr, dass ein dominantes Alpha-Männchen oder ein hochrangiges Weibchen die Beziehung durch einen Angriff stören würde. In der Abgeschiedenheit haben Affenmann und -frau eine wesentlich größere Chance, ungestört zu bleiben, was vor allem dem Weibchen zugute kommt, das seine Partnerwahl unbeeinflusst von mehreren dominanten Männchen treffen kann.

### Wer bei der Liebe errötet, schämt sich

*Sich schämen und heftig erröten hängen eng zusammen. Auch wenn es vielen Menschen höchst unangenehm ist, so können sie es doch nicht verhindern, dass sie puterrot werden, wenn sie etwas tun müssen, das ihnen im Grunde peinlich ist, das sie verlegen macht.*

*Doch daraus darf man nicht den Umkehrschluss ziehen, dass ein Mensch, der beim intimen Zusammensein plötzlich heftig errötet, sich darum auch zwangsläufig schämen müsse.*

Denn bei vielen Menschen ist das plötzliche Rotwerden alles andere als ein Zeichen von Verlegenheit oder Scham, sondern vielmehr eine körperliche Reaktion auf die sexuelle Erregung, die Gesicht und Hals ganz plötzlich rot werden lässt und die man auch als »Sex-Flush« bezeichnet. Zurückzuführen ist dieses Phänomen auf eine Erweiterung der Blutgefäße der äußeren Haut, die vom vegetativen, nicht unserem Willen unterliegenden Nervensystem ausgelöst wird. Kurz vor dem Orgasmus breitet sich die auffällige Rötung oft noch weiter aus und erfasst dann auch Brust und Bauch. So wie die betroffenen Personen all die anderen sexuellen Funktionen, für die ebenfalls das vegetative Nervensystem zuständig ist, nicht willentlich beeinflussen können, so müssen sie sich auch mit dem heftigen Erröten beim Liebesspiel abfinden. Es besteht jedoch nicht der geringste Grund, sich dessen zu schämen – im Gegenteil, oft wirkt die durch die rote Hautfarbe signalisierte Lust auf den Partner wie lautes Stöhnen und facht dessen Erregung nur noch weiter an.

## Schamhaare

siehe auch: **Haare**

### Schamhaare sind überflüssig

*Immer mehr – vor allem jüngere – Frauen und Männer gehen dazu über, sich die Schamhaare abzurasieren, zum einen aus hygienischen, zum anderen durchaus auch aus sexuellen Gründen, da so – insbesondere bei den Frauen – die Geschlechtsorgane besser sichtbar werden. Darüber, dass als*

*Folge der Haarentfernung gesundheitliche Schäden auftreten könnten, brauchen sie sich keine Sorgen zu machen, denn scheinbar sind die Schamhaare ja gänzlich überflüssig.*

*Doch eben nur scheinbar.*

Sexualforscher vermuten nämlich, dass die Schamhaare den Zweck haben, Duftstoffe der Geschlechtsregion aufzunehmen und verzögert wieder abzugeben. Für diese Annahme, dass also die Schamhaare der Ausbreitung sexueller Lockreize dienen, spricht die unbestreitbare Tatsache, dass Haare grundsätzlich gut geeignet sind, Geruchspartikel über längere Zeit zu speichern.

Diesen Effekt kennt jeder, der sich schon einmal in einer verräucherten Gaststätte aufgehalten hat: Von den Kleidern abgesehen, sind es vor allem die Haare, die den Rauchgeruch am intensivsten aufnehmen und später wieder abgeben. Schließlich haben wir auch in den Achselhöhlen, denen ja häufig ebenfalls ein gewisser Duft entströmt, eine üppige Behaarung.

## Scham- und Kopfhaare haben dieselbe Farbe

*Ein nicht mehr ganz aktueller Witz: Ein Mann hat an seinen Schuhen einen Spiegel befestigt und kann damit Frauen, denen er begegnet, unter den Rock sehen. Als eine blonde Dame das bemerkt, sagt sie entrüstet: »Sie sind aber auch kein Gentleman!«, woraufhin er erwidert: »Und Sie keine Blondine!«*

*Doch stimmt das überhaupt, dass Kopf- und Schamhaar bei ein und derselben Person gleich gefärbt sind?*

Nein, das stimmt in vielen Fällen nicht. Zwar ist die Haarfarbe – manche Frauen hören das äußerst ungern – durch die Erbanlagen festgelegt, doch sind für das Kopfhaar andere Gene zuständig als für die Bart- oder Schamhaare. Deshalb sind die Haare im Gesicht häufig rötlicher oder dunkler als diejenigen auf dem Kopf. Und das trifft auch auf das Schamhaar zu: Es ist meist nicht nur viel kräftiger als das Kopfhaar und auch bei ansonsten glatthaarigen Menschen stark gelockt, oft weist es zudem eine andere Farbe auf: Bei Hellblonden, Rot- und Schwarzhaarigen ist es zwar manchmal gleichfarbig, bei allen anderen in der Regel jedoch erheblich dunkler als die Kopfbehaarung.

## Schamlippen

### Die kleinen Schamlippen sind rosa und symmetrisch

*Im Internet existieren diverse Seiten, auf denen sich vor allem junge Mädchen, aber auch reifere Frauen Rat in sexuellen Dingen holen können. Erstaunlicherweise betreffen die Fragen, die dort gestellt werden und anscheinend vielen Frauen Sorgen bereiten, auffällig häufig die kleinen Schamlippen. So schreibt eine offenbar höchst beunruhigte 14-Jährige: »Meine inneren Schamlippen sind total verkorkst. Sie sind nicht rot oder rosa, sondern grau bis bräunlich und ganz runzelig. Außerdem ist die eine deutlich länger als die andere. Da kann doch etwas nicht stimmen.«*
*Aber wie sehen denn eigentlich »normale« Schamlippen aus?*

Die junge Dame kann man beruhigen: Eine wie auch immer geartete Norm hinsichtlich Aussehen und Beschaffenheit der kleinen Schamlippen gibt es nicht. Bei manchen Frauen werden sie von den großen Lippen verdeckt, bei anderen ragen sie dazwischen hervor. In diesem Fall sind sie oft durchaus nicht glatt und rosafarben, sondern zum Rand hin derb und dunkel pigmentiert. Auch dass rechte und linke Schamlippe von gleicher Größe oder Form sein müssen, trifft keinesfalls zu. Solange eine davon – was sehr selten vorkommt – nicht so lang ist, dass sie aus einem engen Badeanzug herausschaut, besteht kein Grund für einen ärztlichen Eingriff.

In einem gleichen sich jedoch fast alle kleinen Schamlippen: Sie schwellen bei geschlechtlicher Erregung an, wobei sie etwas auseinander weichen, und sondern aus zahlreichen Drüsen Flüssigkeit ab. Und vor allem: Sie sind mit üppigen Tastkörperchen und Nerven ausgestattet und reagieren daher auf Berührungen äußerst empfindlich – vielfach fast so sensibel wie die Klitoris und in der Regel weit sensibler als die Scheide, deren Eingang sie umschließen. Und das ist doch auch für diejenigen Frauen letztendlich das Entscheidende, die mit Form oder Farbe ihrer Schamlippen unzufrieden sind.

## Scheide

### Die Scheide ist ein Schlitz

*Fragt man ein Mädchen oder eine Frau, was ihr weibliches Gegenstück zum männlichen Penis sei, so bekommt man meist zu hören: »Meine Scheide.« Und auf die Bitte, mit einem Wort zu beschreiben, wie die Scheide aussieht, erfährt man in der Regel, sie sei schlitz- beziehungsweise spaltförmig.*

*Das aber ist medizinisch nicht korrekt.*

Die falsche Ansicht, der sehr viele Frauen unterliegen, besteht nämlich darin, dass sie den Bereich zwischen ihren Schamlippen als Scheide bezeichnen. Die Scheide ist aber kein Spalt, sondern ein muskulöser, 8 bis 12 Zentimeter langer Schlauch, von dem zwischen den Schamlippen, wenn man diese auseinander zieht, allenfalls die äußere Öffnung erkennbar ist. So wie der After nicht der Darm ist, so ist diese spaltförmige Öffnung nicht die Scheide, sondern allenfalls ihr Eingang. Deshalb zählt die Scheide einer Frau im Gegensatz zum Penis des Mannes auch nicht zu den äußeren, sondern zu den inneren, den verborgenen Geschlechtsorganen. Alles, was man von außen sehen kann – die großen und kleinen Schamlippen, den dazwischen liegenden Scheidenvorhof und die Klitoris –, fasst man dagegen unter dem medizinischen Begriff »Vulva« zusammen, für den es im Deutschen nur die unschöne, nach Tabu klingende und vor allem höchst unpräzise Bezeichnung »Scham« gibt.

### Frauen urinieren durch die Scheide

*Männer haben einen Penis und Frauen eine Scheide. Das stimmt. Und es stimmt auch, dass Männer durch den Penis hindurch ihre Blase entleeren. Doch dass Frauen das auch durch die Scheide tun, stimmt nicht.*

Denn wenn eine Frau ihre Schamlippen auseinander zieht und ihren Scheidenvorhof einmal genauer betrachtet, dann erkennt sie vor dem Scheideneingang noch ein weiteres kleines Loch. Das ist die Mündung der Harnröhre, und hier – nicht aus der Scheide! – tritt der Urin aus. Harnröhren- und Scheidenöffnung haben also nur gemeinsam, dass beide verborgen zwischen den Schamlippen liegen, ansonsten haben sie nichts miteinander zu tun. Insofern ist auch der Glaube mancher junger Mädchen ein Irrtum, sie müssten vor dem Wasserlassen einen eventuell vorhandenen Tampon entfernen.

### Die Reizung der Scheide verschafft einer Frau sexuelle Lustgefühle

*Dies ist wohl einer der verbreitetsten sexuellen Irrtümer überhaupt, dem weltweit unzählige Männer unterliegen.*
*Dabei sollten sie es eigentlich besser wissen.*
Denn das Scheideninnere ist allenfalls im äußeren Abschnitt mit Nerven und Sinneskörperchen besetzt. Wenn die Reibung des Penis einer Frau beim Sex Lustgefühle verschafft, dann vor allem, weil dabei die kleinen Schamlippen, die den Scheidenvorhof begrenzen, stimuliert werden. Diese schwellen nämlich bei sexueller Erregung an, sodass die hier zahlreich vorhandenen Tastrezeptoren vom männlichen Glied stimuliert werden. Das empfindlichste weibliche Geschlechtsorgan ist und bleibt jedoch die Klitoris. In Verbindung mit den kleinen Schamlippen ist allein ihre Reizung und eben nicht die der Scheide selbst in der Lage, einer Frau lustvolle Gefühle zu verschaffen und sie zum sexuellen Höhepunkt zu bringen.
Würden die Herren der Schöpfung dieser Tatsache beim Liebesspiel mehr Beachtung schenken, gäbe es mit Sicherheit weit weniger Frauen, die im Bett Probleme haben, zum Orgasmus zu kommen.

### Durch häufigen Sex wird die Scheide immer weiter

*Das ist eine Befürchtung, die in gynäkologischen Praxen, aber auch auf entsprechenden Beratungsseiten im Internet immer wieder geäußert wird. Gerade junge, unerfahrene Frauen, die häufig Geschlechtsverkehr haben, machen sich Sorgen, ihre Scheide könne dadurch möglicherweise »ausleiern«, sodass sie ihrem Partner vielleicht nicht mehr die Empfindungen bieten können, die er von ihnen erwartet.*
*Doch diese Frauen kann man beruhigen.*
Die Scheide ist nämlich ein muskulöser Schlauch, dessen Wände im Ruhezustand eng aneinander liegen. Sie ist außerordentlich dehnbar, passt sich dem männlichen Penis immer wieder aufs Neue an und geht danach jedes Mal in ihren Ausgangszustand zurück. Wäre dies nicht so, hätten vor allem Prostituierte sehr bald eine viel zu weite Scheide, mit der sie ihren Beruf nicht länger ausüben könnten.

### Mit der Ausweitung ihrer Scheide muss eine Frau sich abfinden

*Sicher nicht durch häufigen Sex, sehr wohl aber als Folge mehrerer Geburten kann sich die Scheide einer Frau etwas dehnen und ist dann nicht mehr in der Lage, sich beim Geschlechtsverkehr eng um den Penis des Mannes zu legen. Dies kann durchaus zu einer verminderten Empfindung sowohl des Mannes als auch der Frau führen, durch die das sexuelle Erleben und schlimmstenfalls die gesamte Partnerschaft beeinträchtigt wird.*

*Doch glücklicherweise ist das kein unabänderliches Schicksal.*

Denn es gibt effektive Methoden, die Scheide wieder in ihren ursprünglichen Zustand zurückzuversetzen. Zwar besitzt sie keinen eigentlichen Schließmuskel, ihr vorderer Teil ist aber von drei willkürlich beeinflussbaren Muskeln umgeben, durch deren Zusammenziehung sie sich gemeinsam mit Harnröhre und After deutlich verengt. Und diese Muskeln sind trainierbar!

Am besten funktioniert das mit Übungen im Rahmen der so genannten »Beckenbodengymnastik«, die nach ihrem Begründer, dem kalifornischen Arzt Arnold Kegel, oft auch als »Kegelübungen« bezeichnet wird. Durch ihre Beherrschung lassen sich besagte Muskeln willentlich zusammenziehen. Daneben ist die Beckenbodengymnastik hervorragend geeignet, um die bei der Geburt extrem gedehnte Muskulatur wieder so weit zu kräftigen, dass eine Absenkung von Harnblase und Gebärmutter sowie – für viele Frauen entscheidend – ein unwillkürlicher Abgang von Urin beim Lachen, Niesen oder Husten verhindert wird.

### Männer haben keine Scheide

*Die Scheide oder Vagina ist zweifellos ein typisch weibliches Körperteil, nach dem man bei einem Mann vergeblich sucht.*

*Und dennoch besitzen angeblich auch Männer eine Art Scheide.*

Das zumindest behauptet David Reuben, der Autor des Bestsellers »Was Sie schon immer über Sex wissen wollten«. Dabei handele es sich um ein nutzloses Gewebeanhängsel an der Harnblase, das von der embryonalen Scheidenanlage zurückgeblieben sei.

Männliche und weibliche Embryos unterscheiden sich nämlich am Anfang ihrer Entwicklung noch nicht. Erst im vierten Schwangerschaftsmonat bilden sich bei ihnen unter dem Einfluss der Sexualhormone die äuße-

ren Geschlechtsorgane heraus (→ Embryo), und dann wird laut Reuben aus der weiblichen Scheidenanlage beim Jungen besagtes Anhängsel, das er »Vagina masculina« nennt.
Erstaunlich ist jedoch, dass diese »männliche Scheide« in keinem einzigen anatomischen Lehrbuch erwähnt wird.

## Scheidenkrampf

### Frauen mit Scheidenkrampf haben Angst vor Sex

*Unter einem Scheidenkrampf (Vaginismus) versteht man die unwillkürliche, reflexartige Verkrampfung der Muskulatur des Scheideneingangs bei Berührung, die dazu führt, dass dieser sich verschließt. Dabei rollt die betroffene Frau meist zusätzlich noch die Schenkel nach innen, um den Zugang zu ihren Geschlechtsorganen ganz und gar unmöglich zu machen. Nun kann nichts mehr in ihre Scheide eindringen: kein frauenärztliches Instrument, kein Finger und natürlich auch kein Penis – oft ist sogar die Benutzung eines Tampons unmöglich. Fast immer sind es seelische Faktoren, die diese Störung auslösen, seien es unbewusste Ängste und Konflikte oder schlimme Erfahrungen wie eine vorausgegangene Vergewaltigung. Man könnte daher annehmen, eine unter einem Scheidenkrampf leidende Frau habe Angst vor jeder Form von Sex und sei daher nicht erregbar und schon gar nicht zu einem Orgasmus fähig.*
*Doch diese Annahme ist falsch.*
Durch Reizung mit der Hand oder dem Mund kann eine solche Frau durchaus eine lustvolle und befriedigende Sexualität erleben und auch ihrem Partner wonnevolle Gefühle bereiten, weswegen gar nicht so wenige Paare mit dieser im Grunde doch höchst belastenden Situation überraschend gut zurechtkommen. Häufig vollziehen sie eine Art des Geschlechtsverkehrs, bei dem sich das männliche Glied zwischen den Oberschenkeln der Frau bewegt und bei dem tatsächlich beide Partner einen Orgasmus erleben. Die Frauen zeigen dabei alle Reaktionen eines beglückenden Höhepunktes und haben keinesfalls weniger oft Lust auf Sex als gesunde. Wenn sich derartige Paare in fachärztliche Behandlung begeben – normalerweise besteht diese in einer langwierigen Psychotherapie in Verbindung mit häuslichen Übungen der Patientin –, dann

erstaunlicherweise in der Regel nicht wegen ihres unbefriedigenden Sexuallebens, sondern wegen des unerfüllten Kinderwunsches, denn dieser ist natürlich erst nach erfolgreicher Behandlung erfüllbar.

### Wenn eine Frau beim Sex einen Scheidenkrampf bekommt, kann nur noch der Notarzt helfen

*Immer wieder hört man von Paaren, die beim Geschlechtsverkehr überrascht wurden und anschließend nicht mehr voneinander loskamen, weil der Schreck bei der Frau einen Scheidenkrampf ausgelöst hatte, wodurch das männliche Glied eingeklemmt wurde und selbst nach Abklingen der Erektion nicht mehr zurückgezogen werden konnte. Bekannt ist in diesem Zusammenhang ein Lied von Hannes Wader, der in den Siebzigerjahren in seiner Ballade »Tankerkönig« von einem im Auto aufgeschreckten Paar sang: »Meine Bekannte hatte 'nen Krampf, und jetzt hängen wir fest.«*

*Ist an derartigen Schauergeschichten tatsächlich etwas dran?*

Wohl kaum. Jedenfalls haben medizinische Experten erhebliche Zweifel, ob ein Scheidenkrampf derart massiv sein kann, dass es zu einem solchen, »Penis captivus« genannten Ereignis kommt. Zudem tritt die unwillkürliche Verkrampfung so gut wie immer bereits vor der geschlechtlichen Vereinigung auf, sodass der Penis erst gar nicht in die Scheide eingeführt werden kann. Dass der Krampf während des Koitus passiert, und dann auch noch so stark, dass der Mann wie in einem Schraubstock festgeklemmt wird, ist kaum vorstellbar. Ein in diesem Zusammenhang häufig zitierter Bericht eines Arztes aus dem Jahr 1884 erwies sich nachträglich als bewusste Täuschung der Öffentlichkeit. Spätere Schilderungen eines angeblichen »Penis captivus« waren fast immer mit außerehelichem Sex verbunden; doch seit dieser als nicht mehr ganz so skandalös gilt, hört man erstaunlicherweise auch keine derartigen Berichte mehr. Tatsache ist, dass es keinen einzigen medizinisch verbürgten und dokumentierten Fall eines untrennbar vereinigten Paares gibt, sodass man getrost davon ausgehen kann, dass derartige Geschichten in das Reich der Fantasie gehören.

## Scheinschwangerschaft

### Eine Scheinschwangerschaft gibt es nur bei Tieren

*Am häufigsten hört man bei Hündinnen davon: Etwa vier bis sieben Wochen, nachdem sie läufig waren, schwillt ihr Gesäuge an und produziert manchmal sogar Milch, sie zeigen ein vollkommen verändertes Verhalten, richten sich ein Nest her und bemuttern ihr Spielzeug wie einen kleinen Welpen. Und das, obwohl sie mit keinem Rüden Kontakt hatten und in Wirklichkeit gar nicht trächtig sind.*

*Bei einer menschlichen Frau kommt so etwas doch nicht vor, oder?*

Doch, das gibt es tatsächlich. Auslöser ist meist entweder ein extremer Kinderwunsch oder das genaue Gegenteil: eine derartig übersteigerte Angst, schwanger zu werden, dass die betroffene Frau an sich sämtliche Veränderungen einer werdenden Mutter erkennt: Ihre Periode bleibt aus, sie fühlt sich tatsächlich schwanger, ihr ist übel und sie muss häufig erbrechen, ihre Brüste schwellen an, selbst der Bauch kann dicker werden, was jedoch nur auf einer mangelhaften Verdauung beruht.

Eine andere mögliche Ursache für eine Scheinschwangerschaft ist die Behandlung mit Hormonpräparaten, die unter Umständen durchaus Veränderungen dieser Art auslösen können. Ein objektiver Schwangerschaftstest bringt die Täuschung in jedem Fall ans Licht, und die dadurch ausgelöste Enttäuschung beziehungsweise Freude sorgt in der Regel dafür, dass die Symptome rasch wieder abklingen.

## Schlaf

### Wer schläft, sündigt nicht

*Dieses bekannte Sprichwort versteht unter »sündigen« in erster Linie »Sex haben«. Spaßvögel haben es deshalb um die Zeile »... aber wer vorher sündigt, schläft besser« erweitert.*

*Doch es gibt auch Menschen, die während des Schlafes sündigen.*

Die Rede ist vom so genannten »Schlaf-Sex«, einer Form zwanghafter sexueller Betätigung, die manche Menschen in tiefem Schlummer befällt. Und genau wie Schlafwandler sich nach dem Aufwachen nicht mehr an ihre Ausflüge erinnern können, so wissen Schlaf-Sex-Betroffene nichts mehr von ihren teils wilden Aktivitäten. In seinem Buch »Sleepsex – Uncovered« listet der amerikanische Psychologe Michael Mangan zahlreiche derartige Fälle auf: Männer stöhnen im Schlaf auf und hantieren heftig an ihren Genitalien, Frauen masturbieren bis zum Orgasmus, und im Extremfall kommt es gar zu vergewaltigungsähnlichen Handlungen.

Forscher der amerikanischen Stanford-University haben sich intensiv mit diesem Phänomen auseinander gesetzt und sind dabei auf geradezu groteske Verhaltensweisen gestoßen: So erwürgte ein Mann bei seinen skrupellosen sexuellen Annäherungsversuchen fast seine Frau, und ein anderer, der sich jede Nacht im Schlaf selbst befriedigte, brach sich, nachdem er seine Hand vorsorglich am Bett festgebunden hatte, beim erneuten gewaltsamen Versuch einen Finger. Wie verbreitet der Schlaf-Sex ist, beweist die Internet-Seite http://www.sleepsex.org, auf der Menschen, deren Partner ihnen nachts zu Leibe rücken, über ihre Sorgen diskutieren. Mittlerweile sind sogar schon Fälle bekannt geworden, bei denen Frauen nachts im Schlaf schwanger wurden, ohne sich später erinnern zu können, mit ihrem Partner in der fraglichen Zeit Geschlechtsverkehr gehabt zu haben.

Die genaue Ursache des zwanghaften nächtlichen Verhaltens ist bisher nicht bekannt. Die Wissenschaftler gehen davon aus, dass die Gründe eher in abnormen Schlafphasen als in einer gestörten Sexualität zu suchen sind, da die Anfälle bei Versuchspersonen immer dann auftraten, wenn Gehirnstrommessungen ungewöhnliche Wellen aufwiesen. Möglich ist aber auch, dass eine besondere Proteinstruktur auf bestimmten Zellen des Zentralnervensystems für die nächtlichen Sexattacken verantwortlich ist. Immerhin haben Schweizer Wissenschaftler herausgefunden, dass Menschen mit dieser Abnormität besonders häufig zum Schlafwandeln, aber auch zu nächtlichen Aggressionen neigen.

## Schmuck

### Edler Schmuck öffnet Frauenherzen

*Man kennt es aus Spielfilmen: Der Verführer blickt der Angebeteten tief in die Augen, dann zieht er mit einer eleganten Bewegung ein kleines Kästchen aus seinem Jackett: ein Schmuckstück, funkelnd und sicherlich ungeheuer kostspielig. Prompt erlischt bei der Frau jeglicher Wider-*

*stand, und mit einem beglückten Seufzen sinkt sie in die Arme des Mannes.*
*Doch ist Schmuck tatsächlich ein unfehlbarer Schlüssel zum Herzen der Frauen?*
Nein, keinesfalls. Der »Julia Sommerliebe Report« des Cora-Verlags, bei dem mehr als 1000 Personen im Alter zwischen 16 und 60 Jahren zu ihren sexuellen Vorlieben sowie unter anderem dazu befragt wurden, wie sie am liebsten erobert werden möchten, brachte Überraschendes zu Tage: Demnach lassen sich nur 22 Prozent der Frauen von einem edlen Schmuckstück beeindrucken. Weitaus wirkungsvoller ist ein stilvolles Candlelight-Dinner: Vier von fünf Frauen werden bei einem gepflegten Gaumenschmaus mit Champagner, Kerzenschein und leiser Musik schwach (→ Essen).
Auch auf viele Männer verfehlt ein intimes Mahl zu zweit seine Wirkung nicht. 76 Prozent von ihnen gaben an, dabei so richtig in Stimmung zu kommen. Fast genauso viele träumen davon, im Schaumbad verführt zu werden, und 55 Prozent schwärmen von einem heißen Striptease der Partnerin.
Da sieht man wieder einmal, dass der weibliche Körper auf Männer offenbar doch eine erheblich erotisierendere Wirkung hat als der männliche auf Frauen. Von denen fühlt sich nämlich nicht einmal jede Fünfte angemacht, wenn sich ihr Traummann kunstvoll vor ihr entkleidet.

## Schönheit

### Schöne Menschen verbringen nur selten einsame Nächte

*Nicole Kidman und Tom Cruise, Claudia Schiffer und David Copperfield, Demi Moore und Bruce Willis, Cindy Crawford und Richard Gere haben eines gemeinsam: Sie sehen außerordentlich gut aus und sind daher das, was man ein »schönes Paar« nennt. Solche Menschen haben keinerlei Probleme, den idealen Partner zu finden, Pech in der Liebe ist für sie ein Fremdwort.*
*Das könnte man meinen, doch das Gegenteil ist der Fall.*
Beziehungen zwischen Menschen, deren beruflicher Erfolg von ihrem guten Aussehen abhängt, halten nämlich durchschnittlich weit weniger lang

als diejenigen von »Normalpaaren«. Der amerikanische Psychologe John Blaine untersuchte die Liebesbeziehungen und Trennungsgründe von 160 durchschnittlichen und 60 ausnehmend attraktiven Menschen und kam dabei zu der überraschenden Erkenntnis, dass bei den schönen Paaren einer der beiden Beteiligten oft schon nach kurzer Zeit mit dem Aussehen des anderen unzufrieden ist und sich daher nach einem anderen potenziellen Partner umzusehen beginnt. Bei den weniger Hübschen stehen dagegen beim Auseinandergehen handfestere Gründe – vor allem unterschiedliche Wünsche und Interessen – im Vordergrund. Dauern die Affären der »Normalmenschen« im Schnitt zehn Wochen, gefolgt von vierzehn Tagen Singledasein, so bringen es die Superattraktiven nur auf sechs Wochen Gemeinsamkeit, nach denen sie dann allerdings vier Wochen allein sind.
Schöne Menschen haben also durchaus nicht jede Menge Glück in der Liebe, viele von ihnen verbringen sogar erheblich mehr einsame Nächte als von der Natur weniger Begünstigte.

## Schwangerschaft

### Vor der ersten Menstruation kann ein Mädchen nicht schwanger werden

*Zugegeben, in dem Lebensabschnitt, in dem ein Mädchen in die Pubertät kommt und ihre erste Periode erlebt, ist eine Schwangerschaft – zumindest in unseren Breiten – normalerweise kein Thema. Aber auch die Männer eines Landes, in dem schon junge Mädchen Kinder bekommen, können sich keinesfalls sicher sein, dass ihre Partnerin vor der ersten Monatsblutung gegen eine Schwangerschaft gefeit ist.*
*Denn die Annahme, ein Mädchen sei vor der ersten Monatsblutung noch nicht geschlechtsreif, ist ein Trugschluss.*
Zur Menstruation kann es nämlich nur kommen, wenn zuvor ein Eisprung stattgefunden hat. Und bereits ab diesem Eisprung – also schon zwei Wochen vor der Regelblutung – kann ein Mädchen schwanger werden. Wenn man es ganz genau nimmt, ist es sogar möglich, dass schon ein Geschlechtsverkehr einige Tage vor diesem Eisprung zur Schwangerschaft führt, denn die männlichen Spermien bleiben im Eileiter der Frau einige

Tage am Leben und warten dann gewissermaßen zum Zeitpunkt des Eisprungs bereits auf die befruchtungsfähige Eizelle.

### Eine Schwangerschaft dauert 40 Wochen

*Neun Monate dauert die Schwangerschaft, lautet die allgemeine Regel. Und wer genauer sein will, spricht von 40 Wochen.*
*Doch beides ist, genau genommen, falsch.*
Und zwar deshalb, weil ein Frauenarzt die Schwangerschaftsdauer nicht vom Zeitpunkt der Befruchtung an rechnet. Da er diesen nicht kennt, zieht er als Tag eins den ersten Tag der letzten Menstruationsblutung heran. Der Eisprung erfolgt jedoch in der Regel etwa 14 Tage später, und erst danach kann es zur Verschmelzung von Ei- und Samenzelle kommen. Das wäre nach herkömmlicher Berechnungsmethode in der dritten »Schwangerschaftswoche« der Fall. Von da an dauert es dann normalerweise nur noch 38 und nicht 40 Wochen, bis das Kind zur Welt kommt.

### Eine heiße Liebesnacht ist die beste Voraussetzung für eine Schwangerschaft

*»One Night with You« heißt es im Schlager, oder »Bleib heute Nacht bei mir«. Die Zeit der Liebe ist seit jeher die Nacht, die deswegen ja auch »Liebesnacht« heißt. Deshalb – so denkt man – werden Frauen auch vorwiegend bei Mondschein und Sternenschimmer schwanger. Ob das zutrifft oder nicht, mag dahingestellt sein. Tatsache ist, dass manche Frauen, die sich sehnlichst ein Kind wünschen, eben leider nicht schwanger werden, auch nicht nach einer ganzen Serie heißer Liebesnächte.*
*Ist deshalb die Nacht vielleicht doch nicht die ideale Zeit für die Fortpflanzung?*
Nein, das ist sie nicht. Zumindest dann nicht, wenn man einer Studie italienischer Fortpflanzungsmediziner an 54 Männern Glauben schenkt, deren Ergebnisse in der Fachzeitschrift »Human Reproduction« veröffentlicht wurden. Die Forscher fanden, dass die Qualität des männlichen Spermas – wie viele andere körperliche Dinge auch – einer tageszeitlichen Schwankung unterliegt. Die Probanden mussten einmal zum Ende der Nacht und dann noch einmal spätnachmittags Samen spenden, und das jeweils nach drei- bis viertägiger sexueller Enthaltsamkeit. Dabei stellte

sich heraus, dass das Nachmittags-Sperma deutlich mehr Samenfäden enthielt, die zudem noch wesentlich beweglicher waren.
Warum das so ist, lässt sich vorerst nur vermuten: Möglicherweise sind für die verbesserte Samenqualität am Nachmittag tageszeitliche Veränderungen von Hormonen, Nährstoffen und bestimmten Zellabsonderungen – so genannten »Zytokinen« – verantwortlich. Paare, die sich bisher erfolglos um Nachwuchs bemüht haben, sollten ihre Schäferstündchen deshalb besser auf den Nachmittag verlegen.

## Wenn ein Frauenarzt bei einem jungen Mädchen eine Schwangerschaft feststellt, liegt es in seinem Ermessen, die Eltern zu informieren

*Dass ein minderjähriges Mädchen ungewollt schwanger wird, ist keine Seltenheit. Und nicht immer möchte sie, dass andere sofort davon erfahren. Deshalb trauen sich Betroffene oft nicht zum Frauenarzt: Sie befürchten, er könnte ohne ihr Wissen die Eltern informieren.*
*Doch diese Sorge ist unbegründet.*
Denn jeder Arzt unterliegt der Schweigepflicht. Und diese gilt selbstverständlich auch für minderjährige Patienten. Der Arzt darf daher den Eltern auch dann nichts vom Zustand ihrer Tochter sagen, wenn sie ihn ausdrücklich dazu auffordern. Auskunft darf er grundsätzlich erst dann geben, wenn das Mädchen ihn von der Schweigepflicht entbunden hat.

## Eine Frau, die ihre Blutung bekommt, ist nicht schwanger

*Dass das Ausbleiben der Menstruationsblutung ein Schwangerschaftszeichen ist, weiß jede Frau. Deshalb geht sie davon aus, nicht schwanger zu sein, wenn zum erwarteten Zeitpunkt ihre Blutung einsetzt.*
*Doch das ist ein fataler Irrtum.*
Zwar trifft es zu, dass eine Schwangere keine Regelblutung bekommt, doch nicht jeder Austritt von Blut aus der Scheide ist durch die Menstruation bedingt. Es kann nämlich passieren, dass sich bei der Einnistung des befruchteten Keims in die Gebärmutter ein Teil der Schleimhaut ablöst, der dann mit etwas Blut nach außen abgestoßen wird. Dieses Ereignis findet praktisch genau zum Zeitpunkt der erwarteten Menstruation statt und kann vor allem bei Frauen, deren Regelblutung schon unter normalen Umständen sehr schwach ist, ohne weiteres wie eine solche aussehen.

Die betreffende Frau geht dann – möglicherweise sehr erleichtert – davon aus, nicht schwanger zu sein, unterliegt damit jedoch einem kapitalen Missverständnis.

## Das Ausbleiben der Regelblutung ist ein sicheres Schwangerschaftszeichen

*Obwohl die Menstruationsblutung für eine Frau alles andere als angenehm ist, wird sie doch Monat für Monat von Millionen Frauen inbrünstig herbeigesehnt, da ihr Eintreten – sofern es sich tatsächlich um die Regelblutung handelt – ein sicheres Indiz ist, dass es im vorausgegangenen Monat zu keiner ungewollten Schwangerschaft gekommen ist.*

*Das gilt jedoch keinesfalls umgekehrt.*

Bei den so genannten Schwangerschaftszeichen unterscheiden die Mediziner zwischen sicheren und unsicheren: Sicher sind zum einen der Nachweis der kindlichen Herztöne bzw. die Feststellung mittels Ultraschall, dass das Herz des Babys schlägt, zum anderen die eindeutige Wahrnehmung von Kindsbewegungen sowie der röntgenologische Nachweis kindlicher Skelettteile in der weiblichen Gebärmutter. Bedingt sicher ist zudem ein positives Ergebnis bestimmter Schwangerschaftstests. Als unsichere Zeichen gelten dagegen die Vergrößerung der Gebärmutter oder der Brust, häufiges Wasserlassen, morgendliche Übelkeit, die Zunahme des Leibesumfangs und eben auch das Ausbleiben der Menstruationsblutung.

Dieses kann im Einzelfall nämlich auch durch anatomische Unregelmäßigkeiten und vor allem durch hormonelle Veränderungen bedingt sein. Selbst der Stress, der bisweilen mit dem sehnsüchtigen Warten auf die Blutung verbunden ist, kann über eine Störung der Hormonausschüttung dazu führen, dass die Menstruation verspätet eintritt oder im Extremfall ganz ausbleibt. Allenfalls Frauen, deren Periode über längere Zeit hinweg sehr regelmäßig ist, können beim Nichteintreten der Blutung mit hoher Wahrscheinlichkeit davon ausgehen, schwanger zu sein.

## Eine schwangere Frau kann nicht schwanger werden

*Es gibt Abschnitte im Leben einer Frau, in denen sie beim Sex getrost auf Verhütungsmittel verzichten kann: die Zeiten nämlich, in denen sie schwanger ist. Das ist eine altbekannte Tatsache.*

*Doch selbst die trifft nicht immer zu.*

Es stimmt natürlich, dass eine Frau, die ein Kind erwartet, normalerweise nicht noch einmal schwanger werden kann, weil nach der Befruchtung kein weiterer Eisprung mehr stattfindet. Aber eben nur normalerweise. Im Jahr 2001 kam es nämlich bei einer Italienerin im dritten Schwangerschaftsmonat doch zu einem Eisprung mit der Folge, dass die Frau tatsächlich ein zweites Mal schwanger wurde. Ein derartiges extrem seltenes Ereignis – weltweit ist es bisher angeblich 22-mal vorgekommen – kann Folge einer Hormonbehandlung sein. Im Fall der Italienerin deutet darauf allein schon die Tatsache hin, dass sich aus der ersten Befruchtung ein einzelner Embryo, aus der zweiten hingegen Drillinge entwickelten, sodass in der Gebärmutter der doppelt schwangeren Frau gleichzeitig vier ungeborene Kinder heranwuchsen.

## Je sehnlicher sich ein Ehepaar ein Kind wünscht, desto eher wird die Frau schwanger

*»Positives Denken« nennt man das: die sichere Überzeugung, ein bestimmtes Ziel zu erreichen, wenn man nur felsenfest daran glaubt. Dass diese Methode überaus motivierend sein und tatsächlich zum Erfolg führen kann, ist unbestritten.*

*Doch bei dem Wunsch nach Nachwuchs wirkt sie eher kontraproduktiv.*

Denn das Wollen »mit aller Gewalt« bedeutet für beide Partner einen erheblichen Stress, der sich noch steigert, wenn ein Versuch nach dem anderen fehlschlägt. Und dieser Stress kann geradezu unfruchtbar machen. Obwohl man die genaue Ursache noch nicht kennt, weiß man schon lange, dass übermäßiger seelischer Druck für die Verwirklichung eines Kinderwunsches fatal sein kann. Offenbar wirkt Stress derart auf das Gehirn ein, dass die Schaltzentrale zwischen Psyche und körperlichem Befinden direkt beeinflusst wird und über die Hirnanhangdrüse die Hormonbildung und damit auch das diffizile Zusammenspiel der Geschlechtshormone durcheinander bringt. Untersuchungen haben überdies ergeben, dass der Körper in Stress-Situationen unter anderem vermehrt Prolaktin ausschüttet, ein Hormon, das ansonsten während der Stillzeit gebildet wird und nicht nur die Milchproduktion anregt, sondern normalerweise auch eine erneute Empfängnis verhindert (→ Stillen).

Bekannt ist zudem, dass seelische Belastungen bei einer Frau die Entwicklung der Eibläschen stören können, woraufhin der Eisprung ausbleibt;

dass sich nicht selten die Eileiter regelrecht zusammenkrampfen, und dass sich ferner der Schleim im Gebärmutterhals dahingehend verändert, dass die männlichen Spermien ihn nicht durchdringen können.
Interessant sind in diesem Zusammenhang die Ergebnisse eines Versuchs, bei dem sich eine Gruppe kinderloser Frauen zwei Stunden pro Woche mit anderen Betroffenen über ihr Unfruchtbarkeitsproblem unterhielt. Eine andere Gruppe wurde mit Techniken vertraut gemacht, die es den Frauen ermöglichte, Stress und Verbitterung über den unerfüllten Kinderwunsch effektiver zu verarbeiten. Innerhalb eines Jahres wurden daraufhin mehr als die Hälfte der Probandinnen beider Gruppen schwanger, während es in einer Kontrollgruppe ohne entsprechende Verarbeitungsmethoden im selben Zeitraum nur 20 Prozent waren.
Aber auch Männer sind, was den Kinderwunsch betrifft, seelisch keineswegs robuster. Körperlicher und psychischer Stress kann die Samenbildung und die Beweglichkeit der Spermien erheblich beeinträchtigen. Und weiß ein Mann erst einmal, dass die Ursache der Kinderlosigkeit bei ihm liegt, so können die dadurch entstehenden Schuldgefühle zusätzlich Potenzprobleme verursachen. Männer erleben die Kinderlosigkeit nämlich häufig mit einem Gefühl der Ohnmacht, weil sie sich zur Passivität verdammt fühlen.

## Während der Schwangerschaft sinkt bei einer Frau das sexuelle Verlangen

*Das ist eine Vorstellung, die in vielen Männerköpfen herumspukt. Schließlich wächst im Bauch einer Schwangeren ein Kind heran, weshalb sich die werdende Mutter »schonen« und vor allem auf sämtliche Aktivitäten verzichten muss, die ihren Unterleib in irgendeiner Weise belasten. Männer, die so denken, wundern sich oft sehr, wenn ihre Partnerin die Sache ganz anders sieht.*
Denn vielfach ist geradezu das Gegenteil der Fall: Die Lust der Schwangeren auf Sex steigt in ungeahnte Höhen. Das hängt mit der veränderten hormonellen Situation werdender Mütter zusammen. Stehen die Schwangerschaftshormone Östrogen und Gestagen in ausreichender Menge zur Verfügung und funktioniert ihr Zusammenspiel einwandfrei, dann ist die Versorgung des Embryos gesichert, und die Schwangerschaft verläuft in der Regel ohne Komplikationen.

Bei vielen Frauen bewirkt nun das verbesserte Hormonangebot, dass sie die körperliche Liebe mit ihrem Partner in dieser Zeit viel mehr genießen. Oft empfinden sie die sexuelle Beziehung während der Schwangerschaft wesentlich sensibler, zärtlicher und daher befriedigender. Nicht selten erleben sie jetzt auch weitaus heftigere Orgasmen. Ein anderer Grund für die gesteigerte Lust liegt darin, dass die Geschlechtsorgane der Frau während der Schwangerschaft erheblich besser durchblutet und daher empfänglicher für Zärtlichkeiten sind.
Im Idealfall sind aber auch die Männer an der beglückenden Situation nicht ganz unbeteiligt: Viele von ihnen sind nämlich – das haben Umfragen unter werdenden Müttern ergeben – während der Schwangerschaft zu ihrer Frau wesentlich aufmerksamer und liebevoller als sonst.

**Sex während der Schwangerschaft schadet dem ungeborenen Kind**
*Obwohl bei vielen Frauen während der Schwangerschaft die sexuelle Lust steigt, trauen sie sich doch nicht, ihrem Verlangen nachzugeben, weil sie fürchten, damit ihrem ungeborenen Kind zu schaden. Vor allem in den letzten Monaten, in denen das Baby ständig in Bewegung ist und von innen mit Armen und Beinen die Bauchhaut sichtbar nach außen drückt, haben sie Angst, an dem zarten Kinderkörper könne etwas zu Bruch gehen.*
*Doch diese Befürchtung ist unbegründet.*
Grundsätzlich ist das Kind im Mutterleib nämlich von einer flüssigkeitsgefüllten Fruchthülle umgeben, die es als dämpfendes Polster gegen äußere Einflüsse abschirmt. Deshalb kann ihm weder der männliche Penis etwas anhaben, noch können die Muskelzusammenziehungen beim Orgasmus Wehen auslösen.
Zurückhaltend sollten allenfalls Frauen sein, bei denen es früher bereits zu einer Fehl- oder Frühgeburt gekommen ist und die möglicherweise unter einer Schwäche der Gebärmutterhals-Muskulatur leiden. Ihnen wird der Frauenarzt unter Umständen dazu raten, während der Schwangerschaft vorsichtshalber auf Sex, eventuell sogar auch auf andere Formen des Liebesspiels zu verzichten, die einen Orgasmus auslösen können.
Zum Ende der Schwangerschaft ist es dann oft der dicke Bauch und die damit verbundene zunehmende Unbeweglichkeit, die der sexuellen Betätigung der Frau Grenzen setzt und bestimmte Liebestechniken eher be-

schwerlich als genussvoll macht. Zudem gibt es auch viele Männer, die den Bauch ihrer Frau als Barriere betrachten und die letzten Wochen vor der Geburt keine allzu große Lust auf Sex mehr verspüren. Das ändert jedoch nichts daran, dass sie sich keinesfalls zurückhalten müssen, wenn sie und ihre Partnerin starkes Verlangen nach geschlechtlicher Vereinigung haben. Mag auch der Bauch im Weg sein, es gibt schließlich noch andere Positionen – beispielsweise die so genannte »Löffelchenstellung« –, die sexuelle Betätigung bis kurz vor der Entbindung möglich machen.

### Schwangerschaft macht vergesslich

*Nicht wenige Schwangere beklagen sich darüber, dass sie sich vor allem in den letzten Monaten vor der Geburt ihres Kindes nur schwer konzentrieren können und alles vergessen, was sie sich nicht aufschreiben. Viele trauen sich deshalb nicht ans Steuer eines Autos und haben in den Wochen vor der Entbindung Angst, bei der Arbeit gravierende Fehler zu machen.*

*Doch eigentlich gibt es überhaupt keinen Grund für eine schwangerschaftsbedingte Vergesslichkeit.*

Aufsehen erregten im Jahr 1997 die Studienergebnisse einer britischen Forschergruppe, die eine Erklärung für mögliche Konzentrationsprobleme hochschwangerer Frauen lieferten und im Fachblatt »New Scientist« veröffentlicht wurden: Demnach hatten Messungen ergeben, dass das Gehirn werdender Mütter schrumpft und erst etwa sechs Wochen nach der Geburt wieder die ursprüngliche Größe erreicht.

Doch jetzt kann Entwarnung gegeben werden. Wissenschaftler der Australian National University in Canberra fanden beim Vergleich der Merk- und Konzentrationsfähigkeit von Schwangeren und Nichtschwangeren keinen signifikanten Unterschied. In einem Gedächtnistest wurden die Frauen aufgefordert, sich an zwei Kategorien von Wörtern zu erinnern, und zwar zum einen an solche, die einen Zusammenhang mit Schwangerschaft und Geburt hatten – beispielsweise »Hebamme« oder »Zwillinge« –, und zum anderen an allgemein gebräuchliche Begriffe wie »Haar« oder »Herz«. Zur Verblüffung der Schwangeren, die ihrer eigenen geistigen Leistungsfähigkeit vor dem Test nicht allzu viel zugetraut hatten, schlugen sie sich genauso gut wie die Frauen der Vergleichsgruppe. Bei den schwangerschaftsbezogenen Wörtern bewiesen sie sogar ein eindeutig besseres Erinnerungsvermögen.

Für werdende Mütter besteht also kein Grund, an ihrer Gehirnleistung zu zweifeln; selbst in Situationen, in denen man sehr wachsam sein muss, wie etwa beim Autofahren, können sie genauso viel leisten wie ihre nicht schwangeren Geschlechtsgenossinnen.

## In den ersten Schwangerschaftswochen ist das Risiko einer Missbildung für das ungeborene Kind am größten

*Eine Frau feiert in froher Runde, ist ausgelassen, trinkt und raucht vielleicht noch dazu; in der folgenden Nacht braucht sie drei Kopfschmerztabletten. Drei Tage später bleibt ihre Menstruation aus, und sie ahnt, dass sie schwanger ist. Und plötzlich bekommt sie Angst: Hoffentlich haben Alkohol, Nikotin und Medikamente ihrem winzigen Baby nicht geschadet! Was, wenn es durch ihre Schuld behindert zur Welt kommt? Man weiß doch, dass die ersten Schwangerschaftsmonate die riskantesten sind. Aber konnte sie denn ahnen, dass sie in anderen Umständen war?*

*So quälend derartige Selbstvorwürfe sind, so unberechtigt sind sie zum Glück.*

Denn zum einen ist der Keimling zu Beginn der Schwangerschaft, wenn eine Frau in der Regel noch gar nichts von ihrem Glück weiß, gegen äußere Einflüsse wie Strahlen, Chemikalien, Medikamente, Alkohol, Nikotin oder Infektionskrankheiten noch recht widerstandsfähig, zum anderen gilt in den ersten Wochen das so genannte »Alles-oder-nichts-Prinzip«: Entweder die Schädigung ist so gravierend, dass der Embryo sofort abstirbt, dass es also zu einer Fehlgeburt kommt, oder der Keim bleibt vollkommen unversehrt und entwickelt sich ganz normal.

In dieser Zeit bedeutet die Tatsache, dass eine Frau schwanger ist, also immer auch, dass es ihrem Kind gut geht. Erst wenn die Organbildung um die sechste Schwangerschaftswoche beginnt, reagiert der Embryo auf schädigende Einflüsse ausgesprochen sensibel.

## Während einer Schwangerschaft kann man anhand bestimmter Merkmale das Geschlecht des zu erwartenden Kindes voraussagen

*Seit Urzeiten wollen werdende Eltern schon vor der Geburt ihres Kindes wissen, ob es ein Junge oder ein Mädchen wird, sei es, um sich bei der Namenssuche beschränken oder farbig passende Babykleidung beziehungsweise eine angemessene Ausstattung des Kinderzimmers kaufen zu kön-*

*nen. Deshalb ist es nicht verwunderlich, dass man im Lauf der Zeit eine ganze Reihe von Merkmalen gefunden hat, die angeblich einen Rückschluss auf das Geschlecht des Ungeborenen zulassen.*
*Doch keines davon ist zuverlässig.*
Die einzige Möglichkeit einer sicheren Geschlechtsvorausbestimmung besteht in der Untersuchung von Zellen des Ungeborenen, die man dem Fruchtwasser entnimmt. Daneben lässt sich ab der Schwangerschaftsmitte auch mithilfe einer Ultraschalluntersuchung recht gut vorhersagen, ob es ein Junge wird. Mit der Behauptung »Es wird ein Mädchen« muss man jedoch erheblich zurückhaltender sein, da die Tatsache, dass der Arzt bei der Untersuchung keinen Penis erkennen kann, noch lange nicht besagt, dass auch wirklich keiner vorhanden ist.
Dagegen handelt es sich bei den vielfach verbreiteten anderen »sicheren Geschlechtsmerkmalen« ausnahmslos um Ammenmärchen. Ein Junge soll es demnach werden, wenn die Großmutter mütterlicherseits bereits graue Haare hat, wenn der Urin der Schwangeren hell und klar ist, wenn der werdende Vater stark zunimmt, wenn die Frau ein unbezwingbares Verlangen nach Essiggurken und Salzheringen hat, wenn ihr Busen kaum wächst, wenn die Summe aus dem Alter der Mutter und dem Empfängnismonat eine gerade Zahl ergibt, wenn die Schwangere Geschlechtsgenossinnen gegenüber nett und freundlich ist oder wenn das Herz des Babys schneller als 140-mal pro Minute schlägt. In allen anderen Fällen ist demnach mit einem Mädchen zu rechnen.
Dies ist nur eine kleine Auswahl von Kriterien, die angeblich auf das eine oder andere Geschlecht des künftigen Familienmitglieds hinweisen, es gibt noch erheblich mehr. Aber alle haben eines gemeinsam: Manchmal stimmen sie und manchmal nicht. Eine Münze zu werfen, ist nicht nur erheblich einfacher, es hat auch exakt dieselbe Trefferquote.

## Nach einer Schwangerschaft ist das Sexualleben der meisten Paare genau wie vorher

*Viele Paare, die sich – aus welchen Gründen auch immer – in den letzten Schwangerschaftswochen sexuell zurückhalten, trösten sich damit, dass es ja bald wieder so sein wird wie vorher, dass kein störender Bauch mehr im Weg sein wird und kein ungeborenes Kind, das möglicherweise Schaden nehmen könnte.*

*Doch diese Hoffnung trügt häufig.*

Denn bei gar nicht so wenigen Paaren folgt auf die Geburt des Kindes eine Phase sexueller Lustlosigkeit. Die Frauen fühlen sich in ihrer Mutterrolle, auf die sie berufsbedingt zu wenig vorbereitet sind, nicht selten überfordert und büßen dadurch, dass sie plötzlich weitgehend ans Haus gebunden sind, einen Großteil ihrer Lebensfreude ein. Zwar sind sie in der Regel mit ihrem Säugling sehr glücklich, haben aber oft keinen Ort, wo sie hingehen können, um von anderen in ihrer neuen Rolle bestätigt zu werden; auch die sozialen Kontakte aus der bisherigen beruflichen Tätigkeit werden schmerzhaft vermisst. So wird der Ehemann zur einzigen Anlaufstelle, bei dem die Frau, die sich als Mutter häufig noch unsicher fühlt, ihre Probleme loswerden kann, bei dem sie Unterstützung, Entlastung und Anerkennung findet. Verwandte, die bei unseren Vorfahren diese Rolle übernahmen, leben oft weit entfernt, sind meist ebenfalls berufstätig und haben in der Regel genug mit sich selbst zu tun.

Dazu kommt, dass viele Frauen nach der Geburt Probleme mit ihrem Körper haben: Oft finden sie sich unattraktiv und haben vor dem ersten Verkehr allein schon deswegen Angst, weil sie ihren Genitalbereich noch als wund, verletzlich und – hormonell bedingt – ungewohnt trocken empfinden. Oft fühlen sie sich noch schwach und sehnen sich in erster Linie nach Ruhe und Entspannung, was der sexuellen Energie nicht gerade zuträglich ist.

Aber auch an den jungen Vätern gehen die Veränderungen nach einem Familienzuwachs nicht spurlos vorüber. Oft müssen sie jetzt als Alleinverdiener für Frau und Kind sorgen. Der Wohnraum reicht nicht mehr aus, was möglicherweise auch für das Geld gilt, zudem wird der persönliche Spielraum erheblich eingeschränkt. Vielfach können die Männer nicht nachempfinden, warum ihre früher so fröhliche und ausgeglichene Frau das Leben mit einem Baby so stressig findet. Wenn sie abends von der Arbeit nach Hause kommen, wünschen sie sich eine liebevolle Begrüßung und anerkennende Worte und reagieren enttäuscht und gereizt, wenn sie ihre Frau der Erschöpfung nah und dazu noch einen kreischenden Säugling sowie eine Wohnung vorfinden, die man kaum noch als gemütlich bezeichnen kann. Hinzu kommt, dass sie meist keine ungestörte Nachtruhe mehr finden und daher selbst übermüdet und reizbar sind. Wenn ihre Frau dann auch noch auf Zärtlichkeit und jede sexuelle Annäherung ablehnend reagiert, ziehen sich die frustrierten Männer häufig in sich selbst zurück, was wiederum auf die in dieser Phase höchst sensible Frau äußerst verletzend wirkt.

Hilfreich ist in einer solchen Situation, sich mit anderen Paaren auszutauschen, denen es vielleicht ähnlich geht. Die Erkenntnis, dass man mit seinen Problemen nicht allein dasteht, kann dazu beitragen, füreinander mehr Verständnis aufzubringen und die familiäre Rolle des Partners besser anzuerkennen. Und junge Väter sollten wissen, dass Schwangerschaft und Geburt für ihre Ehefrauen extrem einschneidende Erlebnisse darstellen, von denen sie sich erst wieder erholen und nach der sie sich wieder auf den »Normalzustand« umstellen müssen. Oft sehnen sich die jungen Mütter in dieser Phase nach sehr viel Zärtlichkeit ohne Druck zum Geschlechtsverkehr, nach der Zeit, sich gemeinsam mit dem Ehemann der ungewohnten Situation anzupassen, bevor das sexuelle Begehren allmählich wieder erwacht.

## Schwangerschaftstests

### Schwangerschaftstests sind zuverlässig

*»Schon am ersten Tag der ausgebliebenen Regelblutung wissen Sie zuverlässig, ob Sie schwanger sind« – so werben die Hersteller zahlreicher Schwangerschaftstests für ihre Produkte. Und die meisten Frauen verlassen sich vertrauensvoll auf die vollmundigen Versprechungen.*

*Doch dieses Vertrauen ist keinesfalls immer gerechtfertigt.*

Eine amerikanische Studie, die Wissenschaftler aus North Carolina an 221 Frauen durchgeführt haben, ergab nämlich, dass jede zehnte Schwangerschaft am ersten Tag der ausgebliebenen Menstruation unentdeckt bleibt. Die Tests beruhen auf dem Nachweis eines Hormons im Urin, das nach der Einnistung des befruchteten Keims in die Gebärmutter ausgeschüttet wird. Bei 14 Frauen war aber der Hormonspiegel am ersten Tag der erwarteten Blutung noch gar nicht angestiegen. Selbst einige Tage später ließ sich mit dem Test bei einigen von ihnen fälschlicherweise noch immer keine Schwangerschaft nachweisen.

Das liegt daran, dass die Zeit vom Eisprung bis zur Einnistung des Keims keinesfalls bei allen Frauen gleich ist. Bei einigen dauert dies nur sechs

Tage, bei anderen doppelt so lang. Und erst danach erscheint das besagte Hormon im Urin. Wenn eine Frau einen derartigen Schwangerschaftstest also gleich am ersten Tag der ausgebliebenen Regel durchführt, sollte sie wissen, dass sie sich nur zu 90 Prozent auf das Ergebnis verlassen kann. Ist der Test negativ, ist es dennoch möglich, dass sie schwanger ist, und deshalb sollte sie auf Dinge wie Alkohol und Zigarettenrauch sowie Medikamente, die dem Embryo schaden könnten, vorsichtshalber so lange verzichten, bis sie absolute Gewissheit hat.

## Selbstbefriedigung

### Selbstbefriedigung ist schädlich

*Viele Männer und Frauen haben ein schlechtes Gewissen, wenn sie sich selbst befriedigen. Sie fürchten, etwas Schmutziges und Verbotenes zu tun, und haben Angst davor, ihre Gesundheit zu gefährden. Diese Auffassung, die früher auch nachdrücklich von der christlichen Kirche vertreten wurde und mit denen Mitglieder prüder Religionsgemeinschaften – vor allem in den USA – noch heute ihre Kinder erschrecken, geht unter anderem auf ein Buch des französischen Arztes Samuel Auguste Tissot aus dem Jahr 1774 zurück. Darin behauptet der Autor, Selbstbefriedigung könne schlimme Krankheiten wie Rückenmarks-Tuberkulose, Lähmungen, Verblödung und Epilepsie auslösen, Frauen könnten nicht mehr schwanger werden und Männer nie wieder Kinder zeugen. Entsprechend hysterisch war die Reaktion vieler Eltern: Kinder mussten mit dicken Handschuhen schlafen, und erwachsene Männer umwickelten ihren Penis zum Schutz gegen nächtliche Versuchungen mit so genannten »Spermatorrhö-Verbänden« oder legten ihn gar in einen kleinen Drahtkäfig.*

*Und selbst heute – in unserer ansonsten so aufgeklärten Zeit – glauben noch immer gar nicht wenige Menschen an die schädlichen Folgen der Selbstbefriedigung.*

Dabei ist eines längst bewiesen und von führenden Sexualwissenschaftlern immer wieder propagiert worden: Selbstbefriedigung, auch »Masturbieren«, »Onanieren« oder »Autoerotik« genannt, ist eine ausgezeichnete Möglichkeit, den eigenen Körper besser kennen zu lernen, Spannungen abzubauen und – das ist nachgewiesen – sexuell fit zu bleiben.

Gesundheitlich bedenklich wird die Selbstbefriedigung allenfalls, wenn dazu komplizierte Apparaturen verwendet werden. Jahr für Jahr verletzen sich in Deutschland einige hundert Männer an derartigen Geräten, und mehr als hundert ersticken darin.

### Wer sich selbst befriedigt, betrügt seinen Partner

*Selbst aufgeklärte Menschen, die keinerlei Angst davor haben, durch Selbstbefriedigung krank zu werden oder sich anderweitig zu schaden, sind häufig der Auffassung, es dürfe sich dabei allenfalls um eine sexuelle Ersatzbetätigung für Zeiten handeln, in denen der Partner fehlt. Sonst würde man ihn gleichsam betrügen.*

*Doch diese Meinung ist so nicht haltbar.*

Denn zum einen haben groß angelegte Umfragen wie der berühmte »Kinsey-Report« ergeben, dass fast alle Männer und etwa 80 Prozent der Frauen sich schon einmal selbst zum sexuellen Höhepunkt gebracht haben, dass also die Selbstbefriedigung in weit größerem Umfang betrieben wird, als man bis dahin angenommen hatte; und zum anderen sind Sexualwissenschaftler schon lange der Auffassung, Selbstbefriedigung sei kein Ersatz für andere Formen sexueller Aktivität, sondern eine völlig normale und unbedenkliche Ergänzung dazu.

Selbst unter Menschen, die mit ihrem Geschlechtsleben sehr zufrieden sind, gibt es viele, die sich mehr oder weniger regelmäßig selbst stimulieren und dabei durchaus lustvolle Empfindungen haben. Vor allem Frauen, deren sexuelles Erleben oft darunter leidet, dass sie glauben, sich ihrem Partner anpassen zu müssen, können sich bei der Selbstbefriedigung voll und ganz auf ihr eigenes Gefühl konzentrieren. Unbeobachtet und ohne Hemmungen können sie ausprobieren, auf welche sexuellen Reize sie am stärksten ansprechen. Und wenn sie dem Partner dann auch noch von dem erzählen, was sie beim Onanieren als besonders lustvoll empfunden haben, ist Selbstbefriedigung geradezu eine wertvolle Ergänzung zum partnerschaftlichen Sex.

Nicht wenige Menschen empfinden einen Orgasmus, den sie sich selbst verschafft haben, als qualitativ verschieden von dem, den sie zusammen mit ihrem Partner erleben – nicht schlechter und nicht besser, aber eben anders. Und eines steht fest: Solange jemand die Selbstbefriedigung nicht grundsätzlich dem gemeinsamen Sex vorzieht, enthält er dem Partner ja nichts vor und betrügt ihn demzufolge auch nicht.

## Selbstbefriedigung muss schnell gehen

*Oft sind quälende Erinnerungen aus der Jugendzeit daran schuld, dass Menschen, die ihren sexuellen Druck durch Selbstbefriedigung abbauen, sich dabei keine Zeit lassen. Denn die kindliche Angst, bei dem verbotenen Tun von der Mutter überrascht zu werden, die plötzlich im Zimmer steht und sieht, wie man sich selbst »befummelt«, wirkt oft bis ins Erwachsenenalter nach.*

*Doch zum Glück gibt es Menschen, die das ganz anders sehen.*

Umfragen haben ergeben, dass die Zahl der Männer und Frauen, die der Selbstbefriedigung einen ganz natürlichen und wichtigen Platz in ihrem Sexualleben einräumen, ständig steigt. Von diesen Menschen, die in der Beschäftigung mit dem eigenen Körper eine überaus lustvolle Variante der menschlichen Sexualität sehen, geben nicht wenige an, die Selbststimulation geradezu zu zelebrieren: Sie nehmen sich viel Zeit, hören dabei ihre Lieblingsmusik, lesen vielleicht ein erotisches Buch oder sehen sich genussvoll ein Video an. Vor allem sorgen sie dafür, dass sie nicht gestört werden, denn in derart intimen Momenten können selbst die Stimme des Partners auf dem Anrufbeantworter oder andere ansonsten durchaus vertraute Geräusche als Lustkiller wirken und die ganze schöne Stimmung von einer Sekunde auf die andere vollkommen verderben.

## Selbstbefriedigung ist keine Frage der Bildung

*Das sexuelle Verlangen und der Drang nach dessen Befriedigung sind fundamentale menschliche Bedürfnisse, die mit Intelligenz, Bildung und Beruf grundsätzlich nichts zu tun haben. Das gilt natürlich auch für die Selbstbefriedigung.*

*Oder etwa nicht?*

Nein, denn wenn es darum geht, in die sexuelle Betätigung persönliches Wissen einfließen zu lassen und sich von verbreiteten, jedoch nachweislich falschen Auffassungen zu trennen, sind Gebildete im Vorteil. Umfragen amerikanischer Wissenschaftler haben nämlich ergeben, dass die Onanie keinesfalls unter allen Menschen gleich weit verbreitet ist. Von den Unverheirateten zwischen 16 und 20 befriedigen sich College-Studenten etwa doppelt so oft wie Grundschüler, und Akademiker geben sich dieser Spielart der Sexualität weitaus häufiger hin als Angehörige anderer Berufsgruppen. Die Forscher erklären dies damit, dass von den weniger

Gebildeten viele offenbar auch heute noch glauben, Selbstbefriedigung sei schädlich, und sich deshalb ängstlich davor hüten.

## Männer bringen sich bei der Selbstbefriedigung mit Pornos oder Sexmagazinen in Stimmung

*Jeder Mann, der schon einmal für eine ärztliche Untersuchung Samen spenden musste, kennt das: Die Arzthelferin drückt dem Patienten mit wissendem Lächeln ein Gläschen in die Hand und schickt ihn in einen mehr oder minder nüchtern eingerichteten Raum mit der ausgesprochenen oder auch nur angedeuteten Aufforderung, sich bitte nicht allzu viel Zeit zu lassen, da noch andere Probanden warten. Um das gewünschte Tempo bei der Samengewinnung sicherzustellen, wurden in diesem Raum Stapel von Pornos oder zumindest Sexmagazinen bereitgelegt.*

*Offenbar hat sich in Ärztekreisen noch nicht herumgesprochen, dass derlei Dinge nur einen sehr begrenzten Nutzen haben.*

Namhafte Sexualforscher haben nämlich ermittelt, dass sich nur die wenigsten Männer bei der Selbstbefriedigung von Druckerzeugnissen oder sogar von Pornofilmen stimulieren lassen. Vielmehr verlassen sie sich in der Regel auf ihre sexuelle Fantasie, die – das haben befragte Männer zu Protokoll gegeben – erheblich davon abhängt, was sich aktuell in ihrem Leben abspielt. So kann es sein, dass sie beim Masturbieren an das tiefe Dekolleté einer Kollegin denken, aber auch an in der U-Bahn erspähte, besonders aufregende Frauenbeine und das, was sich daran möglicherweise anschließt, oder an ein außergewöhnlich aufreizendes, tatsächlich erlebtes oder nur erträumtes erotisches Erlebnis mit der Partnerin oder einer anderen schönen Frau. Die Forscher waren erstaunt, wie vielseitig und fantasievoll die sonst eher als nüchtern geltenden Männer bei der eigenhändig herbeigeführten Lusterzeugung waren, und zwar vor allem deshalb, weil sie bei ihren Untersuchungen auch erfuhren, dass die meisten Frauen in dieser Hinsicht über ein wesentlich reduzierteres Vorstellungsrepertoire verfügen. Ihnen reichen in der Regel zwei oder drei Lieblingsfantasien, mit denen sie sich – eine gewisse Routine vorausgesetzt – jederzeit zuverlässig zum Orgasmus bringen können.

**Frauen befriedigen sich, indem sie längliche Gegenstände in ihre Scheide einführen**

*Während Männer sich fast ausschließlich dadurch selbst befriedigen, dass sie – begleitet von erotischen Fantasien – die Vorhaut ihres Penis rhythmisch auf und ab bewegen, verfügen Frauen über eine Vielzahl unterschiedlicher Techniken. Dazu gehört auch das Einführen geeigneter Objekte in die Scheide, wo sie gleichsam als Penisersatz fungieren. Männer denken oft, das sei die bevorzugte Methode.*

*Doch das stimmt keinesfalls.*

Nach den Untersuchungen des Sexualwissenschaftlers Alfred C. Kinsey benutzen nämlich 80 Prozent aller Frauen zur Selbstbefriedigung ausschließlich ihre Finger, mit denen sie ihre Schamlippen und vor allem ihre Klitoris reizen. Nur 20 Prozent greifen zu Gegenständen wie Dildos, Gurken oder Bananen. 10 Prozent sind in der Lage, unter bestimmten Umständen allein durch das Zusammenpressen ihrer Schenkel zum Orgasmus zu gelangen, und 5 Prozent spannen zu diesem Zweck alle Körpermuskeln an. Da einige Frauen je nach den herrschenden Bedingungen unterschiedliche Methoden anwenden, beträgt die Summe dieser Zahlen mehr als 100 Prozent. So unterstützt beispielsweise etwa jede zehnte Frau die Manipulation an ihren Genitalien dadurch, dass sie ihre Brustwarzen an Kissen oder anderen geeigneten Gegenständen reibt.

**Man kann niemanden daran hindern, sich selbst zu befriedigen**

*Da es heutzutage absolut feststeht, dass Selbstbefriedigung ganz und gar unschädlich ist und keinerlei nachteilige Folgen hat, gibt es auch keinen Grund, sie zu verbieten. Zu Zeiten jedoch, als man die Masturbation noch für eine ganze Reihe schlimmer Krankheiten verantwortlich machte, sah das anders aus. Damals untersagte man den Kindern strikt jegliche Manipulation an den Genitalien und drohte ihnen für den Fall des Ungehorsams nicht nur mit empfindlichen Strafen, sondern auch mit schweren gesundheitlichen Schäden.*

*Doch kann man Selbstbefriedigung überhaupt verhindern?*

Ja, das kann man sehr wohl, wenn auch nicht durch Verbote und Strafandrohungen oder drastische Gedichte, wie jenes aus einem Buch des Franzosen Tissot aus dem Jahr 1774:

Wenn schnöde Wollust Dich erfüllt,

So werde durch ein Schreckensbild
Verdorrter Totenknochen
Der Kitzel unterbrochen!

Da muss man schon zu rigideren Maßnahmen greifen. Noch zu Beginn dieses Jahrhunderts wurden in den USA zahlreiche Patente im Zusammenhang mit so genannten »Anti-Masturbations-Vorrichtungen« angemeldet: raffinierte Keuschheitsgürtel und Drahtgestelle, die Kindern – und natürlich auch verängstigten Erwachsenen – das Manipulieren an ihren Geschlechtsorganen unmöglich machen sollten. Doch schon viel früher hatten sich findige Geister ihren Kopf über dieses Problem zerbrochen und waren auf Lösungen wie Aluminiumhandschuhe gekommen, die die Kinder nachts tragen mussten. Für Erwachsene gab es zum Schutz gegen nächtliche Versuchungen so genannte »Spermatorrhö-Verbände«, wobei der medizinische Fachbegriff »Spermatorrhö« schamhaft den Samenerguss umschreibt. In Gebrauch waren auch kleine Drahtkäfige, die vor dem Schlafen um den Penis gelegt wurden, um eine nächtliche Erektion zu verhindern.

Da man derartige Gerätschaften natürlich nicht rund um die Uhr tragen konnte, kann man getrost davon ausgehen, dass zu allen Zeiten diejenigen, die sich ihres sexuellen Dranges durch Selbstbefriedigung entledigen wollten, dazu auch ausreichend Gelegenheit hatten.

## Nur Menschen befriedigen sich selbst

*Ein profunder Kenner der Selbstbefriedigung war der berühmte amerikanische Schriftsteller Mark Twain, der sich mehrfach öffentlich zu dieser Art der sexuellen Betätigung bekannte. 1879 hielt er in Paris sogar einen Vortrag mit dem Titel »Gedanken zur Wissenschaft des Onanismus«, mit dem er seine Zeitgenossen schockierte. Doch nicht alles, was er damals von sich gab, ist aus heutiger Sicht wissenschaftlich haltbar. So stellte er unter anderem folgende These auf: »Der Affe ist praktisch das einzige Tier, ausgenommen der Mensch, das diese Wissenschaft praktiziert – daher ist er unser Bruder.«*

*Doch damit irrte er sich.*

Denn Sex in jeder Form dient bei Tieren keinesfalls ausschließlich der Fortpflanzung, sondern daneben durchaus auch dem Lustgewinn, und Selbstbefriedigung ist keinesfalls nur bei Affen üblich. Klar erkannt hat das der Dichter Robert Gernhardt in seinem berühmten Zweizeiler: »Der Kragenbär, der holt sich munter einen nach dem andern runter.« Allerdings überschätzte Gernhardt in der dazugehörigen Zeichnung die manuellen Fähigkeiten von Bären und unterschätzte dagegen ihre Biegsamkeit. Denn nicht mit der Tatze, sondern mit der Schnauze befriedigt sich ein Bär.

Mit dem Thema »Selbstbefriedigung bei Tieren« hat sich vor allem der ehemalige Direktor des Zoos in Hannover, Lothar Dittrich, befasst und dazu eine Sammlung eigener Beobachtungen veröffentlicht. Demnach stehen die Tiere im Einfallsreichtum den Menschen in nichts nach. So beschreibt Dittrich unter anderem zwei junge Orang-Utan-Weibchen, die »ihr Genitale gegen die aus dem Gitterwerk vorstehenden Schweißkuppen rieben«. Sein berühmter Frankfurter Kollege Bernhard Grzimek berichtet in seiner Enzyklopädie von wilden Nubischen Steinböcken, die sich die eigene Penisspitze in den Mund stecken. Den gleichen Trick beherrschen weibliche Fleckenhyänen mit ihrer riesigen Klitoris; und ein Nashornbulle wurde dabei beobachtet, wie er sich sein Glied klatschend gegen den Leib schlug, bis er ejakulierte. Elefantenbullen besaugen ihre Genitalien ausgiebig mit dem Rüssel, während die Weibchen an ihren zwischen den Vorderbeinen gelegenen Zitzen nuckeln und sich gleichzeitig mit dem Schwanz auf die Geschlechtsteile schlagen. Und von Delfinen, die von der amerikanischen Marine zum Bergen von Torpedos eingesetzt werden, wird berichtet, dass sie ihre Geschlechtsorgane von Zeit zu Zeit an den Unterwasserwaffen reiben.

Sicher, die meisten Berichte stammen aus Zoos und nicht aus der freien Wildbahn, doch trotzdem ist eines sicher: Selbstbefriedigung ist keine Gefängnisneurose. Vielmehr gehen die meisten Biologen heute davon aus, dass alle Verhaltensweisen, die man in Gefangenschaft beobachten kann, auch in freier Wildbahn vorkommen. Allenfalls fördert das Leben im Zoo, wo die Tiere enger zusammenleben und sich nicht mehr um ihr Fressen kümmern müssen, die Häufigkeit derartiger Handlungen.

Allerdings ist Selbstbefriedigung eine Praxis, die sich nicht genau eingrenzen lässt. Während ein Tier sich mit sich selbst beschäftigt, weil es gerade keinen Partner findet, streichelt sich ein anderes, weil es keinen Partner will. So wurden Affenpaschas beobachtet, die sich, umgeben von ihrem sexwilligen Harem, genüsslich selbst befriedigten.

Erstaunlicherweise vertreten viele Wissenschaftler die Theorie, dass die

Selbstbefriedigung den Tieren auch bei der Fortpflanzung Vorteile bringt: Wenn nämlich ein Männchen masturbiert, ist der Samen beim nächsten Geschlechtsverkehr frischer und hat daher im Körper des Weibchens eine größere Chance, sich gegen denjenigen anderer Männchen durchzusetzen. Aber auch weiblichen Wesen verschafft die Selbstbefriedigung gesteigerte Vermehrungschancen, weil sie auf diese Weise ihre Scheidenmuskeln fit und ihre Sexualsekrete frisch halten.
Doch jenseits aller soziobiologischen Theorie scheint es so zu sein, dass die Masturbation den Tieren einfach Spaß macht. Lothar Dittrich berichtet von einer Äffin, die ungezählte Male am Tag Hand an sich legte und beim Höhepunkt »fast anfallartige, krampfartige Erschütterungen des ganzen Körpers zeigte«. Der Zoodirektor schließt die Beschreibung des sexbesessenen Tieres mit einem Vergleich, der sicher auch dem einen oder anderen Menschen aus dem Herzen spricht: »Einen Orgasmus solcher Intensität erleben Affen bei der normalen Paarung nicht.«

## Sex

### Den meisten Menschen geht Sex über alles

*Sex ist nicht nur sehr schön, sondern auch überaus wichtig: Ohne Geschlechtsverkehr würde die Menschheit aussterben. Hierin liegt schließlich die biologische Antwort auf die Frage, warum sexuelle Aktivitäten mit derart angenehmen, in höchstem Maße lustvollen Gefühlen verbunden sind, dass sie vielen Menschen über alles gehen.*
*Doch es gibt auch Zeitgenossen, die das ganz anders sehen.*
Im »Durex Global Survey«, einer weltweiten Untersuchung, die der Kondomhersteller Durex im Jahr 2001 zu zahlreichen Fragen der menschlichen Sexualität durchführte, gaben erstaunlich viele Menschen an, für sie gebe es weitaus wichtigere Dinge als Sex. Demnach halten nur 19 Prozent der Befragten Sex für das Höchste, wohingegen 22 Prozent lieber mit Freunden ausgehen und immerhin noch 10 Prozent in sportlicher Betätigung – außerhalb des Bettes (!) – oder im Einkaufen ihr höchstes Vergnügen finden. 9 Prozent sehen lieber fern, 7 Prozent ziehen die Arbeit vor, und 2 Prozent surfen lieber im Internet, als sich mit ihrem Partner im Bett zu vergnügen.

Allerdings bestehen zwischen Männern und Frauen und zwischen den einzelnen Altersstufen erhebliche Unterschiede: So sind es weitaus mehr Frauen, die Shopping – aber auch Schokolade essen (!) – dem Sex vorziehen, während Sport und Internet eher die Männer vom Liebestreiben abhalten. Arbeiten oder Fernsehen finden mehrheitlich Menschen über 45 interessanter, wohingegen 16- bis 20-Jährige eher zu Ausgehen und Sport tendieren.

Und was die einzelnen Nationalitäten betrifft, so ist für 38 Prozent der Italiener, 35 Prozent der Spanier und – man höre und staune – ebenfalls 35 Prozent der Holländer Sex wichtiger als alles andere, während dies nur 7 Prozent der Japaner, 5 Prozent der Chinesen und gar nur 3 Prozent der Inder von sich behaupten. Und was ziehen die bedauernswerten Ostasiaten dann vor? Während die Japaner lieber mit Freunden ausgehen und damit immerhin noch voll im Trend liegen, bevorzugen viele Chinesen stundenlanges Fernsehen und viele Inder – man kann es kaum glauben – arbeiten und noch mal arbeiten. Besonders bemerkenswert sind jedoch die Thailänder: Nur 4 Prozent von ihnen stehen voll und ganz auf Sex, während 20 Prozent sich vor allem anderen für eines begeistern können: für stundenlanges Schlafen.

### Sex ist immer sinnvoll

*Darüber, dass Sex im Hinblick auf Partnerschaft und Ehe immer sinnvoll ist, das ganze Jahr hindurch und zu jeder Tageszeit, besteht kein Zweifel. Wenn man aber danach fragt, wann der eigentliche biologische Sinn der sexuellen Vereinigung am ehesten erfüllt ist, das heißt, wann die Chance für die Zeugung eines Kindes am größten ist, sieht es ganz anders aus.*

*Denn es gibt durchaus Tage, an denen Sex weitaus sinnvoller ist als an anderen.*

Bei den Tieren geht die Bereitschaft zum Sex in der Regel von den Weibchen aus: Wenn sie einen Eisprung haben, das heißt, wenn in ihrem Körper eine befruchtungsfähige Eizelle auf die Befruchtung mit männlichem Samen wartet, sondern sie einen speziellen Duftstoff ab, der die begattungswilligen Männchen – und das sind normalerweise alle – geradezu unwiderstehlich anzieht. Da das jedoch Jahr für Jahr nur in einem sehr begrenzten Zeitraum von gerade einmal ein bis zwei Monaten der Fall ist,

spielt sich die gesamte sexuelle Aktivität der meisten Tiere in dieser kurzen Zeitspanne ab.
Bei uns Menschen ist das zum Glück anders: Wir sind das ganze Jahr über zum Sex fähig und in der Regel auch daran interessiert. Da aber natürlich auch bei uns eine Befruchtung nur im zeitlichen Zusammenhang mit dem weiblichen Eisprung möglich ist, hat die Natur auf raffinierte Weise dafür gesorgt, dass um die Zeit des Eisprungs das sexuelle Begehren am größten ist. Denn dieses hängt wiederum – bei Männern wie bei Frauen – von der Menge des im Körper vorhandenen Geschlechtshormons Testosteron ab. In aufwändigen Untersuchungen hat man dementsprechend herausgefunden, dass der Testosteronspiegel zeitlichen Schwankungen unterliegt und bei Frauen vor und nach dem Eisprung am höchsten ist. Deshalb erlebt eine Frau während der drei Tage um den Eisprung mit doppelt so hoher Wahrscheinlichkeit einen Orgasmus, sie hört, riecht und schmeckt feiner und reagiert auf Berührungen wesentlich sensibler. Was dabei jedoch besonders erstaunt: Bei verheirateten Paaren stellt sich der Mann nach und nach ganz automatisch auf den biologischen Rhythmus seiner Frau ein, und sein Testosteronspiegel ist ebenfalls zur Zeit ihres Eisprungs, also dann, wenn Sex rein biologisch gesehen am sinnvollsten ist, am höchsten.

## Sex ist gesund

*Dass sich ein erfülltes Geschlechtsleben nicht nur auf das seelische, sondern durchaus auch auf das körperliche Befinden äußerst positiv auswirkt, hört und liest man allenthalben. Und tatsächlich haben zahlreiche Studien die gesundheitsfördernde Wirkung von Sex einwandfrei nachgewiesen.*

*Dennoch gibt es Menschen, auf die diese Behauptung nicht zutrifft, Menschen, für die Sex kein Segen, sondern ein ausgesprochenes Übel ist, an dem sie schließlich sogar zu Grunde gehen können.*

Gemeint sind Männer und Frauen, die unter einer krankhaften Sexsucht leiden, die durchaus mit Alkoholismus, Spielsucht, Bulimie und Magersucht auf eine Stufe gestellt werden kann. Wie viele Menschen das sind, darüber gehen die Meinungen auseinander: Während einige Wissenschaftler von 5 bis 6 Prozent aller Erwachsenen in den westlichen Ländern ausgehen, halten andere diese Zahl für viel zu hoch. So ist Rolf Hüllinghorst, Chef der »Deutschen Hauptstelle gegen Suchtgefahren«, davon überzeugt, dass in Deutschland weniger als ein Prozent der Bevölkerung von dieser Sucht befallen ist. Einig sind sich die Experten jedoch, dass es Männer etwa viermal so oft trifft wie Frauen.

Da es sich bei der Droge Sex um keinen Stoff wie Alkohol, Nikotin oder Kokain handelt und stattdessen Vorstellungen, Fantasien und vor allem möglichst häufige intime Aktionen im Vordergrund stehen, bezeichnen Wissenschaftler die Sexsucht auch als »nichtstoffliche Sucht«. Für die Betroffenen ist Sexualität nicht lustvoll und befriedigend, sondern zwanghaft und auf Dauer selbstzerstörerisch. Selbst Gefahren wie AIDS oder Geschlechtskrankheiten nehmen sie in Kauf, vergleichbar mit starken Rauchern, die eine Zigarette nach der anderen konsumieren, obwohl sie genau wissen, dass sie damit ihre Gesundheit ruinieren. So beginnt für viele Sexsüchtige der Weg ins soziale Abseits: Sie setzen sich nicht nur unwürdigen Situationen aus, um einen Sexpartner zu finden, sondern belügen und betrügen zu diesem Zweck auch hemmungslos ihre Familien. Immer wieder suchen sie den Reiz des Verführens, den Kick des Anmachens. Möglichst schnell steigende Erregung, die im Rausch des Höhepunktes gipfelt, und das möglichst mehrmals täglich, ist das Ziel, um das sich alles dreht. Dabei ist es vollkommen nebensächlich, wer die jeweiligen Sexpartner sind und ob sie vielleicht im Grunde ganz andere Bedürfnisse haben.

Was Sex-Abhängige von anderen Menschen unterscheidet, die ebenfalls nichts gegen wechselnde Intimbeziehungen haben, ist der für eine Sucht typische Kontrollverlust: Zwar spüren sie ganz genau, dass sie ihr Verhalten nicht mehr im Griff haben, doch aus eigener Kraft können sie nichts dagegen tun. Am Ende leiden sie unter einer schweren psychischen Erkrankung, die unbedingt konsequenter Behandlung bedarf. Doch hier liegt – wie bei allen Formen der Sucht – das eigentliche Problem: Denn erst, wenn Sexsüchtige sich ihre Abhängigkeit eingestehen und erkennen, dass sie dagegen ohnmächtig sind, werden sie den Schritt in eine Selbsthilfegruppe oder zum Arzt wagen.

Auffällig ist, dass unter den Betroffenen viele sind, die sich im Grunde minderwertig und klein fühlen. Ihnen gibt die Tatsache, ständig wechselnde Sexualkontakte mit den unterschiedlichsten Partnern zu haben, ein Gefühl der Macht: Plötzlich haben sie wieder das Sagen, sie bestimmen, wo sie Sex haben wollen, mit wem und wie oft.

Der Grundstein für die fatale Sexsucht wird oft schon in der Kindheit gelegt. Psychologische Studien zeigen nämlich, dass ein Großteil der Betroffenen aus Familien stammt, in denen die Eltern alles Geschlechtliche tabuisiert und Zärtlichkeiten abgelehnt haben. Das erscheint zunächst als Widerspruch, doch es ist nun einmal eine Tatsache, dass uns vor allem das reizt, was man uns untersagt hat. Gerade Kinder, die von Anfang an lernen, dass Sex schmutzig und schlecht ist, spüren als Erwachsene ein geradezu unbezwingbares Verlangen, genau das Verbotene zu tun.

## Sex ist nicht strafbar

*Tag für Tag und Nacht für Nacht haben Millionen Männer und Frauen miteinander Sex und versetzen sich dabei gegenseitig in ein rauschhaftes Hochgefühl. Oder sie sind miteinander intim, weil sie sich ein Kind wünschen, wobei das eine das andere natürlich nicht ausschließt. Fest steht, dass die Sexualität ein fundamentales menschliches Bedürfnis darstellt. Und die Befriedigung eines solchen Bedürfnisses kann ja wohl kaum strafbar sein, oder?*

Unter bestimmten Umständen schon. Wenn dabei nämlich Kinder und Jugendliche beteiligt sind, kann es sich – juristisch gesehen – um sexuellen Missbrauch handeln, und der ist in jedem Fall strafbar. Entscheidend ist, ob das Mädchen noch ein Kind, also unter 14, eine Jugendliche zwischen 14 und 16, eine heiratsfähige Jugendliche zwischen 16 und 18 – oder schon erwachsen, das heißt über 18 Jahre alt ist. Aber auch das Alter des männlichen Partners spielt eine wichtige Rolle. Allgemein gilt, dass Mädchen nur dann mit Strafverfolgung rechnen müssen, wenn sie einen Jungen unter 14 »verführt« haben oder unerlaubter Prostitution nachgehen. Der Sexualpartner eines Mädchens unter 14 – also, juristisch gesehen, eines Kindes – wird dann bestraft, wenn er selbst über 16 ist, denn Geschlechtsverkehr mit einem Kind gilt auch dann als Kindesmissbrauch, wenn das Mädchen freiwillig mitmacht. Nur wenn der Junge – was zum Glück selten vorkommt – selbst noch unter 14 ist, bleibt er straffrei.

Ist das Mädchen über 14 Jahre alt, so ist Sex mit ihr im Allgemeinen erlaubt, es sei denn, sie wird dazu auf irgendeine Weise gezwungen, ist also nicht von sich aus dazu bereit. Dann handelt es sich nämlich um »Verführung Minderjähriger«.

Ist das Mädchen schließlich über 16, hat ihr Sexualpartner nur dann noch mit strafrechtlichen Konsequenzen zu rechnen, wenn er beispielsweise ihr Lehrer oder Chef ist. Denn dann handelt es sich um »sexuellen Missbrauch von Schutzbefohlenen«, der durchaus bestraft werden kann.

## Nur spontaner Sex ist guter Sex

*Ein Mann, der seiner Frau Blumen oder Schmuck schenkt, nachdem sie ihn darum gebeten hat, wird damit im Allgemeinen weit weniger Eindruck erzielen und Begeisterung hervorrufen als mit einem spontanen Präsent. Die meisten Frauen – das haben Umfragen ergeben – sehnen sich nach gelegentlichen Aufmerksamkeiten als Zeichen, dass ihr Partner sie noch liebt. Doch nicht nur Frauen wollen immer wieder einmal überrascht werden, auch Männer schätzen es, wenn die Dame ihres Herzens ihnen ab und zu völlig unerwartet ein kleines Präsent überreicht. Wie gesagt: völlig unerwartet. Und nicht wenige Paare meinen, das müsse beim Sex genauso sein: Nur spontaner Sex sei guter Sex.*

*Doch das ist nach Meinung namhafter Sexualwissenschaftler ein Irrtum.*

Nach Auffassung des bekannten amerikanischen Sexualtherapeuten und Buchautors Bernie Zilbergeld liegt der Vorstellung von der beglückenden Macht spontaner Verführung bei vielen Menschen eine falsche gedankliche Voraussetzung zu Grunde: Sie glauben, zwischen zwei liebenden Menschen stelle sich ganz selbstverständlich eine perfekte Harmonie der Körper ein, die den Sex zu einem überwältigenden Erlebnis mache. Doch das ist in Wirklichkeit nur höchst selten der Fall. In der Regel bedarf es eines langen und intensiven Kennenlernens, eines Wissens um die intimen Bedürfnisse des anderen, aber auch darum, wie weit dieser auf eigene Vorstellungen einzugehen bereit ist, bis zwei Menschen sich so weit aufeinander eingestimmt haben, dass spontaner Sex von beiden als überaus lustvoll empfunden wird.

Ein Mann, der seine Partnerin ausgerechnet dann ins Bett ziehen will, wenn sie müde und abgespannt ist und sich nach nichts mehr sehnt als nach Ruhe, wird bei ihr schwerlich Begeisterung auslösen. Und eine Frau, die nicht wahrnimmt, dass ihrem Mann vielleicht gerade ein berufliches Problem durch den Kopf geht, wird ebenfalls enttäuscht sein, wenn er auf ihre raffinierten Verführungstricks nur mit mäßigem Interesse oder überhaupt nicht reagiert. In derartigen Fällen ist es, um sich Enttäuschungen zu ersparen, besser, den Partner offen nach seiner Lust auf Sex zu fragen und die Sache gegebenenfalls geplant anzugehen. Das soll jedoch nicht bedeuten, dass spontaner Sex schlechter Sex wäre – entsprechende Kenntnisse der Eigenarten und Wünsche des Partners und sehr viel Einfühlungsvermögen vorausgesetzt kann er, ebenso wie der überraschende Blumenstrauß, eine überwältigendes Erlebnis darstellen.

## Zum Sex gehören mindestens zwei Personen

*Zugegeben, wenn man von »Sex« spricht, meint man im Allgemeinen den geschlechtlichen Kontakt zwischen zwei – oder im Einzelfall auch mehreren – Personen. Dies liegt jedoch daran, dass die aus dem Englischen stammende Bezeichnung bei uns sehr einseitig verwendet wird.*

*Denn das englische Wort »Sex« schließt in seiner ursprünglichen Bedeutung weit mehr ein.*

Zum einen versteht man darunter schlicht das Geschlecht einer Person. Wenn also in einem englisch abgefassten Formular nach Sex gefragt wird, sind keinesfalls Angaben über das persönliche Liebesleben erwünscht, sondern es ist lediglich einzutragen, ob die betreffende Person männlich oder weiblich ist.

Daneben hat das Wort jedoch noch zwei andere Bedeutungen, von denen nur eine der bei uns üblichen entspricht. Die andere ist schlicht eine Abkürzung für »Sexualität« und umfasst damit die Gesamtheit aller Lebensäußerungen, Empfindungen und Verhaltensweisen, die mit der Geschlechtlichkeit des Menschen zusammenhängen. Genau genommen versteht man unter »Sex« daher jede Form intimer geschlechtlicher Aktivität, wozu auch das Ausleben von Fantasien und ganz besonders die Selbstbefriedigung gehört. Für diese aber bedarf es, wie allgemein bekannt ist, keinesfalls eines Partners.

## Für junge Paare dreht sich im Bett alles um den Geschlechtsverkehr

*Es ist eine zwar bedauerliche, aber unbestreitbare Tatsache, dass die Lust an sexuellen Aktivitäten in jungen Jahren am größten ist, um dann, individuell natürlich sehr verschieden, allmählich nachzulassen, bis sie – oft erst in hohem Alter – schließlich versiegt. Nicht selten haben junge Paare zu Beginn ihrer Beziehung jeden Tag Verkehr miteinander, wobei vor al-*

*lem vielen Männern ihre in diesem Alter enorme sexuelle Leistungsfähigkeit zugute kommt.*
*Daraus darf man jedoch nicht den Schluss ziehen, der Koitus sei für junge Paare im Bett das Maß aller Dinge.*
Eine breit angelegte Umfrage von Sexualwissenschaftlern der Universität Landau brachte in dieser Hinsicht Überraschendes ans Licht: Gerade mal 15 Prozent der Interviewten beschränken den Sex allein auf den Geschlechtsverkehr. Den anderen – und darunter auch den meisten Jüngeren – geht es daneben vor allem um Schmusen, Küssen und innige Körperkontakte. Für mehr als die Hälfte der Befragten rangieren ausgedehnte Zärtlichkeiten in der Bedeutung sogar noch vor dem eigentlichen Koitus. Wenn junge Paare also häufig miteinander ins Bett gehen, dann keinesfalls vorrangig mit dem Ziel einer möglichst raschen sexuellen Vereinigung, sondern vor allem aus Spaß an der intimen Zweisamkeit und an den außerordentlich angenehmen Lustgefühlen, die sie sich – unabhängig vom eigentlichen Geschlechtsverkehr – gegenseitig schenken.

### Sex findet im Bett statt

*»Miteinander Sex haben« und »miteinander ins Bett gehen« sind zwei Bezeichnungen für ein und dieselbe Sache. Und tatsächlich denken viele Menschen beim Wort Sex vor allem an eine Liebesnacht im gemeinsamen Schlafzimmer, im gemeinsamen Bett.*
*Und dennoch sind Kissen und Federdecke keinesfalls der Ort, von dem die meisten Verliebten beim Gedanken an lustvolle Momente träumen.*
Denn nach einer Umfrage des Hamburger Gewis-Instituts für die Zeitschrift »Fit For Fun« sehnt sich jeder zweite Deutsche nach Sex im Freien: Am beliebtesten ist dabei der Meeresstrand: 55 Prozent der Frauen und 47 Prozent der Männer täten es gerne einmal beim Rauschen der Wellen. Aber auch die Blumenwiese hat für deutsche Liebespaare einen intimen Reiz: Dort würden 42 Prozent der Frauen und 38 Prozent der Männer gern miteinander lustvolle Spiele spielen. Rund 40 Prozent aller Deutschen würden sich mit großer Begeisterung einmal in einem schwankenden Boot lieben, und 31 Prozent täten es gern im Flugzeug.
Doch die Wirklichkeit sieht leider gar nicht so romantisch aus: Nur jede vierte befragte Frau und gar nur jeder sechste Mann sind tatsächlich schon einmal an einem Strand zur Tat geschritten. Dagegen ist ein anderes

Liebesnest höchst bemerkenswert: 21 Prozent der Frauen und 15 Prozent der Männer gaben an, schon einmal besonders aufregenden Sex am Arbeitsplatz beziehungsweise im Büro gehabt zu haben. Wenn das der Chef wüsste!

## Zum Sex gehören rhythmische Bewegungen

*In einem uralten Witz bekennt ein Mann gegenüber seinem Freund: »Die Liebe ist etwas Herrliches, nur die Bewegungen finde ich ein bisschen albern.« Damit macht er sich über die Tatsache lustig, dass zum Sex nun einmal gewisse körperliche Aktivitäten gehören, die man umgangssprachlich auch als »Ehestandsbewegungen« bezeichnet. Tatsache ist, dass zumindest der Mann ohne derartige Aktionen kaum zum Orgasmus und damit auch nicht zum Samenerguss kommt, sodass der biologische Sinn des Geschlechtsverkehrs, nämlich die Fortpflanzung, nicht erreicht wird.*

*Dennoch gibt es eine Form des Geschlechtsaktes, bei dem sich beide Partner vollkommen ruhig verhalten.*

Gemeint ist die so genannte »Karezza«, eine aus Hinduismus und Buddhismus abgeleitete Form der geschlechtlichen Vereinigung. Dabei führt der Mann sein Glied zwar in die Scheide der Frau ein, vermeidet danach jedoch für längere Zeit – bis zu einer Stunde (!) – jegliche Bewegung. Dadurch, dass beide Partner »durch Lesen und innere Versenkung den Geist erheben und den Körper zurücktreten lassen«, wird eine Ejakulation vermieden beziehungsweise extrem lange hinausgezögert. Droht der Penis zu erschlaffen, ist es Sache der Frau, ihn durch rhythmisches Anspannen der Scheidenmuskulatur wieder zu stimulieren. Obwohl es bei der Karezza in der Regel zu keinem Samenerguss und somit zu keinem Orgasmus im üblichen Sinn kommt, berichten Anhänger dieser Methode über einen Höhepunkt, den sie als überaus intensiv und entspannend empfinden.

## Sex erzeugt angenehme Gefühle

*Würde der Geschlechtsverkehr zwischen Mann und Frau ausschließlich der Fortpflanzung, also der Zeugung eines Kindes dienen, bedürfte es keiner mehr oder minder umständlichen Empfängnisverhütung. Derartige Maßnahmen sind ja deswegen notwendig, weil eben nur ein geringer Teil der menschlichen Sexualaktivitäten der Arterhaltung, die weit überwiegende Mehrheit jedoch ausschließlich dem Lustgewinn dient. Wäre Sex*

*nicht mit derart erfreulichen Empfindungen und Gefühlen verbunden, wäre die Überbevölkerung weltweit kein Thema.*
*Doch für einige Menschen ist Sex alles andere als angenehm.*
Gemeint sind diejenigen Frauen und Männer, die beim und nach dem Geschlechtsverkehr mehr oder minder häufig von überaus heftigen Kopfschmerzen befallen werden. Zwar gibt es nur wenige Personen, bei denen diese Probleme regelmäßig auftreten, doch allein in Deutschland gehen Mediziner von fast einer Million Menschen aus, denen derartige Missempfindungen jegliches Vergnügen am Sex rauben, wobei Männer wesentlich häufiger betroffen sind als Frauen. Bei etwa 70 Prozent der Gepeinigten kommt der Schmerz anfall- und explosionsartig während des Orgasmus, 25 Prozent klagen über dumpfe Beschwerden in Kopf und Nacken, die mit zunehmender sexueller Erregung immer mehr ansteigen, und nur bei 5 Prozent stellen sich die Kopfschmerzen erst nach dem Höhepunkt ein.
Im Allgemeinen sind die Beschwerden, die bevorzugt im Alter zwischen 30 und 60 auftreten, unabhängig vom Grad der körperlichen Anstrengung; sie machen sich jedoch gehäuft bemerkbar, wenn die sexuelle Technik geändert wird. Zum Glück sind sie meist gutartig, eine Gehirnblutung ist nur äußerst selten der Anlass.
Allerdings beweisen Untersuchungen, dass es Menschen gibt, die besonders häufig von derartigen Schmerzen befallen werden. Dabei handelt es sich um Personen, die aufgrund einer beeinträchtigten Reizverarbeitung im Gehirn weniger gut mit Stress umgehen können als andere und daher auch sonst mehr oder minder häufig unter Migräne leiden. Wer also selbst bei geringen Belastungen schnell aus der Fassung gerät, sollte seinem Gehirn beim Liebesspiel Zeit geben, sich auf den Anstieg des Blutdrucks und auf Veränderungen in der Nervenübertragung einzustellen, indem er auf Quickies vorsichtshalber verzichtet und sich stattdessen besser durch langes Kuscheln und ein ausgedehntes Vorspiel ganz allmählich in Stimmung bringt.

### Liebende sind beim Sex gedanklich bei ihrem Partner

*Sex ist das Intimste, was sich zwischen zwei Personen abspielen kann. Dass dabei alle anderen Vorstellungen in den Hintergrund treten und man nur an eine einzige Person denkt – nämlich an die Frau oder den*

*Mann, mit dem man sich gerade innigst beschäftigt –, ist da natürlich vollkommen klar.*

*Oder etwa doch nicht?*

1995 publizierten Sexualwissenschaftler der Universität Manchester die Ergebnisse umfangreicher Studien, wonach sich mehr als ein Drittel aller Frauen zwischen 18 und 50 Jahren beim Geschlechtsverkehr mit ihrem Partner vorstellen, sie würde gerade von einem unbekannten Mann mit Gewalt genommen – und das nicht etwa voller Schrecken, sondern von Wonneschauern geschüttelt. Immerhin jede fünfte Frau träumt demnach davon, sie hätte gerade mit mehreren Männern gleichzeitig Verkehr, und fast ebenso viele fantasieren von wildem Sex mit einer anderen Frau.

Das bedeutet aber keinesfalls, dass die Damen das, was sie sich so intensiv vorstellen, auch in Wirklichkeit wünschen. So fragte eine verunsicherte Frau in einer amerikanischen Sex-Sprechstunde an: »Ich stelle mir, wenn ich mit meinem Mann schlafe, immer vor, ein Fremder würde mich fesseln und zum Liebesakt zwingen. In Wirklichkeit will ich aber solche sado-masochistischen Spiele überhaupt nicht. Doch nur mit derartigen Fantasien komme ich zum Höhepunkt. Bin ich seelisch krank?« Und eine andere wollte wissen: »Ich habe keinerlei Appetit auf Gruppensex. Aber wenn ich mit meinem Partner schlafe, stelle ich mir meist vor, von mehreren Männern bedrängt zu werden. Woher kommt es, dass mich diese Vorstellung erregt?«

Natürlich sind nicht nur viele Frauen, während sie mit ihrem vertrauten Partner intim sind, gedanklich weit weg; auch Männer lieben es, sich durch erotische Gedanken an andere Frauen zusätzlich stimulieren zu lassen. Bemerkenswert ist in diesem Zusammenhang, dass der männliche Schwerpunkt bei diesen Fantasien in konkreten bildlichen Vorstellungen liegt, wohingegen Frauen eher dem gefühlsmäßigen Erleben den Vorzug geben.

Was bei alldem bedenklich stimmt, ist, dass die meisten Frauen und nicht wenige Männer wegen ihrer sexuellen Fantasien Schuldgefühle haben und denken, sie würden ihren Partner betrügen. Nicht die wilden Vorstellungen sind es, die letztendlich zu psychischen Problemen führen, sondern die dadurch erzeugten Gewissensbisse, die um so schlimmer werden, je weniger die Betroffenen den Mut finden, mit ihrem Partner offen über ihre Fantasien zu reden.

### Jeder erwachsene Mensch kennt den Zusammenhang zwischen Sex und Schwangerschaft

*Sex zwischen Mann und Frau hat zwei Seiten: Zum einen macht er Spaß und dient entschieden der Festigung der Partnerschaft, zum anderen – und das kann durchaus zum Problem werden – ist er unentbehrlich für die Fortpflanzung, oder anders ausgedrückt: Vom Sex kann eine Frau schwanger werden. Das ist eine Binsenweisheit, die jedem erwachsenen Menschen auf dieser Erde klar ist, sollte man denken.*

*Doch vor noch gar nicht langer Zeit war dem durchaus nicht so.*

Denn noch in den Dreißigerjahren des zwanzigsten Jahrhunderts gab es Menschen, die felsenfest davon überzeugt waren, die einzige Funktion des Geschlechtsverkehrs bestehe im Vergnügen. Die Rede ist von den Bellonesen auf den Salomon-Inseln, denen der Zusammenhang zwischen Sex und Fortpflanzung tatsächlich nicht klar war. Und auch die australischen Ureinwohner wussten bis vor kurzem nicht, dass die Kopulation zwischen Mann und Frau notwendig ist, um ein Kind zu zeugen beziehungsweise zu empfangen. Natürlich wurden sowohl die Frauen der Bellonesen als auch die der Australier schwanger, aber das hatte nach Auffassung dieser Menschen nichts mit den ständig begeistert praktizierten Intimkontakten zu tun. Eine Frau war nach ihrer Meinung einfach ein Wesen, das während der langen Zeit ihrer Fruchtbarkeit von Zeit zu Zeit ein Kind zur Welt bringt – nicht mehr, aber auch nicht weniger.

### Weltweit haben die Menschen in ihrem Leben durchschnittlich etwa gleich viele Sexualpartner

*Überall auf der Welt – in den modernen Industriestaaten ebenso wie in den Entwicklungsländern Afrikas – haben Männer und Frauen miteinander Sex, und zwar nicht nur, um ihre Familien zu vergrößern, sondern größtenteils aus purem Vergnügen. Und überall – wenn auch mit unterschiedlicher Priorität – legen die Menschen Wert auf eheliche Treue, doch überall gibt es auch Männer und Frauen, die es mit der Treue weniger genau nehmen als andere. Kurz, in den verschiedenen Ländern dieser Welt gibt es zwischen den Menschen grundsätzlich dieselben sexuellen Beziehungen. Da sollte man doch meinen, die Zahl der Sexualpartner sei weltweit – statistisch gesehen – auch etwa gleich hoch.*

*Doch mit dieser Vermutung liegt man weit daneben.*

Nach den Ergebnissen der bereits mehrfach erwähnten Untersuchung des Kondomherstellers Durex aus dem Jahr 2001 haben die Menschen auf dieser Erde in ihrem Leben durchschnittlich 7,7 Sexualpartner. Während jedoch fast jeder Dritte zeitlebens nur mit einem einzigen Partner intim ist, bringen es 16 Prozent auf mehr als 10 Personen, mit denen sie Sex haben. Interessant ist, dass sich nur 18 Prozent der Männer ausschließlich mit einem Partner vergnügen, während es bei den Frauen immerhin mehr als doppelt so viele, nämlich 39 Prozent, sind.
Eklatant sind die Unterschiede jedoch, wenn man die einzelnen Nationalitäten betrachtet: Da liegen die US-Amerikaner mit durchschnittlich 14,3 Partnern an der Spitze, gefolgt von den Franzosen mit 13,2 und den Australiern mit 11. Die Deutschen belegen mit 8,2 Sexualpartnern einen guten Mittelplatz, und das Schlusslicht bilden die Inder und Chinesen, von denen jeder – statistisch gesehen – in seinem ganzen Leben mit nur 3 beziehungsweise 2 anderen Personen Intimkontakt hat.

## Die Deutschen haben häufig Sex

*Von Martin Luther stammt der Spruch: »In der Woche zwier (zweimal), sind im Jahre hundertvier, schadet weder ihm noch ihr.« Schlägt man allerdings die diversen Illustrierten auf oder verfolgt die Talkshows im Fernsehen, so gewinnt man den Eindruck, die Deutschen würden die Lutherische Empfehlung missachten und hätten weit häufiger Sex.*
*Doch das ist ein Irrtum.*
Denn nur etwas mehr als die Hälfte der Deutschen hält sich weitgehend an die Zweimal-pro-Woche-Regel, die anderen sind sexuell deutlich zurückhaltender. In einer groß angelegten Umfrage des Emnid-Institutes bei mehr als 2400 Deutschen antworteten nur 57 Prozent auf die Frage, wie oft sie im letzten Jahr Geschlechtsverkehr gehabt hatten, mit »ein- bis mehrmals wöchentlich«. Führend sind in dieser Hinsicht die Niedersachsen, Hamburger und Bremer, von denen sich fast zwei Drittel dieser Gruppe zugehörig erklärten, während die Bewohner Sachsen-Anhalts mit gerade mal 43 Prozent das traurige Schlusslicht bilden.
Die nächstfolgende Gruppe, die von sich behauptet, nur alle paar Wochen bis hin zu drei Monaten Verkehr zu haben, wird von den Schleswig-Holsteinern angeführt. Während bundesweit 26 Prozent, also mehr als jeder Vierte, nur gelegentlich sexuell aktiv sind, sind es bei den Be-

wohnern des nördlichsten Bundeslandes 36 Prozent, also mehr als ein Drittel.

Was jedoch am meisten erstaunt, ist die Tatsache, dass 17 Prozent aller Deutschen im geschlechtsreifen Alter so gut wie überhaupt nie – das heißt gar nicht oder nur einmal pro Jahr – Sex haben. Führend in dieser Sexmuffel-Gruppe sind die Baden-Württemberger, von denen sich 22,4 Prozent, das heißt fast ein Viertel, zur weitgehenden sexuellen Abstinenz bekennen, während es in Rheinland-Pfalz und Schleswig-Holstein gerade mal 9 Prozent sind, also weniger als jeder Zehnte.

## Beim Sex ist alles erlaubt, was beiden Partnern gefällt

*Glücklicherweise hat sich die Einstellung zu sexuellen Praktiken in den letzten Jahren und Jahrzehnten merklich gewandelt: Was früher noch als »abartig« und verwerflich galt, wird heute weitgehend toleriert, sofern dabei gegen den Partner kein Zwang ausgeübt und vor allem kein Unbeteiligter in irgendeiner Form belästigt wird. Motto: Solange Mann und Frau daran Freude haben, können sie im Bett tun und lassen, was ihnen beliebt.*

*Doch das gilt keinesfalls überall.*

Vor allem in den USA, die sich doch sonst als besonders fortschrittlich und freiheitsliebend rühmen, existieren zum Teil noch mittelalterlich anmutende Gesetze, die aus den Zeiten der Inquisition stammen könnten. So dürfen in immerhin 16 der 50 Staaten Liebende keinesfalls tun, wonach ihnen der Sinn steht und was sie gemeinsam erregt, wollen sie nicht das Risiko empfindlicher Strafen auf sich nehmen; und in weiteren sechs Staaten bestehen ähnlich kategorische Verbote zumindest für Homosexuelle. Von »Verbrechen gegen die Natur« kann man in derartigen Gesetzen lesen, von »unnatürlichen und lasziven Handlungen« oder gar von »Sodomie«, wobei dieser Begriff »jeden Kontakt zwischen den Geschlechtsorganen einer Person und dem Mund oder After einer anderen« umfasst. Konkret gibt es in den einzelnen Staaten folgende geradezu bizarre Vorschriften und Verbote: So kann in Idaho der Analverkehr auch unter Eheleuten mit lebenslanger Haft bestraft werden, und im US-Bundesstaat Utah stand ein 19-Jähriger vor Gericht, weil er Oralsex mit einer 16-Jährigen hatte. Derartige Liebesbezeugungen sind dort nämlich nur Ehepaaren gestattet.

In Washington D. C. und in Florida ist beim Geschlechtsverkehr allein die Missionarsstellung erlaubt, und in einigen Gegenden von Texas darf bei intimen Kontakten kein Licht brennen. In Denver, Colorado, ist es selbst kleinen Mädchen im Kindergartenalter untersagt, sich in der Öffentlichkeit oben ohne zu zeigen, und in Alabama ist es Frauen generell verboten, einen Vibrator zu benutzen.

Bei manchen dieser Gesetze fragt man sich ernsthaft, ob man es vielleicht mit einem Karnevalscherz oder gar mit einem bewussten Auf-den-Arm-Nehmen der Bevölkerung zu tun hat: So sind in einigen Städten Utahs sexuelle Handlungen in einem Krankenwagen unter Strafe gestellt, und in bestimmten Bereichen Minnesotas kann ein Mann auf das Gesetz pochen, wenn er sich weigert, mit seiner nach Knoblauch riechenden Partnerin intim zu verkehren.

Dass eine derartige Gesetzgebung letztlich eher kontraproduktiv wirkt, kann man am Beispiel des Expräsidenten Bill Clinton sehen: Die geradezu »geile Neugier« – so US-Pornokönig Larry Flint –, mit der eine ganze Nation jede Neuigkeit über die Affäre ihres Präsidenten mit einer Praktikantin verschlang, spricht in dieser Hinsicht Bände. Außerdem haben die Mädchen in den USA im Durchschnitt früher Sex, es gibt mehr ungewollte Schwangerschaften und Abtreibungen als in jedem anderen Industriestaat, und jeder fünfte US-amerikanische Sexualstraftäter ist noch keine 18 Jahre alt. Bezeichnend für die Auswirkungen unterdrückter Sexualität ist zudem, dass fast drei Viertel aller Erotik-Angebote im Internet aus den USA stammen.

Doch nicht nur in den Vereinigten Staaten herrschen in puncto Sex strenge Vorschriften, auch in den islamischen Staaten wird vieles, was für deutsche Paare selbstverständlicher Bestandteil ihres Intimlebens ist, mit schweren Strafen bedroht. So wurde ein deutscher Tourist im afrikanischen Sambia noch vor kurzem zu sechs Jahren Haft mit Zwangsarbeit (!) verurteilt, weil er oralen Sex mit einer 22-jährigen Einheimischen hatte.

## Sex-Ratgeber

### Sex-Ratgeber sind Produkte der heutigen Zeit

*Jede größere Buchhandlung besitzt heute eine eigene Abteilung, die Büchern zu den Themen Sexualität und Partnerschaft vorbehalten ist. Neben historischen und mehr oder minder wissenschaftlichen Werken finden sich dort vor allem Ratgeber mit Titeln wie »Der perfekte Liebhaber«, »Der Super-Orgasmus« oder »Sextechniken, die Sie verrückt machen«. Daneben auch Bücher, die noch vor nicht allzu langer Zeit verstohlen unter dem Ladentisch gehandelt wurden. Der Grund für diese Fülle sexueller Publikationen liegt im stetig offener werdenden Umgang mit derartigen Themen, über die man in der Vergangenheit allenfalls hinter vorgehaltener Hand getuschelt hat.*

*Dennoch gab es Sex-Ratgeber bereits zu Zeiten unserer Urahnen.*

Schon zu Beginn des 19. Jahrhunderts waren Veröffentlichungen über Fragen des menschlichen Intimlebens ausgesprochene Bestseller. Besonders hervorzuheben ist in diesem Zusammenhang das Buch des Mediziners Gottfried Becker mit dem eindrucksvollen Titel »Der Rathgeber vor, bei und nach dem Beischlafe – Fassliche Anweisung, den Beischlaf so auszuüben, dass der Gesundheit kein Nachteil zugefügt und die Vermehrung des Geschlechts durch schöne, gesunde und starke Kinder befördert wird«. In diesem Werk, das in zahlreichen Auflagen publiziert wurde, gibt der Autor praktische Hinweise über die Durchführung des »unschädlichen Beischlafs«, dessen Umstände nach seiner Ansicht maßgeblichen Einfluss auf Aussehen und Lebenstüchtigkeit der gezeugten Kinder haben. Ganz besonders warnt Becker vor verfrühten sexuellen Aktivitäten, die seiner Ansicht nach aus denjenigen Menschen, die ihren Trieb nicht beherrschen können, ein »widriges Gerippe« machen. Und er liefert auch gleich praktische Rezepte gegen die unzeitgemäße Wollust: harte Arbeit und den Genuss einheimischer Produkte anstelle von fremden Früchten und Gewürzen. Auch Alkohol hat nach seiner Auffassung eine unnötig triebsteigernde Wirkung, weshalb vor allem jüngere Menschen unbedingt darauf verzichten sollten.

Selbst Eheleuten rät er zu sexueller Mäßigung, da zu häufiger Geschlechtsverkehr nur dazu führe, dass der Mann »unreifes Sperma verspritze«, aus dem sich niemals gesunde Kinder entwickeln könnten. Nach

Beckers Ansicht genügt es vollkommen, den Beischlaf unter Eheleuten wöchentlich oder monatlich auszuüben. Das solle am besten abends nach getaner Tat erfolgen, da der morgendliche Geschlechtsverkehr zu Kopfschmerzen, Übermüdung und unnötiger Erschöpfung führe. Als geeignete Position für den Koitus empfiehlt er diejenige, die wir heute als Missionarsstellung bezeichnen, lehnt jedoch unter bestimmten Umständen – wenn etwa die Scheide der Frau sehr lang oder der Penis des Mannes sehr kurz ist – auch ein »Beiwohnen nach Art der Tiere« nicht ab.
Schließlich gibt der Autor noch Ratschläge über eine angemessene Ernährung, wobei er für den »Morgen danach« ein reichhaltiges Frühstück und Männern, deren Liebeskraft zu erlöschen droht, vor allem rohe Eidotter und Schokolade empfiehlt.
Man sieht, dass sich seit den Zeiten unserer Vorväter im Grunde nicht viel geändert hat: Heute wie damals sind die Menschen an konkreten Tipps für ihr Sexualleben äußerst interessiert, und heute wie damals wird zu diesem Thema jede Menge Unsinn publiziert.

## Sex-Spielzeug

### Sex-Spielzeug ist gesundheitlich unbedenklich

*Artikel, mit denen man sich selbst sexuell stimulieren kann – Dildos, Vibratoren und Gummipuppen etwa –, sind im Sortiment jedes Sexshops zu finden und werden viel gekauft, von Männern ebenso wie von Frauen. Man kann sich damit – etwas Übung vorausgesetzt – durchaus lustvolle Erlebnisse bereiten. Und riskant ist ihre Benutzung ja auch nicht.*
*Oder etwa doch?*
Bei häufigem Gebrauch offensichtlich schon. Nach einem Testbericht des »Eco-Umweltinstituts» in Zusammenarbeit mit der Illustrierten »Stern« steckt Sex-Spielzeug aus Weich-PVC voll von Lösungsmitteln und anderen Chemikalien. Die Belastung sei so groß, schreiben die Autoren der Untersuchung, dass die chemischen Substanzen – Cyclohexan, Toluol, Tetrahydrofuran und vor allem Weichmacher wie die berüchtigten Phtalate – aus den Kunststoffartikeln regelrecht herausgasen, sodass man sie im Sexshop mühelos riechen kann.
Da Phtalate schon als Weichmacher in Kinderspielzeug für negative

Schlagzeilen gesorgt haben, wurde die zulässige Höchstmenge Anfang 2000 massiv reduziert. In Beißringen und Puppen, die Kinder unter drei Jahren in den Mund nehmen können, dürfen sie überhaupt nicht mehr enthalten sein. Nun sind Phtalate aber preiswert und vielseitig einsetzbar, und deshalb benutzen Hersteller sie immer noch gern, unter anderem eben für Erwachsenen-Spielzeug. Aus diesem dringen die Weichmachersubstanzen – sie stehen im Verdacht, krebserregend zu sein und den Hormonstoffwechsel zu stören – durch die Haut in den Körper und lagern sich in Leber, Nieren und Fettgewebe ab. Und auch Geschlechtsorgane und Sexualhormon-Drüsen der Benutzer nehmen durch das Weich-PVC Schaden.

Allerdings hat das Bayerische Umweltministerium die Giftigkeit der Phtalate in einer Stellungnahme etwas eingeschränkt: »Es besteht zwar kein Anlass, von akuten Vergiftungen durch Sex-Spielzeug auszugehen, aber zumindest beim Dauergebrauch sollte man sich Gedanken über die eigene Gesundheit machen.«

## Sex-Puppen ähneln echten Frauen nur sehr bedingt

*Aufblasbare Gummipuppen, die im Bereich von Mund, Scheide und After nach innen gerichtete schlauchförmige Öffnungen besitzen, in die ein Mann seinen Penis einführen kann, um sich so sexuelle Befriedigung zu verschaffen, bezeichnet man auch als »Seemannsbräute«. Derartige Frauennachbildungen sind meist ziemlich primitiv gestaltet und die Kunststoffoberfläche ähnelt der menschlichen Haut nur sehr bedingt, sodass die Puppe nur mäßig »gefühlsecht« wirkt.*

*Doch es gibt durchaus auch luxuriöse Exemplare.*

So bot eine Versandfirma vor einigen Jahren in ihrem Katalog für knapp 270 Euro eine Puppe namens Norma-Jeane an, die angeblich die Originalmaße eines weltberühmten Hollywoodstars aufwies, deren Haut sich wie menschliche anfühlen sollte und deren Scheide beim Liebesspiel nicht nur vibrierte, sondern sogar Feuchtigkeit absonderte, die sie – Originalton Katalog – »feucht und schlüpfrig« machte. Doch das war noch lange nicht das Ende der Fahnenstange.

Neuerdings bieten die einschlägigen Versandfirmen so genannte »Real-Dolls« mit Namen Leah, Stacy, Celine, Tami, Nika und Amanda an, die echten Frauen tatsächlich bis ins kleinste Detail nachgestaltet sind und für die man pro Stück etwa 5000 Euro hinblättern muss. Dafür verspricht der Hersteller: »Man kann sie piercen oder auch kosmetisch bemalen, Vagina und After fühlen sich absolut natürlich an; man kann mit ihnen heiß duschen, sie zerbrechen auch unter 250 Kilo Lebendgewicht nicht, und das Material hält viele, viele Jahre – allemal länger als so manche Ehe.« Allerdings ist ein Umtausch der Dame nach den Flitterwochen oder dem Abkühlen der ersten Liebe oder gar eine Rückgabe gemäß Kauf- und Zahlungsbedingungen ausgeschlossen. Laut Hersteller sind unter den Käufern etliche amerikanische Prominente, von denen sich einige bedankt hätten: So scharfen Sex wie mit Leah und Genossinnen hätten sie ihr ganzes Leben noch nicht gehabt.

## Sex-Tourismus

### Sex-Touristen fliegen nach Thailand

*Hört man von meist älteren Männern, die ihren Jahresurlaub dazu benutzen, um allein nach Thailand zu jetten, so weiß man im Allgemeinen, was Sache ist: Den Herren geht es weniger um die klimatischen und landschaftlichen Vorzüge dieses Landes als vielmehr um junge Damen – teils noch Kinder –, die man dort für wenig Geld zu sexuellen Abenteuern mieten kann.*

*Doch Thailand ist keinesfalls das alleinige Mekka der Sex-Touristen.*

Eine ebenso wichtige wie widerwärtige Rolle spielt in dieser Hinsicht das paradiesische Sri Lanka. Mehr als 10 000 Kinder – Jungen ebenso wie Mädchen – werden dort Jahr für Jahr von ausländischen Besuchern sexuell missbraucht. Das ist das Ergebnis einer Studie der Organisation »Peace«, die es sich zum Ziel gesetzt hat, die Täter zu verfolgen und den Opfern zu helfen. Viele Kinder werden von den eigenen Verwandten an Zuhälter verkauft und landen dann als männliche und weibliche Prostituierte in billigen Bordellen. Andere werden von ausländischen Besuchern gewaltsam zur Mitwirkung in Pornofilmen gezwungen.

Besonders viele der üblen Etablissements befinden sich in der Nähe der Fremdenverkehrshochburgen. In eigens zu diesem Zweck angemieteten Villen können ausländische Touristen für vergleichsweise wenig Geld zwischen zahlreichen Mädchen und jungen Frauen, aber auch Knaben jeden Alters wählen. Und wer schon zu Hause seinen Appetit anheizen will, kann seine Wunschgespielin unter mehr als 700 Mädchen im Internet aussuchen und termingerecht vorbestellen.

Bei der Bekämpfung dieser widerlichen Machenschaften haben Organisationen wie die eingangs erwähnte »Peace« ein entscheidendes Problem: Jeder ihrer Berichte, die darauf abzielen, die Öffentlichkeit zu schockieren und zu mobilisieren, lockt auf der anderen Seite auch immer wieder neue Täter an.

## Sex-Touristen wollen im Grunde alle dasselbe

*Männer, die viel Geld für einen Flug in ein weit entferntes Land ausgeben, um fernab der Heimat mehr oder minder anonym ihre sexuellen Triebe auszuleben, wollen in der Zeit, in der sie sich in Thailand, Brasilien, Sri Lanka oder Kenia aufhalten, möglichst oft und mit möglichst vielen Frauen Sex haben. Auch wenn es im Detail unterschiedliche Präferenzen gibt, sind sie im Grunde doch alle gleich.*

*Diese Meinung ist ebenso weit verbreitet wie falsch.*

Zwar haben sich bis heute nur wenige Untersuchungen mit den individuellen Persönlichkeitsstrukturen von Sex-Touristen beschäftigt, dennoch steht fest, dass die fraglichen Männer von höchst unterschiedlichen Motiven geleitet werden. Nach einer Studie des Bundesfamilienministeriums, die sich auf Umfragen in Kenia stützt, lassen sich vier verschiedene Sex-Touristen-Typen unterscheiden:

Den größten Anteil stellen die Männer, die tatsächlich auf möglichst viele Sexualkontakte mit wechselnden Frauen aus sind. Ihnen geht es vorrangig um die körperliche Befriedigung und darum, für ihr Geld so viel Gegenleistung wie möglich zu erhalten.

Die zweite Gruppe bilden diejenigen, die aufgrund eines körperlichen oder seelischen Problems in der Heimat ihre Sexualität nicht ausleben können. Dabei handelt es sich oft um Männer, die sich der Tatsache durchaus bewusst sind, dass sie auf Frauen wenig anziehend wirken, und die sich deshalb dem weiblichen Geschlecht gegenüber äußerst zurückhaltend oder sogar extrem gehemmt benehmen.

Zur dritten Kategorie gehören diejenigen Männer, die einen festen Kontakt zu einer weit entfernt lebenden Prostituierten haben, den sie oft jah-

relang pflegen. Nicht selten benehmen sie sich wie deren Ehemann, verwöhnen sie, bringen ihr Geschenke mit und fühlen sich bei ihr wie zu Hause. Sie können sich darauf verlassen, dass die Dame ihre sexuellen Vorlieben kennt und sich diskret danach richtet, ohne dass die Herren dafür – wie in einer Ehe – lästige Verpflichtungen übernehmen müssten.
Schließlich gibt es noch den »Globetrotter«, für den der Kontakt zu einer Prostituierten in einem exotischen Land eine Art kulturelles Erlebnis darstellt. Das Geld, das er dafür investiert, betrachtet er als mindestens ebenso gut angelegt wie den Eintrittspreis für eine berühmte Sehenswürdigkeit.
In einem scheinen jedoch alle Sex-Touristen gleich zu sein: Sie fühlen sich in ihrer männlichen Rolle zutiefst verunsichert, haben kein Zutrauen zu sich und ihren sexuellen Qualitäten und hegen zudem oft massive Zweifel an ihrer Eignung zum Freund, Verlobten oder Ehemann.

## Sex-Tourismus ist erlaubt

*Egal, was man von Männern hält, die es nötig haben, in ein exotisches Land zu reisen, um ihre – oft verquere – Triebhaftigkeit ausleben zu können, eines muss man ihnen zugestehen: Ihr Handeln ist legal, sie tun zumindest nichts Verbotenes.*
*Doch auch diese Auffassung stimmt nur bedingt.*
Denn ein Sex-Tourist kann sich auch weit entfernt der Heimat durchaus strafbar machen: zum einen, wenn er sexuellen Kontakt zu einem Mädchen unter 14 Jahren – also einem Kind – aufnimmt, zum anderen, wenn er ein Mädchen oder eine Frau nach Deutschland holt, um sie hier als Prostituierte arbeiten zu lassen. Das gilt nämlich als Menschenhandel, und zwar auch dann, wenn die Dame schon in ihrer Heimat ihre Liebesdienste gegen Bezahlung angeboten hat. Ausschlaggebend ist, dass der Mann ihre finanzielle oder sonstwie geartete Zwangslage ausnutzt.
Allerdings muss man bedauerlicherweise feststellen, dass die gesetzlichen Bestimmungen zum Kindesmissbrauch und zum Menschenhandel, die in dieser Form seit 1993 in Kraft sind, an der bemitleidenswerten Lage der Opfer so gut wie nichts geändert haben und dass die skrupellosen Täter bisher nur in seltenen Einzelfällen verurteilt worden sind.

## Sexualkunde ist in den modernen Staaten ein wichtiges Unterrichtsfach

*Dass es außerordentlich wichtig ist, junge Menschen auf ihrem Weg zum Erwachsenwerden zu begleiten und ihnen nicht zuletzt in sexueller Hinsicht sämtliche Informationen zu geben, die sie benötigen, ist heute eine allgemein akzeptierte Tatsache. Neben der häuslichen Aufklärung eignet sich hierzu besonders gut der Sexualkundeunterricht in der Schule, sofern er von einem Lehrer erteilt wird, dem es gelingt, den Jugendlichen das Gefühl der Peinlichkeit zu nehmen und ihnen zu vermitteln, dass die Sexualität eines der fundamentalen Grundbedürfnisse der Menschen ist, über das man getrost offen reden darf.*

*Doch leider scheinen das die Politiker in etlichen Staaten noch nicht begriffen zu haben.*

Der »Global Sex Survey« des Kondomherstellers Durex deckt in dieser Hinsicht enorme Defizite auf: Von den weltweit befragten Kindern und Jugendlichen hat jeder Dritte in der Schule noch nie Sexualkundeunterricht gehabt. Doch wenn man nun vermutet, das beträfe ausschließlich die ärmeren, vielleicht ein wenig »zurückgebliebenen« Nationen, so täuscht man sich. Eher ist es umgekehrt: Während beispielsweise nur 6 Prozent der taiwanesischen und gar nur 1 Prozent der thailändischen Kinder keinen Sexualkundeunterricht haben, sind es bei den Griechen acht von zehn und bei den Italienern immer noch knapp zwei Drittel.

Bemerkenswert sind auch die erheblichen Altersunterschiede zwischen den Schülern in den einzelnen Ländern, die im Unterricht zum ersten Mal mit sexuellen Themen konfrontiert werden: Hier liegen die Niederlande zusammen mit Großbritannien, Japan, Mexiko und Deutschland an der Spitze, wo der Lehrplan Inhalte über das menschliche Intimleben bereits bei den 12-Jährigen vorsieht. Dagegen sind die Kinder in Polen, Griechenland und Südafrika zu Beginn des Sexualkundeunterrichts bereits 15 Jahre alt. Das Schlusslicht bildet Indien, wo Jugendliche erst mit 16 Jahren eine derartige Unterweisung erhalten, in einem Alter also, in dem viele ihre ersten sexuellen Erfahrungen schon längst hinter sich haben.

### Latein ist Latein, und Sexualkunde ist Sexualkunde

*Wer in der Schule Latein gelernt und sich mit Cäsar, Cicero und Horaz herumgeschlagen hat, der weiß, dass das eine reichlich trockene Angelegenheit ist, deren Nutzen sich den meisten Schülern nur schwer erschließt. Anders die Sexualkunde: Hier geht es um ein Thema, mit dem junge Menschen etwas anfangen können, das ihnen in ihrer aktuellen Situation von Nutzen ist. Kein Wunder also, dass viele Schülerinnen und Schüler Sexualkundeunterricht ganz gern haben, das Fach Latein aber eher mit Widerwillen über sich ergehen lassen.*

*Dabei lassen sich die zwei Fächer ideal miteinander verbinden.*

Vor allem der im Sexualkundeunterricht sehr bedeutsame Begriff »Penis« bildet ein fast unerschöpfliches Reservoir, aus dem sich durch Anhängen lateinischer oder zumindest lateinisch klingender Begriffe witzige und provozierende Wortneuschöpfungen ableiten lassen. Beispielsweise, wenn man den Taktstock mit »Penis musicus« und die Zauberflöte mit »Penis magicus« übersetzt. »Penis mathematicus« ist der Rechenschieber und »Penis milka« der Schokoladenriegel, »Penis hortensis« der Gartenschlauch und »Penis menstrualis« das Rotschwänzchen. Doch was verbirgt sich wohl hinter dem wissenschaftlich anmutenden Begriff »Penis campus«? Richtig: der Feldstecher.

Aber auch ohne den Wortbestandteil »Penis« lassen sich überaus reizvolle »lateinische« Kombinationen finden. Oder klingt »Vehiculum sexualis« etwa nicht bedeutsam? Dabei kann man dieses Wortungetüm ganz leicht übersetzen: »Vehiculum« bedeutet »Fahrzeug« oder »Wagen«, und »sexualis« ist eine elegante Umschreibung des Geschlechtstriebes. Also kann »Vehiculum sexualis« nur eines sein: der Triebwagen!

## Sexualmoral

### Die öffentliche Sexualmoral ist ein Abbild des intimen Verhaltens

*Schon immer gab es Stimmen, die auf die große Diskrepanz hinwiesen, die zwischen dem öffentlich über die Sexualität Gesagten und offiziell als erlaubt und verboten Angesehenen einerseits und dem hinter verschlossenen Türen sich Abspielenden andererseits besteht.*

*Doch wie groß der Unterschied zwischen öffentlicher Sexualmoral und dem intimen Verhalten des Einzelnen tatsächlich ist, wurde erstmals durch die Forschungen des Biologen Alfred C. Kinsey deutlich.*

Dieser nahm im Jahre 1938 seine Untersuchungen zur menschlichen Sexualität auf und gründete wenige Jahre später im US-Bundesstaat Indiana ein eigenes Forschungsinstitut. 1948 erschien dann sein erstes großes Werk »Das sexuelle Verhalten des Mannes«, dem 1953 eine Veröffentlichung über die Sexualität der Frau folgte. Auf der Grundlage umfangreicher Interviews mit über 12 000 jungen und älteren Amerikanern aus allen Schichten, Berufen und Religionen berichtete Kinsey freimütig über Selbstbefriedigung und Homosexualität, über nächtliche Samenergüsse, sexuelles Verhalten in der Kindheit und im hohen Alter sowie über orale und anale Formen der Triebbefriedigung.

Politiker, Pädagogen und ganz besonders die Kirchen reagierten empört, und es dauerte Jahre, bis namhafte Wissenschaftler Kinseys Werk als bahnbrechende Pionierarbeit würdigten. Besonders überraschten seine freimütigen Berichte über die ungeheure Vielfalt sexueller Handlungen und darüber, wie verbreitet auch angeblich unmoralische Formen des Sexualverhaltens waren. Zahlreiche von der öffentlichen Moral abweichende und im allgemeinen Bewusstsein anrüchige Praktiken wurden nach den Ergebnissen der Untersuchung von vielen Menschen ausgeübt, zwischen der gesellschaftlichen Sexualmoral und dem tatsächlichen Verhalten bestand also eine immense Kluft.

Diese Diskrepanz ist in den USA auch heute noch deutlich feststellbar. So gibt es etliche Bundesstaaten, in denen bestimmte Formen des Geschlechtsverkehrs wie Oral- und Analverkehr auch unter Eheleuten verboten sind und mit Gefängnis bestraft werden. Darüber hinaus sind in einigen Teilen des Landes geradezu absurd erscheinende Gesetze gültig, die beispielsweise den Geschlechtsverkehr in Kühlhäusern oder auch in Leichenwagen verbieten und mit Gefängnisstrafen bedrohen (→ Sex).

# Sexualwissenschaft

## Sexualwissenschaftliche Forschung gibt es erst seit wenigen Jahrzehnten

*Vielen ist erst mit den Publikationen Oswald Kolles am Ende der Sechzigerjahre bewusst geworden, dass es so etwas wie eine ernsthafte Forschung über sexuelle Dinge gibt. Andere haben dies bereits knapp zwanzig Jahre früher bemerkt, als Alfred C. Kinseys Veröffentlichungen »Das sexuelle Verhalten des Mannes« beziehungsweise »Das sexuelle Verhalten der Frau« erschienen, die auf Interviews mit mehr als 10 000 Amerikanern basierten und in der Öffentlichkeit gewaltiges Aufsehen erregten (→ Sexualmoral).*

*Doch sexualwissenschaftliche Forschung gibt es schon sehr viel länger.*

Bereits im alten Griechenland befassten sich Männer wie Hippokrates, Platon und Aristoteles mit Fragen der Empfängnisverhütung, des Sexualverhaltens und der Geschlechtskrankheiten und schrieben darüber Aufsätze, die große Beachtung fanden. Im Mittelalter waren es dann vor allem islamische und jüdische Gelehrte, die die wissenschaftliche Tradition fortsetzten und das sexuelle Wissen erweiterten, sowie Leonardo da Vinci, der sich eingehend mit Koitus und Schwangerschaft beschäftigte und darüber hinaus an geöffneten Leichen anatomische Untersuchungen durchführte, wobei er die Geschlechtsorgane genau beschrieb. Berühmt geworden ist seine wie eine Röntgenaufnahme wirkende Zeichnung eines Mannes beim Geschlechtsverkehr.

Nachdem Andreas Vesalius das erste exakte Lehrbuch der menschlichen Anatomie veröffentlicht hatte, in dem auch die Sexualorgane detailliert dargestellt wurden, folgten bald weitere Erkenntnisse, so beispielsweise durch Gabriele Falloppio, der sich eingehend mit Bau und Funktion der Eileiter befasste. Im Jahr 1642 brachte der römische Arzt Sinibaldus sein Werk »Genanthropoeia« heraus, ein umfassendes Lehrbuch, das unter anderem die sexuelle Anatomie und die erotische Stimulation behandelte. 35 Jahre später betrachtete dann der Niederländer Anton van Leeuwenhoek erstmalig männliche Spermien unter dem Mikroskop und schrieb darüber eine wissenschaftliche Abhandlung.

Einer gesellschaftlichen Hysterie glich die Reaktion auf das Buch »Von der Onanie«, in dem der Lausanner Arzt Samuel Tissot im Jahr 1760 die immensen gesundheitlichen Risiken beschrieb, die angeblich durch Selbstbefriedigung drohten. Dadurch löste er für die nächsten 150 Jahre eine geradezu panische Angst vor »Masturbationskrankheiten« aus, die bis in die heutige Zeit nachwirkt (→ Selbstbefriedigung).

Eine außerordentlich bedeutende sexualwissenschaftliche Veröffentlichung stellte Ende des 18. Jahrhunderts das Buch »Behandlung der Geschlechtskrankheiten« dar, in dem der englische Arzt John Hunter sich unter anderem eingehend mit den Ursachen und Behandlungsmöglichkeiten der Impotenz beschäftigte.

Im ersten Viertel des 19. Jahrhunderts schlossen sich dann eine Reihe englischer Ärzte zusammen und starteten eine Kampagne für eine wirksame Empfängnisverhütung, mit der sie das erbärmliche Los der durch ständige Geburten erschöpften Arbeiterfrauen verbessern wollten (bei den großen Sozialreformern Marx und Engels stießen sie damit jedoch auf Widerstand). 1826 entwarf Wilhelm von Humboldt in Berlin eine Gliederung zu einer – leider nie zu Ende geführten – »Geschichte der Abhängigkeit im Menschengeschlechte«, die auch Kapitel über die Geschichte der Prostitution und des »Zeugungstriebes« enthalten sollte. Humboldt war es auch, der die erste wertneutrale Klassifizierung des menschlichen Sexualverhaltens nach vier möglichen Zielobjekten lieferte: nach dem Selbst (Selbstbefriedigung), dem anderen Geschlecht (Heterosexualität), dem gleichen Geschlecht (Homosexualität) und dem Tier (Sodomie).

In der Folgezeit erschienen zahlreiche Veröffentlichungen mit sexuellem Inhalt, so im Jahr 1837 die erste große Studie über die Prostitution von Alexandre Parent-Duchatelet und sechs Jahre später ein Werk namens »Psychopathia sexualis« des Arztes Heinrich Kaan, in dem der Autor fleischliche Sünden in geistige Krankheiten umdefinierte. Andere Ärzte und Psychiater folgten dieser Initiative und führten mittelalterliche theologische Schimpfwörter wie »Deviation«, »Aberration« und »Perversion«, die alle so viel wie »Abweichung« bedeuten, in die Medizin ein.

Denselben Titel – »Psychopathia sexualis« – trug die berühmte Sammlung intimer Fallstudien des österreichischen Psychiaters Richard von Krafft-Ebing aus dem Jahr 1886, in der der Autor die Theorie aufstellte, ungewöhnliche erotische Praktiken seien Symptome bestimmter »sexueller Geisteskrankheiten«, und worin er neue Begriffe wie »Sadismus« und »Masochismus« in die sexualwissenschaftliche Terminologie einführte.

Die erste wissenschaftliche Zeitschrift zu Fragen des normalen und angeblich abwegigen Geschlechtslebens gab im Jahr 1896 der italienische Psychiater Pasquale Penta unter dem Namen »Archiv der sexuellen Psychopathien« heraus. Einige Jahre zuvor hatte die amerikanische Ärztin Clelia Mosher unter gebildeten Frauen des Mittelstandes eine Umfrage über deren sexuelle Vorstellungen und Erfahrungen durchgeführt, die jedoch bis 1980 (!) unveröffentlicht blieb, als sie eine unerwartete Offenheit und natürliche Sinnlichkeit der damals interviewten Frauen offenbarte.

Kurz vor dem Ende des 19. Jahrhunderts war es dann der Berliner Arzt Magnus Hirschfeld, der mit einigen Gleichgesinnten das »Wissenschaftlich-humanitäre Komitee« als erste Schwulenorganisation gründete, deren Ziel unter anderem die Abschaffung des Paragraphen 175 war, mit dem Homosexualität unter Strafe gestellt wurde. Aus Anlass des 100. Geburtstages dieses Komitees organisierte man übrigens im Jahr 1997 in Berlin die große Ausstellung »100 Jahre Schwulenbewegung«.

Im 20. Jahrhundert entwickelte sich dann die bis heute übliche Form der Sexualforschung, die auf streng wissenschaftlichen Experimenten beruht. So beschrieb der Hormonforscher Eugen Steinach im Jahr 1904 die Wirkung von Geschlechtshormonen auf die körperliche Entwicklung von Mensch und Tier, nachdem es ihm gelungen war, durch Verpflanzung von Hormondrüsen weibliche Ratten zu vermännlichen und männliche zu verweiblichen.

In der Folgezeit erschienen Jahr für Jahr neue Studien zu sexuellen Themen, so unter anderem im Jahr 1907 der Aufsatz »Das Sexualleben unserer Zeit« des Berliner Arztes Iwan Bloch, in dem dieser eine eigene Sexualwissenschaft forderte, die natur- und sozialkundliche Methoden in sich vereinigen sollte. Dieser Veröffentlichung folgte fünf Jahre später das »Handbuch der gesamten Sexualwissenschaft in Einzeldarstellungen«, das allerdings aufgrund des frühen Todes des Autors im Jahr 1922 nie ganz zu Ende geführt wurde.

Dann ging es Schlag auf Schlag: 1914 publizierte Magnus Hirschfeld seine monumentale Studie »Die Homosexualität des Mannes und des Weibes«, der 1919 die Eröffnung des »Instituts für Sexualwissenschaft« in Berlin folgte, wo 1921 der erste Lehrstuhl für Sexualpathologie eingerichtet wurde. 1923 erschien dann das »Handwörterbuch der Sexualwissenschaft« von Max Marcuse und 1926 das viel beachtete und äußerst populäre Werk »Die vollkommene Ehe« des holländischen Gynäkologen Theodor van de Velde.

Nach zahlreichen weiteren Veröffentlichungen zum Thema Sexualität wurde schließlich im Jahr 1948 ein auch für die damalige Zeit revolutionäres Werk publiziert: der eingangs erwähnte »Kinsey-Report« zum Sexualverhalten des Mannes, dem fünf Jahre später ein Buch über die weibliche Sexualität folgte. Ein weiterer Meilenstein der Sexualforschung war im Jahr 1966 das Erscheinen der Studie des amerikanischen Frauenarztes William Masters und seiner Ehefrau Virginia Johnson über die normalen Vorgänge bei der geschlechtlichen Aktivität, in der die beiden Autoren unter anderem den Ablauf eines Orgasmus in vier definierten Phasen beschrieben. Vier Jahre später publizierten Masters und Johnson eine umfangreiche Untersuchung über sexuelle Störungen.

Womit wir zeitlich wieder bei Oswald Kolle angelangt wären, der zwar kein Sexualwissenschaftler im engeren Sinne war, mit seinen Veröffentlichungen, Filmen und Fernsehauftritten jedoch den unverkrampften Umgang mit der menschlichen Sexualität und die öffentliche Diskussion darüber ein entscheidendes Stück voranbrachte.

## Sexuelle Belästigung

### Jugendliche fühlen sich nur selten sexuell belästigt

*Dass junge Mädchen gelegentlich Gegenstand anzüglicher Bemerkungen sind, ist hinlänglich bekannt, ebenso wie die Tatsache, dass es Männer gibt, die in Anwesenheit attraktiver junger Damen ihre Hände nicht immer unter Kontrolle haben.*

*Aber das sind doch sicher Einzelfälle, oder?*

Keineswegs – die sexuelle Belästigung Jugendlicher ist viel verbreiteter, als allgemein angenommen wird. Bei Untersuchungen des Sexualforschers Volkmar Sigusch, die im »Deutschen Ärzteblatt« veröffentlicht wurden, gaben knapp zwei Drittel der befragten Mädchen im Alter von 16 bis 17 Jahren an, schon mindestens einmal sexuell attackiert worden zu sein. Und bei den Jungen war es immerhin jeder vierte.

Zu einem ähnlichen Resultat kommt eine andere Studie, in der der Wissenschaftler Helmut Kury vom Psychologischen Institut der Universität

Freiburg mehr als 300 Studentinnen interviewte. Fast 60 Prozent der Befragten erklärten, schon einmal von einem Mann verfolgt oder auf eine Art beobachtet worden zu sein, die ihnen Angst machte. 40 Prozent klagten darüber, dass sie mindestens einmal gegen ihren Willen am Busen oder im Genitalbereich berührt worden waren, und – man möchte es kaum glauben – jede Vierte hatte schon einmal unerwünschten Sex mit einem Mann gehabt, weil es ihr unmöglich erschien, sich dagegen zu wehren.
Bei der Belästigung durch Worte, eindeutige Gesten oder Berührungen waren es vorwiegend Fremde, die den Frauen zusetzten. Dagegen waren die Täter beim so genannten »Stalking« – der Verfolgung, Bedrohung oder Belästigung etwa per Telefon oder E-Mail – meist Freunde oder Bekannte, die sich mit ihrem Psychoterror dafür rächten, dass ihre Annäherungsversuche von der Dame ihres Herzens verschmäht worden waren.
Sexuelle Übergriffe – darin sind sich die Wissenschaftler einig – sind für die Betroffenen keinesfalls nur lästige Begebenheiten, die sie schnell wieder vergessen, sondern beeinträchtigen neben der Angst vor dem Ende einer Beziehung und vor einer ungewollten Schwangerschaft das Liebesleben der Heranwachsenden und damit auch das Verhältnis der Geschlechter zueinander ganz erheblich.

## Über sexuelle Belästigungen sind Männer und Frauen derselben Auffassung

*Bei »eindeutigen Angeboten« oder »Grapschen« sind sich Männer und Frauen darüber einig, dass es sich um Formen sexueller Belästigung handelt. Aber wie ist es mit der hartnäckig wiederholten Einladung, doch einmal miteinander auszugehen?*
*Hier gehen die Meinungen von Männern und Frauen deutlich auseinander.*
Während Männer sich geschmeichelt fühlen, wenn sie von einer Frau mehrmals um ein Treffen gebeten werden, betrachten Frauen beharrliche Einladungen als Aufdringlichkeit oder Belästigung. Das ist das Ergebnis umfangreicher Studien, die ein kanadisches Forscherteam der Universität Toronto kürzlich im »Journal of Applied Psychology« veröffentlichte.
Maria Rotundo und ihre Kollegen werteten 62 Studien über die Auffassung von sexueller Belästigung bei Männern und Frauen aus und erfassten damit die Meinungen von mehr als 33 000 Befragten. »Männer und

Frauen sind sich einig, dass sexuelle Nötigung für die Betroffenen eine erhebliche Belästigung darstellt«, konstatieren die Forscher. »Geht es jedoch um eindeutige Witze oder wiederholte Aufforderungen zum Ausgehen, sind sie geteilter Meinung.«

Über den Grund für diese abweichende Einschätzung können die Forscher nur spekulieren: Möglicherweise ist sie angeboren, es ist aber ebenso denkbar, dass es sich um das Ergebnis eines Sozialisierungsprozesses handelt oder einfach zur persönlichen Auffassung von richtig und falsch gehört. Vielleicht steckt ja auch die konkrete Erfahrung vieler Frauen dahinter, dass das, was anfangs nach einem harmlosen Flirt aussieht, sich später häufig zu plumper Anmache entwickelt.

Bemerkenswert ist in diesem Zusammenhang noch ein weiterer Unterschied: Hat nämlich der Täter eine höhere soziale Position als das Opfer, sind Männer und Frauen gleichermaßen der Meinung, dass hier sexuelle Belästigung vorliegt. Befinden sich Täter und Opfer jedoch auf gleicher Rangebene, wie es zum Beispiel bei Arbeitskollegen und Mitstudenten der Fall ist, sehen Männer im Vergleich zu Frauen auch eindeutige Aufforderungen weit seltener als sexuelle Belästigung an.

### Anzügliche Bemerkungen sind nicht verboten

*Ob eine Äußerung anzüglich ist, darüber gehen die Meinungen auseinander, und oft sehen Männer das anders als Frauen. Tatsache ist, dass derartige Bemerkungen überall vorkommen, wo beide Geschlechter miteinander zu tun haben. Und Fakt ist auch, dass die Betroffenen wenig Möglichkeiten haben, sich dagegen zu wehren.*

*Denn schließlich sind sexuelle Anspielungen ja nicht verboten, oder?*

Doch, das sind sie – zumindest am Arbeitsplatz, wo anzügliche Äußerungen und andere sexuelle Belästigungen ein durchaus ernst zu nehmendes Problem darstellen. Nach einer im Auftrag des Familienministeriums durchgeführten Studie, die 1991 veröffentlicht wurde, sind drei Viertel aller Frauen bei ihrer beruflichen Tätigkeit schon mindestens einmal sexuell belästigt worden. Die Betroffenen klagen über unerwünschte Berührungen ebenso wie über beleidigende Bemerkungen, anzügliche Witze und Sprüche sowie kompromittierende Aufforderungen, aber auch darüber, dass ihnen gegen ihren Willen pornografische Bilder gezeigt werden. Als besonders ärgerlich empfinden sie es, wenn sie von einem Vorgesetzten belästigt werden, der nicht nur das bestehende Abhängigkeitsverhältnis ausnutzt, sondern vielfach sogar berufliche Verbesserungen verspricht oder Nachteile androht.

Am häufigsten beklagen sich geschiedene und getrennt lebende Frauen und solche, die erst vor kurzem in das Arbeitsleben eingetreten sind, insbesondere Auszubildende und Beschäftigte mit ungesicherten Arbeitsverträgen. Doch nicht immer sind Frauen die Opfer – auch Männer berichten über sexuelle Anzüglichkeiten und unverhohlene Anmache, und zwar keinesfalls nur durch homosexuelle Geschlechtsgenossen, sondern auch durch Kolleginnen.

Doch seit 1994 können Arbeitnehmer sich gegen sexuelle Übergriffe auch verbaler Art wehren, denn seitdem existiert das so genannte »Gesetz zum Schutz der Beschäftigten vor sexueller Belästigung am Arbeitsplatz«, kurz »Beschäftigtenschutzgesetz« genannt. Danach sind Arbeitgeber und Vorgesetzte verpflichtet, die Beschäftigten vor sexueller Belästigung am Arbeitsplatz zu schützen, und die Betroffenen haben das Recht, sich bei der zuständigen Betriebsstelle zu beschweren, wenn sie sich – auch von höher gestellten Firmenangehörigen – belästigt fühlen. Der Arbeitgeber ist dann verpflichtet, gegen den Beschuldigten zu ermitteln und gegebenenfalls mit arbeitsrechtlichen Schritten wie Abmahnung, Versetzung oder gar Kündigung gegen ihn vorzugehen. Tut er das nicht, ist die oder der Belästigte berechtigt, die Tätigkeit zu beenden, ohne dass ihr oder ihm dadurch irgendein Nachteil entstehen darf.

## Sexuelle Revolution

### Sexuelle Revolutionen gab es in der Geschichte schon öfter

*Lässt man die Kulturgeschichte der Menschheit von ihren Anfängen bis heute Revue passieren, so wird deutlich, dass sich Epochen ausgeprägter sexueller Prüderie mit Zeiten relativer Freizügigkeit abgewechselt haben. Dies zeigt sich unter anderem in der Kleidung, die beispielsweise den weiblichen Busen einmal so zusammenschnürte, dass er kaum noch zu erkennen war, wohingegen man ihn zu anderen Zeiten mit Hilfe raffinierter Dessous geradezu offen zur Schau stellte. Also muss es doch immer wieder einmal so etwas wie eine »sexuelle Revolution« gegeben haben.*

*Gab es aber nicht.*
Zumindest nicht in einem solchen Ausmaß wie in den Sechziger- und Siebzigerjahren des 20. Jahrhunderts, wo sich innerhalb weniger Jahre die sexuelle Einstellung und das geschlechtliche Verhalten der Bevölkerung in Deutschland ebenso wie in anderen europäischen Ländern dramatisch änderten. Ausgehend von für die damalige Zeit skandalösen Filmen wie »Die Sünderin« – in dem nur wenige Sekunden ein nackter Frauenkörper zu sehen war – oder »Das Schweigen« – hier konnte man zum ersten Mal einen Geschlechtsverkehr auf der Leinwand beobachten – über den »Kinsey-Report«, in dem das Sexualverhalten der Amerikaner durchleuchtet wurde, sowie die Entwicklung und Markteinführung der »Anti-Baby-Pille«, die erstmals eine einfache und wirkungsvolle Trennung von Sex und Fortpflanzung ermöglichte, erreichte die »Sexwelle« ihren Höhepunkt im Jahr 1968, als es praktisch nichts mehr gab, was nicht mit Sex in Verbindung gebracht wurde. Maßgeblich daran beteiligt waren – hauptsächlich linke – Studenten, die unter Berufung auf Herbert Marcuse und Wilhelm Reich freie Liebe propagierten und lebhafte Diskussionen um Pornografie und Abtreibung in Gang brachten. Hinzu kamen Bikini und Minirock sowie das öffentliche Bekenntnis zahlreicher prominenter Frauen: »Wir haben abgetrieben.«
Vorher – in der Adenauer-Ära – galt Sex weitgehend als schmutzig und wurde daher nur in aller Abgeschiedenheit praktiziert. Die so genannten »Halbstarken« – ein damals populärer Begriff für die unaufgeklärte Jugend – heirateten frühzeitig, um ihre Erotik unbeaufsichtigt in der Ehe ausleben zu können, denn Familienangehörigen, Bekannten und Vermietern war es in einem so genannten »Kuppeleiparagraphen« bei Strafe untersagt, unverheirateten Paaren einen Raum zur Verfügung zu stellen, in dem sie »Unzucht« betreiben konnten. Daraufhin stieg die Zahl der Frühehen in Deutschland zwischen 1960 und 1964 deutlich an, wobei mehr als 30 Prozent der jungen Frauen am Tag der Eheschließung bereits ein Kind hatten oder schwanger waren. Dazu kamen noch eine Million verbotener Abtreibungen im Jahr, die unter lebensgefährliche Bedingungen stattfanden und von denen laut »Stern« etwa 15 000 tödlich endeten. Im Zuge der daraufhin einsetzenden sexuellen Befreiung wurden Sexshops und -kinos sowie Live-Shows erlaubt, in denen Paare auf der Bühne vor aller Augen hemmungslos miteinander verkehrten. Hinzu kam die

Liberalisierung des Paragraphen 184 des Strafgesetzbuches, der die »Verbreitung pornografischer Schriften« regelt.
Erst Ende der Siebzigerjahre ebbte die sexuelle Revolution ab, wofür unter anderem sicherlich auch die AIDS-Ausbreitung und die damit zusammenhängende Angst vor einer möglichen Ansteckung verantwortlich war. Geblieben sind eine weit liberalere Auffassung großer Teile der Bevölkerung in Bezug auf sexuelle Dinge und eine deutlich geringere Respektierung kirchlicher Sexualnormen selbst bei Gläubigen.

## Sexueller Missbrauch

### Wenn Kinder sexuell missbraucht werden, dann von Fremden

*Für einen »normal« denkenden Menschen ist es ganz und gar unverständlich, dass es Zeitgenossen gibt, deren geschlechtliches Begehren hauptsächlich auf Kinder ausgerichtet ist; die höchste Lust dabei empfinden, sich an einem wehrlosen Mädchen oder einem Jungen zu vergehen. Und doch ist es traurige Tatsache, dass der sexuelle Missbrauch für Hunderttausende von Kindern in Deutschland zum Alltag gehört. Nach wissenschaftlich gestützten Schätzungen werden jedes vierte Mädchen und jeder achte Junge Opfer derartiger Übergriffe.*
*Und die Täter sind keinesfalls nur Fremde.*
Vielmehr machen unbekannte Personen nur einen geringen Bruchteil der Täter aus. In ihrer Mehrzahl stammen diese aus der unmittelbaren Umgebung der Opfer: Väter, Stiefväter, Großväter, Onkel, Brüder, Lebensgefährten, aber auch Erzieher, Pfarrer und Lehrer. Dies ist – so paradox es zunächst klingt – für die Betroffenen auf lange Sicht oft schlimmer, als wenn sie von fremden Personen missbraucht würden. Denn wenn sich ausgerechnet diejenigen Menschen, denen ein Kind vertraut und bei denen es Schutz sucht, an ihm vergehen, zerstören sie damit die gesamte Sozialstruktur, in die sich das Kind eingebunden fühlt.
Eine zusätzliche Belastung für die Opfer stellt zudem oft die Tatsache dar, dass sich engste Angehörige – meist die Mutter – mit dem Täter verbünden, indem sie wegsehen, die Tat verharmlosen oder, besonders perfide, dem Opfer die Schuld geben. Die durchaus beabsichtigte Folge ist, dass das betroffene Kind es nicht wagt, sich irgendjemandem anzuvertrauen,

und weiteren Übergriffen oft jahrelang schutzlos ausgeliefert ist. Und was noch schlimmer ist: Fast immer leiden die Kinder unter Schuldgefühlen, sei es, weil sie glauben, selbst zu der Situation beigetragen zu haben, oder weil sie sich zu geringe Gegenwehr vorwerfen. Dadurch werden das Verschweigen und die Scham, sich jemandem anzuvertrauen, noch weiter verstärkt. Missbrauchte Jungen leiden zudem nicht selten unter der Vorstellung, in ihrer männlichen Rolle gedemütigt oder für homosexuell gehalten zu werden.

Wenn besorgte Eltern ihrem Kind also einschärfen: »Geh niemals mit einem Fremden!«, so ist das sicher gut gemeint und bestimmt auch angebracht, einen zuverlässigen Schutz vor sexuellem Missbrauch stellt dieser Rat jedoch keinesfalls dar.

## Männer, die als Kinder missbraucht wurden, haben erhebliche sexuelle Probleme

*Eigentlich müsste man sich ja nicht wundern, wenn ein derart schlimmes Erlebnis wie ein sexueller Übergriff seine Spuren in einer empfindsamen Kinderseele hinterlässt und vor allem die geschlechtliche Entwicklung massiv beeinflusst, sodass sich die Betroffenen nie mehr richtig davon erholen und zeitlebens unter sexuellen Funktionsstörungen leiden.*

*Doch erstaunlicherweise ist das offenbar nicht immer so.*

Wissenschaftler der Universität Innsbruck befragten 450 männliche Studenten nach eventuellen Störungen in Bezug auf das geschlechtliche Begehren, auf Potenz- und Orgasmusstörungen sowie nach unangenehmen Gefühlen beziehungsweise Schmerzen beim Geschlechtsverkehr. Daneben sollten die Probanden ihre Kindheitserfahrungen, das Verhältnis zu ihren Eltern sowie die Beziehungen zwischen Familie und Umwelt beschreiben und frühere sexuelle Missbrauchserlebnisse offenbaren.

Es zeigte sich, dass gelegentliche funktionelle Sexualstörungen bei jungen Männern offenbar häufiger sind als bisher angenommen: Immerhin gab die Hälfte der 301 Studienteilnehmer im Alter zwischen 18 und 30 an, ihr sexuelles Verlangen sei bisweilen ziemlich gering. Mehr als 60 Prozent klagten über gelegentlichen vorzeitigen Samenerguss, wohingegen Erektions- und Orgasmusstörungen nur bei rund einem Drittel der Befragten und auch bei diesen nur selten vorkamen. Verblüffend war, dass diejeni-

gen Studenten – immerhin 4 Prozent –, die angaben, als Kind sexuell missbraucht worden zu sein, keinesfalls über eine stärkere Beeinträchtigung ihrer sexuellen Empfindungen und ihres Liebeslebens klagten als die übrigen Studienteilnehmer.
Was dagegen einen erheblichen Einfluss auf spätere sexuelle Störungen hat, so ermittelten die Froscher, ist ein schlechtes Familienklima: Immerhin hatten 15 Prozent der Studenten mit familiären Problemen »häufig« keine Lust zum Sex, im Gegensatz zu knapp 8 Prozent derjenigen, die ihre Kindheit und Erziehung positiv bewerteten.
Der Zusammenhang von Kindheitserfahrungen und späterem Liebesleben wird auch aus den Ergebnissen anderer Untersuchungen deutlich, die ebenfalls gezeigt haben, dass derjenige, der sich im Elternhaus wohl fühlt, später überdurchschnittlich oft eine glückliche Ehe führt. Erstaunlich ist jedoch, dass das allgemeine Familienklima offenbar einen weitaus größeren Einfluss hat als sexuelle Missbrauchserlebnisse.
Das soll nun aber nicht bedeuten, dass Kinder, die sexuell missbraucht werden, grundsätzlich keinen Schaden davontragen. Erst kürzlich hat eine umfassende amerikanische Untersuchung gezeigt, dass wiederholte sexuelle Angriffe zu Veränderungen im Kleinhirn führen, die sich später nicht selten in massiver Drogen- und Trunksucht äußern.

## Single

### Mit 30 noch Single zu sein ist außergewöhnlich

*Zwischen 15 und 20 sucht man nach einem Freund oder einer Freundin, findet irgendwann den vermeintlichen Partner fürs Leben, heiratet zwischen 20 und 25 und bekommt in den Folgejahren mehrere Kinder, die von der Mutter versorgt und erzogen und vom Vater »ernährt« werden. Wer mit 30 noch solo ist, wer also keinen oder keine »abbekommen« hat, gilt als eingefleischter Single und wird das voraussichtlich auch für den Rest seines Lebens bleiben.*
*So ungefähr war das früher, doch die Zeiten haben sich geändert.*
Denn seit etlichen Jahren nimmt die Zahl der Single-Haushalte ständig zu, ganz besonders in den westlichen Industrienationen. Und diejenigen, die allein, das heißt ohne festen Partner leben, sind keineswegs nur Wit-

wen oder junge Männer und Frauen am Beginn ihrer Arbeitslaufbahn, sondern häufig Erwachsene zwischen 30 und 40 Jahren, die beruflich fest im Sattel sitzen, finanziell gut gestellt sind und einen umfangreichen Bekanntenkreis haben. Meist hat man nicht den Eindruck, dass ihnen etwas fehlt. Sie genießen ihr Leben ebenso wie ihre gebundenen Altersgenossen, feiern, lachen und sind in der Regel guter Dinge.

Die Gründe für ein Single-Leben mit 30 sind vielfältig: Eine entscheidende Rolle spielen sicher die im Vergleich zu früher wesentlich längeren Ausbildungszeiten für hoch qualifizierte Berufe und bei jungen Frauen vor allem die Tatsache, dass sie nicht mehr wie ihre Mütter von ihrem Ehepartner materiell abhängig sein wollen. Haben sie mit Ende 20 endlich ihre Ausbildung abgeschlossen und verdienen zum ersten Mal im Leben gutes Geld, so sehen sie nicht ein, warum sie sich ausgerechnet jetzt an einen Mann binden oder gar Kinder bekommen sollen. Vielmehr ist ihnen sehr daran gelegen, auf der Karriereleiter möglichst viele Sprossen zu erklimmen, bevor sie sich – zumindest für eine gewisse Zeit – freiwillig aus dem Erwerbsleben ausklinken und ihre Arbeitskraft ganz in den Dienst der Familie stellen.

Je länger die Ausbildung, je qualifizierter der Abschluss und je größer die Chancen im Beruf, desto schwerer tun sich Singles mit einer festen Beziehung. Wenn sie dann endlich nicht mehr jeden Euro umdrehen müssen, wollen sie die karge Freizeit, die ihnen bleibt, nicht gleich wieder eingezwängt in eine feste Bindung verbringen. Stattdessen wollen sie erst mal ihre Freiheit genießen, mit Freunden in Urlaub fahren, ihren bisweilen kostspieligen Hobbys nachgehen und die erste eigene, oft mit ebenso viel Liebe wie Geld ausgestattete Wohnung genießen. Zwar feiern sie gerne Partys und stehen auch einem gelegentlichen Flirt mit dem anderen Geschlecht keineswegs ablehnend gegenüber, doch jetzt gleich heiraten, Kinder bekommen und sich von nun an mit einer »bürgerlichen« Existenz zufrieden geben, das können sie sich nicht vorstellen.

Und was den Sex angeht, so sind Bedürfnisse und Geschmäcker durchaus verschieden. Doch in einem – das zeigen entsprechende Umfragen – sind sich die meisten Singles einig: Um mit einer Frau beziehungsweise einem Mann ins Bett zu gehen, mit ihr oder ihm Spaß zu haben und sexuelle Befriedigung zu finden ist es absolut unnötig, die eigene Freiheit aufzugeben.

### Singles haben häufig Sex

*Im Vergleich zu früher gibt es heutzutage weitaus mehr allein stehende Männer und Frauen, die in einem Alter sind, in dem das geschlechtliche Verlangen und die sexuelle Leistungsfähigkeit im Allgemeinen sehr hoch sind. Da sollte man doch eigentlich annehmen, dass die Singles untereinander intensive intime Kontakte pflegen.*

*Doch die Wirklichkeit sieht ganz anders aus.*

Nach einer aktuellen Forsa-Umfrage hat die Hälfte der Singles in Deutschland weniger als alle vier bis fünf Wochen Sex; 11 Prozent geben an, allenfalls einmal pro Monat Geschlechtsverkehr zu haben, 10 Prozent – das heißt gerade mal jeder Zehnte! – können sich an häufigeren intimen Kontakten erfreuen, und nur bei ganzen 6 Prozent findet partnerschaftlicher Sex ein- oder mehrmals pro Woche statt. Jeder dritte Single hatte nach eigenen Angaben schon einmal eine Affäre mit einem Partner, der zu diesem Zeitpunkt in einer festen Beziehung lebte, während die restlichen zwei Drittel ausschließlich mit ungebundenen Partnern verkehrt hatten. Erstaunlich ist, dass ausgerechnet die 25- bis 30-Jährigen, also diejenigen, die einer ansonsten doch sexuell höchst aktiven Altersgruppe angehören, auffallend selten Intimverkehr hatten: Fast 60 Prozent von ihnen bekannten, weniger als einmal im Monat Sex zu haben.

## Sodomie

### Sodomie gilt seit jeher als abartig

*Auch wenn Begriffe aus dem Tierreich wie »Täubchen«, »Mäuschen« oder »Spatzilein « als Kosenamen unter Verliebten weit verbreitet und andere, gröbere Bezeichnungen wie »vögeln«, »Muschi« und »Schwanz« ebenfalls tierischen Ursprungs sind, lässt uns schon der bloße Gedanke an direkte sexuelle Beziehungen zu Tieren oder gar an Geschlechtsverkehr mit ihnen unwillkürlich die Nase rümpfen, denn viel zu abwegig erscheinen den meisten von uns derartige Vorstellungen. Tatsächlich ist die Sodomie – so nennt man Sex mit Tieren wissenschaftlich – ein absolutes Tabuthema, das selbst in ansonsten wenig prüden Zeitschriften oder Fernseh-Talkshows sorgsam ausgeklammert wird. Und wirklich gibt es nur sehr wenige Zahlen über diese überaus peinliche Angelegenheit.*

*Nach den Erhebungen des Amerikaners Alfred Kinsey aus den Vierzigerjahren hatten damals aber immerhin 8 Prozent der Männer und 3,5 Prozent der Frauen bereits sexuelle Erfahrungen mit Tieren gemacht, und von den Männern, die auf abgelegenen Farmen lebten, war es sogar fast jeder zweite. In der Öffentlichkeit wurde und wird über diese Form der geschlechtlichen Aktivität jedoch nicht geredet, und wenn tatsächlich doch einmal ein Fall von Sodomie bekannt wird, muss der Betroffene mit einem empörten Aufschrei seiner Mitmenschen rechnen.*
*Doch das war keinesfalls immer so.*
Sicher, in der jüngeren Vergangenheit kommen Sodomiten bei der Beurteilung ihrer Persönlichkeit durchweg schlecht weg. In dem vor etwa 100 Jahren von dem Wiener Psychiater Richard von Krafft-Ebing verfassten Standardwerk über geschlechtliche Verirrungen mit dem Titel »Psychopathia sexualis« wird Menschen, die es mit Tieren treiben, »tief stehende Moralität und übermäßiger geschlechtlicher Drang bei erschwerter naturgemäßer Befriedigung« bescheinigt, und sie werden mit Charakterzügen wie Selbstunsicherheit, Asozialität, Trunksucht, Unbeherrschtheit, krankhaft gesteigerter Libido bis hin zur Schizophrenie in Verbindung gebracht. Und im 17. Jahrhundert fand im Zuge der Hexenverfolgung in Europa auch ein Feldzug gegen die Sodomie statt, bei dem nicht nur den beteiligten Menschen, sondern auch den Tieren der Prozess gemacht wurde: In der Regel landeten beide auf dem Scheiterhaufen. Noch früher, im 12. Jahrhundert – damals tauchte das Delikt erstmals in weltlichen Gesetzestexten auf –, ging man sogar davon aus, dass jeglicher Mensch-Tier-Verkehr unweigerlich schreckliche Misswesen hervorbringen müsse.
Doch etliche hundert Jahre zuvor, in der griechischen Antike, hatte man gegen derartige sexuelle Beziehungen nicht die geringsten Einwände. Sogar der Göttervater Zeus persönlich fand nichts dabei, sich den Damen seiner Wahl einmal als Stier und ein andermal als Adler zu nähern. Oder auch als Schwan, wie bei Leda, der schönen Gattin des Spartanerkönigs Tyndareos. Er schwängerte sie, und sie legte zwei Eier, aus denen nicht etwa irgendwelche Monster, sondern veritable Halbgötter schlüpften. Auch Pasiphae, die Frau des kretischen Königs Minos, war den Tieren außerordentlich zugetan. Um sich einem geliebten Stier hingeben zu können, ließ sie sich eine hölzerne Kuh zimmern. In dieser verschwand sie, ging in Stellung und ließ sich von dem Bullen besteigen. Aus diesem Ge-

schlechtsakt entstand der Minotaurus, ein mystisches Wesen mit Männerkörper und Stierkopf. Sogar auf der Theaterbühne scheinen sexuelle Handlungen mit Tieren üblich gewesen zu sein. Dort trat neben Zeus und anderen Göttern vor allem der wollüstige Ziegenbock Pan auf, wobei es nach antiken Quellen nicht selten zu einem öffentlich vollzogenen Geschlechtsverkehr zwischen Mensch und Tier kam.

Wenn wir auch heute über so lockere Auffassungen nur noch verwundert den Kopf schütteln können, so dürfen wir nicht übersehen, dass es noch gar nicht so lange her ist, dass offiziell zur Sodomie aufgefordert wurde: Im Jahr 1992 verlangte Professor Stephan Seager vom Washington Hospital Center nämlich allen Ernstes, Frauen sollten sich zur Verfügung stellen, um Retortenbabys von in ihrem Bestand bedrohten Berggorillas auszutragen. Und – man kann es kaum glauben – es meldeten sich tatsächlich etliche Freiwillige: in den USA acht und in Deutschland immerhin zwei. Das nahm die Bild-Zeitung zum Anlass, die Sodomie ausnahmsweise einmal nicht in Bausch und Bogen zu verdammen, sondern sich mit der Schlagzeile »Hurra, Mami kriegt ein Affenbaby« genüsslich darüber lustig zu machen.

## Sodomie ist nicht strafbar

*Wenn ein Mann nur dadurch sexuell erregt wird, dass er sich einen BH überstreift und sich anschließend von einer Frau verprügeln lässt, so ist das einzig und allein seine Sache. Und wenn eine Frau ein besonderes Vergnügen daran empfindet, sich im Intimbereich von einem Hund belecken zu lassen, so geht das ebenfalls nur sie etwas an. Das dachte sich auch der Gesetzgeber und beschloss im Jahr 1969 im Zuge der Sexualstrafrechtsreform, die »Unzucht mit Tieren« nicht länger zu verbieten.*

*Und dennoch ist Sodomie unter Umständen strafbar.*

Dann nämlich, wenn das beteiligte Tier dabei gepeinigt wird, wenn also die sexuellen Handlungen mit ihm zur Tierquälerei ausarten – denn dann greift das Tierschutzgesetz. Das ist beispielsweise der Fall, wenn ein Mann sich an Geflügel vergeht oder gewaltsam versucht, sein Glied in die Scheide einer viel zu kleinen Hündin einzuführen.

Daneben ist es auch verboten, pornografische Erzeugnisse zu produzieren, die Sex zwischen Mensch und Tier zum Inhalt haben.

### Eine Kuh lässt sich nicht vergewaltigen

*Fälle, in denen sexuelle Handlungen von Männern an Stuten, Eselinnen und Kühen bekannt wurden, gab es in der Vergangenheit schon öfter. Und da nicht davon auszugehen ist, dass die beteiligten Tiere dabei Schmerzen leiden, sind derartige Dinge bei uns strafrechtlich gesehen durchaus erlaubt.*

*Wie aber sieht es aus, wenn eine Kuh vergewaltigt wird?*

Wegen dieses Tatbestandes wurde ein 80-Jähriger (!) im US-Staat Virginia verurteilt. Der alte Mann hatte sich, lediglich mit Turnschuhen und T-Shirt bekleidet, auf eine Weide geschlichen und sich dort an mindestens drei Kühen vergangen. Offenbar kam der Richter zu dem Schluss, bei den Kühen habe es sich um wehrlose Opfer gehandelt, die dem Geschlechtsverkehr mit dem alten Mann niemals freiwillig zugestimmt hätten.

Warum er sich allerdings anmaßte, die sexuellen Vorlieben der Kühe so genau beurteilen zu können, und warum er sich so sicher war, dass die Kühe, wenn sie gefragt worden wären, einem jugendlicheren Liebhaber den Vorzug gegeben hätten, geht aus der Urteilsbegründung nicht hervor.

## Spanner

### Spanner sind abartig veranlagt

*Fast jeder Mensch wird in seinem Leben – einmal oder öfter und mehr oder weniger aufdringlich – von einem Spanner belästigt, von einer Person also, die sexuelle Erregung empfindet, wenn sie anderen dabei zusieht, wie sie miteinander Sex haben, sich selbst befriedigen oder einfach nur nackt sind. Wer einen solchen Spanner entdeckt, was in der Regel mit einem gehörigen Schreck verbunden ist, verjagt ihn normalerweise unverzüglich und schickt ihm vielleicht noch eine Flut unflätiger Schimpfwörter hinterher, von denen »perverses Schwein« keinesfalls das schlimmste ist.*

*Doch stimmt das tatsächlich? Sind Spanner in der Tat abartig veranlagt?*

Das muss man differenziert betrachten. Denn wenn wir ehrlich sind, so müssen wir zugeben, dass in jedem von uns ein Spanner steckt. Das Sehen, also auch das bewusste Hinschauen, ist einer der wichtigsten menschlichen Sinne, und an der Sexualität sind nun einmal alle unsere

Sinne beteiligt. Deshalb gibt es praktisch für jeden Menschen Dinge und Ereignisse, die ihm schon beim bloßen Zuschauen erhebliches Vergnügen oder, sprechen wir es getrost aus, Lust bereiten. Einen Mann, der bewusst wegsieht, wenn er aus sicherer Warte eine Frau beim Entkleiden beobachten kann, wird man kaum finden, und auch die meisten Damen fühlen sich von gut gebauten Männerkörpern, denen man ja mühelos das sexuelle Begehren ansieht, in der Regel durchaus angezogen.

Deshalb vertreten Sexualtherapeuten die Meinung, die bloße Neigung, anderen beim Liebesspiel zuzusehen, sei noch keinesfalls als Perversion oder gar als Krankheit einzustufen. Demnach liegt eine behandlungsbedürftige sexuelle Abweichung erst dann vor, wenn ein Mensch einzig und ausschließlich durch Spannen – oder vornehmer ausgedrückt: durch »Voyeurismus« – geschlechtliche Befriedigung finden kann, wenn also sein gesamtes sexuelles Streben einzig und allein darauf ausgerichtet ist, andere bei Nacktheit und intimen Handlungen zu beobachten.

Hingegen gilt es als ganz und gar »normal«, wenn jemand dadurch erregt wird, dass er dem Partner oder der Partnerin bei sexuellen Verrichtungen, beispielsweise beim verführerischen Entkleiden, aber durchaus auch bei der Selbstbefriedigung zusieht.

## Spermien

siehe auch: **Orgasmus, Samenerguss**

### Sperma besteht aus Spermien

*Die Bezeichnung »Sperma« kommt aus dem Griechischen und bedeutet so viel wie »Samen«. Demzufolge heißen die männlichen Samenfäden Spermien.*

*Daraus aber den Schluss zu ziehen, Sperma bestehe hauptsächlich aus Spermien, ist falsch.*

Denn diese machen gerade einmal 3 Prozent der bei einer Ejakulation ausgestoßenen Flüssigkeit aus, 50 bis 60 Prozent steuern die beiden Bläschendrüsen bei, etwa 7 Prozent die Nebenhoden, und der Rest ist Prostatasekret, dem das Ejakulat seinen charakteristischen Geruch verdankt.

## Ein einziges Spermium kann eine Eizelle befruchten

*Der Produktionsaufwand, mit dem die männlichen Hoden Unmengen von Spermien erzeugen, ist unfassbar. Bei jedem Samenerguss gelangen etwa 200 Millionen davon in die weibliche Scheide, obwohl nur ein einziges die Chance hat, die möglicherweise im Eileiter wartende Eizelle zu befruchten.*

*Doch was nach einer ungeheuren Verschwendung aussieht, ist durchaus sinnvoll.*

Und zwar deshalb, weil ein einzelnes Spermium keine Chance hätte, die Eizelle zu erreichen. In der Scheide der Frau herrscht ein saures, Bakterien abtötendes Milieu, das auch für die männlichen Samenfäden alles andere als ungefährlich ist und 99 Prozent von ihnen gleich wieder abtötet. Nur jene überleben, die möglichst rasch in die Einbuchtung des Gebärmutterhalses gelangen, und von diesen schaffen es dann nur circa 500 bis in die Eileiter. Das sind zwar immer noch weit mehr, als zur Befruchtung nötig wären, aber diesen Überschuss muss man dem grundsätzlichen Prinzip jedes Organismus zuschreiben, die Entstehung neuen Lebens als gleichsam wichtigstes biologisches Ziel unter allen Umständen sicherzustellen.

## Ein Mann produziert in seinem Leben etwa einen Eimer voll Sperma

*Gerade mal ein Esslöffel voll Sperma entlädt sich bei einem Samenerguss. Das ist so wenig, dass im ganzen Leben allenfalls ein Eimer voll zusammenkommen kann. Das vermuteten mehr als die Hälfte der Interviewten bei der Umfrage eines Rundfunksenders.*

*Doch das ist ein Irrtum.*

Denn normalerweise bringt es ein Mann zwischen seinem 15. und seinem 60. Lebensjahr auf 8000 bis 14 000 Ejakulationen, und wenn dabei jedes Mal nur ein Esslöffel voll – also 3 bis 5 Milliliter – ausgestoßen werden, so kommt man auf insgesamt 30 bis 50 Liter Samenflüssigkeit, also auf den Inhalt von sage und schreibe 3 bis 5 Haushaltseimern!

Geht man weiter davon aus, dass jeden Tag etwa 100 Millionen Menschen Sex haben, dann produzieren die Männer dieser Erde Tag für Tag etwa 300 000 Liter Ejakulat. Das entspricht etwa der Wassermenge, die ein Durchschnittsdeutscher in 6 Jahren verbraucht, oder dem jährlichen Bierpensum von 2500 Deutschen. Und das kann sich wahrlich sehen lassen.

## Die Samenfäden eines einzigen Ergusses reichen nicht weit

*Männliche Samenfäden sind winzig klein, so klein, dass mehr als 200 Millionen von ihnen – die durchschnittliche Anzahl bei einem Samenerguss – nur 3 bis 5 Prozent der durchschnittlichen Ejakulatmenge von etwa einer Esslöffelfüllung ausmachen. Da können sie aneinander gereiht doch höchstens wenige Zentimeter messen.*

*Das könnte man denken, doch das ist falsch.*

Denn wenn ein einziges Spermium auch nur 5 Hundertstel Millimeter lang ist, so macht es doch die ungeheure Menge: 200 Millionen mal 5 Hundertstel Millimeter sind in der Tat erheblich mehr als nur einige Zentimeter, nämlich – man kann es kaum glauben – 10 Kilometer! Würde jedes Spermium seinen Vordermann wie ein Elefant den anderen am Schwanz fassen, sodass eines schön brav hinter dem anderen bliebe, so wäre die ganze Kolonne fast 30-mal so lang wie der Umfang eines Fußballfeldes!

## Auf ihrem Weg Richtung Eizelle haben es die Spermien sehr eilig

*Wie bereits erwähnt, werden rund 99 Prozent der bei einem Samenerguss ausgestoßenen Spermien durch das saure Milieu in der weiblichen Scheide gleich wieder abgetötet. Da sollte man doch annehmen, dass die männlichen Samenfäden diese äußerst gefährliche Teilstrecke auf ihrem Weg zur Eizelle so schnell wie möglich hinter sich bringen wollen.*

*Doch das ist keineswegs der Fall.*

Zwar werden die Spermien mit etwa 17 Stundenkilometern aus dem Penis geschleudert und sind damit immerhin etwa so schnell wie ein Marathonläufer, doch dann in der weiblichen Scheide lassen sie sich erstaunlich viel Zeit: Nur noch 3 bis 4 Millimeter pro Minute rudern sie in Richtung Gebärmutter, was einer Geschwindigkeit oder besser: Langsamkeit von nur noch 0,0002 Stundenkilometern entspricht. Allerdings ist es möglich, dass einige Spermien durch Zusammenziehungen der Scheidenmuskulatur nach vorne geschleudert werden und dadurch ihre Gefährten plötzlich weit hinter sich lassen. Derart begünstigte Samenfäden können dann die im Eileiter wartende Eizelle schon wenige Minuten nach der Ejakulation erreichen und befruchten.

## Je länger ein Mann keinen Sex hat, desto stärker wird der Samendruck

*Im mittelalterlichen China war es Männern – im Gegensatz zu den Frauen – erlaubt, sich selbst zu befriedigen, weil man der Annahme war, es käme bei ihnen sonst zu einem gefährlichen »Samenstau«. Und auch heute noch sind viele Männer davon überzeugt, dass es tatsächlich der Druck der ständig neu gebildeten Samenzellen ist, der nach längerer Enthaltsamkeit für das Ansteigen des sexuellen Verlangens verantwortlich ist.*

*Doch das ist absoluter Blödsinn.*

Denn zum einen gibt es im Bereich der Hoden keinerlei Sensoren, die den Druck messen, und zum anderen werden die nicht benötigten Spermien, nachdem ihre Zahl zunächst ansteigt, nach wenigen Wochen schlicht und einfach wieder aufgelöst, sodass ihre Gesamtmenge auf Dauer annähernd konstant bleibt. Hinzu kommen die nächtlichen Samenergüsse, mit denen sich die Nebenhoden, in denen die Spermien gespeichert werden, nach einiger Zeit der Nichtentleerung ganz automatisch von einem eventuellen Überschuss – oder nennen wir es ruhig »Überdruck« – befreien.

## Abgesehen von der darin enthaltenen Erbsubstanz sind die Spermien aller Männer identisch

*Gesunde männliche Samenfäden sind etwa 5 Hundertstel Millimeter lang und gleichen sich unter dem Mikroskop wie ein Ei dem anderen. Tatsächlich haben sie in etwa die Form eines Hühnereis, mit der einzigen Ausnahme, dass jedes von ihnen einen langen, mehrfach gewundenen Schwanz besitzt, mit dessen Hilfe es sich fortbewegt.*

*Doch beileibe nicht bei allen Männern sehen die Spermien so aus.*

Denn da gibt es solche mit spitz zulaufenden und andere mit unförmigen, übergroßen Köpfen, Spermien, bei denen sich die Schwänze gabeln, und andere, die mehr oder minder unbeweglich sind. Auch was die Menge angeht, bestehen erhebliche Unterschiede: In der Regel produzieren Männer mit größeren Hoden auch mehr Samenfäden. Und Männer, die seit mindestens zwei und höchstens fünf Tagen keinen Sex mehr hatten, bilden ebenfalls mehr Spermien, deren Beweglichkeit zunächst unverändert bleibt, bis sie nach etwa einer Woche wieder abnimmt. Nach rund vier Wochen löst sie der Körper wieder auf.

Auch die Lebensumstände der Männer scheinen eine Rolle zu spielen: Der

Samen von Großstädtern ist oft von minderer Qualität als der von Landbewohnern – oft weisen die Spermien einen abnormen Kopf, einen zu kurzen Schwanz und fehlende oder nicht zielgerichtete Beweglichkeit auf. Bei einer Untersuchung in einer Londoner Samenbank zeigte sich, dass von den Männern aus ländlichen Gegenden nicht einmal jeder zweite wegen schlechter Qualität seines Ejakulates abgelehnt wurde, während es im Gesamtdurchschnitt etwa 70 Prozent aller Männer waren. Die Menge der Samenfäden scheint überdies erblich beeinflusst zu sein, denn Söhne von Vätern mit wenigen Spermien sind oft mit dem gleichen Mangel behaftet.

**Die Spermien eines Mannes sind das ganze Jahr über gleich**

*Im Gegensatz zu den meisten Tieren sind die Menschen das ganze Jahr hindurch fortpflanzungsfähig und haben daher auch – Gott sei Dank – das ganze Jahr hindurch geschlechtliches Verlangen und Spaß am Sex. Da sollte man doch annehmen, dass auch die männlichen Samenfäden das ganze Jahr hindurch von gleicher Qualität sind.*

*Das aber ist mitnichten der Fall.*

Amerikanische Forscher der Universität Rochester untersuchten 32 Monate lang Spermaproben von fruchtbaren und unfruchtbaren Männern und machten dabei überraschende Entdeckungen: Im Frühjahr produzierten die Versuchspersonen besonders viele Spermien, die jedoch – möglicherweise als Folge der Winterkälte – häufig Defekte am fadenförmigen Schwanz aufwiesen und dadurch nur eingeschränkt beweglich waren. Im Sommer enthielt die Samenflüssigkeit den höchsten Anteil unreifer Exemplare, was wahrscheinlich der Hitze zuzuschreiben war. Im Herbst waren, vermutlich ebenfalls aufgrund der noch immer hohen Temperaturen, die Köpfe der Samenzellen häufig missgebildet, dafür war ihre Beweglichkeit um diese Zeit am höchsten.

Andere Untersuchungen – beispielsweise eine der Universität im japanischen Kawasaki oder eine spanische, bei der Männer aus dem Mittelmeerraum untersucht wurden – kamen zu ähnlichen Ergebnissen, konnten jedoch keinen auffälligen Qualitätsmangel bei den Frühjahrs-Spermien feststellen. Die Forscher vermuten daher, dass die sprichwörtlichen »Frühlingsgefühle« biologisch gesehen den Sinn haben, die zu dieser Zeit besonders zahlreichen und aktiven Spermien bevorzugt zur Fortpflanzung zu nutzen.

Besonders bemerkenswert ist in diesem Zusammenhang die Tatsache, dass in den warmen Monaten mehr Jungen als Mädchen gezeugt werden, was Wissenschaftler darauf zurückführen, dass wahrscheinlich die für die weibliche Ausprägung verantwortlichen X-Chromosomen hitzeempfindlicher sind als die einen Jungen hervorbringenden Y-Chromosomen.

## Die Qualität der männlichen Spermien lässt mit dem Alter nach

*Vor nicht allzu langer Zeit ging der Fall eines Mannes durch die Presse, der noch im hohen Alter von 78 Jahren Vater geworden war. Dazu befragt, erklärte der muntere Opa von sechs Kindern, mit seiner Erektionsfähigkeit sehe es nach wie vor gut aus, er sei jedoch davon überzeugt gewesen, dass seine Spermien schon seit langem nicht mehr befruchtungsfähig wären und habe daher überhaupt nicht daran gedacht, Verhütungsmaßnahmen zu ergreifen. Und seine Partnerin, eine 37-Jährige (!), habe ihn in diesem Glauben noch bestärkt – ein häufiger und in diesem Fall zudem noch folgenschwerer Irrtum.*

Eine Untersuchung an der amerikanischen Universität von Williamsburg, bei der mehr als 550 Befruchtungsversuche außerhalb des weiblichen Körpers ausgewertet wurden, ergab nämlich, dass das Alter des Samenspenders keinen erkennbaren Einfluss auf die Wahrscheinlichkeit der Verschmelzung von Ei- und Samenzelle hat: Die Chance liegt in jedem Fall bei etwa 60 Prozent.

Und Dr. Craig Luetjens vom Institut für Reproduktionsmedizin der Universitätsklinik Münster kam bei einer Spermienanalyse von Männern unterschiedlichen Alters zu dem Schluss, dass die Samenfäden reiferer Herren keinesfalls häufiger Chromosomenveränderungen aufweisen als diejenigen junger Männer.

Fazit: Sowohl hinsichtlich Gestalt und Beweglichkeit als auch in Bezug auf ihren Gehalt an Erbinformation bleiben die männlichen Spermien bis ins hohe Alter fit und sind deshalb auch bei Senioren durchaus noch befruchtungsfähig.

## Abgestandenes Sperma erzeugt kranke Kinder

*Es ist noch gar nicht lange her, da konnte man in Illustrierten und Tageszeitungen lesen, die Gefahr, ein krankes oder missgebildetes Kind zur Welt zu bringen, sei für eine Frau umso größer, je länger sich die männli-*

*chen Spermien vor der Befruchtung bereits in ihren Geschlechtsorganen befunden hätten. Immerhin bleiben die Samenfäden dort fast eine Woche lang am Leben, sodass es durchaus möglich ist, dass sie zum Zeitpunkt der Verschmelzung mit der weiblichen Eizelle bereits einige Tage alt und damit nicht mehr »taufrisch« sind. Paaren mit Kinderwunsch wurde deshalb empfohlen, den Zeitpunkt des Eisprungs – beispielsweise durch Messung der Basaltemperatur – so genau wie möglich zu ermitteln und den Geschlechtsverkehr exakt auf diesen Tag zu legen.*

*Doch diese Empfehlung ist mittlerweile überholt.*

Wissenschaftler vom »Baylor College of Medicine« im texanischen Houston nahmen sich die Tagebücher von mehr als 1000 schwangeren Frauen aus den USA sowie aus Italien, Kolumbien und Chile vor, die natürliche Empfängnisverhütung betrieben und daher exakte Aufzeichnungen über ihren Zyklus und den Zeitpunkt des Geschlechtsverkehrs geführt hatten, und ermittelten daraus so genau wie möglich den zeitlichen Abstand zwischen dem männlichen Samenerguss und der eigentlichen Befruchtung. Als die Forscher diese Daten nach der Geburt der Kinder mit der Anzahl der aufgetretenen Missbildungen und Krankheiten verglichen, fanden sie keinerlei auffällige Unterschiede zwischen den Babys, die zum »optimalen« Zeitpunkt gezeugt worden waren, und denjenigen, bei denen das Sperma bei der Verschmelzung mit der Eizelle schon einige Tage alt gewesen war: In beiden Gruppen lag die Quote der nicht gesunden Kinder bei knapp 3 Prozent.

## Eine Spermaprobe gibt Auskunft über die männliche Fruchtbarkeit

*Bleibt ein Paar trotz regelmäßigen und ungeschützten Geschlechtsverkehrs kinderlos und sucht deshalb einen Arzt auf, so gehört die Spermaanalyse des Mannes zu den Routineuntersuchungen. Dabei werden die Menge des Ejakulats, dessen Farbe und Geruch und vor allem Anzahl, Gestalt und Beweglichkeit der darin enthaltenen Samenzellen untersucht. Ergeben sich dabei deutliche Unterschiede zu den Normwerten, so gilt der Mann rasch als nur bedingt oder überhaupt nicht zeugungsfähig.*

*Diese Schlussfolgerung ist jedoch sehr zweifelhaft.*

Amerikanische Wissenschaftler haben nämlich in einer kürzlich veröffentlichten Untersuchung herausgefunden, dass es kaum möglich ist, Männer aufgrund der Merkmale ihrer Samenproben eindeutig als unfruchtbar zu klassifizieren. Sie hatten jeweils zwei derartige Proben von 765 Männern, die als unfruchtbar galten, und 696 Männern, die bereits Nachwuchs hatten, im Hinblick auf Konzentration sowie Beweglichkeit und Aussehen der Spermien analysiert. Dabei fanden sie jedoch zwischen den Messbereichen, die als fruchtbar oder kaum fruchtbar galten, derart gravierende Überschneidungen, dass diese für sich genommen kaum Aussagekraft besaßen. Am ehesten konnte noch ein geringer Prozentsatz normal aussehender Spermien als Kriterium für eine verminderte Zeugungsfähigkeit dienen. Dagegen hatte die Zahl der im Ejakulat vorhandenen Samenfäden nur bedingte Aussagekraft: Die von der Weltgesundheitsbehörde angegebene Mindestmenge von 20 Millionen Spermien pro Milliliter Samenflüssigkeit ist nach Ansicht der Forscher allenfalls ein grober Richtwert, da es durchaus Männer gibt, die diesen Wert unterschreiten und dennoch Vater geworden sind.

Fazit: Eine Sperma-Untersuchung kann man zwar als grobe Richtschnur zur Fruchtbarkeitsbestimmung nutzen, sie lässt sich aber in vielen Fällen nicht dazu verwenden, jemanden definitiv als fruchtbar oder unfruchtbar abzustempeln. Erst wenn weniger als 9 Prozent der Samenfäden eine normale ovale Form aufweisen, weniger als 30 Prozent beweglich sind und ihre Gesamtzahl unter 13 Millionen pro Milliliter Ejakulat liegt, kann definitiv von Unfruchtbarkeit gesprochen werden.

### Auf die Qualität seiner Spermien hat ein Mann keinen Einfluss

*Dass sich die Spermien hinsichtlich ihrer Menge im Ejakulat und vor allem in Bezug auf ihre so überaus wichtige Beweglichkeit von Mann zu Mann unterscheiden, wurde bereits erwähnt. Und dass derjenige die größten Chancen hat, Vater zu werden, dessen Sperma-Qualität erstklassig ist, versteht sich von selbst. Daraus könnte man nun den Schluss ziehen, jeder Mann müsse sich eben mit der ihm eigenen Sperma-Beschaffenheit abfinden, da er darauf ja ohnehin keinen Einfluss habe.*

*Doch dieser Schluss ist nicht richtig.*

Denn jeder Mann kann die Menge der in seinem Ejakulat enthaltenen Spermien ganz einfach dadurch erhöhen, dass er sich einige Tage lang sexuell enthält. Bis etwa zum zehnten Tag nehmen Zahl und Dichte der Samenfäden kontinuierlich auf etwa das Zehnfache (!) des Ausgangswertes zu, um dann wieder abzusinken. Andererseits vermindern starkes Rauchen und übermäßiger Alkoholgenuss die Zahl der gesunden Spermien ganz erheblich und schränken auch ihre Beweglichkeit massiv ein. Verzicht auf Nikotin und Alkohol sowie einige Tage Enthaltsamkeit vor dem Sex können also die Chance auf eine erfolgreiche Zeugung beträchtlich erhöhen.

Daneben hilft nach neueren Erkenntnissen noch eine andere Methode, und zwar die konsequente Kühlung der Hoden, die auf übermäßige Erwärmung mit einer Reduzierung der Spermienproduktion reagieren (→ Hoden). Diese altbekannte Tatsache nahm ein Forscherteam vom andrologischen Zentrum der Universität Gießen zum Anlass einer Untersuchung, ob konsequente Hodenkühlung den Spermien auf die Sprünge helfen kann. Die Wissenschaftler konstruierten eine Vorrichtung, die mit Bändern am Unterleib angebracht wird und aus Schläuchen stets einen kühlen Luftzug abgibt, und testeten den Effekt bei 25 Probanden mit extremer Spermienschwäche. Tatsächlich zeigte sich nach etwa drei Monaten, in denen die Versuchspersonen das Gerät jede Nacht und bisweilen auch tagsüber trugen, eine signifikant gestiegene Spermiendichte sowie eine tendenziell verbesserte Gestalt und Beweglichkeit. Eine 20-köpfige Kontrollgruppe ohne Kühlgerät konnte sich derartiger Effekte dagegen nicht erfreuen.

Allerdings ist zweifelhaft, ob die positiven Auswirkungen allein der Kühlapparatur zuzuschreiben waren. Denn fast alle Probanden gaben an, sich auch insgesamt vernünftiger verhalten zu haben: Sie hatten sich tagsüber mehr bewegt, auf beengende Unterwäsche verzichtet und nachts ohne Pyjamahose geschlafen. Doch an der bemerkenswerten Tatsache, dass sich durch bewusstes Kühlhalten der Hoden die Sperma-Qualität ganz offensichtlich deutlich verbessern lässt, ändert das nichts.

### Das Sperma toter Männer ist tabu

*»Tote soll man in Frieden ruhen lassen«, lautet ein fundamentales ethisches Gebot, das nur in seltenen und absolut begründeten Ausnahmefällen – etwa bei der Obduktion nach einem Verbrechen – verletzt werden darf. Immer häufiger jedoch auch dann, wenn es darum geht, dem Leichnam noch rasch zeugungsfähige Spermien zu entnehmen.*

Es hört sich fast wie eine Horrorstory an, ist jedoch nach Angabe zweier

amerikanischer Wissenschaftler in den USA und Kanada bereits weithin gängige Praxis: die routinemäßige Sperma-Entnahme bei Toten auf Wunsch der Partnerin oder der Familie. Als die Juristin Susan Kerr und der Bioethiker Arthur Caplan Fragebogen auswerteten, die sie an 300 nordamerikanische Fruchtbarkeitskliniken gesandt hatten, waren sie verblüfft: Ein gutes Dutzend dieser Institute bekannte freimütig, Toten auf Wunsch von Angehörigen routinemäßig Sperma zu entnehmen und tiefgefroren für eine eventuelle spätere Verwendung aufzubewahren. Und fast 40 Kliniken gaben zu, zumindest schon einmal um einen derart makabren Eingriff gebeten worden zu sein.
Da die Autoren der Umfrage dieses Ergebnis nicht erwartet hatten, enthielten ihre Erhebungsbögen auch keine Frage nach der Verwendung des Spermas der Verstorbenen. Das wollen sie nun nachholen. Die juristische Beurteilung des Problems ist keinesfalls klar, da die Zahl derer, die im Sperma wie in jedem anderen Körperteil eines Toten ein potenzielles Spenderorgan sehen, sogar eher zu- als abzunehmen scheint. In diesem Fall würde ein Spenderausweis beziehungsweise die Zustimmung der Angehörigen zur Entnahme von Samenzellen ausreichen.

## Spirale

### Die Spirale verhindert das Einnisten des befruchteten Keims in die Gebärmutter

*Etliche Frauen – vor allem gläubige Katholikinnen – lehnen die Spirale als Mittel der Empfängnisverhütung deshalb ab, weil sie ihrer Ansicht nach im Gegensatz zu Pille und Kondom nicht die Verschmelzung von Ei- und Samenzelle, sondern die Einnistung des befruchteten Keimes in die Gebärmutter verhindere. Dies aber sei eine frühe Form der Abtreibung, die aus christlicher Sicht nicht toleriert werden dürfe.*
*Diese Bedenken sind jedoch bei den heute üblichen Spiralen vollkommen unangebracht.*
Denn heutzutage kann der Frauenarzt eine Spirale einsetzen, die entweder mit Kupfer beschichtet ist oder das Hormon Progesteron abgibt. Das freigesetzte Kupfer beeinträchtigt aber die Spermien massiv in ihrer Beweglichkeit, sodass sie gar nicht erst zur Eizelle gelangen und in diese eindrin-

gen können. Das Progesteron hat eine ähnliche Wirkung, indem es den am Gebärmutterhals gebildeten Schleim zähflüssig und für männliche Samenfäden unpassierbar macht. In beiden Fällen kommt es also ebenso wie bei der Verwendung von Pille oder Kondom gar nicht erst zur Verschmelzung von Ei- und Samenzelle, sodass überhaupt kein befruchteter Keim entsteht, dessen Einnistung in die Gebärmutter man verhindern müsste.

## Sport(ler)

### Sex ist Sex, und Sport ist Sport

*Die Zahl der Männer, die sich offenbar einen Sport daraus machen, möglichst viele Frauen in ihr Bett zu bekommen, ist enorm. Anders ist beispielsweise der enorme Erfolg des Buches »Frauen schnell verführen – Wie Sie jede Nacht eine andere Frau haben können« von Stanley McGraw nicht zu erklären. Vielen Herren der Schöpfung scheint es tatsächlich in erster Linie nicht um Liebe, sondern schlicht darum zu gehen, sexuelle Rekorde aufzustellen.*

*Daneben hat Sex mit Sport aber noch ganz etwas anderes zu tun.*

Beiden gemeinsam ist nämlich die körperliche Beanspruchung, die durchaus einen messbaren Trainingseffekt hat. Schon bei der ersten sexuellen Erregung beginnt das Herz ebenso wie bei sportlicher Betätigung schneller zu schlagen, der Puls steigt auf 90 bis 100 Schläge pro Minute an. Kurz vor dem Orgasmus klettert er dann bis auf 130, beim Höhepunkt selbst sogar bis auf 150. Gleichzeitig werden – vor allem dann, wenn die sexuellen Aktivitäten eine Weile anhalten – eine ganze Reihe von Körpersystemen trainiert, und zwar nicht nur Herz und Kreislauf, sondern auch Muskeln und vielerlei Gewebe. Besonders eindrucksvoll verändert sich die Atmung: Beim Liebesakt holen die Partner mehr als dreimal so oft Luft wie sonst – wenn das kein Hochleistungssport ist!

Hinzu kommt, dass der Körper beim Sex ebenso wie beim Ausdauersport hormonähnliche Substanzen, die so genannten »Endorphine«, ausschüttet, die euphorisierend wirken und die Beteiligten geradezu »high« machen.

### Sex vor dem Wettkampf macht Sportler schlapp

*Bereiten sich Sportler in einem Trainingslager auf einen Wettkampf vor, so tun sie das normalerweise getrennt von ihrer Partnerin. Die Trainer befürchten, Freundinnen und Ehefrauen könnten die Athleten zu sehr in ihrer Konzentration stören, vor allem aber haben sie Bedenken, sexuelle Betätigung – vor allem in der Nacht vor dem Start – könnte den Sportlern die Kräfte rauben.*

*Das aber ist barer Unsinn.*

Studien an sportlich besonders leistungsfähigen amerikanischen Männern und Frauen haben nämlich gezeigt, dass Geschlechtsverkehr unmittelbar vor einem sportlichen Wettkampf die Fitness keineswegs beeinträchtigt, und zwar bei Männern ebenso wenig wie bei Frauen. Als man bei den Probanden nach dem Sex Konzentrationsfähigkeit, Schnelligkeit und Kraft, aber auch die körperliche Ausdauer testete, waren keinerlei Veränderungen zu den vor dem Versuch ermittelten Ausgangswerten zu erkennen. Wenn ein Sportler oder eine Sportlerin sich nach einer langen Liebesnacht müde und kraftlos fühlt, liegt es also offenbar nicht am Sex, sondern schlicht am fehlenden Schlaf.

Ein Trainer, der seinen Athleten vor dem Sport jegliche sexuelle Betätigung verbietet, erreicht demnach allenfalls, dass er sie besser kontrollieren kann; die Chancen auf einen Sieg steigert er dagegen nicht.

### Sportliche Frauen sind besonders fruchtbar

*Eigentlich sollte man denken, dass Sportlerinnen, die sich doch bewusst ernähren und auch sonst peinlich auf ihre Gesundheit achten, die sich oft viel im Freien aufhalten und ihr Herz-Kreislauf-System durch ständige Bewegung in Schwung halten, durchschnittlich etwas fruchtbarer sein müssten als weniger gesundheitsbewusste Geschlechtsgenossinnen.*

*Doch das Gegenteil ist der Fall.*

Denn bei aktiven Sportlerinnen kommt es gar nicht so selten vor, dass sie keinen Eisprung und in der Folge auch keine Menstruation haben. Ohne Eisprung aber sind Empfängnis und Schwangerschaft bekanntermaßen unmöglich. Schuld daran ist vermutlich der im Vergleich zu Nichtsportlerinnen erheblich geringere Fettanteil des Körpers. Der weibliche Organismus verfügt nämlich über eine Unzahl komplizierter Regelmechanismen, die dafür sorgen, dass er sich auf alle möglichen Bedingungen optimal einstellt. Und ein solcher Regelkreis ist es offenbar, der der Hirnanhangdrüse meldet, der Körper sei aufgrund der zu geringen Fettmenge auf eine Schwangerschaft nicht genügend vorbereitet. Prompt stoppt die Hirnanhangdrüse die Ausschüttung jenes Hormons, das die weibliche Periode in Gang setzt. Letztendlich ist diese ja Monat für Monat auf eine folgende Schwangerschaft ausgerichtet und somit völlig sinnlos, wenn andere Faktoren dem entgegenstehen.

## In Bezug auf Sex und Ehe sind Profisportler ganz normale Männer

*Im Grunde sind Profisportler Männer wie alle anderen auch. Sie haben ihre persönlichen Stärken und Schwächen und unterscheiden sich von ihren Geschlechtsgenossen lediglich dadurch, dass sie in einer bestimmten Sportart zu überragenden Leistungen fähig sind. Mit Sexualität oder gar intimen Beziehungen zum Ehepartner hat das jedenfalls nichts zu tun.*

*Das sollte man eigentlich denken, doch die Wahrheit sieht anders aus.*

Mit dem Thema Treue beziehungsweise Untreue von Profisportlern hat sich Steven M. Ortiz, Assistenz-Professor für Soziologie an der Oregon State University, eingehend beschäftigt. In einer Aufsehen erregenden Studie hat er festgestellt, dass Berufssportler weitaus mehr zu Seitensprüngen neigen als andere Männer. Das liegt zum einen an den vielen Reisen, die sie zusammen mit ihren Mannschaftskollegen, aber ohne ihre Ehefrauen unternehmen, zum anderen daran, dass viele Mädchen und Frauen einer Affäre mit einem gut gebauten und zudem noch prominenten Sportler nicht ablehnend gegenüberstehen.

»Diese Frauen fühlen sich von Profisportlern geradezu magisch angezogen«, erklärt Professor Ortiz. »Das führt zu einer Art sexueller Fast-Food-Kultur.« Denn die umschwärmten Idole sind oft nur zu gerne bereit, dem Drängen der Damen nachzugeben.

Ein Großteil der Studie beschäftigt sich mit der Reaktion der Ehefrauen auf die vielen Seitensprünge ihrer Männer. Dabei zeigt sich, dass diejenigen Frauen, die sich mehr in den Athleten und dessen beträchtliche Einkünfte verliebt hatten als in die Persönlichkeit des Mannes, eher bereit sind, die Affären ihres Partners zu tolerieren. Dagegen dulden die anderen Partnerinnen, deren Beziehung zu ihrem Ehemann schon vor dessen

Sportlerkarriere begonnen hatte, zumindest keine längerfristigen außerehelichen Beziehungen.
In einem scheinen sich jedoch fast alle Sportlerfrauen einig zu sein: Die Untreue ihrer Partner ist ihnen durchaus bekannt, und sie versuchen, sie als unabänderliche Begleiterscheinung der Prominenz zu sehen und sich, so gut es geht, damit abzufinden.

## Stellungen

### Es gibt etwa 50 verschiedene Sexualstellungen

*Bei einer Umfrage, die vor nicht allzu langer Zeit unter amerikanischen Studenten und Studentinnen durchgeführt wurde, konnten die meisten kaum mehr als zehn unterschiedliche Sexualstellungen präzise beschreiben, gaben jedoch zum Großteil an, es gebe ihrer Meinung nach noch etliche weitere, insgesamt etwa 40 bis 50.*
*Obwohl diese Zahl recht hoch gegriffen scheint, liegen die Schätzungen doch erheblich zu niedrig.*
In den Sechzigerjahren machte ein Buch namens »Mark und Lisa zeigen aufregende Sexstellungen« Furore. Wer allerdings erwartet hatte, darin ein zärtlich umschlungenes Paar in diversen Kopulationspositionen zu finden, wurde jedoch enttäuscht: Diejenigen, die die diversen Sexstellungen demonstrierten, waren zwei hölzerne Gliederpuppen. Dennoch erregte das Buch Aufsehen, zeigte es doch etwa 80 verschiedene Positionen, in denen ein Mann sein Glied in die Scheide seiner Partnerin einführen kann, säuberlich gegliedert in »Mann oben«, »Frau oben«, »seitlich«, »von hinten« und »Sonstige«. Die einzelnen Stellungen unterschieden sich allerdings oft nur in geringfügigen Details, und einige waren ohne überragende akrobatische Fähigkeiten zwar von den Gliederpuppen, jedoch wohl kaum von realen Liebespartnern durchführbar.
Doch diese 80 Stellungen sind keinesfalls ein Rekord. Bei den Hindus sind angeblich genau 208 Positionen überliefert, und demjenigen, der sie alle kennt und beherrscht, winkt nach religiöser Auffassung ewige Seligkeit. Den Weltrekord jedoch hält die altindische Liebesfibel Kamasutra, die ungefähr aus dem Jahr 250 v. Chr. stammt: In ihr werden sage und schrei-

be 729 (!) Sexualstellungen beschrieben und bildlich dargestellt! Damit demonstriert das Werk eindrucksvoll den für Europäer oft schwer verständlichen, vollkommen unbefangenen Umgang mit Sex, wie er einigen östlichen Kulturen eigen ist.

**Für eine mögliche Empfängnis ist die Stellung ohne Belang**

*Egal, wie exotisch eine Sexualstellung auch sein mag, ob die Frau dabei Spagat macht oder der Mann auf dem Kopf steht, eines ist allen Positionen gleich: Auf irgendeine mehr oder minder bequeme Weise wird das männliche Glied in die weibliche Scheide eingeführt und dort so lange bewegt, bis der Mann – und möglichst auch die Frau – einen Orgasmus erlebt. Dabei werden Millionen von Spermien ausgestoßen, die sich aufmachen, die weibliche Eizelle zu erreichen. Demnach ist die Chance – oder auch Gefahr – einer Befruchtung und einer sich daran anschließenden Schwangerschaft bei allen Positionen gleich hoch.*

*Das klingt zwar logisch, ist aber falsch.*

Ganz sicher gibt es keine Stellung, bei der die Möglichkeit der Befruchtung gleich Null ist, die also gewissermaßen als Empfängnisverhütungsmethode empfohlen werden könnte. Umgekehrt können aber Paare, die sich sehnlichst ein Kind wünschen, die Chance auf eine Empfängnis durch bewusste Wahl der Stellung deutlich erhöhen.

Bei den meisten Frauen ist der Gebärmutterhals mit dem Muttermund etwas nach hinten unten gekrümmt. In diesem Fall erreicht die männliche Samenflüssigkeit die Gebärmutter am besten, wenn die Frau – wie in der bekannten »Missionarsstellung« – auf dem Rücken liegt und den Unterleib etwas anhebt. Zusätzlich kann sie die Empfängniswahrscheinlichkeit steigern, wenn sie in dieser Position nach dem Verkehr ungefähr noch eine Viertelstunde ruhig liegen bleibt und sich vielleicht sogar mit angezogenen Knien ein Kissen unter den Po schiebt.

Ist der Gebärmutterhals jedoch nach vorne gekrümmt – Auskunft hierüber kann am besten der Frauenarzt geben –, sind die Chancen einer Empfängnis höher, wenn die Frau beim Liebesakt eine kniende Position einnimmt, der Mann sein Glied also »von hinten« einführt. Auch in diesem Fall ist es sinnvoll, dass die Frau ihre Stellung im Anschluss an die männliche Ejakulation mit hoch gedrücktem Gesäß noch eine Weile beibehält. So kann sie sicher sein, das ihre dazu getan zu haben, dass sich die

Samenflüssigkeit optimal in Richtung Gebärmutterhals bewegt und dass eines der unzähligen Spermien tatsächlich ihre Eizelle erreicht.

### Nur Menschen kopulieren in der »Missionarsstellung«

*Über die Frage, woher die »Missionarsstellung« ihren Namen hat, gibt es unterschiedliche Theorien: Möglicherweise praktizierten die Missionare in den ehemals kolonialisierten Ländern diese Stellung zur Verwunderung der Ureinwohner selbst, oder sie drängten sie den »armen Eingeborenen« gegen deren Willen als einzig schickliche Sexposition auf. Tatsache ist, dass die Stellung »Mann zwischen den gespreizten Beinen der auf dem Rücken liegenden Frau« beim Geschlechtsverkehr weltweit wohl am gebräuchlichsten ist – und dass nur Menschen sie praktizieren.*
*Oder etwa nicht?*
Diese Vermutung trifft nicht zu. Zwar bevorzugen weitaus die meisten Säugetiere die Stellung, bei der das Männchen das Weibchen von hinten begattet, doch bei den uns in sexueller Hinsicht am nächsten verwandten Menschenaffen, den schimpansenähnlichen Bonobos, haben Forscher schon häufiger den Koitus von Angesicht zu Angesicht beobachtet, bei der der Affenmann seiner Partnerin in die Augen blickt. Überhaupt sind die Bonobos sexuell überaus aktiv: Etwa alle 90 Minuten kopulieren sie miteinander und praktizieren dabei sämtliche nur denkbaren Positionen: von hinten, seitlich, mit auf dem Männchen sitzenden Weibchen und – wie erwähnt – eben auch die Missionarsstellung. Hätten die Eingeborenen in Afrika, wo die Bonobos heimisch sind, genauer hingesehen, hätten sie wahrscheinlich beim Anblick der sich liebenden Missionare und Missionarinnen nur müde lächelnd abgewinkt.

## Sterilisation

### Sterilisation und Kastration sind ein und dasselbe

*Eine Hündin wird sterilisiert, ein Rüde kastriert. Oder ist das umgekehrt? Werden möglicherweise beide sterilisiert beziehungsweise kastriert? Und wie ist das mit einem Eunuchen? Der wird natürlich kastriert, weil man ihm sein Glied entfernt. Nein, Blödsinn, das Glied bleibt dran, also wird er nur sterilisiert.*

*Oder sind Sterilisation und Kastration am Ende doch ein und dasselbe?* Nein, das sind sie nicht. Gemeinsam ist den beiden Verfahren lediglich die dadurch bewirkte Zeugungsunfähigkeit, das heißt die Tatsache, dass ein kastriertes oder sterilisiertes Lebewesen sich nicht mehr fortpflanzen kann. Während jedoch bei der Sterilisation nur die Ei- beziehungsweise Samenleiter unterbrochen werden, entfernt man bei der Kastration die Keimdrüsen, das heißt Eierstöcke oder Hoden, komplett. Während also nach einer Sterilisation nach wie vor Eizellen beziehungsweise Spermien produziert werden, denen man lediglich den Weg versperrt, ist es nach der Kastration mit der Bildung von Fortpflanzungszellen ganz vorbei. Und was den Penis angeht: Der bleibt in jedem Fall dran.

## Ein sterilisierter Mann kann keine Kinder zeugen

*Wird ein Mann sterilisiert, werden also beide Samenleiter durchtrennt und abgebunden, so hört die Spermienproduktion in den Hoden zwar nicht auf, doch die dort gebildeten Samenfäden können bei der Ejakulation nicht mehr nach außen gelangen und somit im weiblichen Körper keine Eizelle mehr befruchten.*

*Und dennoch kann auch ein sterilisierter Mann noch Kinder zeugen.* Natürlich ist es den frisch gebildeten Spermien ganz und gar unmöglich, die Trennstellen zu passieren; sie sammeln sich in den Nebenhoden und werden dort von so genannten »Fresszellen« verschluckt und zerstört. Doch zum Zeitpunkt des operativen Eingriffs befinden sich immer schon einige Spermien oberhalb der Stelle, an der die Samenleiter durchschnitten werden, und diese Spermien sind noch eine ganze Weile befruchtungsfähig. Gewöhnlich dauert es sechs bis acht Wochen oder etwa ein Dutzend Ejakulationen, bis die Samenflüssigkeit kein einziges Spermium mehr enthält. Aus diesem Grund sollten der Mann und seine Partnerin so lange eine andere Form der Empfängnisverhütung anwenden, bis mindestens zwei aufeinander folgende Sperma-Analysen ergeben haben, dass das Ejakulat vollkommen frei von männlichen Samenzellen ist.

## Einmal steril, immer steril

*Die Sterilisation, bei der die Samen- beziehungsweise Eileiter unterbunden oder durchtrennt werden, ist eine der sichersten Methoden der Empfängnisverhütung. Fachmännisch durchgeführt, verhindert sie nahezu hundertprozentig eine ungewollte Schwangerschaft. Sie hat nur einen entscheidenden Nachteil: Sie ist endgültig.*

*Allerdings nicht immer.*

Denn grundsätzlich ist es unter Umständen möglich, eine Sterilisation rückgängig zu machen. Man bedient sich dazu eines mikrochirurgischen Eingriffs, den man als »Refertilisation« bezeichnet und bei dem der Chirurg wieder für durchgängige Samen- beziehungsweise Eileiter sorgt. Das funktioniert jedoch keinesfalls immer und am ehesten in solchen Fällen, in denen die Sterilisation noch nicht allzu lange zurückliegt. Sogar wenn sich eine Frau oder ein Mann schon wenige Tage nach der Unfruchtbarmachung zu einer derartigen Operation entschließt, ist keinesfalls sicher, dass sie auch gelingt. Und selbst wenn das der Fall ist, kann – bei Männern – ein anderes Problem die Zeugungsfähigkeit zunichte machen: Es kommt nämlich vor, dass der männliche Organismus nach einer Refertilisation Antikörper gegen die eigenen Spermien bildet und diese zerstört. Daher sollte eine Sterilisation immer als endgültig angesehen und grundsätzlich nur dann durchgeführt werden, wenn nicht nur momentan, sondern auch in Zukunft mit absoluter Sicherheit kein Kinderwunsch mehr besteht.

## Einen Mann kann man nur mithilfe eines operativen Eingriffs kastrieren

*Wie bereits erläutert, werden bei der Kastration die Samen- beziehungsweise Eizellen bildenden Keimdrüsen, also Hoden oder Eierstöcke, komplett entfernt. Und das ist natürlich nur im Rahmen eines chirurgischen Eingriffs möglich.*

*Daneben gibt es aber noch eine andere Form der Kastration.*

Man bezeichnet das Verfahren als »chemische Kastration«, obwohl es diesen Namen, genau genommen, zu Unrecht trägt. Denn zum einen funktioniert es nur bei Männern, und zum anderen handelt es sich im Grunde gar nicht um eine nicht mehr rückgängig zu machende Kastration. Man verwendet dazu hormonähnliche Substanzen, so genannte »Antiandrogene«, die die Wirkung der männlichen Geschlechtshormone aufheben. Sie führen zum völligen Verlust des geschlechtlichen Verlangens, zur Impotenz, weil sie sowohl Erektion als auch Ejakulation unterbinden, und durch die Hemmung der Spermienproduktion zur vollständi-

gen Unfruchtbarkeit. Meist entwickeln sich bei den mit diesen Substanzen behandelten Männern dazu noch typisch weibliche Brustformen.
Verwendet werden Antiandrogene unter anderem bei Sexualstraftätern zur Dämpfung des übermäßigen Triebes sowie bei Jungen mit außergewöhnlich früher Pubertät. Was ihre Anwendung aber von einer echten Kastration unterscheidet, ist die Tatsache, dass all die erwähnten Erscheinungen nach dem Absetzen des Medikamentes wieder zurückgehen: Der Geschlechtstrieb erwacht wieder, die Spermienproduktion läuft wieder an, und sowohl Erektions- als auch Ejakulationsfähigkeit stellen sich wieder ein.

## Stillen

### Solange eine Frau stillt, kann sie nicht schwanger werden

*Viele Frauen verlassen sich darauf, dass das regelmäßige Stillen ihres Babys zuverlässig vor einer erneuten Schwangerschaft schützt, und wenden daher in der Zeit, in dem sie ihrem Säugling die Brust geben, keine weiteren Verhütungsmittel an. Und tatsächlich scheint diese Methode auch zu funktionieren, denn solange eine Frau ständig Muttermilch produziert, bekommt sie in der Regel keine Menstruation, das heißt, dass in dieser Phase normalerweise auch kein Eisprung stattfindet.*
*Aber eben nur normalerweise.*
Denn die Produktion der Muttermilch wird durch das Hormon Prolaktin in Gang gehalten, und dieses hat die Eigenschaft, die Bildung jener Hormone zu unterdrücken, die nach der Geburt den ersten Eisprung auslösen. Dies ist im Grunde ein sehr sinnvoller Mechanismus, der bei unseren Vorfahren dafür gesorgt hat und in den Entwicklungsländern noch heute dafür sorgt, dass nach der Geburt eines Kindes nicht gleich dessen Nahrungskonkurrent gezeugt wird. Wenn eine Frau ihr Baby fünf- bis sechsmal täglich stillt, ist daher das Risiko, gleich wieder schwanger zu werden, tatsächlich gering. Wie viel Zeit allerdings nach der Geburt vergeht, bis dieser Regelkreis nicht mehr zuverlässig funktioniert, das heißt, wann der Prolaktin-Spiegel im Blut zu gering wird, um den Eisprung zu verhindern, lässt sich niemals exakt sagen.
Hinzu kommt, dass der Mechanismus unter den heutigen Lebensbedin-

gungen mit reichhaltiger Ernährung und dem weitgehenden Fehlen belastender Erkrankungen keinesfalls immer so zuverlässig funktioniert wie in ärmeren Zeiten oder Gegenden. Deshalb sollte sich eine Frau auf die Wirkung des Prolaktins als Empfängnisverhütungsmittel besser nicht verlassen.
Die vielen Babys, die nicht einmal ein Jahr nach ihrem Geschwisterchen zur Welt kommen, sind dafür ein lebender Beweis.

### Stillen ist nur für Babys lustvoll

*Ein Säugling hat neben der Sehnsucht nach mütterlicher Nähe und Zärtlichkeit vor allem drei Bedürfnisse: Nahrung zu sich zu nehmen, die unverdaulichen Reste wieder auszuscheiden und zu schlafen. Deshalb ist es für ein Baby eine außerordentlich beglückende Angelegenheit, wenn es an die warme, weiche, nach Mutter riechende Brust gelegt wird und dort nicht nur seinen Hunger stillen, sondern auch den intensiven Körperkontakt zu der Frau genießen kann, in deren Körper es herangewachsen ist. Doch zu glauben, das sei nur für das Baby lustvoll, ist ein Irrtum.*
Denn sehr viele Frauen genießen das Saugen an ihren Brustwarzen außerordentlich, ist diese Körperregion doch überreich mit Nervenenden ausgestattet, deren Stimulation sehr angenehme sexuelle Empfindungen auslöst. Immerhin geben mehr als 90 Prozent aller Frauen an, das Streicheln und sanfte Kneten ihrer Brustwarzen beim Liebesspiel als überaus luststeigernd zu empfinden, und nach sexualwissenschaftlichen Erhebungen kommt etwa jede hundertste Frau allein durch Reizung ihrer Brüste zum Orgasmus. Dem Sexualzentrum im Gehirn ist es aber weitgehend gleichgültig, wer sich an der Brustwarze zu schaffen macht – ob es also der Partner oder das Baby tut, die Reaktion ist grundsätzlich dieselbe.
Beim Stillen kommt noch hinzu, dass es die Produktion des Hormons »Oxytocin« anregt, das eine Zusammenziehung der Muskelzellen um die Milchbläschen in der Brustdrüse bewirkt und so dafür sorgt, dass reichlich Muttermilch austritt. Darüber hinaus löst das Oxytocin aber noch an einer anderen Stelle zum Teil heftige Kontraktionen aus, nämlich an der Gebärmutter, weshalb es auch als Wehen förderndes Mittel zur Geburtseinleitung verwendet wird. Diese Zusammenziehungen der Gebärmutter fördern deren Rückbildung nach der Geburt und ähneln durchaus denen, die bei einem Orgasmus auftreten und wesentlich für die dabei auftreten-

den Gefühle verantwortlich sind. Daher ist es nicht verwunderlich, dass viele junge Mütter das Stillen genauso genießen wie ihr Baby.

## Streit

### Streit verdirbt die Lust auf Sex

*Auch in den besten Beziehungen gibt es dann und wann Auseinandersetzungen, die unter Umständen in einen heftigen Streit ausarten können. Dann schreien sich Mann und Frau gegenseitig an, dass die Wände wackeln, und jeder verabscheut den anderen derart, dass er ihn am liebsten in die Wüste schicken würde. Das Allerletzte, wonach sich die beiden Streithähne in einer solchen Situation sehnen, ist, den Partner in den Arm zu schließen und mit ihm Sex zu haben.*

*Das mag in vielen Beziehungen so sein, doch es gibt auch Ausnahmen.*

Tatsächlich wirkt Streit auf gar nicht wenige Menschen in jeder Beziehung erregend, und verblüfft stellen sie fest, dass sie plötzlich ein fast unbezwingbares Verlangen verspüren, sich auf ihren Partner zu stürzen. Dies jedoch nicht, um ihm wehzutun oder ihn zu verletzen, sondern in vollkommen gegenteiliger Absicht.

Auf die Anfrage einer jungen Ehefrau, die bekannte: »Wenn wir richtig heftigen Zoff hatten, bekommen wir oft beide einen unglaublichen sexuellen Heißhunger. Woran liegt das?«, antwortet die bekannte amerikanische Sexualtherapeutin Dr. Love in ihrem Buch »Liebe, Sex und andere Kleinigkeiten«: »Aggressivität und Sex gehören zusammen, bei den Affen ebenso wie bei den Menschen. Die ständige Nähe, das dauernde Zusammensein lassen auf Dauer den Geschlechtstrieb erlahmen. Denn dadurch wird der Sexualpartner zu ähnlich und damit ungefährlich. Es fehlt dann der Reiz, ihn erobern zu müssen. Außerdem versetzt Streit – sofern er nicht von der zermürbenden Sorte ist – in einen hohen Erregungszustand, der als Ausgangsbasis für den Sex besser geeignet ist als aktionsarme Gelassenheit. Die Augen funkeln, die Haut wird stärker durchblutet, und die Schleimhäute – auch diejenigen im Intimbereich – sondern mehr Feuchtigkeit ab. Die Partner sind durch den Streit enthemmt, und aus Ärger wird sexuelle Power. Wenn die angestaute Wut jetzt ihre Eruption im Sex erlebt, um so schöner – und heftiger.«

## Studenten

### In puncto Sex sind alle Studenten gleich

*In einem Punkt sind sich die meisten Studenten sehr ähnlich, und das ist das Alter. Ein Alter, in dem geschlechtliches Verlangen und sexuelle Leistungsfähigkeit – zumindest bei den männlichen Kommilitonen – so hoch sind wie nie wieder im späteren Leben. Daher sind sexuelle Kontakte unter Studenten gang und gäbe, und das an allen Hochschulorten und quer durch alle Fakultäten.*

*Doch erstaunlicherweise gibt es da beträchtliche Unterschiede.*

Nach einer von der Zeitschrift »Playboy« veröffentlichten Studie mit dem Titel »Sex an der Uni«, die sich auf die Befragung von fast 2200 Studenten an 15 Hochschulen stützt, herrscht die größte sexuelle Zufriedenheit an der Universität Aachen, während an der Uni Mainz die attraktivsten jungen Männer und Frauen zu finden sind. Als besonders ansehnlich gelten quer durch sämtliche Hochschulen die Jura-Studenten, denen man allerdings nachsagt, sie nähmen es mit der partnerschaftlichen Treue weniger genau als Angehörige anderer Fakultäten. Und tatsächlich bekennen mehr als 10 Prozent der befragten Juristen, den Partner häufig zu wechseln beziehungsweise auch mal zu betrügen.

Bemerkenswert ist, dass rund 8 Prozent der Interviewten angeben, bereits einmal Sex mit einem Dozenten oder einer Dozentin gehabt zu haben, wovon sich wiederum jeder Vierte einen Vorteil für sein weiteres Studium erhoffte.

## Swinger

### Swinger-Clubs sind Sportvereine

*In einer Rundfunk-Umfrage wurden Passanten auf der Straße gebeten, zu erklären, was sie sich unter dem Begriff »Swinger-Club« vorstellen. Neben hilflosem Kopfschütteln und Antworten wie: »Die sorgen bei Eishockey-Spielen für Stimmung« vermuteten auffällig viele der Interviewten, Swinger-Clubs seien »eine Art Sportverein«.*

*Doch damit lagen sie ziemlich daneben.*

Denn bei Swingern – die Bezeichnung stammt vom englischen Wort

»swing« für »hin- und herschwingen« – handelt es sich um Menschen, die Spaß am Gruppensex haben und diesen zu mehreren Paaren, eben in den Swinger-Clubs, aktiv betreiben. Die Kontakte zwischen interessierten Männern und Frauen werden meist über Anzeigen in einschlägigen Magazinen oder über entsprechende Internetseiten hergestellt, wobei häufig Formulierungen wie »eine Gruppe Gleichgesinnter« oder ähnliche verwendet werden. Swinger-Clubs haben feste Öffnungszeiten, veranstalten unterschiedliche Events – zum Beispiel gemeinsames Essen sowie Wein- und Sektproben – und verlangen zum Teil beträchtliche Eintrittspreise. Bemerkenswert ist dabei, dass Damen ohne Begleitung meist nichts bezahlen müssen und Paare zu einem moderaten Preis eingelassen werden, während allein stehende Herren für das Privileg, sich mit mehreren Partnerinnen vergnügen zu dürfen, nicht selten 150 Euro und mehr pro Abend berappen müssen.

## Syphilis

siehe auch: **Geschlechtskrankheiten**

### Syphilis ist eine Krankheit der Geschlechtsorgane

*Die Syphilis – auch Lues genannt – ist neben dem Tripper die klassische Geschlechtskrankheit schlechthin. Das liegt daran, dass sie fast ausnahmslos beim Geschlechtsverkehr von einem Menschen auf den anderen übertragen wird. Eine Ansteckung über Gegenstände und Vorrichtungen, mit denen der Syphiliskranke in enge Berührung gekommen ist – zum Beispiel über die Toilette –, ist praktisch ausgeschlossen.*

*Daraus nun aber zu schließen, die Krankheit befalle ausschließlich die Geschlechtsorgane, ist ein fataler Irrtum.*

Die Syphilis verläuft nämlich in vier Stadien, wobei man die ersten beiden unter dem Begriff »Frühsyphilis« und die beiden anderen, Jahre später auftretenden Phasen unter der Bezeichnung »Spätsyphilis« zusammenfasst. Das ungefähr zwei Monate dauernde Primärstadium beginnt damit, dass sich etwa drei Wochen nach der Infektion an der Stelle, an der die Erreger in den Körper eingedrungen sind, ein etwa erbsengroßes, nicht schmerzendes Knötchen bildet, das bald geschwürig zerfällt. Naturgemäß zeigt sich ein solcher »Primäraffekt«, der auch als »harter Schanker« bezeichnet wird, in erster Linie an den Geschlechtsorganen, bisweilen aber auch im Mundbereich. Nach einigen weiteren Wochen schwellen, ohne dass dabei Schmerzen auftreten, auch die Lymphknoten in der näheren Umgebung an und sind dann als derbe, verschiebliche Knoten tastbar.

Etwa ein bis zwei Monate nach der Ansteckung, wenn sich die Krankheitserreger im ganzen Körper verteilt haben, folgt das Sekundärstadium, das ungefähr zwei Jahre anhält. Unter Fieber, Kopf- und Gliederschmerzen breitet sich dabei ein rosafarbener, kleinfleckiger Hautausschlag aus, den man als »Roseolen« bezeichnet. Bisweilen kommt es in diesem Stadium zu einer begleitenden Arterienentzündung, zu Augenstörungen und zur Entwicklung überaus ansteckender, breitbasig aufsitzender, nässender Knoten, der so genannten »Condylomata lata«.

Diese Krankheitserscheinungen vergehen zwar nach einigen Wochen wieder, doch das bedeutet noch lange nicht, dass die Syphilis nun ausgeheilt ist. Denn die Erreger leben, sofern keine Behandlung erfolgt, im Körper weiter und rufen – manchmal noch fünf Jahre nach der ersten Ansteckung – das Tertiärstadium der Krankheit hervor. Dabei können prinzipiell sämtliche Organe, vor allem aber Haut, Leber, Herz und Knochen, in Mitleidenschaft gezogen und dauerhaft geschädigt werden.

Im letzten, dem so genannten Quartärstadium, das sich manchmal erst zehn bis zwanzig Jahre nach der Ansteckung bemerkbar macht, wird auch noch das Zentralnervensystem zerstört. Dabei kommt es unter anderem zur »progressiven Paralyse«, einer Gehirnerweichung, die in völliger Abstumpfung und Verblödung endet, sowie zur Rückenmarkschwindsucht, einem von Schmerzen und Lähmungen gekennzeichneten Rückenmarksleiden.

Die früher überaus gefürchteten Spätfolgen der Krankheit sind allerdings heute zum Glück kaum mehr anzutreffen, da die Syphilis auf eine frühzeitige Behandlung sehr gut anspricht.

# T

**Tarzan hat den Frauen nicht nur an Po und Brüste gegriffen, sondern auch woanders hin, daher auch sein Spitzname »Herr des Dschungels«.**

Harald Schmidt

## Tampon

### Tampons sind ungefährlich

*Tampons sind bequeme und diskrete Hilfsmittel für die weibliche Monatshygiene, die weltweit von zahllosen Frauen verwendet werden. Im Allgemeinen ist das auch mit keinerlei Problemen verbunden.*

*Und doch sind Tampons nicht ganz ungefährlich.*

Sie können nämlich – wenn auch nur in seltenen Ausnahmefällen – das so genannte »Toxische Schocksyndrom« auslösen. Darunter versteht man eine sich sehr rasch entwickelnde, überaus dramatische Krankheit mit hohem Fieber, Hautausschlag, Ohnmacht, Erbrechen, Durchfall sowie Leber- und Nierenversagen, die durchaus tödlich enden kann. Ursache sind vermutlich Giftstoffe, die von normalerweise harmlosen Bakterien im Körper bestimmter Frauen gebildet werden, wenn diese einen Tampon benutzen. Aber, wie schon gesagt: Auch wenn in England vor kurzem eine 13-Jährige am Toxischen Schocksyndrom gestorben ist, nachdem sie zum ersten Mal einen Tampon verwendet hatte: Das Risiko ist bei vorschriftsmäßiger Anwendung äußerst gering.

## Transsexualität

### Fast alle Menschen sind mit ihrem Geschlecht zufrieden

*Dass es Menschen gibt – man bezeichnet sie als »Transsexuelle« –, die sich im falschen Körper wähnen, weil sie sich intensiv dem anderen Geschlecht zugehörig fühlen, ist allgemein bekannt, und ebenso, dass diese Menschen unter ihrer »Störung« zum Teil erheblich leiden. Meist herrscht allerdings die Auffassung, dabei handele es sich um sehr seltene Ausnahmefälle.*

*Doch diese Auffassung ist falsch.*

Die »Deutsche Gesellschaft für Transidentität und Transsexualität« in Köln schätzt, dass allein in Deutschland mehr als 150 000 Menschen leben, deren körperliche Merkmale im Widerspruch zur empfundenen Geschlechterrolle stehen. Andere Schätzungen, beispielsweise des Nachrichtenmagazins »Der Spiegel«, gehen sogar noch von weit höheren Zahlen aus, wobei Männer doppelt so oft betroffen sind wie Frauen. Etwa die Hälfte hat sich mit ihrem »falschen Geschlecht« in irgendeiner Form abgefunden und lebt einigermaßen zufrieden und unauffällig, während die andere Hälfte unbedingt eine Geschlechtsumwandlung bräuchte.

Vor allem in Kindheit und Jugend und ganz besonders während der Pubertät fühlen sich Transsexuelle häufig extrem unsicher und leiden massiv unter ihrer Situation, die sie noch nicht richtig einschätzen können. Sie befürchten, homosexuell oder anderweitig »nicht normal« zu sein, und haben häufig Angst, sich anderen Menschen – die Eltern eingeschlossen – anzuvertrauen.

Die Ursachen der Transsexualität sind noch nicht abschließend erforscht. Die meisten Wissenschaftler sind sich einig, dass sowohl erbliche und biologische als auch soziale Faktoren, vor allem aber falsche Erziehungsmaßnahmen eine Rolle spielen. Erst vor kurzem ließen niederländische Forscher aufhorchen, die behaupteten, für die Geschlechterrolle sei ein einziger Nervenknoten im Gehirn maßgeblich, wobei sie allerdings nicht eindeutig sagen konnten, ob dieser Nervenknoten Ursache oder Auswirkung des Transsexualismus ist.

Falsch ist auf jeden Fall, einen Transsexuellen nicht ernst zu nehmen, über seine Probleme zu lachen oder ihm gar den Rat zu geben, er müsse sich eben mit seinem Geschlecht abfinden und »das Beste daraus machen«. Vielmehr sollte man sich darüber im Klaren sein, dass Transsexuelle unter ihrer Situation in aller Regel extrem leiden und in schwere Depressionen verfallen können. Da Therapieversuche mit psychologischen Mitteln regelmäßig fehlschlagen, durch die eine Aversion oder sogar ein Gefühl des Ekels gegen die eigenen Bedürfnisse erzeugt werden sollen, bleibt als einziger Ausweg nur noch die hormonelle und operative Geschlechtsumwandlung.

**Nach einer Geschlechtsumwandlung ist es mit dem Sex vorbei**

*Für einen Menschen, der das Pech hat, dass sein äußeres Geschlecht seiner inneren Empfindung zutiefst widerstrebt, für einen Mann also, der sich intensiv als Frau fühlt oder umgekehrt, bleibt als letzter und wirkungsvollster Schritt aus der Misere nur die operative Geschlechtsumwandlung. Dabei werden – in einer höchst komplizierten, langwierigen und oft in mehreren Einzelschritten vorgenommenen Operation – beim Mann die Brust durch Implantate vergrößert, die Hoden entfernt, die Eichel des Penis in eine Klitoris umgewandelt und eine tiefe, mit umgestülpter Haut ausgekleidete Scheide geformt, die von aus der Haut des Hodensackes gebildeten Schamlippen eingefasst wird.*

*Bei der umgekehrten Operation ist es noch weit komplizierter: Die Brüste werden abgetragen, die Harnröhre wird verlängert und die Scheide entfernt, in den aus den Schamlippen geformten Hodensack werden Kunststoffhoden eingesetzt, und aus Klitoris und verpflanzter Haut wird ein Penis gebildet, in den anschließend künstliche Schwellkörper eingebracht werden. Natürlich ist der oder die Betroffene nach einer solchen Operation unfruchtbar, kann also kein Kind zeugen oder empfangen.*

*Doch entgegen einer weit verbreiteten Meinung ist Sex nach wie vor möglich.*

Für die neu geschaffene Frau ist das kein großes Problem, verfügt sie doch über eine Scheide, in die ein Mann ohne Schwierigkeiten seinen Penis einführen kann. Und da ihre Klitoris von der ehemaligen Peniseichel stammt, deren Nervenverbindungen man sorgsam erhalten hat, ist sogar ein intensives Lusterleben bis hin zum Orgasmus möglich.

Beim zum Mann Gewordenen ist das dagegen weitaus komplizierter: Zwar sorgt ein Pumpmechanismus, der im neuen Hodensack Platz findet und mithilfe eines Gummiballes von außen aufgeblasen wird, für die Möglichkeit der Aufrichtung des in den Ausmaßen doch recht bescheidenen neuen Penis; problematisch ist jedoch die Sensibilität des Gliedes, die in der Regel mit der bei einem »richtigen« Mann überhaupt nicht zu vergleichen ist. Außerdem – doch das hat mit Sex nur am Rande zu tun – verengt sich die neu geschaffene Harnröhre oft so stark, dass kein Urin mehr hindurchgeht und weitere Operationen nötig werden.

### Transsexuelle sind im Beruf weniger tüchtig als andere

*Dass Menschen, die sich mit allen Fasern ihres Wesens dem anderen Geschlecht zugehörig fühlen, unter ihrer Situation extrem leiden, wurde bereits erläutert, ebenso die mittlerweile allgemein anerkannte Tatsache, dass in derartigen Fällen nur noch eine Geschlechtsumwandlung helfen kann. Doch diese hat den entscheidenden Nachteil, dass Freunde und Bekannte manchmal erst dadurch auf die Situation des Betroffenen aufmerksam werden und ihn, nachdem er das Geschlecht gewechselt hat, oft nicht ernst nehmen oder sogar hinter vorgehaltener Hand über ihn tuscheln. Tatsache ist jedoch, dass eine zum Mann gewordene Frau oder ein zur Frau gewordener Mann beruflich genau so tüchtig ist wie vor dem Eingriff.*

*Das aber scheinen einige Menschen noch nicht begriffen zu haben.*

Wie wäre sonst der Fall des Bürgermeisters Norbert Lindner aus der Gemeinde Quellendorf in Sachsen-Anhalt zu erklären, der – von immerhin 60 Prozent der Bevölkerung gewählt – sein Amt zur vollen Zufriedenheit der Bürger ausübte, bei denen er zudem überaus beliebt war. Mit Zufriedenheit und Beliebtheit war es nämlich schlagartig vorbei, als Lindner 1998 im Gemeinderat verkündete, er fühle sich als Frau, wolle eine Geschlechtsumwandlung vornehmen lassen und danach als Michaela Lindner im Amt bleiben. Plötzlich hagelte es Proteste der Quellendorfer, die »schließlich einen Bürgermeister und keine Bürgermeisterin gewählt« hatten; und es dauerte nicht lange, da war Michaela Lindner abgewählt. Sie lebt jetzt in Berlin und will künftig für die PDS auf Bezirksebene kandidieren.

Ein anderer, ähnlich gelagerter Fall ist der des katholischen Priesters Dennis Brennan aus New York, der – natürlich gegen den Willen seines Bischofs – eine Geschlechtsumwandlung vornehmen lassen will. Obwohl er schon jetzt bisweilen Frauenkleider trägt und sich mit Schmuck behängt, droht ihm für den Fall, dass er es sich nicht noch einmal anders überlegt, die Entlassung.

Doch zum Glück gibt es auch verständnisvolle Arbeitgeber. So erlaubte die britische Royal Air Force ihrem Piloten Eric Cookson, auch nach seiner Umwandlung in Caroline Paige weiterhin Kampfflugzeuge zu fliegen, ja, die Toleranz ging sogar so weit, dass Eric bereits während seiner Wartezeit auf die Operation in Frauenkleidern zum Dienst kommen durfte.

»Ich fühlte mich seit jeher als Frau«, meinte die frischgebackene Caroline, »aber bis vor zwei Jahren habe ich versucht, meine Gefühle zu unterdrücken. Dann ging es einfach nicht mehr, und ich bat um eine Geschlechtsumwandlung. Ehrlich gesagt, ich hätte nicht erwartet, dass das alles so reibungslos klappt.«
Ein Glück, dass Cookson nicht in Quellendorf stationiert ist!

### Nur Menschen können ihr Geschlecht wechseln

*Viele Transsexuelle, die mit dem Gedanken an eine Geschlechtsumwandlung spielen, scheuen vor dem komplizierten, in mehreren Schritten erfolgenden und höchst komplizierten chirurgischen Eingriff zurück. Doch ohne Operation lässt sich das Geschlecht nun einmal nicht verändern. Zumindest nicht bei Menschen.*
Bei Tieren sieht es nämlich zum Teil ganz anders aus. Einige von ihnen sind sogar in der Lage, das Geschlecht nach Belieben zu wechseln, je nachdem, ob es für sie gerade vorteilhafter ist, ein Männchen oder ein Weibchen zu sein. Vor allem bei Fischen findet man dieses erstaunliche Phänomen: Herrscht bei Anemonenfischen oder Zackenbarschen zum Beispiel gerade Frauenmangel, so ist das überhaupt kein Problem: Flugs wandeln sich einige der Männchen in Weibchen um, und schon stimmt das Geschlechterverhältnis wieder. Umgekehrt funktioniert das natürlich genauso. Offenbar vereinen die betroffenen Fische männliche und weibliche Anlagen in sich und können diese nach Bedarf einsetzen. Besonders krass treiben es in dieser Hinsicht die Zwergsandbarsche, bei denen das auffallend gefärbte Männchen stets dem unscheinbareren Weibchen folgt, um sich mit ihm zu paaren. Hat das Weibchen dann abgelaicht, färben sich die Partner im Handumdrehen um und vereinen sich erneut, diesmal allerdings mit umgekehrten Rollen.
Bemerkenswert sind auch bestimmte Meerborstenwürmer, die am Anfang ihrer Entwicklung samt und sonders männlich sind und später, wenn sie aufgrund ihres Wachstums mehr als 30 Körpersegmente besitzen, allesamt zu Weibchen werden. Nimmt ein solches Weibchen infolge Nahrungsmangel wieder ab, so wandelt es sich automatisch wieder in ein Männchen um.
Aber nicht nur bei Meereslebewesen gibt es so etwas wie eine Geschlechtsumwandlung. Bei manchen höher entwickelten Tieren wie Hühnern und

einigen Nagern ist es möglich, das von Natur aus bestimmte Geschlecht durch äußere Einwirkung zu verändern. Dazu muss man den Tieren nur gleich zu Anfang ihrer Embryonalentwicklung ausreichend Hormone des anderen Geschlechts verabreichen.
Nicht auszudenken, welche Folgen es hätte, wenn das beim Menschen genauso einfach wäre!

## Transvestiten

### Transvestiten sind transsexuell

*Dass Transvestiten Männer sind, die gerne Frauenkleidung tragen, ist weitgehend bekannt. Doch was unter einem Transsexuellen zu verstehen ist, darüber besteht weitgehend Unklarheit. Deshalb werden die Begriffe häufig durcheinander geworfen, und vielfach herrscht die Meinung, Transvestiten seien transsexuell.*
*Das aber ist so nicht richtig.*
Denn ein Transvestit – heutzutage spricht man auch von »Cross-Dresser« – ist ein Mann, der einfach Spaß daran hat, sich wie eine Frau anzuziehen, sich zu schminken und weibliches Verhalten nachzuahmen. Dabei sind häufig keine oder nur geringe sexuelle Empfindungen im Spiel, weil der Mann sich nach wie vor als Mann fühlt und an so etwas wie eine Geschlechtsumwandlung keinen Gedanken verschwendet. Lediglich in manchen Fällen tragen die betroffenen Männer aus sexuellen Motiven heraus weibliche Kleidung und reagieren die dadurch ausgelöste heftige Erregung durch Selbstbefriedigung ab.
Von Transsexualität spricht man dagegen, wenn ein Mensch den intensiven Wunsch hat, als Angehöriger des anderen Geschlechts zu leben und anerkannt zu werden, wenn er also gewissermaßen »in den falschen Körper hineingeboren« ist. Das ist eine extrem schwere Persönlichkeitsstörung, die den Betroffenen das Leben zur Hölle machen kann und allein mit dem Tragen von Frauen- beziehungsweise Männerkleidung nicht zu beheben ist. Vielmehr ist nicht selten eine langwierige hormonelle Behandlung oder in extremen Fällen gar eine operative Geschlechtsumwandlung unumgänglich (→ Transsexualität).

**Transvestiten sind schwul**

*Nur wenige Männer können das Vergnügen nachempfinden, das es einem Geschlechtsgenossen bereiten mag, wenn er sich in Frauenkleidern, geschminkt und mit Schmuck behängt vor anderen präsentiert. Da kommt schnell der Verdacht auf, derjenige, der sich so ganz und gar »unmännlich« benimmt, sei bestimmt homosexuell, und Transvestiten seien doch sowieso alle schwul.*

*Das aber ist ein Irrtum.*

Denn die überwiegende Mehrzahl der Transvestiten fühlt sich keinesfalls zu Männern, sondern zu Frauen hingezogen; meist sind sie sogar verheiratet. In einer kürzlich veröffentlichten Umfrage bezeichneten sich 82 Prozent der interviewten Transvestiten als heterosexuell, 15 Prozent als bisexuell – sie hatten also sowohl mit Frauen als auch mit Männern sexuelle Kontakte – und nur ganze 3 Prozent als eindeutig homosexuell. Erstaunlicherweise sind sich viele heterosexuelle Transvestiten selbst nicht darüber im Klaren, warum sie sich einerseits mit Vorliebe wie Frauen anziehen und zurechtmachen, andererseits aber auch Frauen als Sexualpartner bevorzugen.

**Transvestiten treten in Travestieshows auf**

*Die wohl bekanntesten Travestie-Künstler, die man live auf der Bühne oder im Fernsehen bewundern kann, sind Mary und Gordy. Als Frauen verkleidet albern sie auf der Bühne herum, singen, tanzen und unterhalten auf diese Weise ihr Publikum auf höchst amüsante Weise. Doch auch in weniger bedeutenden Travestie-Shows, die es in jeder größeren Stadt gibt, treten zahlreiche Herren in fantasievoller Damengarderobe auf. Oft hört man, dabei handele es sich ausschließlich um Transvestiten.*

*Doch das ist schlicht falsch.*

Denn Travestie hat mit Transvestismus wenig und mit Transsexualität überhaupt nichts zu tun, auch wenn die Begriffe oft in einen Topf geworfen werden. Abseits der Bühne leben Travestiekünstler nämlich im Allgemeinen nicht als Transvestiten, sondern tragen ausschließlich Männerkleidung, fühlen sich als Männer und haben nicht das geringste Verlangen nach einer Geschlechtsumwandlung.

Travestie-Shows gibt es übrigens in sämtlichen Qualitätsabstufungen, vom hochwertigen, überaus geschmackvollen Varieté bis hin zu Darbietungen, die man allenfalls als billigen Klamauk unterhalb der Gürtellinie bezeichnen kann.

## Traum

### Nur Männer haben »feuchte Träume«

*Sexuelle Träume haben alle Menschen, Frauen ebenso wie Männer. Aber nur Männer erleben dabei – vor allem, wenn sie noch sehr jung sind – einen als »Pollution« bezeichneten Samenerguss, sodass man eigentlich nur bei ihnen von »feuchten« Träumen sprechen kann.*

*Doch trifft das wirklich zu?*

Nein, auch Frauen bemerken manchmal beim Aufwachen an ihrem Körper Zeichen starker sexueller Erregung, vor allem eine feuchte Scheide. Die Träume, die dafür verantwortlich sind, können so intensiv sein, dass die Frau dabei einen Orgasmus erlebt. Oft erinnert sie sich jedoch nicht mehr genau an das, was sie geträumt hat, und tatsächlich muss der Sekretion im Genitalbereich gar nicht unbedingt ein intensiver erotischer Traum vorausgegangen sein. Manche Sexualforscher gehen davon aus, dass derartige Phasen geschlechtlicher Erregung im Schlaf eine Art »Testdurchlauf« des Körpers darstellen, der auf diese Weise überprüft, ob seine sexuellen Funktionen in Gehirn, Nervensystem und Genitalbereich einwandfrei ablaufen. Solche unwillkürlichen Erregungszustände kommen bei Frauen unabhängig davon vor, ob sie in einer Partnerschaft oder als Single leben, ob sie sexuell zufrieden oder eher enttäuscht sind. Allenfalls spielt das Lebensalter eine gewisse Rolle: Während Männer feuchte Träume tatsächlich vorwiegend in sehr jungen Jahren erleben, treten sie bei Frauen am häufigsten zwischen dem 30. und 40. Lebensjahr auf.

### Eine Frau, die vom Sex mit einer anderen Frau träumt, ist lesbisch

*Obwohl erotische Träume – das haben Umfragen ergeben – bei Frauen oft gefühlsbetonter und romantischer sind als bei Männern, bei denen in der Regel der körperliche Aspekt der Liebe die Hauptrolle spielt, träumen auch Frauen gelegentlich von deftigen Liebeserlebnissen. Und manchmal – vor allem, wenn es um Sex mit anderen Frauen geht – erschrecken sie*

*über das, was sich da in ihrem Kopf abspielt, und befürchten, lesbisch zu werden.*
*Doch ist diese Furcht berechtigt?*
Nein, in der Regel besteht zu dieser Befürchtung nicht der geringste Grund. Vielmehr zeugen erotische Träume von Einfallsreichtum, Kreativität und sexueller Energie. Forscher haben ermittelt, dass Geistesgrößen, Menschen in Führungspositionen und so genannte Power-Frauen besonders häufig derartige nächtliche Fantasien haben. Zwar haben viele Träume ganz sicher eine tiefere Bedeutung, das heißt aber noch lange nicht, dass sie stets einen realen Wunsch verkörpern müssen. Träumt eine Frau vom Sex mit dem eigenen Bruder, so ist das nach Ansicht namhafter Traumdeuter ein Hinweis auf eine besonders enge Beziehung zum Partner; und Sex mit einer Geschlechtsgenossin ist demnach ein Zeichen dafür, dass die Frau gelernt hat, ihre Weiblichkeit zu akzeptieren und auszuleben. Andere Experten sehen in derartigen Traumszenen den unbewussten Wunsch nach mehr Zärtlichkeit und Gleichberechtigung beim Sex – doch einen Hinweis auf versteckte lesbische Neigungen oder Wünsche erkennen auch sie darin nicht.

## Treue

### Wenn Männer treu sind, dann aus Liebe

*Im Gegensatz zu den meisten Tieren leben menschliche Paare in Einehe miteinander, das heißt, sie bleiben sich im Idealfall, von Trennungen und Scheidungen einmal abgesehen, ein Leben lang treu. Bei Tieren ist das ganz anders: Dort wechseln die Männchen während der Fortpflanzungszeit von einer Geschlechtspartnerin zur nächsten. Fragt man Eheleute, warum sie sich die Treue halten, so wird man in der Regel hören, das geschehe aus Liebe.*
*Doch das ist nach neueren Erkenntnissen zumindest zweifelhaft.*
Grundsätzlich hat nämlich die Paarbildung beim Menschen ebenso wie bei den Tieren ein vorrangiges biologisches Ziel, und das ist einzig und allein die Fortpflanzung. Diese ist aber nur möglich, wenn das männliche und das weibliche Individuum zu einem Zeitpunkt kopulieren, an dem das Weibchen fruchtbar ist, was bei den meisten Tieren nur wenige Wo-

chen im Jahr der Fall ist. Während dieser Zeitspanne sind die Männchen fast unablässig damit beschäftigt, ein Weibchen nach dem anderen zu schwängern. Im Hinblick auf die Arterhaltung ist das ja auch durchaus sinnvoll, denn ist ein Weibchen erst einmal gedeckt, lässt es meist kein anderes Männchen mehr an sich heran.

Nach Ansicht schwedischer Zoologen, wie sie in der Zeitschrift »New Scientist« veröffentlicht wurde, wäre das bei den Menschen vermutlich genauso, wenn die Frauen ihre fruchtbaren Tage nur ein- oder zweimal jährlich hätten und wenn sie außerhalb dieser Phase sexuell vollkommen desinteressiert wären und alle Männer abblitzen ließen. Da sie aber grundsätzlich das ganze Jahr hindurch schwanger werden können, bestehe für die Männer aus biologischer Sicht keinerlei Notwendigkeit, sich nach neuen Partnerinnen umzusehen.

So gesehen ist die Treue eines Mannes zu einer Frau keinesfalls das Produkt inniger Liebe, sondern schlicht und einfach ein im Hinblick auf die Arterhaltung außerordentlich sinnvolles Verhalten. Für diese aus biologischer Sicht schlüssige Theorie spricht zudem, dass auch etliche Vogelarten, bei denen die Weibchen andauernd befruchtungsfähig sind, miteinander lebenslange Partnerschaften eingehen.

### Untreue zerstört die Ehe

*Über eines sind sich die meisten Ehemänner und -frauen einig: Ihrem Partner gestehen sie allenfalls einen einmaligen Seitensprung, einen einzigen Ausrutscher zu. Dauernde Untreue dagegen wird durchweg abgelehnt und stellt einen der häufigsten Gründe für eine Ehescheidung dar. Doch man findet auch Ehepartner, die das anders sehen.*

Denn Umfragen haben ergeben, dass es durchaus Ehen gibt, in denen es beide Partner mit der Treue alles andere als genau nehmen und die trotzdem halten. Allerdings geben die Befragten im Allgemeinen zu, dass die gegenseitige Nähe und Intimität weniger ausgeprägt ist als in »normalen« Beziehungen. Derartige nicht monogame Ehen lassen sich in drei verschiedene Kategorien einteilen:

In Gruppe eins erzählen sich die Partner grundsätzlich nichts von ihrer Untreue. In stillem Einverständnis sehen beide nicht so genau hin, was der andere treibt.

Ehen der Kategorie zwei sind dadurch gekennzeichnet, dass Affären mit

anderen Partnern nur in den Aus-Zeiten der Beziehung erlaubt sind. Danach bemühen sich die Eheleute wieder um die Pflege und Regeneration ihres Partner-Verhältnisses.
Die dritte Gruppe betrachtet Heirat und Ehe lediglich als Fortpflanzungsstrategie, eng verwoben mit wirtschaftlichen Erwägungen. Liebe, Sex und Leidenschaft sind in ihrem Verständnis eher außerhalb der Ehe angesiedelt. Die eheliche Partnerschaft bedeutet für sie allenfalls Stabilität, aber keine Aufregung.
Ob diese Art, eine Ehe zu führen, erstrebenswert ist oder nicht, mag jeder selbst entscheiden. Man darf dabei aber vermuten, dass sich fast alle Menschen in ihrem tiefsten Inneren nach einer ehrlichen und tief gehenden Liebe sehnen, einer engen Partnerschaft, in der auch körperliche Intimität etwas ganz und gar Natürliches und Beglückendes ist – einer Ehe also, in der Untreue nicht einmal als Begriff existiert. Da viele Menschen aber eine derartige Liebe bedauerlicherweise nicht finden, sind sie mehr oder weniger gezwungen, sich andere Lebensmodelle zu schaffen, und müssen versuchen, damit, so gut es geht, zurechtzukommen.

## Frauen sind treuer als Männer

*Nach Umfrageergebnissen halten mehr als 70 Prozent der deutschen Männer und Frauen die Treue für die wichtigste Voraussetzung einer funktionierenden Ehe. Und die meisten geben an, dass sie ihrem Partner einen Seitensprung außerordentlich verübeln. Nach einer Untersuchung der Wissenschaftler Israel Charny und Sivian Parnass endeten von 62 Ehen, in denen ein Partner eine Affäre mit einer anderen Person hatte, 21 vor dem Scheidungsrichter, in 27 herrschte danach eine eisige Stimmung, und vier Paare lebten nur noch nebeneinander her. Lediglich neun der betroffenen Ehepaare führten nach einiger Zeit wieder eine einigermaßen glückliche Beziehung. Demnach könnte man annehmen, eheliche Untreue käme nur sehr selten vor.*
*Doch die Realität sieht ganz anders aus.*
Nach einer Untersuchung, die das Hamburger Gewis-Institut im Auftrag des Lifestyle-Magazins »GQ« durchführte, betrügen 46 Prozent der deutschen Ehemänner, also fast jeder zweite, während der Ehe ihre Partnerin, und davon wieder jeder zweite sogar mehr als einmal. Bemerkenswert ist, dass die meisten untreuen Männer und Frauen ihr Fremdgehen als durch-

aus gerechtfertigt ansehen: 67 Prozent aller Männer finden nämlich einen Seitensprung vollkommen in Ordnung, wenn er als Revanche für weibliche Untreue geschieht, 30 Prozent, wenn es in der Ehe »kriselt«, immerhin noch 11 Prozent, wenn es um nichts weiter geht als um eine kurze Affäre, um »schnellen Sex zwischendurch«, und 7 Prozent geben sogar an, Fremdgehen sei für sie »eigentlich immer okay«. Nicht einmal ein Drittel der befragten Männer hält einen Seitensprung »unter keinen Umständen für tolerierbar«.

Und wie sieht es mit den Frauen aus? Nehmen sie es mit der ehelichen Treue so viel genauer, wie immer wieder behauptet wird? Nach den Auswertungen einer neueren Gewis-Studie keinesfalls. Darin kommen die Forscher zu dem Schluss, dass 42 Prozent aller Frauen zwischen 25 und 60 Jahren eine Affäre mit einem anderen Mann haben oder schon einmal hatten – womit die Frauen mit den Männern fast gleichauf liegen. Und was besonders bemerkenswert ist: Fast die Hälfte von ihnen sind Serientäterinnen: 41 Prozent der Frauen, die einen Seitensprung zugeben – und sicherlich sind bei weitem nicht alle so ehrlich –, sind durchaus nicht abgeneigt, ein derartiges Abenteuer zu wiederholen.

Und noch eines gilt für Frauen ebenso wie für Männer: Das schlechte Gewissen nach einer außerehelichen Affäre hält sich in engen Grenzen. Vor allem ein Dauerverhältnis bereitet den beteiligten Damen nur wenig Kopfzerbrechen, denn dazu fühlen sie sich in der Regel berechtigt. Dagegen schämen sich viele von ihnen nach einem One-Night-Stand. Insgesamt kann man fremd gehende Frauen nach den Untersuchungsergebnissen in drei fast gleich starke Gruppen einteilen: Rund ein Drittel hat nach jedem Seitensprung Gewissensbisse, ein weiteres Drittel allenfalls manchmal und das letzte Drittel überhaupt nie.

### Seitensprung bedeutet Sex außerhalb einer festen Beziehung

*Eigentlich scheint es klar zu sein: Fremd geht derjenige, der mit einer anderen Person als dem momentanen Lebens- oder Ehepartner eine sexuelle Beziehung hat.*

*Doch die Auffassungen über die Untreue sind keinesfalls einheitlich.*

Einer Untersuchung des Inra-Instituts über die eheliche Treue zufolge genügt für 19 Prozent der Befragten schon eine enge gefühlsmäßige Bindung des Partners zu einem anderen Menschen, um ihn für untreu zu halten, und für 27 Prozent ist auf jeden Fall der Austausch von Zärtlichkeiten – beispielsweise eines Kusses – Grund genug, von einem Seitensprung zu sprechen. Nicht einmal die Hälfte aller Interviewten, nämlich knapp 48 Prozent, fühlen sich tatsächlich erst dann betrogen, wenn der Partner mit einer dritten Person Geschlechtsverkehr hatte.

### Wenn eine Frau wissen will, ob ihr Mann fremd geht, muss sie einen Detektiv engagieren

*Man kennt das aus Spielfilmen: Eine Ehefrau wirft ihrem Mann einen Seitensprung vor, aber der leugnet natürlich alles. Also engagiert sie einen Privatdetektiv, der den Treulosen aus dem Auto heraus in verfänglichen Situationen mit einer anderen fotografiert.*

*Das mag zwar funktionieren, doch das Geld für den Detektiv kann die Ehefrau sich sparen.*

Denn seit kurzem gibt es einen angeblich unfehlbaren Untreue-Nachweis: ein Spray, das unsichtbare Spermaspuren in der Wäsche leuchtend grün anfärbt. Da hilft es einem Mann auch nichts, wenn er sich nach dem Schäferstündchen gründlich wäscht, denn noch bis zu zwei Stunden nach einer Ejakulation tropft aus der Harnröhre Samenflüssigkeit in die Unterhose, und diese kann die betrogene Ehefrau dann leicht nachweisen.

Doch das ist noch nicht alles. Denn selbst wenn ein Mann es tatsächlich schaffen sollte, durch intensives Duschen alle verräterischen Spermaspuren zu beseitigen, nützt ihm das nichts – sofern seine Frau ihm bei der morgendlichen Toilette heimlich ein Gel auf den Rücken aufgetragen hat, das bei Wasserkontakt eine Blase entstehen lässt. Und wenn sie noch sicherer gehen will, dann hat sie seine Socken mit einem Präparat behandelt, das die Strümpfe verfärbt, sobald der Treulose sie länger als 15 Minuten ablegt.

Es kann einem also nur der Ehemann Leid tun, der nicht nach einer heißen Liebesaffäre, sondern nach einem mindestens ebenso Schweiß treibenden Dauerlauf in der Mittagspause eine Dusche nimmt und dazu – wie es sich gehört – seine Socken auszieht.

### Männer betrügen ihre Partnerin mit einer fremden Frau

*Auf eines ist jeder Mann erpicht, der seine Frau mit einer anderen betrügt: dass sie davon nichts merkt und der Seitensprung geheim bleibt. Deshalb bevorzugen die meisten Männer für eine außereheliche Affäre eine Partnerin, bei der nicht die Gefahr besteht, dass die Ehefrau mit ihr in Berührung kommt und bei der zudem das Risiko, die Gattin könnte über gemeinsame Bekannte von dem Seitensprung erfahren, möglichst gering ist.*

*Doch keine Regel ohne Ausnahme.*

Denn nach Erhebungen, die das Meinungsforschungsinstitut Gewis im Auftrag der Frauenzeitschrift »Laura« unter 1030 Damen zwischen 25 und 45 Jahren durchgeführt hat, wurden 12 Prozent der Frauen – das heißt mehr als jede zehnte – von ihrem Partner mit ihrer besten Freundin betrogen. Besonders gefährdet sind offenbar die 35- bis 45-Jährigen, von denen jede fünfte (!) Opfer dieser Art von Seitensprung wurde.

Dennoch zweifeln die meisten nicht an der Wichtigkeit einer engen Freundschaft zu einer anderen Frau: 78 Prozent vertrauen ihrer Freundin blindlings und können sich unter keinen Umständen vorstellen, dass diese mit dem eigenen Ehemann liebäugelt. Aber auch hier sind die 35- bis 45-Jährigen misstrauischer: Von ihnen schenken nur 72 Prozent der Freundin bedingungsloses Vertrauen.

Und wenn es doch passiert? Wer ist dann in den Augen der Frauen der oder die Schuldige? Das Ergebnis auf diese Frage verblüfft: Denn für 71 Prozent der Damen wäre der Übeltäter ganz eindeutig der Mann, und nur 29 Prozent wären von der bereitwilligen Freundin enttäuscht.

## Die Suche nach einem Partner für einen Seitensprung ist schwierig

*Umfragen haben ergeben, dass weit mehr Männer und Frauen an einem gelegentlichen Seitensprung interessiert wären, als tatsächlich an solchen Aktivitäten beteiligt sind. Und dass sie nicht etwa aus ehelicher Treue, sondern schlicht aus Mangel an Gelegenheit darauf verzichten und vor allem deshalb, weil sie befürchten, ihre Frau beziehungsweise ihr Mann könne ihnen auf die Schliche kommen, wenn sie in der näheren Umgebung oder gar im gemeinsamen Bekanntenkreis nach einem Partner für ein sexuelles Abenteuer suchen. Da kommt dann leicht Neid auf die Geschlechtsgenossen auf, die aus beruflichen Gründen die Gelegenheit haben, der heimischen Umgebung zu entfliehen, ohne Verdacht zu erregen.*

*Dabei ist das diskrete Knüpfen sexueller Kontakte heutzutage fast so einfach wie ein Gebrauchtwagenkauf.*

Das Einzige, was man dafür benötigt, ist ein Computer mit Zugang zum Internet. Dort ist die Zahl der Seiten riesengroß, auf denen Männer wie Frauen – Männer allerdings deutlich häufiger – nach einem Seitensprung oder einer dauerhaften erotischen Beziehung suchen. Auf der Seite »Single-Page« beispielsweise kann man die gewünschte Person gleich unter mehreren Kategorien möglicher Sexualkontakte auswählen: »One-Night-Stand«, »Urlaubsbekanntschaft«, »Erotischer Dauerkontakt« oder bloß »Freundschaft«. Ähnlich ist es bei »Partner-Kontakt«, »Date-Club« oder »Single-Treff«.

Daneben gibt es eine ganze Reihe kostenpflichtiger Kontakthersteller, wobei für die Anbahnung einer sexuellen Beziehung Beträge zwischen 20 und 150 Euro verlangt werden. Das alles geht größtenteils höchst professionell und vor allem außerordentlich diskret vonstatten, ja, einige der Seitenbetreiber bieten sogar ihre – wiederum kostenpflichtige und auf die individuellen Wünsche zugeschnittene – Mithilfe bei der Suche nach einer geeigneten Lokalität für ein erstes Rendezvous an.

**Die Lust auf einen Seitensprung steigt mit zunehmender Ehedauer**

*Unbestritten spielt beim Nachlassen des sexuellen Interesses im Lauf einer Ehe nicht nur die schwindende Attraktivität des Partners, sondern vor allem die Routine, das allzu Bekannte, eine entscheidende Rolle. Nur wenige Ehepartner schaffen es, die erotische Spannung bis ins Alter aufrecht zu erhalten. Da wäre es eigentlich logisch, wenn mit zunehmender Abkühlung des gegenseitigen sexuellen Appetits die Lust auf eine außereheliche Beziehung stiege.*

*Doch in Wirklichkeit ist es umgekehrt.*

Das haben umfangreiche Untersuchungen zum Thema »eheliche Untreue« ergeben: Das Verlangen danach nimmt mit zunehmender Ehedauer nicht zu, sondern langsam, aber stetig ab. Am häufigsten werden demnach die Ehefrauen von jüngeren Männern mit eher niedrigem Schulabschluss betrogen, während ältere und gebildetere Männer der Versuchung, einen Seitensprung zu riskieren, offenbar erheblich besser widerstehen können.

**Der Ausdruck »jemandem Hörner aufsetzen« leitet sich vom gehörnten Ziegenbock her**

*Wenn man von einer Frau sagt, sie setze ihrem Gatten Hörner auf, meint man damit, dass sie ihn sexuell betrügt.*

*Doch entgegen einer weit verbreiteten Auffassung hat das ganz und gar nichts mit einem gehörnten Ziegenbock zu tun.*

Vielmehr rührt die Redensart daher, dass man früher kastrierten Hähnen zur besseren Erkennbarkeit die abgeschnittenen Sporen in den Kamm einsetzte, wo sie festwuchsen und ähnlich wie Hörner aussahen. Einen solchen Hahn bezeichnete man im Niederdeutschen als »Hahnrei«, und diese Bezeichnung wurde dann auf einen Mann übertragen, der mit seiner Frau keinen ehelichen Verkehr hatte. Diese Bedeutung hat sich im Lauf der Zeit gewandelt, und heute versteht man unter einem Hahnrei tatsächlich dasselbe wie unter einem »gehörnten« Ehemann: einen, dem seine Frau dadurch »Hörner aufsetzt«, dass sie ein sexuelles Verhältnis mit einem anderen eingeht.

## Tripper

siehe auch: **Geschlechtskrankheiten**

**Der Tripper ist eine Krankheit der Geschlechtsorgane**

*Erreger des Trippers, einer der häufigsten Geschlechtskrankheiten, sind kugelförmige Bakterien, so genannte Gonokokken, die fast ausschließlich beim Geschlechtsverkehr von einem Menschen auf den anderen übertragen werden und eine heftige Harnröhrenentzündung verursachen. Beim Mann kann eine derartige Entzündung auf Prostata, Hoden und Nebenhoden, bei der Frau auf Gebärmutter, Eileiter und Eierstöcke übergreifen. Daneben gibt es jedoch noch eine Form des Trippers, die mit den Geschlechtsorganen ganz und gar nichts zu tun hat.*

Gemeint ist der so genannte »Augentripper«, eine eitrige Entzündung der Augenbindehaut, die ebenfalls von Tripper-Bakterien hervorgerufen wird. Die Krankheit kam früher häufiger bei Neugeborenen vor, die sich bei der Geburt mit Erregern ihrer am Tripper erkrankten Mutter infiziert hatten. Greift sie von der Bindehaut auf die Hornhaut über, kann sie sogar zur vollständigen Erblindung führen. Zum Glück ist sie heutzutage durch die

»Credé-Prophylaxe«, bei der gefährdeten Neugeborenen vorbeugend eine kleine Menge Bakterien abtötender Silbernitratlösung in die Augen geträufelt wird, extrem selten geworden.

### Wer einmal einen Tripper hatte, bekommt ihn nie wieder

*Zahlreiche von Bakterien oder Viren hervorgerufene Infektionskrankheiten sind zwar äußerst unangenehm, haben jedoch den Vorteil, dass man nach einer einmaligen Erkrankung sein ganzes weiteres Leben davor sicher ist. Dies ist vor allem bei den so genannten »Kinderkrankheiten« wie Masern, Scharlach und Röteln der Fall, die ja eben gerade deswegen Kinderkrankheiten heißen, weil man sie in der Regel bereits in früher Kindheit, danach aber nie wieder bekommt. Viele Menschen – vorwiegend Männer – meinen nun, das sei beim Tripper genauso, nach der ersten erfolgreich behandelten Erkrankung seien sie dagegen immun und müssten sich deshalb nie mehr vor einer Ansteckung fürchten.*

*Das aber ist ein fataler Irrtum.*

Denn es trifft leider nicht zu, dass sämtliche Infektionskrankheiten nach ihrer Überwindung eine lebenslange Immunität hinterlassen. Das erkennt man deutlich am banalen Schnupfen, einer durch Viren ausgelösten Entzündung der Nasen- und Atemwegsschleimhäute, die man ja auch immer wieder neu bekommen kann. Beim Tripper ist es bedauerlicherweise genauso: Wer von dieser außerordentlich unangenehmen Krankheit geheilt wurde, muss auch in Zukunft beim Sex mit einem anderen Partner Maßnahmen ergreifen, um sich nicht erneut anzustecken.

## Tunte

### Eine Tunte ist eine Frau

*»Schau dir mal die alte Tunte an!« – Sätze wie diesen hört man bisweilen von Frauen, die sich über eine Geschlechtsgenossin aufregen, weil sie sich angeblich »unmöglich« benimmt oder vielleicht auch übermäßig herausgeputzt beziehungsweise mit Schmuck behängt hat.*

*Wer so etwas sagt, zeigt, dass er nicht weiß, was eine Tunte ist.*

Wenn man sich über eine Frau abfällig äußern will, dann allenfalls mit den Ausdrücken »Tante« oder »Tussie«; das ist zwar nicht fein, aber immerhin halbwegs korrekt. Eine Tunte ist nämlich etwas ganz anderes, und zwar ein homosexueller Mann, der sich betont feminin kleidet und benimmt. Solche Männer werden oft selbst von anderen Schwulen gemieden, wie aus zahlreichen Kontaktanzeigen deutlich wird, die den ausdrücklichen Hinweis »Tunten zwecklos« enthalten. Im Gegensatz zur verbreiteten Meinung, alle Schwulen verhielten sich derart »weibisch«, gehen Sexualwissenschaftler davon aus, dass man höchstens 10 bis 15 Prozent aller homosexuellen Männer aufgrund ihres Gehabes als Tunten bezeichnen kann (→ Homosexualität).

U

**Urlaub mit der eigenen Frau – oder wie viele auch sagen: »Inselduell«.**

Harald Schmidt

## Unanständige Wörter

**Auf sexuellem Gebiet gibt es eine Unmenge »unanständiger Wörter«**

*Wohl in keinem anderen Bereich der menschlichen Sprache hat sich eine derartige Vielfalt an Bezeichnungen für ein und dasselbe entwickelt wie auf dem Gebiet der Sexualität und Fortpflanzung. Erstaunlicherweise empfinden wir jedoch den Großteil dieser Wörter als unanständig oder geradezu »versaut«, was wohl daran liegt, dass uns unsere Eltern unablässig eingetrichtert haben: »Pfui, so etwas sagt man nicht!«*

*Doch was heißt schon unanständig?*

Dass die Mehrzahl der Bezeichnungen für sexuelle Dinge vielen von uns die Schamröte ins Gesicht treibt, liegt doch im Grunde nur daran, dass man über dieses Thema nach wie vor nicht oder nur hinter vorgehaltener Hand spricht. Und weil es den meisten Menschen extrem schwer fällt, offen und unbefangen über Intimes und Sexuelles zu reden, weil sie zu Andeutungen Zuflucht nehmen, komplizierte Fremdwörter benutzen oder sich so umständlich ausdrücken, wie sie das in anderen Bereichen nie und nimmer täten, konnten sich für sexuelle Dinge ganz einfach keine allgemein gültigen und anerkannten Benennungen entwickeln. Schließlich ist jede Sprache etwas Lebendiges und wird von denen, die sie benutzen, ständig ergänzt, verändert und umgeformt. Bei sexuellen Angelegenheiten verwenden wir aber – wenn wir überhaupt den Mut haben, darüber zu sprechen – entweder biologisch-medizinische Fachbegriffe – was in höchstem Maße gekünstelt klingt –, weichen auf die Kindersprache aus, indem wir von »Pipi«, »Pillermann« und »Muschi« reden, oder bedienen uns der »Gossensprache«, die die Dinge zwar eindeutig und ehrlich benennt, der aber weit mehr als den beiden anderen Varianten der Ruf des Ordinären und Unanständigen anhaftet.

Solange wir also nicht den Mut haben, über Sexuelles so offen zu reden, wie wir das auch über andere körperliche Dinge wie beispielsweise

Krankheiten tun, werden sich auch keine allgemein gültigen Bezeichnungen herausbilden können, die klar und deutlich ausdrücken, was gemeint ist, ohne als peinlich empfunden zu werden.
Hoffnungsvoll stimmt, dass auf diesem Gebiet in den letzten Jahren ein nicht zu übersehendes und durchaus begrüßenswertes Umdenken eingesetzt hat: Immerhin nimmt der »Duden« von Jahr zu Jahr eine größere Anzahl einstmals »versauter« Wörter auf und bringt damit klar zum Ausdruck, dass diese zwar vielleicht ein bisschen derb, aber dennoch Teil der deutschen Sprache sind.

## Unbefleckte Empfängnis

### Maria hat Jesus »unbefleckt« empfangen

*Das Dogma von der »unbefleckten Empfängnis« der Maria wurde im Jahr 1854 von Papst Pius IX. verkündet und ist seither für katholische Gläubige in der ganzen Welt bindend. Doch fragt man einen Katholiken, was unter dem Begriff »unbefleckte Empfängnis« eigentlich zu verstehen sei, so bekommt man fast immer zu hören, hierbei handele es sich um die Zeugung Jesu, das heißt, Maria habe Jesus in jungfräulichem Zustand empfangen (→ Jungfrau).*
*Doch diese Meinung ist falsch.*
Denn die »unbefleckte Empfängnis« hat mit Jesus gar nichts zu tun. Vielmehr besagt dieser missverständliche Ausdruck, dass Maria selbst von dem Augenblick an, in dem sie gezeugt wurde, von der »Erbsünde« befreit war.
Was aber versteht die katholische Kirche unter »Erbsünde«? Nun, dieser Begriff bedeutet seit den Anfängen der christlichen Kirche, dass jeder Mensch – ohne persönliches Verschulden – mit seiner Geburt die Sünde »erbt«, also vom ersten Atemzug an sündig ist. Und weil die Erbsünde durch Sexualität weitergegeben wird, ist auch sexuelle Lust sündig. Nach Auffassung der katholischen Kirche macht nur Maria eine Ausnahme: Weil sie von der allgemeinen Abwehrschwäche gegen das Böse nicht infiziert war, durfte sie vom ersten Augenblick ihres Lebens an in ungetrübter Freundschaft mit Gott leben.
Diese Lehre wurde von den alten Kirchenvätern ersonnen, für die es un-

vorstellbar war, dass die Mutter Gottes nicht vollkommen makellos, eben unbefleckt, sein könnte. Deshalb sprach man sie kurzerhand von der allen übrigen Menschen angeborenen Erbsünde und damit auch von der verdammenswerten sinnlichen Lust frei.

## Unschuld

### Beim ersten Sex verliert eine Frau ihre Unschuld

*Die Metapher von der »verlorenen Unschuld« in Bezug auf ein Mädchen oder eine Frau, die zum ersten Mal Geschlechtsverkehr hat, kennt wohl jeder. Doch kaum einer macht sich ernsthaft Gedanken darüber.*
*Dabei spricht aus dieser Umschreibung eine nicht nur vollkommen unzeitgemäße, sondern geradezu erschreckende Auffassung von Liebe und Sexualität.*
Denn eine Frau kann doch nur ihre »Unschuld« verlieren, wenn sie sich schuldig macht. Wie aber kann sie sich schuldig machen, wenn sie einem ganz und gar natürlichen menschlichen Bedürfnis nachgibt? Schließlich spielen auch im Leben der Tiere vor allem anderen die zwei Grundprinzipien Nahrungserwerb und Fortpflanzung die entscheidende Rolle. Wer aber würde einem weiblichen Tier, das von einem männlichen begattet wird, ein schuldhaftes Verhalten vorwerfen?
Bewusst oder unbewusst macht sich jeder, der von der verlorenen Unschuld spricht, die Vorstellung vor allem der katholischen Kirche zu eigen, nach der Sexualität sündhaft ist, sodass derjenige, der sich sexuell betätigt, eine Schuld auf sich lädt. Eine derartige Auffassung aber widerspricht sämtlichen medizinischen Erkenntnissen, denen zufolge Sex nicht nur flüchtige Lust schenkt, sondern für ein dauerhaft glückliches Leben von fundamentaler Bedeutung ist.

## Urlaub

### Der Urlaub ist die ideale Zeit für Erotik und Sex

*Urlaub – das bedeutet fremde Länder, Sonne, Meer und viel, viel Zeit; Zeit, die in den meisten Beziehungen das ganze übrige Jahr hindurch*

*Mangelware ist. Endlich kann man sich ganz dem Partner widmen, kann mit ihm jeden Tag schick essen gehen, mit ihm in der Sonne faulenzen und – das vor allem anderen – mit ihm Sex haben, wann immer man will. Der Urlaub als ideale Zeit für Liebe und Erotik also?*
*Leider sieht die Wirklichkeit ganz anders aus.*
Denn fast jede dritte Ehescheidung wird nach einem gemeinsamen Urlaub eingereicht. Aber warum wird eine Ferienreise für viele Paare zum Horrortrip?
Laut Statistik sprechen deutsche Ehepartner im Durchschnitt täglich ganze neun Minuten miteinander, in der übrigen Zeit geht man sich – bedingt durch die Arbeit und andere Verpflichtungen – aus dem Weg. Im Urlaub ist dann alles vollkommen anders: Das Paar hockt zwei Wochen lang eng aufeinander, und jeder sehnt sich vergeblich nach Glück und Harmonie. Die ständige Nähe des anderen mit all seinen kleinen Macken wird als erdrückend empfunden, und man beginnt, aufeinander herumzuhacken. Hinzu kommen die Kinder, die ständig etwas anderes wollen und durch die schlechte Laune der Eltern noch nerviger werden. Die Folge: Jeder will wieder mehr Zeit und Raum für sich haben, aber das geht im Urlaub eben nicht.
Erstaunlicherweise sind es gerade Paare, bei denen es schon länger kriselt, die in den gemeinsamen Urlaub große Hoffnungen setzen. Am Ferienort soll gekittet werden, was zu Hause auseinander gebröckelt ist. Doch in der Regel sind die gegenseitigen Erwartungen zu hoch. Enttäuschung ist die Folge. Oder, wie es die Sexualforscherin Gerti Senger ausdrückt: »Zwei oder drei Wochen Urlaub können 49 Kampfwochen einfach nicht aufwiegen.«

**Von allen sexuellen Perversionen ist die Keuschheit die perverseste.**

Rémy de Gourmont

V

## Vater

### Vater werden ist nicht schwer

*»... Vater sein dagegen sehr«, sagt ein geflügeltes Wort. Und tatsächlich haben die Männer ja bei der Erzeugung neuen Lebens den eindeutig besseren Part als die Frauen. Nach der in aller Regel alles andere als stressigen Zeugung überlassen sie das Austragen des Babys ihrer immer dicker und unbeweglicher werdenden Frau, die dann auch noch die gesamte Mühsal der Geburt zu überstehen hat. Und die Männer? Die gehen, sofern sie bei der Entbindung überhaupt dabei sind, anschließend nach Hause und feiern mit ihren Freunden.*

*Doch nach neueren Erkenntnissen machen auch Männer in der Zeit, in der das ungeborene Kind heranwächst, allerhand durch – man kann fast sagen, dass auch sie »ein bisschen schwanger« sind.*

Natürlich sind sie nicht in der Lage, ein Kind zu bekommen, aber der Hormonspiegel eines werdenden Vaters verändert sich ebenso wie der der Mutter: Wie kanadische Wissenschaftlerinnen der Queen's University in Kingston herausgefunden haben, nimmt bei einem Mann, dessen Frau ein Baby erwartet, die Konzentration des männlichen Geschlechtshormons Testosteron bis zur Geburt drastisch ab und ist auch noch drei Monate danach deutlich reduziert. Dafür steigt das auch bei den Herren vorhandene weibliche Hormon Östradiol – bei Frauen ist es für die Ausprägung der mütterlichen Gefühle verantwortlich – noch bis weit nach der Geburt deutlich an. Zusätzlich sinkt der Ausstoß des Stresshormons Cortisol.

Über die Auswirkungen dieser Verschiebungen konnten die Forscherinnen nur Vermutungen anstellen: Weil bei den Männern jedoch gerade diejenigen Hormone vermehrt produziert werden, die bei Frauen das mütterliche Verhalten bedingen, kann man wohl davon ausgehen, dass werdende Väter in Erwartung eines Babys und auch noch nach dessen Geburt ruhiger und fürsorglicher, kurz, tatsächlich »mütterlicher« werden als andere Männer.

Schon länger ist bekannt, dass manche Männer unter regelrechten »Schwangerschaftsbeschwerden« leiden. Die Mediziner sprechen in diesem Zusammenhang vom »Couvade-Syndrom« (von frz. »couver« = »brüten«). Früher glaubte man, dieses sei nur bei einigen Naturvölkern zu finden, bei denen sich die Männer – stellvertretend für die Frauen, die gleich nach der Geburt wieder ihrer Arbeit nachgehen – ins Wochenbett legen. Heute weiß man jedoch, dass auch in den modernen Industrieländern viele werdende Väter während der Schwangerschaft ihrer Frau unter Übelkeit, Gewichtszunahme, Gefühlsschwankungen oder sogar unter Bauchschmerzen leiden.

Dafür gibt es mehrere mögliche Erklärungen: Während einige Männer offenbar tatsächlich die Schwangerschaft derart intensiv miterleben, dass sie auch die Beschwerden ihrer Frauen teilen, fühlen sich andere offenbar zu wenig beachtet und entwickeln aus einer gewissen Eifersucht auf das ungeborene Kind heraus unbewusst körperliche Symptome, um dadurch selbst wieder mehr Aufmerksamkeit zu bekommen.

## Ein »kesser Vater« ist ein besonders flotter männlicher Elternteil

*Von Zeit zu Zeit stößt man auf den umgangssprachlichen Ausdruck »kesser Vater«. Der Uneingeweihte oder in derlei Dingen Unbewanderte glaubt dann vielleicht, die Rede sei von einem besonders vitalen und lockeren männlichen Elternteil.*

*Doch mit dieser Meinung liegt er falsch.*

Denn bei dem Begriff »kesser Vater« handelt es sich in Wirklichkeit um eine aus der Berliner Lesbensubkultur der Zwanzigerjahre stammende Bezeichnung für eine auffallend männlich wirkende, draufgängerische Lesbe, die ihren speziellen Typ durch ein betont »maskulines« Auftreten und durch ein entsprechendes Outfit hinsichtlich Kleidung und Haarschnitt noch unterstreicht.

Also ist der »kesse Vater« bei den Lesben ungefähr das, was bei den Schwulen die »Tunte« ist (→ Tunte).

## Verführer

### Erfolgreichen Verführern geht es von Anfang an um Sex

*Schon immer gab es Männer, die es besser als andere verstanden, begehrenswerte Frauen mit ihrem Charme zu betören, um sie schließlich »rumzukriegen«, und die es auf eine derart erstaunliche Anzahl williger »Opfer« brachten, dass andere darüber vor Neid erblassten.*

*Sind solche Männer Sexprotze? Denken sie von Anfang an nur an ihr letztendliches Ziel?*

Nein, das tun sie mit Sicherheit nicht. Zwar ist natürlich bei jedem Verführungsversuch von Beginn an ein leichter sexueller Unterton präsent, aber erfolgreiche Frauenhelden wie Casanova oder Erroll Flynn, der es in seinem relativ kurzen Leben vermutlich auf mehr als 1000 Eroberungen brachte, haben immer wieder gezeigt, dass die geschlechtliche Gier bei einem idealen Eroberungsprozess keinesfalls die Hauptrolle spielen sollte, sondern dass es im Gegenteil darauf ankommt, den sexuellen Aspekt so lange wie möglich im Hintergrund stehen zu lassen. So lässt sich bei der Frau der Träume eine fast unerträgliche Spannung aufbauen, sodass sie schließlich gar nicht mehr anders kann, als alle Widerstände fahren zu lassen und sich voller Begeisterung in die Arme des Mannes zu werfen.

In dem Buch »The Art of Seduction« (Die Kunst der Verführung), in dem der Amerikaner Robert Greene sich eingehend mit der Taktik legendärer Verführer beschäftigt, wird deutlich, dass diese eine perfekte Dramaturgie beherrschen, bei der Schmeicheleien und einfallsreiche Geschenke eine ebenso entscheidende Rolle spielen wie gespieltes Desinteresse und raffinierte Eifersüchteleien – wobei im Einzelfall fast alles erlaubt ist, was Erfolg verspricht. Als in dieser Hinsicht besonders effektiv erweist es sich immer wieder, das »Opfer« aus seiner gewohnten Umgebung herauszuholen und ihm in einer anregenden »Scheinwelt« den Hof zu machen. Dass das prächtig funktioniert, weiß jeder Mann, der schon einmal eine Urlaubsbekanntschaft ins fremde Hotelbett gelockt hat.

Aber eines macht Greene in seinem Buch sehr deutlich: Wenn die Frau so weit ist, darf der Mann nicht mehr zögern. Dann gilt es, alles Zaudern und alle Hinhaltung zu vergessen und die Gunst der Stunde entschlossen zu nutzen und auszukosten.

## Vergewaltigung

### Männer vergewaltigen – Frauen werden vergewaltigt

*Beim Begriff Vergewaltigung denkt man unwillkürlich sofort an eine schwache und wehrlose Frau, die von einem brutalen Mann gegen ihren Willen mit Gewalt zum Sex gezwungen wird. Dass aber auch Männer Opfer einer Vergewaltigung werden können und dass durchaus auch Frauen als Täterinnen in Frage kommen, ist nur den wenigsten bewusst. Und doch trifft es zu.*

In den USA kann man sogar davon ausgehen, dass weitaus mehr Männer als Frauen vergewaltigt werden. Diese höchst überraschende Tatsache liegt an der hohen Zahl von Vergewaltigungen in Gefängnissen, bei denen sich Mithäftlinge anal an ihren Opfern vergehen. Der Täter ist dabei in aller Regel keinesfalls schwul, sondern durchaus heterosexuell: Er spielt gewissermaßen den starken Mann und macht damit den Vergewaltigten zur schwachen »Frau«.

Grundsätzlich kann man davon ausgehen, dass Vergewaltigungen an Männern fast ausschließlich in Krisensituationen vorkommen: in Kriegen, in Gefängnissen und nicht zuletzt als Foltermethode im Polizeigewahrsam. Dem Täter geht es dabei normalerweise in erster Linie gar nicht um die Befriedigung sexueller Bedürfnisse, sondern vielmehr um die Qual, die er dem anderen Mann zufügt – Sadismus spielt eine weitaus wichtigere Rolle als direkte Triebbeseitigung. Berühmte Opfer derartiger Übergriffe waren der französische Konsul, den siegreiche Aufständische 1962 in Algier öffentlich missbrauchten, sowie der Offizier und Schriftsteller T. E. Lawrence, der als ertappter Spion von einem türkischen Würdenträger im Beisein anderer vergewaltigt wurde.

Weitaus seltener kommt es dagegen zur Vergewaltigung eines Mannes durch eine Frau. Das kann entweder geschehen, indem sie sich eines Hilfsmittels, also gewissermaßen einer Tatwaffe, bedient, oder indem sie sich gegen seinen Willen seines Penis bemächtigt und diesen mit ihrer Hand oder ihrem Mund bearbeitet. Im »Pro-Familia-Magazin« konnte man vom Fall einer 40-Jährigen lesen, die ihren Exfreund gewaltsam dazu gezwungen hatte, sexuelle Handlungen zu erdulden. Sie war ihm auf die Toilette eines Lokals gefolgt und hatte ihm dort seine Lederjacke so über den Kopf gezogen, dass er sich nicht mehr wehren konnte. Dann zog sie

ihm seine Hose herunter und machte sich an ihm zu schaffen. Erst als ein weiterer Mann die Toilette betrat, ließ sie von ihrem Opfer ab, das später Anzeige wegen Vergewaltigung stellte. Denn nach Paragraph 177 StGB ist sexuelle Nötigung in jedem Fall strafbar, unabhängig davon, ob der Mann Täter oder Opfer ist.
Wie groß die Zahl der vergewaltigten Männer allerdings tatsächlich ist, lässt sich kaum beurteilen. Denn welcher Mann würde schon zugeben, von einer Frau sexuell missbraucht worden zu sein? Zu groß ist meist die Angst, sich zum Gespött anderer zu machen und als »Weichei« oder »Schlappschwanz« tituliert zu werden.

## Vergewaltiger werden bestraft

*Rechtlich gilt eine Vergewaltigung als besonders schwerer Fall sexueller Nötigung, der mit massiver Strafe bedroht ist. Voraussetzung ist jedoch, dass der Vergewaltiger überhaupt verurteilt wird.*
*Doch das ist leider sehr häufig nicht der Fall.*
Schuld daran sind unter anderem die vergewaltigten Frauen selbst. Diese schrecken nämlich oft vor einer Anzeige zurück, weil sie fürchten, in einem möglichen Prozess zu reinen Zeuginnen degradiert und in ihrer Würde verletzt zu werden. Und diese Befürchtung ist keinesfalls unberechtigt, sodass letztlich auch die Gerichte oder, allgemein gesprochen, die juristischen Verfahrensweisen für die hohe Dunkelziffer nicht gemeldeter Vergewaltigungen verantwortlich sind. Besonders belastend ist die Situation für die betroffene Frau, wenn die Schuld des Täters nicht einwandfrei feststeht und dessen Anwalt die Glaubwürdigkeit des Opfers zu erschüttern versucht oder ihr schlimmstenfalls sogar eine Mitschuld unterstellt, so dass sie am Ende selbst zur Angeklagten wird.
Dazu kommt das überaus hohe Medieninteresse, das die sexuelle Gewalttat und damit auch die betroffene Frau schonungslos der Öffentlichkeit preisgibt. Während örtliche Tageszeitungen beispielsweise nur über jeden zwanzigsten schweren Diebstahl berichten, informieren sie ihre Leser über so gut wie jede angezeigte Vergewaltigung.
Wegen dieser überaus problematischen Situation erscheint die Schätzung des Bundeskriminalamtes durchaus realistisch, dass den jährlich etwa 6500 eingehenden Anzeigen wegen Vergewaltigung etwa 200 000 Fälle tatsächlicher sexueller Gewaltanwendung von Männern an Frauen ge-

genüberstehen, dass also gerade mal jeder dreißigste Vergewaltiger für seine brutale Tat vor Gericht gestellt wird.

### Ehelicher Sex ist keine Vergewaltigung

*Dass es Männer gibt, die von ihren Ehefrauen mehr Sex verlangen, als diese zu geben bereit sind, ist allgemein bekannt. Und ebenso bekannt ist, dass extrem sexhungrige Männer ihre Frauen nicht selten unter massiven Druck setzen und sich mit Gewalt nehmen, worauf sie glauben ein Anrecht zu haben.*

*Aber das kann man doch nicht als Vergewaltigung bezeichnen – die gibt es doch nur unter Nicht-Ehepartnern, oder?*

Das galt in der Tat bis zum Jahr 1997. Bis dahin stellte der gewaltsam erzwungene eheliche Geschlechtsverkehr strafrechtlich eine Nötigung oder schlimmstenfalls eine Körperverletzung dar und war damit zwar ein Vergehen, aber kein – mit einem wesentlich höheren Strafmaß geahndetes – Verbrechen. Bis dahin war Deutschland eines der wenigen europäischen Länder, in denen strafrechtlich zwischen einer Vergewaltigung innerhalb und außerhalb der Ehe unterschieden wurde.

Im Mai 1997 stimmte der Deutsche Bundestag dann mit eindrucksvoller Mehrheit einem diesbezüglichen Gruppenantrag aller Fraktionen zu, und seither ist es strafrechtlich ohne Belang, ob ein Mann seine Ehepartnerin oder eine andere Frau vergewaltigt: Die Strafe ist dieselbe. Auch die unterschiedlichen Formen sexueller Nötigung werden seither einer Vergewaltigung gleichgesetzt. Damit wird eindeutig klargestellt, dass das Recht einer Frau auf sexuelle Selbstbestimmung, dem das Strafrecht mehrere Paragraphen widmet, durch Heirat in keinster Weise eingeschränkt wird.

### Einem Vergewaltiger, der ein Kondom benutzt, kann man nichts nachweisen

*Ganz sicher geht es einem Vergewaltiger, der ein Kondom verwendet, nur in extremen Ausnahmefällen darum, sein Opfer vor einer ungewollten Schwangerschaft zu schützen. Vielmehr ist ihm daran gelegen, auf keinen Fall Spermaspuren in der Scheide der Frau zurückzulassen, die seine eindeutige Identifizierung ermöglichen könnten.*

*Doch da nützt ihm ein Kondom nur wenig.*

Denn heutzutage ist es mit mithilfe spektroskopischer Verfahren kein Problem mehr, winzige Gummipartikel daraufhin zu analysieren, zu welcher Art von Präservativ sie gehört haben. Egal ob aus Latex oder einem anderen Material, egal welche Farbe, welche Art von Gleitmittel und ob mit oder ohne Geschmack: Die Spezialisten des kriminologischen Labors finden in mehr als 90 Prozent der Fälle Art und Marke des benutzten Kondoms heraus. Wenn dann noch die so gesicherten und identifizierten Spuren mit denjenigen übereinstimmen, die bei einem möglichen Täter gefunden werden, dann ist das für diesen zumindest in höchstem Maß belastend.

## Vergewaltiger sind psychisch krank

*Wer eine Sexualstraftat begeht, wer Lust und Befriedigung empfindet, wenn er sich an einer wehrlosen Frau vergeht oder seine abartige sexuelle Fantasie an unschuldigen Opfern auslebt, muss psychisch krank sein.*
*Das ist eine weit verbreitete Meinung, die sich bei näherem Hinsehen jedoch als falsch erweist.*
Denn nach einer von der Landesärztekammer Thüringen herausgegebenen und im »Ärzteblatt Thüringen« veröffentlichten Studie finden sich unter Sexualstraftätern zwar überdurchschnittlich viele geistige oder sozial unterentwickelte Männer, jedoch keinesfalls auffällig viele psychisch Kranke. Demnach gibt es den in der Diskussion um Vorbeugung und Bestrafung viel beschworenen typischen, skrupellosen und vor allem seelisch kranken Sexualstraftäter gar nicht. Nach Ansicht der Autoren der Studie reicht das Spektrum von geistig leicht bis mittelgradig behinderten und in ihrer sozialen Entwicklung zurückgebliebenen Männern bis hin zu solchen, deren neurotische Fehlsteuerung sie zu Straftaten veranlasst. Entsprechend vielschichtig sind demnach auch die Möglichkeiten und Erfolgsaussichten der unterschiedlichen Therapieansätze.

## Vergewaltiger und Kinderschänder werden immer wieder rückfällig

*Männer, die Frauen brutal vergewaltigen oder sich gar an wehrlosen kleinen Kindern vergehen, gehören, wenn sie schon nicht »lebenslänglich« bekommen, zumindest für den Rest ihrer Tage in Sicherheitsverwahrung – diese Forderung hört und liest man immer wieder. Schließlich besäßen*

*Vergewaltiger und Kinderschänder einen so unbezwingbaren Trieb, dass sie, wenn sie aus dem Gefängnis frei kämen, vor allem anderen eines täten: sich so schnell wie möglich ein neues Opfer suchen.*
*Doch diese Angst entbehrt der Grundlage.*
Nach einer Studie der »Kriminologischen Zentralstelle Wiesbaden«, in der man den Werdegang von Sexualstraftätern ab dem Urteilsjahr 1987 zehn Jahre lang analysierte, wurden Vergewaltiger und Kinderschänder im Beobachtungszeitraum nur zu 12 bis 20 Prozent rückfällig. Interessant ist in diesem Zusammenhang, dass die meisten Kinderschänder entgegen landläufiger Meinung keinesfalls Wiederholungstäter, sondern zum ersten Mal straffällig geworden waren, oder dass sie zumindest noch nie zuvor eine Sexualstraftat begangen hatten. Vergewaltiger hingegen wiesen zwar vielfach eine kriminelle Vorgeschichte auf, diese hatte aber in vier von fünf Fällen nichts mit sexuellen Vergehen, sondern eher mit anderen Gewalttaten zu tun.
Die Sexualstraftäter mit der höchsten Rückfallquote sind weder Kinderschänder noch Vergewaltiger, sondern Exhibitionisten: Von ihnen verfällt – statistisch gesehen – mehr als jeder zweite nach Verbüßung seiner Strafe erneut seiner Triebstörung (→ Exhibitionismus).

## Frauen sollen einem Vergewaltiger in die Hoden treten

*Wie überaus empfindlich die Hoden sind und mit welch heftigen Schmerzen sie auf den leisesten Stoß reagieren, ist den meisten Frauen zwar theoretisch bekannt, das Ausmaß der männlichen Qual können sie sich jedoch kaum vorstellen. Tatsache ist jedoch, dass auch ein Koloss von einem Mann hilflos zusammenknickt, wenn er zielgenau an seiner empfindlichsten Stelle getroffen wird.*
*Dennoch ist der so genannte »Knie-Hoden-Stoß«, der umgangssprachlich wesentlich bildhafter bezeichnet wird, gegen einen Angreifer keinesfalls die wirkungsvollste Waffe.*
Denn ein Mann, der eine Frau überfällt, um sie zu vergewaltigen, weiß über seine Schwachstelle ebenfalls genau Bescheid und wird sich hüten, ihr seinen Unterleib so darzubieten, dass sie nur noch ihr Knie hineinzurammen braucht. Vielmehr wird er sie von hinten zu umfassen und ihre Wehrhaftigkeit zunächst zu ersticken versuchen, bevor er sich über sie hermacht.

Er wird jedoch kaum an einem Ort lauern, wo er so gut wie keine Chance hat, auf eine Frau zu stoßen. Die meisten Vergewaltigungen passieren nicht etwa irgendwo im finsteren Wald weitab jeder menschlichen Ansiedlung, sondern in Stadtparks oder Waldungen in unmittelbarer Nähe von Häusern und Wohnungen.
Deshalb sollte eine Frau, die von einem Mann angegriffen wird, nicht auf die vage Chance warten, ihn mit einem gezielten Tritt kampfunfähig zu machen oder ihm vielleicht die Finger in die Augen zu stoßen, sondern vor allem eines tun: schreien so laut sie kann, aus vollem Hals schreien, kreischen, brüllen! Und dazu um sich schlagen und beißen wie ein Hund! Denn ängstliches Verhalten, aus Furcht, der Angreifer könne vielleicht erst durch lautes Geschrei zu einer Gewalttat veranlasst werden, wirkt nach polizeilichen Erkenntnissen auf die meisten Triebtäter eher anziehend und ermutigend. Wie sehr selbstbewusstes Auftreten verhindern kann, dass Frauen zu Opfern werden, haben entsprechende Untersuchungen gezeigt: In 70 Prozent der Überfälle konnten die betroffenen Frauen durch kräftiges Um-sich-Schlagen und Brüllen aus Leibeskräften eine Vergewaltigung verhindern, in anderen Fällen sexueller Gewalt ließen dadurch sogar 95 Prozent der Täter von ihrem Opfer ab.

## Verliebtsein

### Verliebtsein ist der Himmel auf Erden

*»Mit 17 hat man noch Träume«, sang Peggy March dereinst und fuhr fort: »Da wachsen noch alle Bäume in den Himmel der Liebe.« Sich zu verlieben wird in Schlagern als das Allerhöchste und Erstrebenswerteste, als der Himmel auf Erden besungen.*
*Dabei ähnelt es medizinisch gesehen eher einer psychischen Störung.*
Denn nach Untersuchungen von Wissenschaftlern der Universität Pisa hat Verliebtsein viel mit zwanghaften Verhaltensstörungen gemeinsam. Bei beiden »seelischen Krankheiten« lassen sich im Gehirn ähnliche strukturelle und chemische Veränderungen nachweisen, die dazu führen, dass sich so genannte »Zwangsneurotiker« und Verliebte gleichermaßen stundenlang in Gedanken mit einer ganz bestimmten Angelegenheit oder einem Menschen beschäftigen können, ohne dass es dafür rationale Gründe

gibt. Auch biochemische Gemeinsamkeiten konnten die Wissenschaftler bei einem Vergleich der beiden »Störungen« finden: So weisen sowohl Verliebte als auch Zwangsneurotiker einen zu geringen Spiegel an Serotonin auf, einem hormonähnlichen Stoff, der im Gehirn für die Impuls-Übertragung von einer Nervenzelle zur anderen sorgt. Ein derartiger Serotonin-Mangel kann Aggressionen auslösen, Hemmungen abbauen und Menschen zu völlig irrationalen Handlungen drängen.
Diese Störung des Serotonin-Gleichgewichts ist bei Verliebten aber nicht von langer Dauer: Bereits nach wenigen Monaten, wenn das erste Gefühl des Überschwangs vorüber ist, steigen die Werte wieder auf Normalzustand an – genau wie bei Zwangsneurotikern, die medikamentös behandelt werden. Die Krankheit »Verliebtsein« bedarf also keiner speziellen Behandlung, sondern vergeht mit der Zeit ganz von selbst.

## Verlobung

### Eine Verlobung verpflichtet zu nichts

*Sie ist etwas aus der Mode gekommen, die gute alte Verlobung, das offizielle gegenseitige Eheversprechen. Doch selbst, als sie noch gang und gäbe war, stritten Juristen über die Frage, ob es sich dabei um eine Art mündlichen Vertrag handele oder nicht. Tatsache ist, dass die versprochene Ehe bis heute nicht auf dem Rechtsweg eingeklagt werden kann.*
*Und dennoch bleibt der Rücktritt von einer Verlobung nicht ohne Folgen.*
Denn derjenige, der die Verlobung löst, ist gemäß §1302 BGB zwei Jahre lang zu »Schadensersatz« verpflichtet. Vor allem, wenn das Restaurant, der Fotograf oder das Brautkleid schon bestellt waren, hat er anteilig für die Kosten aufzukommen. Außerdem muss er sämtliche Geschenke und sogar alle Liebesbriefe zurückgeben (§ 1301 BGB). Ein zu ersetzender Schaden kann daneben auch darin bestehen, dass der andere in Erwartung der Hochzeit die Wohnung oder Arbeitsstelle gekündigt hat. Im Extremfall ist es sogar möglich, dass Dritte Schadenersatzansprüche geltend machen, beispielsweise die Eltern oder Verwandten der Braut beziehungsweise des Bräutigams. Zu ersetzen sind allerdings nur die den Umständen angemessenen Aufwendungen.
Das alles gilt allerdings nur, wenn die Verlobung durch einseitige Willens-

bekundung eines Partners aufgelöst wird, nicht hingegen bei gegenseitigem Einvernehmen oder wenn einer der beiden Verlobten stirbt. Außerdem besteht auch keine Verpflichtung zum Schadenersatz, wenn wichtige Gründe – schwere Krankheit, Beleidigung oder Erniedrigung des Partners oder fortwährende Untreue – zum Bruch des Verlöbnisses geführt haben. Erwähnt werden muss in diesem Zusammenhang noch das so genannte »Kranzgeld«. Es wurde erst 1998 abgeschafft und sprach bis dahin einer Frau, die ihrem Verlobten im Glauben an die spätere Ehe den Geschlechtsverkehr erlaubt hatte, ein Recht auf Entschädigung zu, falls der Mann die Verlobung löste. Das Gesetz ging also tatsächlich von einem »Wertverlust« der Frau aus, an dem der treulose Verlobte schuld war und für den er daher einen seinen Einkommens- und Vermögensverhältnissen angemessenen Schadenersatz zu bezahlen hatte.
Wie viele Frauen auf diese Weise aus ihrer Sexbereitschaft Kapital geschlagen haben, ist zum Glück unbekannt.

## Viagra

siehe auch: **Aphrodisiaka, Impotenz**

### Viagra ist das einzige wirksame Medikament gegen Erektionsstörungen

*Als Viagra vor einigen Jahren auf den Markt kam, erregte es überall gewaltiges Aufsehen, war es doch das erste Präparat, das eine nachweisbare und beeindruckende Wirkung auf die männliche Erektionsfähigkeit hatte. Millionen von Männern weltweit haben es seitdem den kleinen blauen Tabletten zu verdanken, dass ihr Sexualleben wieder lustvoll und befriedigend geworden ist. Kein Wunder also, dass das Medikament zum Verkaufsschlager wurde, kein Wunder auch, dass sich die pharmazeutische Industrie um weitere Wundermittel dieser Art bemühte. Lange Zeit allerdings blieb Viagra das einzige wirklich effektive Mittel.*
*Doch das ist inzwischen Geschichte.*
Denn mittlerweile gibt es eine ganze Reihe von Arzneimitteln, die ebenfalls in der Lage sind, eine Erektion auszulösen, und in Zukunft werden mit Sicherheit noch etliche weitere hinzukommen. Eine besondere Rolle spielt dabei ein Wirkstoff mit der komplizierten Bezeichnung »Apomor-

phinhydrochlorid«, der im Gegensatz zu dem in Viagra enthaltenen Sildenafil nicht die Durchblutung der Penisschwellkörper verbessert, sondern direkt am sexuellen Lustzentrum im Gehirn ansetzt.
Auf dem 4. Kongress der »European Society for Sexual and Impotence Research« in Rom berichtete der niederländische Urologe Eric Meuleman über ausgedehnte Versuche mit der neuen Substanz: Demnach bekamen die behandelten Männer in über 90 Prozent der Fälle eine für den Geschlechtsverkehr ausreichende Erektion. Diese Wirkung blieb auch in den nächsten zwei Jahren erhalten, sodass ein Gewöhnungseffekt offenbar kaum zu befürchten ist. Zwei Vorteile hat das Präparat, das unter den Handelsnamen Uprima® und Ixense® vertrieben wird, gegenüber Viagra: Es wirkt deutlich schneller und hat weniger Nebenwirkungen.
Bemerkenswert ist, dass Apomorphin in der Medizin schon seit längerem verwendet wird, allerdings als Brechmittel. Dazu wird es jedoch wesentlich höher dosiert. Deshalb muss man Männer, die denken, sie könnten mit einer doppelten oder dreifachen Dosis eine Dauererektion auslösen, eindringlich warnen: Übertreiben sie es mit der Einnahme, kann es passieren, dass es mit dem Sex vorbei ist, bevor er begonnen hat, weil ihnen speiübel wird.

### Viagra macht den Penis zuverlässig steif

*In entsprechenden Studien zeigte Viagra bei mehr als 80 Prozent der Männer mit Potenzproblemen eine deutliche Wirkung und verhalf den Probanden zu einer kraftvollen Erektion. Da sollte man doch denken, dass die mit diesem Wundermittel behandelten Herren dem Präparat die Treue halten. Doch die Praxis zeigt, dass sich fast die Hälfte von ihnen kein neues Rezept mehr holt, weil sie von der Wirkung enttäuscht sind.*
*Macht also Viagra den Penis doch nicht steif?*
Nicht, wenn es unvorschriftsmäßig eingenommen wird. Dass das weitaus häufiger der Fall ist, als man annehmen könnte, geht aus einer griechischen Studie hervor, in deren Verlauf Männer, bei denen Viagra erfolglos blieb, akribisch zu ihren Einnahmegewohnheiten befragt wurden. Dabei stellte sich heraus, dass fast 60 Prozent gravierende Fehler begangen hatten. Wie der Leiter der Untersuchung, Professor Hatzichristou, auf einem Europäischen Urologenkongress in Genf berichtete, meinten mehr als ein

Fünftel der Männer, Viagra wirke schlagartig, und waren entsprechend enttäuscht, als es mit dem Sex nicht augenblicklich klappen wollte. Dass die notwendige Wartezeit durch eine zuvor eingenommene fettreiche Mahlzeit dazu noch deutlich verlängert wird, war auch nur den wenigsten Anwendern bekannt. Jeder zehnte Mann war außerdem der Ansicht, die Erektion stelle sich ganz von allein ein, ein sexueller Reiz sei dafür nicht erforderlich.

Der häufigste Grund für einen Misserfolg lag allerdings in der unzureichenden Dosierung. Als diese auf die zugelassene Höchstwirkstoffmenge von 100 Milligramm gesteigert wurde, funktionierte die Sache bei drei von vier unzufriedenen Männern plötzlich einwandfrei.

Fazit: Bei fast 90 Prozent der Männer entfalten die blauen Tabletten ihre segensreiche Wirkung. Voraussetzung ist allerdings, dass die Einnahmeregeln penibel befolgt werden. Wer glaubt, in dieser Hinsicht großzügig sein zu können, muss sich nicht wundern, wenn sein Penis trotz Viagra schlaff bleibt.

### Viagra ist ein Aphrodisiakum

*Viagra sorgt für eine bessere Durchblutung des Penis und damit für dessen Aufrichtung. Es ist also ein Mittel, das der sexuellen Leistungsfähigkeit des Mannes dient, mithin eine Art Aphrodisiakum.*

*Oder etwa nicht?*

Nein, das ist es nicht. Denn dazu fehlt ihm die Eigenschaft, den Sexualtrieb anzukurbeln, also Lust zu erzeugen. Ist keine sexuelle Stimulation vorhanden, bleibt Viagra vollkommen wirkungslos. Wenn ein Mann also feststellt, dass sein Interesse an Sex spürbar nachgelassen hat, und sich in dieser Hinsicht von Viagra eine Belebung verspricht, wird er mit Sicherheit enttäuscht werden.

## Vibratoren und Dildos

### Ein Vibrator dient der weiblichen Selbstbefriedigung

*Fällt irgendwo der Begriff »vibrieren« oder gar »Vibrator«, können möglicherweise einige der anwesenden Frauen ein schelmisches Grinsen nur schwer unterdrücken. Sofort denken sie an ein phallusförmiges Gerät, das*

*sich mittels Batterien stufenlos in sanfte Schwingungen versetzen lässt und damit als Penisersatz bei der Selbstbefriedigung dient.*
*Doch das ist nur die eine Seite der Medaille.*
Denn derartige Geräte, die in Sexshops zu den Verkaufsschlagern zählen, kann man auch durchaus sinnvoll bei der partnerschaftlichen sexuellen Betätigung einsetzen, und zwar als Lust bringende Kribbel- und Massagestäbe, mit denen sich beim gemeinsamen Liebesspiel allerhand anfangen lässt. Sie sind nämlich keinesfalls nur zur direkten Stimulation der Geschlechtsorgane bestens geeignet, sondern auch dazu, sich damit gegenseitig über den eigentlichen und über den verlängerten Rücken zu streichen oder durch Achsel- oder Kniekehlen zu fahren und damit angenehme und erregende Gefühle auszulösen. Als relativ neuen Clou gibt es sogar wasserdichte Vibratoren für den gemeinsamen Dusch- oder Badewannenspaß.

## Dildos sind eine neuzeitliche Erfindung

*Ein Dildo unterscheidet sich von einem Vibrator lediglich dadurch, dass er über keinen Motor verfügt und daher »von Hand bedient« werden muss. In Deutschland werden derartige Penisnachbildungen auch als »KG« (künstliches Glied), in Frankreich als »Godemiché« (erfreue mich selbst) und in Italien als »Diletto« bezeichnet.*
*Aber ganz egal, welchem Begriff man den Vorzug gibt, in jedem Fall handelt es sich um ein im Grunde uraltes Gerät.*
Denn schon auf altägyptischen Wandgemälden kann man Liebende bewundern, die mit derartigen Luststäben spielen, und in Gräbern aus dieser Zeit hat man tatsächlich Dildos gefunden, die allerdings aus nicht eben hautfreundlichem Ton geformt waren. Und auch im Kamasutra, der uralten indischen Liebeslehre, werden künstliche Penisnachbildungen beschrieben. Im 16. Jahrhundert fertigte man dann gläserne Kunstpenisse an, die sich mit warmem Wasser füllen ließen und dadurch schon wesentlich angenehmer im Gebrauch waren. Und im 17. Jahrhundert stellte man in Frankreich sogar Penisnachbildungen aus Glas mit angefügtem Hodensack her, der mit warmer Milch gefüllt wurde, sodass die Frau bei ihrem damit erreichten Orgasmus durch manuellen Druck auf diesen Behälter eine Ejakulation nachahmen konnte. Doch erst mit den heutigen modernen Fertigungsmethoden gelang es, wirklich naturgetreue Dildos aus elas-

tischem Gummi zu produzieren. Bemerkenswert ist dabei, dass es stets Männer waren, die derartige Lustwerkzeuge entwickelten und zur Serienreife brachten.

## Orgasmus-Geräte stimulieren die Geschlechtsorgane

*Zahlreiche Bücher wurden schon darüber geschrieben, wie Mann und Frau mithilfe raffinierter Techniken den Partner in sinnliche Ekstase versetzen und sich beim Sex gegenseitig höchste Wonnen verschaffen können. In erster Linie geht es dabei um die gekonnte und fantasievolle Stimulierung der sexuellen Lustorgane. Die zahlreichen Geräte, die zu diesem Zweck im einschlägigen Handel angeboten werden, setzen hier an und sollen durch unmittelbare Reizung der erogenen Zonen Wonnegefühle bis zum Orgasmus auslösen.*

*Doch es gibt einen Apparat, der ganz anders vorgeht.*

Gemeint ist das australische »Orgasmatron«, ein kleines Gerät, das erstaunlicherweise nicht irgendwelche intimen Stellen, sondern ganz einfach die Kopfhaut massiert. Das Ganze basiert auf der Überzeugung des Herstellers, wonach der Orgasmus im Kopf anfängt. Mithilfe winziger Massagenoppen soll das »Orgasmatron« so angenehm wohltuend und erotisierend wirken, dass die Theorie vom Kopf als Orgasmusquelle plötzlich ganz plausibel erscheint. Schon die humorvolle Warnung des Herstellers klingt nach einer Menge Spaß und Lustgefühl: »Vorsicht! Dieses Gerät lässt Sie bis ins Mark erschauern, Ihre Haare werden Ihnen zu Berge stehen, Ihr Körper wird möglicherweise anfangen zu zappeln und in einen Zustand vollkommener Verzückung geraten.«

Dass das Gerät eine anregende Wirkung hat, ist aus medizinischer Sicht durchaus denkbar, denn immerhin gehört die mit Tastrezeptoren reichlich ausgestattete Kopfhaut zu den sensibelsten Körperteilen, deren intensive Einbeziehung in das Vorspiel von vielen der eingangs erwähnten Sex-Ratgeber wärmstens empfohlen wird.

## Vorspiel

### Durch ein langes Vorspiel kommen Mann und Frau richtig in Fahrt

*Kein Ratgeber über Super-Sex und Mega-Orgasmus, der sich nicht ausgiebig mit der immensen Bedeutung des Vorspiels befasst, mit raffinierten Techniken, die angeblich »verrückt machen« und das sexuelle Begehren ins Unermessliche steigern. Zweifellos sind intensive Zärtlichkeiten vor dem eigentlichen Geschlechtsverkehr für beglückenden Sex unentbehrlich. Sie stimmen die Partner nicht nur seelisch, sondern auch körperlich auf den Koitus ein, verstärken bei der Frau das Feuchtwerden der Scheide und beim Mann die Erektion.*

*Doch wie das ideale Vorspiel aussieht und vor allem, wie lange es dauert, davon haben Männer und Frauen vielfach sehr unterschiedliche Vorstellungen.*

Denn in der Regel steigt die sexuelle Erregung beim Mann wesentlich schneller an als bei der Frau, mit der Folge, dass ein Mann das Vorspiel oft schon dann als zu lang empfindet und endlich zur Tat schreiten will, wenn seine Partnerin gerade erst so richtig in Stimmung kommt. Eine Umfrage unter den Leserinnen der Frauenzeitschrift »Cosmopolitan« brachte Folgendes zu Tage: Nur 2 Prozent der Probandinnen fanden fünf Minuten oder weniger ausreichend, während 36 Prozent eine Viertelstunde als absolute Untergrenze ansahen. 48 Prozent, also knapp die Hälfte der befragten Damen, sprachen sich für ein Vorspiel von bis zu einer halben Stunde aus, und 14 Prozent bezeichneten es als das Höchste, wenn ihr Partner erst nach einer vollen Stunde oder sogar noch später von intensiven Zärtlichkeiten zum eigentlichen Koitus überginge.

Fakt ist: Frauen geht's mit dem Geschlechtsverkehr oft zu schnell, Männern zu langsam. Und Fakt ist auch, dass nicht wenige Sexualwissenschaftler einen Großteil der weiblichen Orgasmusprobleme auf ein zu kurzes Vorspiel zurückführen.

Den Männern sollte das zu denken geben.

W

**Wenn die Zeit kommt, in der man könnte,**
**ist die vorüber, in der man kann.**
Marie von Ebner-Eschenbach

## Wechseljahre

### Wechseljahre sind überflüssig

*Die Wechseljahre der Frau sind die Zeitspanne, in der die Tätigkeit der Eierstöcke allmählich nachlässt und die Geschlechtsreife zu Ende geht. Gekennzeichnet ist diese Phase durch die letzte Regelblutung, die oft nach einer Zeit mehr oder minder ausgeprägter Zyklusstörungen zwischen dem 47. und 53. Lebensjahr stattfindet. Weitaus problematischer als die körperlichen Erscheinungen sind für die betroffenen Frauen jedoch die einschneidenden hormonellen Umstellungen in diesem Lebensabschnitt, die Hitzewallungen, Schwindel und Schweißausbrüche zur Folge haben und zudem nicht selten auch von Herzklopfen, Atemnot und teilweise intensiven Kopfschmerzen begleitet werden. Doch damit nicht genug: Viele Frauen klagen über massive Beeinträchtigungen des seelischen Wohlbefindens: Sie sind oft reizbar und lustlos, ihre Leistungsbereitschaft und -fähigkeit ist eingeschränkt, Schlafstörungen und lähmende Müdigkeit wechseln sich ab, ja, manchmal verfallen sie sogar in Phasen tiefer Schwermut und quälender Depressionen.*

*So lästig das alles für eine Frau auch sein mag, in biologischer Hinsicht sind die Wechseljahre durchaus sinnvoll.*

Das sieht man an unseren nächsten Verwandten im Tierreich, den Menschenaffen, und hier besonders an den Schimpansen. Bei ihnen sind die Weibchen bis ins hohe Alter fruchtbar und empfängnisbereit, und das ist für die Tiere keinesfalls ein Segen, sondern oft äußerst problematisch und endet zum Teil sogar tragisch. Die berühmte Primatenforscherin Jane Goodall berichtet in ihren Büchern von Fällen, in denen Affendamen noch als Greisinnen schwanger wurden und dann zu einem Zeitpunkt starben, an dem ihr Junges noch ganz und gar außer Stande war, ohne mütterliche Hilfe zu leben, sodass es jämmerlich zu Grunde ging.

Doch warum endet bei den Menschenfrauen die Produktion der Eizellen und damit die Fruchtbarkeit so früh, während Männer bis ins hohe Alter

ein Kind zeugen können? Hierüber kann man nur spekulieren. Eine beliebte Erklärung geht von der Tatsache aus, dass die Eizellen einer Frau im Gegensatz zu den stets neu gebildeten Spermien des Mannes bereits von Geburt an vorhanden sind und dass viele von ihnen mit zunehmendem Alter von Umwelteinflüssen und körperlichen Störungen in Mitleidenschaft gezogen werden, sodass das Risiko, ein krankes Kind zur Welt zu bringen, enorm ansteigt. Demzufolge wäre das frühzeitige, durch hormonelle Umstellungen ausgelöste Ende der weiblichen Empfängnisbereitschaft eine Art Gesundheitsschutz für das eigene Erbgut.
Eine andere Theorie stammt von dem Verhaltensforscher Paul Sherman von der Cornell University in New York: Demnach kann eine Frau ihren Nachwuchs umso schlechter großziehen, je älter und gebrechlicher sie ist. Deshalb stellt sie ihre Fortpflanzung rechtzeitig ein, um all ihre Kraft auf die letzten Nachkommen zu konzentrieren.
Wer auch immer Recht haben mag, eines bleibt unbestritten: Dass eine Frau schon in relativ jungen Jahren nicht mehr in der Lage ist, ein Kind zu bekommen, dass sie also in die Wechseljahre kommt, ist für sie selbst und nicht zuletzt für den potenziellen Nachwuchs letztlich von Vorteil, auch wenn es für die Betroffene infolge des plötzlichen Abfalls der Geschlechtshormone alles andere als angenehm sein mag.

## Nur Frauen haben Wechseljahre

*Wechseljahre – bei diesem Begriff denkt man sofort an eine Frau Anfang 50, bei der die seit der Pubertät vorhandene Fruchtbarkeit allmählich nachlässt, um schließlich ganz zu versiegen, an eine Phase gravierender hormoneller Umstellungen, die bei nicht wenigen Frauen mit erheblichen körperlichen und psychischen Beschwerden verbunden ist. Vor allem jüngere Männer neigen dazu, sich heimlich darüber zu freuen, dass ihnen ein derartig problematischer Lebensabschnitt nicht bevorsteht.*
*Doch viele freuen sich zu früh.*
Denn ebenso wie der weibliche drosselt auch der männliche Organismus ab Mitte oder Ende des vierten Lebensjahrzehnts die Produktion von Geschlechtshormonen, speziell von Testosteron. Das geht zwar weniger rasant vonstatten als bei den Damen, führt jedoch dazu, dass ein 70-Jähriger nur noch etwa halb so viel Testosteron produziert wie ein Mittzwanziger. Je nach Ausmaß der hormonellen Umstellung äußert sich das

in mehr oder minder ausgeprägten Veränderungen: Viele Männer werden mit Beginn der zweiten Lebenshälfte dicker, träger, depressiver und häufig auch sexuell lustloser. Ihre körperliche und seelische Belastbarkeit sinkt zum Teil drastisch ab, und sie neigen zu scheinbar grundlosen Stimmungsschwankungen, die man oft mit dem Begriff »Midlife Crisis« umschreibt. Zudem leiden sie häufiger unter Stoffwechselstörungen, hohem Blutdruck sowie Herz- und Gefäßkrankheiten. Deshalb plädieren immer mehr Ärzte dafür, Männer ab 50 routinemäßig nicht nur auf Prostatabeschwerden, sondern auch auf Hormondefizite zu untersuchen und das fehlende Testosteron gegebenenfalls medikamentös zu ersetzen.

Allerdings gibt es auch namhafte Wissenschaftler, die den Zusammenhang zwischen einem Testosteronmangel und den geschilderten Beschwerden noch nicht für abschließend bewiesen halten. Zu ihnen gehört unter anderem Professor Howard Jacobs von der »Royal Free and University School of Medicine« in London. Er warnt davor, die geschilderten Veränderungen vorschnell auf ein Absinken des Testosteronspiegels zurückzuführen, sondern sieht in vielen von ihnen ganz normale Alterungsprozesse. Vor allem bestünden hinsichtlich des Einflusses des Männlichkeitshormons auf die sexuelle Leistungsfähigkeit noch erhebliche Zweifel. Das bei älteren Männern normalerweise noch im Blut vorhandene Testosteron reiche allemal für befriedigende sexuelle Aktivitäten aus. Und was die häufig anzutreffenden Stimmungsschwankungen bei Männern mittleren Alters angehe, so sei keinesfalls bewiesen, dass diese hormonbedingt seien, sodass Sinn und Erfolgsaussichten einer medikamentösen Ersatztherapie in jedem Fall reiflich geprüft werden müssten.

Z

**Zuerst haben die Männer zehn Frauen an einem Finger, und dann haben sie zehn Finger an einer Frau.**

Helen Vita

## Zärtliche Worte

### Es ist egal, in welches Ohr des Partners man zärtliche Worte flüstert

*Zärtliche Worte gehören zu Liebe und Sex wie sanftes Streicheln und heiße Küsse. Dem Partner leise ins Ohr geflüstert, können sie die erotische Stimmung erheblich steigern. Und natürlich haucht man sie in das Ohr, das einem gerade am nächsten ist.*
*Doch das ist bisweilen unklug.*
Denn wenn man den Ergebnissen einer Studie der Sam Houston University in Texas Glauben schenkt, ist es ganz und gar nicht egal, in welches Ohr man Liebesschwüre flüstert. Die Forscher haben nämlich ermittelt, dass für Emotionen das linke Ohr, das unter der Regie der rechten, gefühlsbetonteren Gehirnhälfte steht, empfänglicher ist als das rechte.
Seit längerem weiß man, dass das linke Ohr auch musikalische Akkorde und Melodien besser aufnimmt, und in besagter Studie hat sich nun gezeigt, dass sich die Mehrzahl der Versuchspersonen an gefühlvolle Begriffe einige Zeit, nachdem man sie ihnen ins Ohr geflüstert hatte, besser erinnern konnte, wenn es das linke Ohr gewesen war.
Demnach lösen zärtliche Worte bei unserem Partner weit eher Gefühlsregungen aus, wenn wir daran denken, sie ihm ins richtige Ohr zu säuseln.

## Zeugung

### Die meisten Kinder werden im Wonnemonat Mai gezeugt

*Der Mai ist seit alters her der Monat der Verliebten. Die angenehmen Temperaturen, die lauen Nächte, das vielstimmige Vogelkonzert und die in Saft und Kraft stehende Natur heizen auch den Menschen ein. Da ist es nicht verwunderlich, dass man allerorten Liebespaare in zärtlicher Um-*

*armung sieht – und genauso wenig, dass im Mai auch die meisten Babys gezeugt werden.*
*Doch so nahe liegend die Vermutung auch ist, sie stimmt nicht.*
Aufgedeckt wurde dieser Irrtum durch Mediziner der Frauenklinik Fulda, denen aufgefallen war, dass ihre Neugeborenenabteilung Jahr für Jahr zu Beginn des Herbstes am dichtesten gefüllt war. Als sie daraufhin mehr als 250 000 Geburten aus den Jahren 1990 bis 1997 näher untersuchten, kamen sie zu dem Resultat, dass die 38. Kalenderwoche über all die Jahre hinweg die geburtenstärkste war. Was kann man daraus schließen?
»Dazu muss man nur eine Schwangerschaft zurückrechnen«, meint Frank Fallenstein, wissenschaftlicher Mitarbeiter der Fuldaer Frauenklinik, »dann wird offensichtlich, dass deutsche Pärchen in der Zeit zwischen Weihnachten und Neujahr besonders viele gemeinsame Stunden im Bett verbringen.«
Offenbar nicht nur zum Schlafen ...

## Zukunft

### An der menschlichen Sexualität wird sich auch in Zukunft nichts Wesentliches ändern

*Sex ist so alt wie die Menschheit. Hätten unsere Urahnen nicht schon Geschlechtsverkehr miteinander gehabt, gäbe es uns heute gar nicht. Natürlich ist es denkbar, dass sie andere Praktiken oder vielleicht andere Stellungen bevorzugt haben, aber auch bei ihnen war die Verschmelzung einer weiblichen Eizelle mit einer männlichen Samenzelle für die Entstehung neuen Lebens unabdingbar erforderlich. Und Sex wird es natürlich auch in Zukunft geben, denn ohne Sexualität ist das menschliche Leben nicht vorstellbar.*
*Doch wenn man die Prognosen von Sexual- und Zukunftsforschern liest, kommt man ins Grübeln.*
So erwartet die Sexualforscherin Judith McCay von der Weltgesundheitsorganisation beispielsweise für das Jahr 2020, dass es immer mehr geklonte »Designerbabys« gibt, dass in den Industrieländern jeder Dritte seinen Partner über das Internet kennen lernt und – besonders bemerkenswert – dass ein »Orgasmus-Chip« erfunden wird, den sich jeder ins

Gehirn einpflanzen lassen kann, um damit auch ohne Sex jederzeit einen Superorgasmus auslösen zu können.
Für das Jahr 2030 rechnet sie damit, dass bei den Menschen durch Klonen und genetische Manipulationen ganz neue Körperteile erschaffen werden, die ausschließlich dem sexuellen Vergnügen dienen. Was man sich darunter vorstellen soll, ob zusätzliche Penisse, Scheiden oder Brüste oder etwas gänzlich Neues, mag sich jeder selbst ausmalen. Außerdem erwartet die Forscherin eine rasante Ausbreitung homosexueller und bizarrer Sexualpraktiken.
Im Jahr 2040 soll es demnach möglich sein, das Geschlecht eines Kindes durch genetische Verfahren vorherzubestimmen; außerdem sei mit der Erfindung eines künstlichen Penis zu rechnen. Und käufliche Chips werde es geben, mit denen man sich selbst die höchsten sexuellen Wonnen bereiten könne.
Schließlich prophezeit die Forscherin für das Jahr 2050 die Legalisierung jeder Art von Sex zwischen Erwachsenen und – daraus folgend – das Ende aller sexuellen Diskriminierungen. Sie hält es sogar für möglich, dass Sex dann nur noch zum Vergnügen praktiziert wird, für die Fortpflanzung aber keinerlei Bedeutung mehr hat.
Na dann, warten wir's ab.

## Zungenkuss

### Ein Zungenkuss ist eine einfache Angelegenheit

*Ein Liebespaar, das sich gegenseitig ausschließlich mit geschlossenen Lippen küsst, das also niemals einen erotischen Zungenkuss praktiziert, ist kaum vorstellbar. Schließlich ist ein solcher Kuss in höchstem Maße intim und erregend zugleich. Und einfach zu praktizieren ist er obendrein.*
*Oder etwa nicht?*
Nach Ansicht professioneller Kusslehrer – die gibt es tatsächlich (!) – auf gar keinen Fall. Unter ihrer fachkundigen Anleitung kann man sämtliche Finessen des perfekten Zungenkusses – wann, wo und vor allem wie – bis zur Perfektion lernen und üben. So findet man unter anderem im Internet auf der Seite www.flirtlehrer.de/zungenkuss.htm eine ganze Reihe angeblich überaus effektvoller Tipps und Tricks, mit denen man die Technik des

Zungeneinsatzes derart verfeinern kann, dass der Partner oder die Partnerin vor Wonne nur so dahinschmilzt.
Originalzitat: Bessere Liebhaber/innen küssen anders, und sie küssen originell; so bleibt der Kuss beziehungsweise die ganze Situation in viel angenehmerer Erinnerung.

## Zwillinge

### Zwillinge haben denselben Vater

*Zwillinge sind Geschwister, die am selben Tag von ein und derselben Mutter kurz nacheinander geboren werden. Also ist es doch ausgeschlossen, dass sie von unterschiedlichen Vätern stammen.*
*So logisch diese Folgerung klingt, so falsch ist sie.*
Denn zweieiige Zwillinge entstehen dann, wenn im Eileiter der Mutter nicht nur eine einzige Eizelle befruchtet wird, sondern gleich zwei. Und das erledigen in der Regel die Spermien eines einzigen Mannes. Aber eben nur in der Regel. Es ist nämlich tatsächlich schon vorgekommen, dass eine Frau kurz nacheinander mit zwei verschiedenen Männern Geschlechtsverkehr hatte, wobei eine Eizelle vom Samen des einen und die zweite von dem des anderen befruchtet wurde.
Es muss dabei ja nicht immer so drastisch kommen wie bei der Mutter, von deren Zwillingen das eine dunkel- und das andere hellhäutig war, weil sie unmittelbar, nachdem sie von einem Weißen begattet worden war, auch an einem Farbigen Gefallen gefunden hatte.

## Zwitter

### Menschen sind entweder männlich oder weiblich

*»Was ist es denn?«. Das ist die häufigste Frage, die jungen Eltern kurz nach der Geburt ihres Babys gestellt wird. »Junge oder Mädchen?« Fast immer lässt sich diese Frage ganz einfach beantworten.*
*Aber eben nur fast.*
Denn es gibt auch Menschen, deren Geschlecht man nicht einfach mit »männlich« oder »weiblich« angeben kann: die Zwitter. Medizinisch kor-

rekt bezeichnet man sie als »Hermaphroditen«, nach dem Sohn des Hermes und der Aphrodite, dessen Körper die Götter mit dem der Quellnymphe Salmakis verschmolzen, sodass er Mann und Frau in einer Person war. Kennzeichen eines Zwitters ist, dass er männliche und weibliche Geschlechtsorgane oder zumindest -merkmale in sich vereinigt. Die Ursache liegt entweder in einer Abweichung von der normalen Chromosomenverteilung – XX für weiblich und XY für männlich – oder in der fehlerhaften Ausbildung einzelner Gene. Dadurch kommt es zu einer unzureichenden Differenzierung der beim Embryo noch einheitlichen Anlagen für die Geschlechtsorgane sowie zu massiven hormonellen Störungen.

Man unterscheidet dabei zwei Formen: den außerordentlich seltenen »echten Hermaphroditismus«, bei dem Hoden und Eierstöcke oder zumindest Teile von ihnen gleichzeitig vorhanden sind, und den häufiger – bei zwei bis drei von tausend Geburten – vorkommenden »Pseudohermaphroditismus« (unechten Zwitter), der dadurch gekennzeichnet ist, dass bei dem Betroffenen die äußere Erscheinung nicht mit dem chromosomalen Geschlecht übereinstimmt. Dementsprechend gibt es »weibliche Zwitter« (Gynander) mit der Chromosomenkombination XX, vorhandenen Eierstöcken, weiblichen Geschlechtsorganen, aber ansonsten eher männlichem Äußeren, und »männliche Zwitter« (Androgyne), die X- und Y-Chromosomen und damit Penis und Hodensack aufweisen, deren Körper im Übrigen aber ausgesprochen weiblich wirkt.

Es ist sogar möglich, dass sich die falsche Zuordnung erst in der Pubertät zeigt, beispielsweise, weil bei einem vermeintlichen Mädchen die Menstruation ausbleibt. Im Allgemeinen fällt die Störung jedoch schon frühzeitig auf, sodass man sie bereits im Säuglingsalter operativ und mithilfe von Sexualhormonen korrigieren kann. Dabei richtet man sich vor allem nach den anatomischen Gegebenheiten, also in erster Linie nach den äußeren Geschlechtsorganen. In der Folge ist es außerordentlich wichtig, die Geschlechtsidentifikation durch entsprechende Erziehung zu festigen. Dennoch kommt es immer wieder vor, dass sich Betroffene trotz intensiver Bemühungen mit ihrer Geschlechterrolle nicht abfinden können und unter massiven psychischen Störungen leiden.

Während echte Zwitter immer unfruchtbar sind, können sich viele Pseudohermaphroditen durchaus entweder als Mann oder als Frau fortpflanzen.

## Quellenverzeichnis

**Angier, Natalie**: Frau – eine intime Geographie des weiblichen Körpers,
Bertelsmann-Verlag, München, 2000
**Asbell, Wynn**: Du bist durchschaut,
Kabel-Verlag, Hamburg, 1993
**Beier, Bosinski, Hartmann, Loewit**: Sexualmedizin,
Urban & Fischer Verlag, München, 2001
**Brater, Jürgen**: Lexikon der rätselhaften Körpervorgänge,
Eichborn Verlag, Frankfurt, 2002
**Coolsaet Bo**: Der Pinsel der Liebe – Leben und Werk des Penis,
Verlag Kiepenheuer und Witsch, Köln, 2001
**Dericks-Tan, Martin**: Onans Kinder,
Abadi-Verlag, Alzenau, 2000
**Deville, Marino**: Sexuelle Kuriositäten,
Orion-Verlag, Flensburg, 1999
**Dodson, Betty**: Sex for One – Die Lust am eigenen Körper,
Goldmann Verlag, München, 1999
**Doubek, Katja**: Das intime Lexikon,
Eichborn Verlag, Frankfurt, 1999
**Drösser, Christoph**: Stimmt's? – Moderne Legenden im Test,
Rowohlt Verlag, Reinbek, 2000
**Dr. Love**: Liebe, Sex und andere Kleinigkeiten,
Deutscher Taschenbuch Verlag, München, 2001
**Ertel, Henner**: Erotika und Pornografie,
Psychologie-Verlagsunion, München, 1990
**Filz, Norman**: Offen gesagt – Alles über Liebe, Körper, Sexualität,
Überreuter-Verlag, Wien, 2000
**Fischer, P. W.**: Fiasko Sex,
Rake-Verlag, Kiel, 2001
**Freud, Sigmund**: Schriften über Liebe und Sexualität,
Fischer Taschenbuch Verlag, Frankfurt, 1994
**Geißler, Przyklenk**: Ich mach mir nichts aus Mädchen – Wenn Jungs schwul sind,
Kösel-Verlag, München, 1998
**Grammer, Karl**: Signale der Liebe,
Deutscher Taschenbuch Verlag, München, 2000
**Greene, Robert**: The Art of Seduction,
Viking-Verlag, New York, 2001
**Hartmann, Fithian**: Jeder Mann kann – Die Erfüllung männlicher Sexualität,
Ullstein Taschenbuch Verlag, Berlin, 1996
**Hassenmüller, Wiedemann**: Warum gerade mein Kind?,
Patmos-Verlag, Düsseldorf, 1998

**Hayden, Naura**: Wie man eine Frau befriedigt,
Heyne Verlag, München, 1993
**Hertzer, Karin**: Mann oder Frau – Wenn die Grenzen fließend werden,
Ariston-Verlag, München, 1999
**Himes, Norman Edwin**: Medical History of Contraceptation,
Schocken Books, New York, 1970
**Hirschfeld, Magnus**: Die Homosexualität des Mannes und des Weibes,
De-Gruyter-Verlag, Berlin, 2001
**Hite, Shere**: The Hite-Report on Shere Hite,
Arcadia Books, 2000
**Joannides, Paul**: Wild Thing – Sex-Tips für Boys and Girls,
Goldmann Verlag, München, 1998
**Kockott, Götz**: Die Sexualität des Menschen – Handbuch und Atlas,
C. H. Beck Verlag, München, 1995
**Lazarus, Arnold**: Vierundzwanzig Irrtümer über das Leben zu zweit,
Klett-Cotta-Verlag, Stuttgart, 1988
**Loewit, Kurt**: Die Sprache der Sexualität,
Fischer Taschenbuch Verlag, Frankfurt, 1992
**Love, Brenda**: Enzyklopädie der ungewöhnlichsten Sex-Praktiken,
Orion-Verlag, Flensburg, 1997
**Machleidt, Bauer, Lamprecht**: Psychiatrie, Psychosomatik, Psychotherapie,
Thieme-Verlag, Stuttgart, 1999
**Masters/Johnson**: Liebe und Sexualität,
Ullstein Verlag, Frankfurt, Berlin, 1993
**Mennen, Patricia**: First Love – Alles über Liebe und Sexualität,
Ravensburger Buchverlag, 2001
**Miersch, Michael**: Das bizarre Sexualleben der Tiere,
Eichborn Verlag, Frankfurt, 1999
**Minker, Margaret**: 100 Fragen zur Sexualität,
Mosaik-Verlag, München, 1993
**Mörike, Betz, Mergenthaler**: Biologie des Menschen,
Quelle & Meyer Verlag, Wiesbaden, 1997
**Neutzling, Rainer**: Herzkasper – Eine Geschichte über Liebe und Sex,
Rowohlt Verlag, Reinbek, 1996
**Newman, Felice**: Sie liebt sie – Das Lesbensexbuch,
Orlando-Frauenverlag, Berlin, 2000
**Niemann, Bernd**: Das Sex-Lexikon,
Carlsen-Verlag, Hamburg, 1995
**Paget, Lou**: Der Super-Orgasmus – Höhepunkte zum Abheben,
Goldmann Verlag, München, 2001
**Pfäfflin, Junge**: Geschlechtsumwandlung – Abhandlungen zur Transsexualität,
Schattauer-Verlag, Stuttgart, 1992

**Pierrakos, John C.**: Eros, Liebe und Sexualität,
Synthesis-Verlag, Essen, 1998
**Schenk, Herrad**: Frauen und Sexualität,
Verlag C. H. Beck, München, 1995
**Schülerduden Sexualität,**
Duden-Verlag, Mannheim, 1997
**Siems, Andreas**: Sexualität und Erotik in der Antike,
Wissenschaftliche Buchgemeinschaft Darmstadt, 1994
**Stein, Marino**: Die großen Sexual-Geheimnisse von A bis Z,
Orion-Verlag; Flensburg, 2000
**Taormino, Tristan**: The Ultimate Guide to Anal Sex for Women,
Cleis-Press, San Francisco, 1998
**Tepperwein, Kurt**: Die Kunst der Partnerschaft,
MVG-Verlag, Landsberg, 2001
**Thews, Mutschler, Vaupel**: Anatomie, Physiologie, Pathophysiologie des Menschen,
Wissenschaftliche Verlagsgesellschaft, Stuttgart, 1999
**Zilbergeld, Bernie**: Die neue Sexualität der Männer – Was Sie schon immer über Männer,
Sex und Lust wissen wollten, DGVT-Verlag, Tübingen, 2000

## Internet-Seiten

www.2.rz.hu-berlin
www.aerztezeitung.de
www.almeda.de
www.ananova.com
www.andreaswinkler.de
www.awo.org
www.beobachter.ch
www.berlin.de
www.bvvp.de
www.cora.de
www.cdu.de
www.cityinfonetz.de
www.clickfish.com
www.cosmopolitan.de
www.cthulhusex.com
www.datenschlag.org
www.dejure.org
www.dradio.de
www.dreix.de
www.durex.de
www.ernaehrungsnetz.at
www.erotik-no1.de
www.erotikshop99.de
www.erotikzeit.de
www.fb15.uni-dortmund.de
www.flirtlehrer.de
www.focus.de
www.fsk18.com
www.gayforum.de
www.geocities.com
www.geschichte-der-sexualitaet.de
www.gesundheitspilot.de
www.ggg.at
www.girlsdome.de
www.girlsgate.de
www.glamour.de
www.herzenslust.org
www.homo.at
www.humanist.de
www.hw-consulting.de
www.its.caltech.edu
www.ibka.org
www.kamana.de
www.kontaktanzeige-online.de
www.lifeline.de
www.linz.orf.at
www.loveinfo.de
www.love.toy.de
www.maennerberatung.de
www.medical-tribune.de
www.medicine-worldwide.de
www.medizinkritik.de
www.m-ww.de
www.mrhealthy.de
www.myvote.de
www.netdoktor.at
www.oetv-nordsachsen.de
www.offermanns-web.de
www.petibelle.de
www.pille.de
www.pm-magazin.de
www.pornotreff.at
www.probstpage.de
www.regenbogen-nak.de
www.rtl.de
www.safersex.org
www.schoolhelp.de
www.scireview.de
www.senjoy.de
www.sexberatung.com
www.sexlex24.de
www.sextips.de
www.sexuality.org
www.sleepsex.org
www.spiegel.de
www.ssc.wisc.edu
www.survey.net
www.tagesspiegel.de

www.taz.de
www.telecom.at
www.tiggo.de
www.top-sex-erotik.de
www.univie.ac.at
www.urbia.de
www.verhuetung-abc.de
www.wahreliebe.de
www.willy-online.de
www.wired.com
www.wissenschaft.de
www.wunschkinder.de
www.x-online.de
www.zeit.de
www.zum.de
www.zyklusnet.de